中华医学
百科全书

临床医学

器官移植外科学

中国协和医科大学出版社
北　京

图书在版编目（CIP）数据

中华医学百科全书·器官移植外科学 / 陈实主编．—北京：中国协和医科大学出版社，2021.5
ISBN 978-7-5679-1681-4

Ⅰ．①器…　Ⅱ．①陈…　Ⅲ．①器官移植—外科学　Ⅳ．① R617

中国版本图书馆 CIP 数据核字（2021）第 018254 号

中华医学百科全书·器官移植外科学

主　　编：陈　实
编　　审：陈　懿
责任编辑：于　岚

出版发行：中国协和医科大学出版社
（北京市东城区东单三条 9 号　邮编 100730　电话 010-6526 0431）
网　　址：www.pumcp.com
经　　销：新华书店总店北京发行所
印　　刷：北京雅昌艺术印刷有限公司

开　　本：889×1230　1/16
印　　张：33.75
字　　数：995 千字
版　　次：2021 年 5 月第 1 版
印　　次：2021 年 5 月第 1 次印刷
定　　价：488.00 元

ISBN 978-7-5679-1681-4

（凡购本书，如有缺页、倒页、脱页及其他质量问题，由本社发行部调换）

《中华医学百科全书》编纂委员会

刘华生　　刘志刚　　刘克良　　刘更生　　刘迎龙　　刘建勋　　刘胡波
刘树民　　刘昭纯　　刘俊涛　　刘洪涛　　刘献祥　　刘嘉瀛　　刘德培
闫永平　　米　玛　　米光明　　安　锐　　祁建城　　许　媛　　许腊英
那彦群　　阮长耿　　阮时宝　　孙　宁　　孙　光　　孙　皎　　孙　锟
孙长颢　　孙少宣　　孙立忠　　孙则禹　　孙秀梅　　孙建中　　孙建方
孙建宁　　孙贵范　　孙洪强　　孙晓波　　孙海晨　　孙景工　　孙颖浩
孙慕义　　严世芸　　苏　川　　苏　旭　　苏荣扎布　杜元灏　　杜文东
杜治政　　杜惠兰　　李　龙　　李　飞　　李　方　　李　东　　李　宁
李　刚　　李　丽　　李　波　　李　勇　　李　桦　　李　鲁　　李　磊
李　燕　　李　冀　　李大魁　　李云庆　　李太生　　李曰庆　　李玉珍
李世荣　　李立明　　李永哲　　李志平　　李连达　　李灿东　　李君文
李劲松　　李其忠　　李若瑜　　李泽坚　　李宝馨　　李建初　　李建勇
李映兰　　李思进　　李莹辉　　李晓明　　李凌江　　李继承　　李森恺
李曙光　　杨　凯　　杨　恬　　杨　勇　　杨　健　　杨　硕　　杨化新
杨文英　　杨世民　　杨世林　　杨伟文　　杨克敌　　杨甫德　　杨国山
杨宝峰　　杨炳友　　杨晓明　　杨跃进　　杨腊虎　　杨瑞馥　　杨慧霞
励建安　　连建伟　　肖　波　　肖　南　　肖永庆　　肖培根　　肖鲁伟
吴　东　　吴　江　　吴　明　　吴　信　　吴令英　　吴立玲　　吴欣娟
吴勉华　　吴爱勤　　吴群红　　吴德沛　　邱建华　　邱贵兴　　邱海波
邱蔚六　　何　维　　何　勤　　何方方　　何绍衡　　何春涤　　何裕民
余争平　　余新忠　　狄　文　　冷希圣　　汪　海　　汪　静　　汪受传
沈　岩　　沈　岳　　沈　敏　　沈　铿　　沈卫峰　　沈心亮　　沈华浩
沈俊良　　宋国维　　张　泓　　张　学　　张　亮　　张　强　　张　霆
张　澍　　张大庆　　张为远　　张世民　　张永学　　张华敏　　张志愿
张丽霞　　张伯礼　　张宏誉　　张劲松　　张奉春　　张宝仁　　张宇鹏
张建中　　张建宁　　张承芬　　张琴明　　张富强　　张新庆　　张潍平
张德芹　　张燕生　　陆　华　　陆　林　　陆小左　　陆付耳　　陆伟跃
陆静波　　阿不都热依木·卡地尔　陈　文　　陈　杰　　陈　实　　陈　洪
陈　琪　　陈　楠　　陈　薇　　陈士林　　陈大为　　陈文祥　　陈代杰
陈红风　　陈尧忠　　陈志南　　陈志强　　陈规化　　陈国良　　陈佩仪
陈家旭　　陈智轩　　陈锦秀　　陈誉华　　邵　蓉　　邵荣光　　武志昂
其仁旺其格　范　明　　范炳华　　林三仁　　林久祥　　林子强　　林江涛
林曙光　　杭太俊　　欧阳靖宇　尚　红　　果德安　　明根巴雅尔　易定华
易著文　　罗　力　　罗　毅　　罗小平　　罗长坤　　罗颂平
帕尔哈提·克力木　　帕塔尔·买合木提·吐尔根　　图门巴雅尔　岳伟华

岳建民　　金　玉　　金　奇　　金少鸿　　金伯泉　　金季玲　　金征宇
金银龙　　金惠铭　　郁　琦　　周　兵　　周永学　　周光炎　　周灿全
周良辅　　周纯武　　周学东　　周宗灿　　周定标　　周宜开　　周建平
周建新　　周春燕　　周荣斌　　周福成　　郑一宁　　郑家伟　　郑志忠
郑金福　　郑法雷　　郑建全　　郑洪新　　郎景和　　房　敏　　孟　群
孟庆跃　　孟静岩　　赵　平　　赵　群　　赵子琴　　赵中振　　赵文海
赵玉沛　　赵正言　　赵永强　　赵志河　　赵彤言　　赵明杰　　赵明辉
赵耐青　　赵临襄　　赵继宗　　赵铱民　　赵靖平　　郝　模　　郝小江
郝传明　　郝晓柯　　胡　志　　胡大一　　胡文东　　胡向军　　胡国华
胡昌勤　　胡晓峰　　胡盛寿　　胡德瑜　　柯　杨　　查　干　　柏树令
柳长华　　钟翠平　　钟赣生　　香多·李先加　　段　涛　　段金廒
段俊国　　侯一平　　侯金林　　侯春林　　俞光岩　　俞梦孙　　俞景茂
饶克勤　　施慎逊　　姜小鹰　　姜玉新　　姜廷良　　姜国华　　姜柏生
姜德友　　洪　两　　洪　震　　洪秀华　　洪建国　　祝庆余　　祝蔯晨
姚永杰　　姚克纯　　姚祝军　　秦　川　　袁文俊　　袁永贵　　都晓伟
晋红中　　栗占国　　贾　波　　贾建平　　贾继东　　夏照帆　　夏慧敏
柴光军　　柴家科　　钱传云　　钱忠直　　钱家鸣　　钱焕文　　倪　鑫
倪　健　　徐　军　　徐　晨　　徐云根　　徐永健　　徐志云　　徐志凯
徐克前　　徐金华　　徐建国　　徐勇勇　　徐桂华　　凌文华　　高　妍
高　晞　　高志贤　　高志强　　高学敏　　高金明　　高健生　　高树中
高思华　　高润霖　　郭　岩　　郭小朝　　郭长江　　郭巧生　　郭宝林
郭海英　　唐　强　　唐向东　　唐朝枢　　唐德才　　诸欣平　　谈　勇
谈献和　　陶·苏和　　陶广正　　陶永华　　陶芳标　　陶建生　　黄　钢
黄　峻　　黄　烽　　黄人健　　黄叶莉　　黄宇光　　黄国宁　　黄国英
黄跃生　　黄璐琦　　萧树东　　梅　亮　　梅长林　　曹　佳　　曹广文
曹务春　　曹建平　　曹洪欣　　曹济民　　曹雪涛　　曹德英　　龚千锋
龚守良　　龚非力　　袭著革　　常耀明　　崔　蒙　　崔丽英　　庾石山
康　健　　康廷国　　康宏向　　章友康　　章锦才　　章静波　　梁　萍
梁显泉　　梁铭会　　梁繁荣　　谌贻璞　　屠鹏飞　　隆　云　　绳　宇
巢永烈　　彭　成　　彭　勇　　彭明婷　　彭晓忠　　彭瑞云　　彭毅志
斯拉甫·艾白　　葛　坚　　葛立宏　　董方田　　蒋力生　　蒋建东
蒋建利　　蒋澄宇　　韩晶岩　　韩德民　　惠延年　　粟晓黎　　程　伟
程天民　　程仕萍　　程训佳　　童培建　　曾　苏　　曾小峰　　曾正陪
曾学思　　曾益新　　谢　宁　　谢立信　　蒲传强　　赖西南　　赖新生
詹启敏　　詹思延　　鲍春德　　窦科峰　　窦德强　　赫　捷　　蔡　威

裴国献	裴晓方	裴晓华	廖品正	谭仁祥	谭先杰	翟所迪
熊大经	熊鸿燕	樊飞跃	樊巧玲	樊代明	樊立华	樊明文
樊瑜波	黎源倩	颜　虹	潘国宗	潘柏申	潘桂娟	薛社普
薛博瑜	魏光辉	魏丽惠	藤光生	B·吉格木德		

《中华医学百科全书》学术委员会

盛志勇　　康广盛　　章魁华　　梁文权　　梁德荣　　彭名炜　　董　怡
温　海　　程天民　　程元荣　　程书钧　　程伯基　　傅民魁　　曾长青
曾宪英　　裘雪友　　甄永苏　　褚新奇　　蔡年生　　廖万清　　樊明文
黎介寿　　薛　淼　　戴行锷　　戴宝珍　　戴尅戎

《中华医学百科全书》工作委员会

外科学

总主编

赵玉沛　　中国医学科学院北京协和医院

本卷编委会

主　编

陈　实　　华中科技大学同济医学院附属同济医院

学术委员

黄洁夫　　中国器官移植发展基金会

副主编

刘永峰　　中国医科大学附属第一医院

编委（按姓氏笔画为序）

王兴安　　同济大学附属上海市肺科医院

王树森　　天津市第一中心医院

文吉秋　　中国人民解放军东部战区总医院

尹注增　　中国人民解放军总医院第一医学中心

石炳毅　　中国人民解放军总医院第八医学中心

卢　峡　　华中科技大学同济医学院附属同济医院

田普训　　西安交通大学附属第一医院

朱　兰　　华中科技大学同济医学院附属同济医院

朱　珉　　华中科技大学同济医学院附属同济医院

朱有华　　海军军医大学附属长海医院

朱学海　　华中科技大学同济医学院附属同济医院

刘　斌　　华中科技大学同济医学院附属同济医院

刘永峰　　中国医科大学附属第一医院

李元新　　清华大学附属北京清华长庚医院

吴　刚　　中国医科大学附属第一医院

何晓顺　　中山大学第一附属医院

邹文进　　广西医科大学第一附属医院

张　雷　　海军军医大学附属长海医院

张水军　　郑州大学第一附属医院

陈　刚　　华中科技大学同济医学院附属同济医院

陈　松　　华中科技大学同济医学院附属同济医院

陈　实　　华中科技大学同济医学院附属同济医院

陈　栋　　华中科技大学同济医学院附属同济医院

林　涛　　四川大学华西医院

周江桥　　武汉大学人民医院

孟　旭　　首都医科大学附属北京安贞医院

孟凡刚　　北京市神经外科研究所

姜格宁　　同济大学附属上海市肺科医院

贾一新　　首都医科大学附属北京安贞医院

郭　晖　　华中科技大学同济医学院附属同济医院

程　颖　　中国医科大学附属第一医院

谭建明　　中国人民解放军联勤保障部队第九〇〇医院

鞠伟强　　中山大学附属第一医院

前 言

《中华医学百科全书》终于和读者朋友们见面了！

古往今来，凡政通人和、国泰民安之时代，国之重器皆为科技、文化领域的鸿篇巨制。唐代《艺文类聚》、宋代《太平御览》、明代《永乐大典》、清代《古今图书集成》等，无不彰显盛世之辉煌。新中国成立后，国家先后组织编纂了《中国大百科全书》第一版、第二版，成为我国科学文化事业繁荣发达的重要标志。医学的发展，从大医学、大卫生、大健康角度，集自然科学、人文社会科学和艺术之大成，是人类社会文明与进步的集中体现。随着经济社会快速发展，医药卫生领域科技日新月异，知识大幅更新。广大读者对医药卫生领域的知识文化需求日益增长，因此，编纂一部医药卫生领域的专业性百科全书，进一步规范医学基本概念，整理医学核心体系，传播精准医学知识，促进医学发展和人类健康的任务迫在眉睫。在党中央、国务院的亲切关怀以及国家各有关部门的大力支持下，《中华医学百科全书》应运而生。

作为当代中华民族"盛世修典"的重要工程之一，《中华医学百科全书》肩负着全面总结国内外医药卫生领域经典理论、先进知识，回顾展现我国卫生事业取得的辉煌成就，弘扬中华文明传统医药璀璨历史文化的使命。《中华医学百科全书》将成为我国科技文化发展水平的重要标志、医药卫生领域知识技术的最高"检阅"、服务千家万户的国家健康数据库和医药卫生各学科领域走向整合的平台。

肩此重任，《中华医学百科全书》的编纂力求做到两个符合。一是符合社会发展趋势：全面贯彻以人为本的科学发展观指导思想，通过普及医学知识，增强人民群众健康意识，提高人民群众健康水平，促进社会主义和谐社会构建。二是符合医学发展趋势：遵循先进的国际医学理念，以"战略前移、重心下移、模式转变、系统整合"的人口与健康科技发展战略为指导。同时，《中华医学百科全书》的编纂力求做到两个体现：一是体现科学思维模式的深刻变革，即学科交叉渗透/知识系统整合；二是体现继承发展与时俱进的精神，准确把握学科现有基础理论、基本知识、基本技能以及经典理论知识与科学思维精髓，深刻领悟学科当前面临的交叉渗透与整合转化，敏锐洞察学科未来的发展趋势与突破方向。

作为未来权威著作的"基准点"和"金标准"，《中华医学百科全书》编纂过程中，制定了严格的主编、编者遴选原则，聘请了一批在学界有相当威望、具有较高学术造诣和较强组织协调能力的专家教授（包括多位两院院士）担任大类主编和学科卷主编，确保全书的科学性与权威性。另外，还借鉴了已有百科全书的编写经验。鉴于《中华医学百科全书》的编纂过程本身带有科学研究性质，还聘请了若干科研院所的科研管理专家作为特约编审，站在科研管理的高度为全书的顺利编纂保驾护航。除了编者、编审队伍外，还制订了详尽的质量保证计划。编纂委员会和工作委员会秉持质量源于设计的理念，共同制订了一系列配套的质量控制规范性文件，建立了一套切实可行、行之有效、效率最优的编纂质量管理方案和各种情况下的处理原则及预案。

《中华医学百科全书》的编纂实行主编负责制，在统一思想下进行系统规划，保证良好的全程质量策划、质量控制、质量保证。在编写过程中，统筹协调学科内各编委、卷内条目以及学科间编委、卷间条目，努力做到科学布局、合理分工、层次分明、逻辑严谨、详略有方。在内容编排上，务求做到“全准精新”。形式“全”：学科“全”，册内条目“全”，全面展现学科面貌；内涵“全”：知识结构“全”，多方位进行条目阐释；联系整合“全”：多角度编制知识网。数据“准”：基于权威文献，引用准确数据，表述权威观点；把握“准”：审慎洞察知识内涵，准确把握取舍详略。内容“精”：“一语天然万古新，豪华落尽见真淳。”内容丰富而精练，文字简洁而规范；逻辑“精”：“片言可以明百意，坐驰可以役万里。”严密说理，科学分析。知识“新”：以最新的知识积累体现时代气息；见解“新”：体现出学术水平，具有科学性、启发性和先进性。

《中华医学百科全书》之“中华”二字，意在中华之文明、中华之血脉、中华之视角，而不仅限于中华之地域。在文明交织的国际化浪潮下，中华医学汲取人类文明成果，正不断开拓视野，敞开胸怀，海纳百川般融入，润物无声状拓展。《中华医学百科全书》秉承了这样的胸襟怀抱，广泛吸收国内外华裔专家加入，力求以中华文明为纽带，牵系起所有华人专家的力量，展现出现今时代下中华医学文明之全貌。《中华医学百科全书》作为由中国政府主导，参与编纂学者多、分卷学科设置全、未来受益人口广的国家重点出版工程，得到了联合国教科文等组织的高度关注，对于中华医学的全球共享和人类的健康保健，都具有深远意义。

《中华医学百科全书》分基础医学、临床医学、中医药学、公共卫生学、军事与特种医学和药学六大类，共计 144 卷。由中国医学科学院/北京协和医学院牵头，联合军事医学科学院、中国中医科学院和中国疾病预防控制中心，带动全国知名院校、科研单位和医院，有多位院士和海内外数千位优秀专家参加。国内知名的医学和百科编审汇集中国协和医科大学出版社，并培养了一批热爱百科事业的中青年编辑。

回览编纂历程，犹然历历在目。几年来，《中华医学百科全书》编纂团队呕心沥血，孜孜矻矻。组织协调坚定有力，条目撰写字斟句酌，学术审查一丝不苟，手书长卷撼人心魂……在此，谨向全国医学各学科、各领域、各部门的专家、学者的积极参与以及国家各有关部门、医药卫生领域相关单位的大力支持致以崇高的敬意和衷心的感谢！

《中华医学百科全书》的编纂是一项泽被后世的创举，其牵涉医学科学众多学科及学科间交叉，有着一定的复杂性；需要体现在当前医学整合转型的新形式，有着相当的创新性；作为一项国家出版工程，有着毋庸置疑的严肃性。《中华医学百科全书》开创性和挑战性都非常强。由于编纂工作浩繁，难免存在差错与疏漏，敬请广大读者给予批评指正，以便在今后的编纂工作中不断改进和完善。

刘德培

凡　例

一、《中华医学百科全书》（以下简称《全书》）按基础医学类、临床医学类、中医药学类、公共卫生类、军事与特种医学类、药学类的不同学科分卷出版。一学科辑成一卷或数卷。

二、《全书》基本结构单元为条目，主要供读者查检，亦可系统阅读。条目标题有些是一个词，例如“供者”；有些是词组，例如“脑死亡供者”。

三、由于学科内容有交叉，会在不同卷设有少量同名条目。例如《器官移植外科学》《医学免疫学》都设有“急性排斥反应”条目。其释文会根据不同学科的视角不同各有侧重。

四、条目标题上方加注汉语拼音，条目标题后附相应的外文。例如：

tóngxì yízhí
同系移植（isotransplantation）

五、本卷条目按学科知识体系顺序排列。为便于读者了解学科概貌，卷首条目分类目录中条目标题按阶梯式排列，例如：

六、各学科都有一篇介绍本学科的概观性条目，一般作为本学科卷的首条。介绍学科大类的概观性条目，列在本大类中基础性学科卷的学科概观性条目之前。

七、条目之中设立参见系统，体现相关条目内容的联系。一个条目的内容涉及其他条目，需要其他条目的释文作为补充的，设为“参见”。所参见的本卷条目的标题在本条目释文中出现的，用蓝色楷体字印刷；所参见的本卷条目的标题未在本条目释文中出现的，在括号内用蓝色楷体字印刷该标题，另加“见”字；参见其他卷条目的，注明参见条所属学科卷名，如“参见□□□卷”或“参见□□□卷□□□□”。

八、《全书》医学名词以全国科学技术名词审定委员会审定公布的为标准。同一概念或疾病在不同学科有不同命名的，以主科所定名词为准。字数较多，释文中拟用简称的名词，每个条目中第一次出现时使用全称，并括注简称，例如：中华人民共和国药典（简称中国药典）。个别众所周知的名词直接使用简称、缩写，例如：DNA。药物名称参照《中华人民共和国药典》2020 年版和《国家基本药物目录》2018 年版。

九、《全书》量和单位的使用以国家标准 GB 3100—1993《国际单位制及其应用》、GB/T 3101—1993《有关量、单位和符号的一般原则》及 GB/T 3102 系列国家标准为准。援引古籍或外文时维持原有单位不变。必要时括注与法定计量单位的换算。

十、《全书》数字用法以国家标准 GB/T 15835—2011《出版物上数字用法》为准。

十一、正文之后设有内容索引和条目标题索引。内容索引供读者按照汉语拼音字母顺序查检条目和条目之中隐含的知识主题。条目标题索引分为条目标题汉字笔画索引和条目外文标题索引，条目标题汉字笔画索引供读者按照汉字笔画顺序查检条目，条目外文标题索引供读者按照外文字母顺序查检条目。

十二、部分学科卷根据需要设有附录，列载本学科有关的重要文献资料。

目　录

qìguān yízhí wàikēxué

器官移植外科学（organ transplantation surgery） 研究活体细胞、组织或器官（移植物）植入到自体或另一个体以替代原已丧失功能的相应细胞、组织或器官的学科。器官移植是20世纪50年代以来临床医学出现的一门崭新学科。多年来，由于各种原因，移植吸引了科学界和普通大众的关注，器官移植的发展，几乎包括医学的所有学科，在医学发展史上可能没有一个其他学科会像器官移植这样广泛需要基础医学专家、外科医师和内科医师紧密合作、共同参与为器官移植这一共同目标。器官移植的快速发展，通常需要改写医学教科书，以往认为不可能治疗的疾病现在都成为可能。移植医学得到越来越广泛地应用，以往无法治疗的各种终末期器官衰竭疾病和其他治疗无法治愈的疾病通过移植可以得以治愈。器官移植与其他医疗最大的区别，除了医疗技术和合适的患者之外，关键是离不开合适的供者提供可用于移植的移植物，这也将涉及移植物的合法捐献和公平分配等一系列管理条例和制度。器官移植要获得成功不仅是手术技术问题，特别是移植后移植物在受者体内长期存活需要克服免疫排斥反应的问题，同时也涉及现代医学的几乎所有领域和学科，器官移植的发展也促进了其他相关学科的发展。迄今为止，几乎开展了人体各种器官的临床移植，按开展的实质器官移植数量依次为肾移植、肝移植、心脏移植、肺移植，胰腺移植和小肠移植以及各种器官的联合移植。此外，还开展了各种组织和细胞的移植。全世界累计超过150万人经器官移植获得新生。

简史 置换器官和组织的设想对人类一直有着巨大的吸引力，期望通过器官置换治疗疾病或使人类变得更为强壮和完美。这个涉及人类自身生命最大胆的幻想变为现实经历了漫长的岁月，尤其是从20世纪中期以来，历经坎坷，移植终于成为临床治疗终末期器官衰竭的重要治疗手段，也是20世纪最令人瞩目的医学成就。追溯移植术发展的历史，大致可分远古传说和幻想阶段、19世纪末20世纪初期起步阶段、临床取得初步成功阶段和稳步而迅速发展阶段四个阶段。

远古传说和幻想阶段 人类对于移植术的设想和实践可上溯至数千年前。在文明社会的早期人类发挥自己丰富的想象力，在大量的历史传奇、神话和古代典籍中记载了各种关于移植的幻想。公元前4世纪中国伟大的医学家扁鹊通过两个男子换心术达到互补和平衡，这是世界上有关器官移植术最早的文字记录。古希腊神话中描绘有一个称为凯米拉（Chimera）的吐火女怪，她狮头、羊身、蛇尾，并且背部及尾部又分别伸出一羊头和蛇头，三个头皆可吐火。这个怪兽，显然是在人们奇特、大胆的想象中，经历了多次移植的产物。在现代生物学中，将“chimaera”一词译为嵌合体，特指同一个体中不同基因型的组织共存的现象。在中东的阿拉伯世界，也不乏有关移植术的记述，在约公元3世纪，有两位出生于阿拉伯的圣人科斯莫斯（Cosmos）和达米安（Damian）曾为一个患下肢坏疽的老年患者施行肢体移植术。无论这些记载是传说还是幻想，至少说明，早在2000多年前就已有了器官移植的设想。在人类从幻想到不断尝试和探索的历史长河里，虽然用目前的眼光来看，当年那些移植术的实践很难证明有其理论基础，但是不管当年的尝试成功与否，其展示了中外的先人一直进行着一个有价值的大胆新奇的探索，也可以看到人类对于该项医疗技术所寄予的殷切期望，现在的事实证明器官置换并不是幻想，已经成为现实。

19世纪末到20世纪初期起步阶段 在血管重建技术建立以前，自18~19世纪开始陆续开展一些不需要血管重建的组织移植，如牙齿、皮肤和角膜移植的动物实验研究。从1880~1930年在实验外科中开始了各种组织的移植实验，最初主要集中在内分泌组织如甲状腺、甲状旁腺、睾丸、卵巢和肾上腺等，其目的是期望替代内分泌功能的减退或丧失。一直到1902年奥地利维也纳的乌尔曼（Ullmann）首次使用血管套接的方法成功实施犬肾自体移植，实验结果首次证明一个器官离体后，如果再次恢复血供，其原有的功能可以得到恢复，由此证明了器官移植的可行性，从而开启了器官移植研究的热潮。取得重大突破的是1902年法国卡雷尔（Carrel）创建了血管缝合技术，从而可以通过缝合使血管连通，这种血管缝合的基本技术一直沿用到今天。有了血管重建的技术后，各种器官移植实验得到应用和推广。卡雷尔等开展了一系列动物的各种器官的同种和异种移植实验，移植在技术上是可行的，但由于当时尚未认识到同种和异种移植后均会遭受免疫排斥反应，所以均未长期存活。

临床取得初步成功阶段 20世纪40年代英国梅达沃（Medawar）等揭示了同种或异种移植

后移植物丧失功能主要是因为遭受机体免疫反应，从而将移植术从感性阶段逐步提升到现代科学理性的研究水平。大量临床和动物肾移植手术技术比较成熟，在欧洲和美国施行了一系列同种肾移植虽然手术获得成功但均未能长期存活，在当时尚无免疫抑制治疗措施的情况下，认识到只有同卵孪生供受者之间的移植不会发生免疫排斥反应，才有可能成功。因此，激发了移植外科医师重新尝试肾移植，1954 年临床肾移植的条件基本具备，只需要有合适的同卵孪生供受者的时机。在该年 12 月美国波士顿彼得·本特·布里格姆（Peter Bent Brigham）医院的默里（Murray）等为一对同卵孪生兄弟之间进行肾移植，终于获得了有史以来首次临床肾移植的成功。随即各地相继开展了同卵孪生间的肾移植也都获得成功，但是合适的同卵孪生的供受者毕竟非常有限，限制了肾移植的广泛开展。

20 世纪 60 年代由于硫唑嘌呤和皮质类固醇等免疫抑制剂的出现，同种之间的肾移植也获得了成功，在肾移植取得成功的基础上，也开始尝试其他各种器官的移植，如 1963 年美国斯塔泽（Starzl）首例原位肝移植、1963 年美国哈迪（Hardy）首例肺移植、1966 年美国凯利（Kelly）和利勒海（Lillehei）首例胰肾联合移植、1967 年南非巴纳德（Barnard）首例原位心脏移植、1968 年美国库利（Cooley）首例心肺联合移植以及 1964 年美国德特林（Deterling）首例小肠移植。

稳步而迅速发展阶段 在各种移植手术不断开展和完善的同时，用于预防和治疗排斥反应的药物也不断涌现，器官移植得到逐步发展。1976 年瑞士山德士制药公司从真菌中发现环孢素 A（cyclosporin A，CsA），博雷尔（Borel）在小鼠、大鼠和豚鼠同种皮肤移植证明其具有强大的免疫抑制作用，而且没有硫唑嘌呤和环磷酰胺的骨髓抑制等毒副作用。随后英国卡恩（Calne）等在大动物移植模型中使用环孢素 A 对预防排斥反应有满意效果。1978~1979 年凯恩在肾移植、胰腺移植和肝移植术后临床使用环孢素 A 取得满意的效果。20 世纪 80 年代初开展了环孢素 A 在各种器官移植中的广泛临床应用研究，成为与皮质类固醇和硫唑嘌呤三联用药的常规免疫抑制剂。环孢素 A 的广泛应用大大提高了临床各种类型器官移植的效果，器官移植从此进入了具有历史意义的“环孢素时代”，推动了各项器官移植的全面发展，使器官移植临床工作逐渐进入成熟阶段。20 世纪 90 年代多种新型免疫抑制剂相继研制出来，如他克莫司、吗替麦考酚酯、西罗莫司以及各种新型单克隆抗体，使预防和治疗排斥反应有了更多的选择，可以实施个体化精准用药。多种免疫抑制剂联合使用，减少了各种药物的剂量，从而减少了免疫抑制剂的毒副作用，提高了移植效果。随着各种新型免疫抑制剂的推出，使器官移植工作在临床快速发展。

至 21 世纪初，全球已有 150 万余人接受了各种器官移植。进入 21 世纪全世界每年施行数万例各种器官移植，由于移植技术和经验不断提高，移植的适应证不断增加，受者年龄范围也逐渐扩展，移植的效果不断得到提高，移植后最长存活超过 40 年的病例屡见不鲜。

研究范围 移植外科与其他医疗技术最大的区别，除了医疗技术和有适应证的患者之外，关键还需要有可供移植的材料来源，离不开合适的供者能提供可用于移植的移植物，没有器官来源就没有移植，目前移植物除了从人体获得以外，还不可能取自其他动物，因此涉及人体供者器官捐献的合法性以及公平分配等一系列管理制度和社会伦理以及法律问题。各个国家和地区都制订了器官捐献的相关条例规定和指南，各个国家和地区虽然有区别，而且还在不断完善和修改，但基本原则都是知情同意自愿捐献，禁止器官买卖。移植外科已经远非单纯医学问题，还涉及法律、伦理以及社会这一系列问题，如果这些问题得不到合理合法地解决，器官移植不仅得不到健康发展，而且会反其道成为牟利的手段甚至犯罪。所以开展器官移植首要的是合法取得器官，公平分配器官，最后才是手术。由于器官移植的技术和效果明显提高，器官移植的适应证不断扩大，需要和等待器官移植的患者急剧增加，目前器官移植主要面临供移植器官严重短缺的问题，为了扩大供移植器官的来源，除了部分利用活体供者外，还不断加强器官捐献的宣传和教育，尽可能利用各种尸体来源的供者，包括以往认为是相对禁忌证的供者，即扩大标准的供者、边缘供者以及心脏死亡供者，但仍不能满足器官移植的需求。所以寄希望于研究克隆技术和转基因动物来源的器官，但在短时间里还难以取代人体来源的器官。器官移植一直存在着需求远大于供给的矛盾，可供移植的器官严重短缺，研究如何增加和提高器官的供给是永远需要研究的课题。

训，以便完成获取任务，包括在必要时使用新技术进行器官灌注和保存。在一些国家，器官获取手术的充分培训和认证已成为常态。

多器官获取步骤 不管是心脏死亡还是脑死亡状态下的器官获取，每个器官获取团队/移植中心都必须有明确的书面协议。当心胸器官获取团队和腹部器官获取团队分别接触到捐献者时，各自的医师必须在获取手术开始之前认同所有细节流程，这样就可以讨论任何可能的非常规步骤或对正常程序的修改对其他捐献器官的影响，如在 DCD 获取过程中采用的局部低温或常温灌注原位保存策略。该程序通常从剖腹手术开始，如果胸腔被打开，应对胸部器官进行彻底检查，以排除恶性肿瘤和任何其他可能不利于移植的病变。对主动脉和腔静脉施行快速插管以便通过尽快冷却来进行器官保存。这个方法不仅适用于 DCD 捐献者，对于血流动力学不稳定的 DBD 捐献者同样适用。在时间较为充裕的情况下，在多器官获取中应更多地考虑对血管走行进行检查和保护，这种做法通常适用于比较稳定的脑死亡捐献者。对于肝脏功能非常好的捐献者，可以考虑进行原位肝劈离。但是，在进行肝劈离时，不应损害其他器官的质量和完整性。在捐献者情况恶化的情况下，可实施体外肝劈离。

可以在打开胸骨之后开始对胸腔器官进行游离、探查及切取。胸部和腹部手术团队可以在主动脉夹闭或循环停止后同时开始器官的原位灌注。可以在灌注的同时进行器官的局部冷却。也可以同时获取胸部和腹部器官。负责器官获取的主刀医师可以根据情况决定原位游离获取器官或者整块切取后离体再分离肝、肾等器官。负责腹部器官获取的医师应该同时获取捐献者的髂血管，这些血管可以用于肝、胰腺和肠道移植时重建移植物和受者血管之间的动脉桥接和静脉桥接时使用。还应采集用于补充人类白细胞抗原（human leucocyte antigen，HLA）分型和交叉匹配的组织材料（如脾和淋巴结）。这种材料存档对于保持信息的可追溯性和对匹配器官的分配是强制性的。当血管不与移植中的器官一起使用时，用于其他目的应遵循血管组织捐献的规则。心脏是对缺血损伤最敏感的器官，应首先获取；其次是小肠（如需获取）；再次是肝、胰腺（可以整体切取肝、胰腺后离体分离）；最后是肾。如需获取肺，通常与肝同时获取。器官获取团队负责缝合胸部和腹部切口，并根据当地风俗恢复身体的外观。必须征得捐献者家属同意后对遗体进行合理处置。获取过程中的任何异常情况（无论是意外还是预先存在）必须及时上报并采取及时的补救措施。负责器官获取的外科团队应评估器官的质量及其移植的可行性。如有疑问，应将这些信息传递给接受器官的移植中心，并在适当情况下告知负责分配的管理中心，以便考虑在必要时把器官分配给其他移植中心的其他潜在受者。器官获取团队对于术中任何解剖异常必须标记，必要时留取活检并记录上报。至于一些意外的解剖发现，器官摘取团队要进行附加检查（如活检组织检查）并将发现通知受者移植团队。

器官保存 获取的器官应用合适和充足的器官保存液进行灌洗，并使器官处于冷却状态，以减缓其代谢。有很多器官保存液可供选择，有些仅用于心胸器官保存，而其他保存液只限于腹部器官保存。不是所有保存液都被批准适用于所有器官的保存，并且胸部和腹部灌注有所差异。保存液的使用必须得到国家相应许可，并获得移植中心的同意。获取开始前，器官获取小组应始终确保保存液的供应充足。保存液的使用应在标准操作程序中有详细说明，要符合现行国家管理规定。根据制造商和/或国家标准操作程序的说明，应遵守有关灌注量和保存的规定。其包括 DBD 和 DCD 原位灌注和工作台灌注的流程。此外，必须避免器官保存液被污染。

器官获取团队应提供所有必要的血液试管、容器和冷藏运输箱。器官应储存在用于灌注的相同溶液中。推荐用 3 层无菌包装保存。在排出空气的情况下，将器官直接储存在最里层容器中的器官保存液中，排除空气后在中间容器中再次加入器官保存液（在冷藏的情况下冷却至 4℃）。然后将 2 个容器置入没有保存液及空气的第 3 容器中（如果通过飞机运输器官，因为空气在高空中会膨胀，残留空气会造成容器的破裂）。将保存袋放置在隔热的器官运输箱（或最外面的容器）中以实现良好的温度调节，在冷藏的情况下具有足够的冷却元件或碎冰。如果使用的保存系统经过主管部门的认证和验证，则不一定需要 3 层包装。保存材料应该是惰性的、不可渗透的和无菌的。所有保存材料应根据其用途进行验证，特别注意将温度保持在所需范围内并保持至指定时间。外容器应该是绝热的，并且由足够坚固的材料制成，以防止内容物的泄漏，并且在运输过程中能够承受冲击、大气压力变化和其他可能的条件。在冷藏的情况下，必须确保器官保持在1～6℃。最里层的容器应当包含足够的流体，以防止器官和冷却元件或碎冰（由未污染的水产生）之间的直接接触。移植器官容器应在外部标记所有必要的识别细节，同时保持捐献者的匿名性。标签应至少包括以下内容：匿名的捐献者相关信息。①保存的内容。包括器官/组织的类型，适当时，注明是右侧器官或左侧器官。②目的地地址。包括抵达时通知的人的详细信息。③运输机构的地址和意外情况联系人的详细信息。④推荐的运输条件。包括将容器保持在适当温度和位置的说明及“小心处理”标记。在运输前，必须检查保存的内容，并确保提供所有相关信息和文件、适当的标签及任何有关捐献者的其他附件（如供组织配型和交叉配型的脾或淋巴结、血清和血浆样品及“血管包”）。除了移植物，血管和可能的其他捐献者材料也是必须提供的。它们应在保存标签内清楚标识。外部器官运输箱应正确密封。

负责器官获取和移植的外科医师和协调员应该被告知与器官获取手术相关的所有程序的进展和结果。在延误或意外发生的情况下，应通知移植中心。详细的器官文件应包括：①捐献者血型。②捐献地点。③捐献时间和日期。④器官灌注时间或保存时间。⑤匿名捐献者及其器官获取过程的医疗详情。⑥详细描述移植物解剖和任何损害的完整报告。⑦保存液的类型和体积及缺血时间的开始。⑧获取团队的成员。

器官运输　对于医院之间的运输，包装箱应符合当地、国家和国际法规。运输时间应尽量缩短，并在运输过程中保持冷藏（如适用）。运输的方式和路线应妥善记录，以便随时追踪器官。器官接受单位应验证器官在保存运输期间是否保持在合适的存储温度。

器官可追溯性　必须确保获取、分配和移植的所有器官可从捐献者追溯到受者，反之亦然，以保障临床医护人员和器官受者的健康。器官获取和分配组织还必须确保所有移植的材料可追溯到捐献者并转交给受者。至关重要的是通知与捐献者和移植受者接触的相关医务人员关于在获取期间和移植后可能出现的问题，特别是在由于潜在不良事件而存在健康风险的情况下。受者所在医院必须在捐献者和受者之间的可追溯性、反馈和质量保证方面提供充分的准备方案，以确保任何严重不良事件能报告及监测，并酌情采取行动。仔细随访并完整记录移植结果是整个移植过程的先决条件，以用于临床和科学目的。因此，为了便于分析移植的结果，强制性要求保留与捐献者、移植物和受者结果相关的所有相关数据。定期收集和分析这些数据将有助于评估移植计划的有效性和质量及确定采取改进措施。

器官获取后反馈　在器官获取后，应向捐献者的医院及捐献者的亲属（如果需要）发送感谢信，提供关于器官移植的反馈。在整个过程中，捐献者和接受者的信息必须依据国家法规保密。此外，重要的是，移植中心向器官获取团队提供关于接收和检查器官质量和解剖结构的反馈。任何损伤或者差错等异常都应包括在内，以提高获取器官的质量和水平。

器官评价和监测　应对所有器官获取方案进行全面审计和评估。器官的获取、保存和运输是器官移植的关键部分。因此，各国建立完善的器官获取、保存和运输方案，确保提供最安全、最高质量的器官用于移植，并且由经验丰富的医务人员协同合作及时摘取器官，目的就是充分利用所有摘取的器官用于移植。

（张　雷）

shìshìhòu qìguān juānxiàn línchuáng lùjìng

逝世后器官捐献临床路径

（clinical pathway for deceased donation）　世界卫生组织的《逝世后器官捐献的临床路径》被认为是适用于每个国家（地区或医院）的有用的临床工具，用于评估逝世后器官捐献的潜力和绩效，并确定需要改进的领域。这个工具的特殊价值是其在描述和评估逝世后器官捐献过程中具有一致性。《逝世后器官捐献的临床路径》建立在脑死亡后捐献（donation after brain death，DBD）和心脏死亡后捐献（donation after cardiac death，DCD）两个基础上，并根据器官捐献实施过程的不同阶段定义捐献者类型：可能的、潜在的、合格的、实际的和（器官）利用的捐献者。逝世后捐献原则是器官捐献者必须得到尊重，也就是说，患者只能在逝世后才成为捐献者，器官的获取不得造成捐献者的死亡。世界卫生组织关于逝世后器官捐献的临床途径见图1。

（张　雷）

nǎo sǐwáng

脑死亡

（brain death）　以大脑脑干的生命中枢出现不可逆的功能丧失为判断标准的死亡。1959

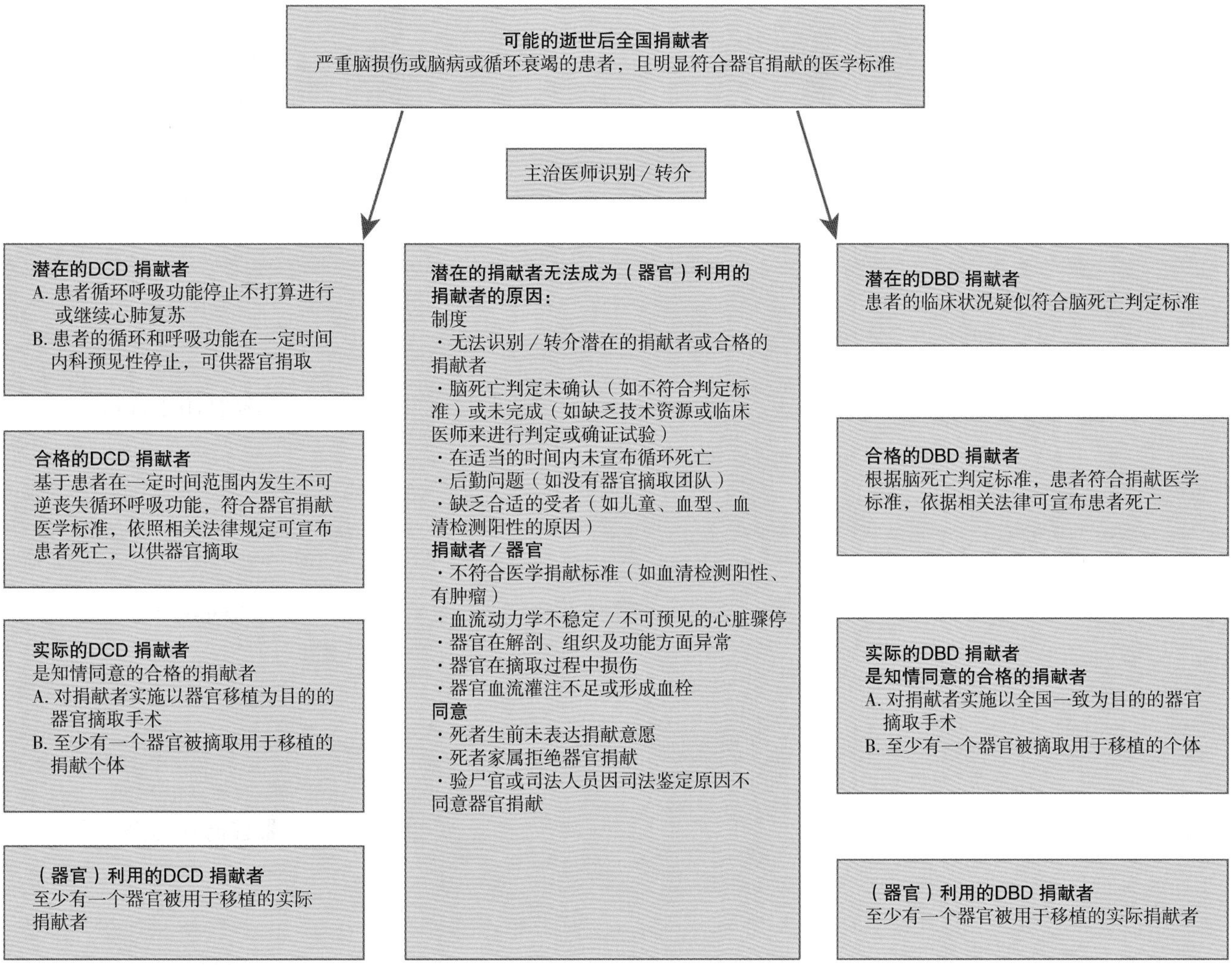

可能的逝世后全国捐献者
严重脑损伤或脑病或循环衰竭的患者，且明显符合器官捐献的医学标准

主治医师识别 / 转介

潜在的DCD 捐献者
A. 患者循环呼吸功能停止不打算进行或继续心肺复苏
B. 患者的循环和呼吸功能在一定时间内科预见性停止，可供器官捐取

合格的DCD 捐献者
基于患者在一定时间范围内发生不可逆丧失循环呼吸功能，符合器官捐献医学标准，依照相关法律规定可宣布患者死亡，以供器官摘取

实际的DCD 捐献者
是知情同意的合格的捐献者
A. 对捐献者实施以器官移植为目的的器官摘取手术
B. 至少有一个器官被摘取用于移植的捐献个体

（器官）利用的DCD 捐献者
至少有一个器官被用于移植的实际捐献者

潜在的捐献者无法成为（器官）利用的捐献者的原因：
制度
· 无法识别 / 转介潜在的捐献者或合格的捐献者
· 脑死亡判定未确认（如不符合判定标准）或未完成（如缺乏技术资源或临床医师来进行判定或确证试验）
· 在适当的时间内未宣布循环死亡
· 后勤问题（如没有器官摘取团队）
· 缺乏合适的受者（如儿童、血型、血清检测阳性的原因）
捐献者 / 器官
· 不符合医学捐献标准（如血清检测阳性、有肿瘤）
· 血流动力学不稳定 / 不可预见的心脏骤停
· 器官在解剖、组织及功能方面异常
· 器官在摘取过程中损伤
· 器官血流灌注不足或形成血栓
同意
· 死者生前未表达捐献意愿
· 死者家属拒绝器官捐献
· 验尸官或司法人员因司法鉴定原因不同意器官捐献

潜在的DBD 捐献者
患者的临床状况疑似符合脑死亡判定标准

合格的DBD 捐献者
根据脑死亡判定标准，患者符合捐献医学标准，依据相关法律可宣布患者死亡

实际的DBD 捐献者
是知情同意的合格的捐献者
A. 对捐献者实施以全国一致为目的的器官摘取手术
B. 至少有一个器官被摘取用于移植的个体

（器官）利用的DBD 捐献者
至少有一个器官被用于移植的实际捐献者

图 1　WHO 关于逝世后器官捐献的临床途径

年，法国学者首先描述了脑死亡的状态，1968 年，美国哈佛大学正式提出脑死亡的概念，并制定了第一个脑死亡标准即哈佛脑死亡标准：①出现不可逆转的昏迷，即对外部的刺激和内部需要没有接受性和反应性。②自主的肌肉运动和自主呼吸消失。③诱导反射缺失。④脑电波平直。以上四条标准还要求持续 24 小时观察及反复测试结果无变化，而且要排除低体温（<32.2℃）或刚服用过巴比妥类药物等中枢神经抑制剂的病例，即可宣布死亡。世界上许多国家医学界相继支持并采用了这个标准。20 世纪 80 年代，中国开始了脑死亡判定的理论研讨与临床实践。2003 年，卫生部发布了《脑死亡判定标准（成人）（征求意见稿）》和《脑死亡判定技术规范（征求意见稿）》。2009 年对上述标准和规范进行了修订。2019 年发布《中国成人脑死亡判定标准与操作规范（第二版）》及《中国儿童脑死亡判定标准与操作规范》。中国规定脑死亡是包括脑干在内的全脑功能不可逆转的丧失，即死亡。

脑死亡判定标准　包括以下几方面。

判定的先决条件　①昏迷原因明确：原发性脑损伤引起的昏迷包括颅脑外伤、脑血管疾病等；继发性脑损伤引起的昏迷主要为心搏骤停、麻醉意外、溺水、窒息等所致的缺氧性脑病。昏迷原因不明确者不能实施脑死亡判定。②排除了各种原因的可逆性昏迷：包括急性中毒（如一氧化碳中毒、酒精中毒、镇静催眠药中毒、麻醉药中毒、抗精神病药中毒、肌肉松弛剂中毒等），低温（肛温≤32℃），严重电解质及酸碱平衡紊乱，严重代谢及内分泌障碍（如肝性脑病、尿毒症性脑病、低血糖或高血糖性脑病）等。

临床判定　①深昏迷：对各种刺激包括强烈疼痛刺激的防御反射和所有生理性及病理性反射均消失的状态。检查方法及结果判定，拇指分别强力压迫患者两

侧眶上切迹或针刺面部，不应有任何面部肌肉活动。格拉斯哥昏迷量表（Glasgow coma scale，GCS）评分为 3 分。②脑干反射消失：检查脑干反射检查包括瞳孔对光反射、角膜反射、头眼反射、前庭眼反射和咳嗽反射。五项反射全部消失，即可判定为脑干反射消失。若五项脑干反射中有不能确定的项目时，应增加确认试验项目。③无自主呼吸，靠呼吸机维持，自主呼吸激发试验证实无自主呼吸。以上三项必须全部具备。

确认试验　①正中神经短潜伏期体感诱发电位（SLSEP）：显示 N9 和/或 N13 存在，P14、N18 和 N20 消失。②脑电图（EEG）：显示电静息，即未出现>2μV 的脑电波活动。③经颅多普勒超声（TCD）：显示颅内前循环和后循环呈振荡波、尖小收缩波或血流信号消失。确认试验的优选顺序依次为 SLSEP、EEG、TCD，以上三项中至少两项阳性。

判定时间　临床判定和确认试验结果均符合脑死亡判定标准者可首次判定为脑死亡。首次判定 12 小时后再次复查，结果仍符合脑死亡判定标准者，方可最终确认为脑死亡。脑死亡判定分以下三个步骤：第一步进行脑死亡临床判定，符合判定标准（深昏迷、脑干反射消失、无自主呼吸）的进入下一步。第二步进行脑死亡确认试验，至少两项符合脑死亡判定标准的进入下一步。第三步进行脑死亡自主呼吸激发试验，验证自主呼吸消失。上述三个步骤均符合脑死亡判定标准时，确认为脑死亡。

脑死亡伦理学问题　脑死亡标准的建立，不仅事关患者及家人的利益，也与公共利益和社会秩序的稳定密切相关。脑死亡的标准涉及伦理学、法学、社会学和医学等多方面的问题。

实施脑死亡标准的伦理意义　更科学地判定人的死亡；维护了死者的尊严；利于医疗资源的节约，减轻家属的痛苦和医院、社会的负担。

实施脑死亡标准的伦理原则　①生命自主原则。②动机纯正原则：制定和实施脑死亡标准的动机或直接目的是维护人的生命和死亡者的尊严，实现医学的人道主义。同时，也间接获得了节约卫生资源、减轻家属的经济和心理负担的效果，并且也有利于器官移植的开展。然而，不能将间接所获的效果和利于器官移植作为制定和实施脑死亡标准的动机或直接目的。③严谨和审慎的原则：严格地遵守规章制度和操作规程，实施脑死亡判定时要有真实完整的原始记录，并不得去未获得许可开展脑死亡判定的医疗机构中从事脑死亡的判定等。在判定脑死亡过程中，如果涉及伦理问题，还应提交医院伦理委员会审议。

脑死亡法学问题　一个人的死亡不仅意味着他个人的一些基本权利和义务的终止和转让，而且也会引起亲属及其他相应社会关系的法定权利和义务的变化。因此，死亡标准的判定又是一个严肃的法律问题。人类几千年来已习惯将心跳呼吸停止当成死亡的标志，是否从法律上承认脑死亡，直接关系到一个已经处于脑死亡，但没有达到现行死亡标准（心脏死亡）的人的法律定位，关系到临床医师对于脑死亡患者的处置，涉及脑死亡患者死后利益的处理等许多问题。如果没有从法律程序上将前述通过科学研究确定的脑死亡标准固定下来，根据传统的心脏死亡标准，停止对已经脑死亡但尚未到达心脏死亡的患者进行抢救是不道德的，并构成治疗上的过失。如果直接从其身上摘除器官，将有可能构成伤害罪或者杀人罪等。因此，除了严格按照科学标准确定脑死亡外，还必须通过严肃的法律程序确定脑死亡患者为死亡，才能避免由此产生的混乱。

脑死亡在客观上提供了一个更为科学、可靠的判定依据，改变了传统上将心跳和呼吸停止作为死亡标准的看法，其作为死亡标准在临床中的应用具有重要的医学、伦理学、法学和社会学意义。脑死亡概念和标准的提出，标志着科学的进步和人们对生命的含义、本质、存在价值的认识迈出了新的一步。

（刘永锋　程　颖）

nǎo sǐwáng gōngzhě

脑死亡供者（brain death donor）

脑死亡后捐献移植物的个体。最初所有的器官移植的器官都是来自心脏死亡的供者和活体供者。自从 1968 年提出脑死亡概念以及脑死亡器官捐献的立法，考虑到心脏死亡供者缺血和缺氧可能对器官造成损害，因此应用逐渐减少。脑死亡供者成为器官移植供者的主要来源。

脑死亡判定　见脑死亡。

病理生理状态　脑死亡后虽然在呼吸机辅助呼吸和血管活性药物的作用下，心脏和其他器官的功能依然存在，但是包括脑干在内的整个大脑的功能已经全部丧失，因此机体的血流动力学和内分泌代谢以及交感神经系统发生重大变化，同时诱发细胞因子的大量释放，激活非特异性免疫反应。脑死亡者常出现：①血流动力学紊乱。脑死亡早期交感神经激活占据绝对优势，体内儿茶酚胺一过性增高，引发“自主神经风暴”或“儿茶酚胺风暴”，引起全身血管阻力增加，导致重要脏器血流灌注量下降。后期随着儿茶酚胺消耗，血管阻力下降，可引起外周器官缺血再灌注损伤。约81%脑死亡者后期由于血管扩张、血容量不足以及心功能损伤出现低血压。②心肌损害和心律失常。“儿茶酚胺风暴”是导致心脏损害的主要原因，约10%的脑死亡者可出现心搏骤停。③内分泌系统紊乱。脑死亡后下丘脑-垂体-靶腺功能部分或全部丧失，主要体现为中枢性尿崩症，可导致严重的电解质紊乱和低血压。甲状腺素、胰岛素等水平均下降。④免疫系统激活。⑤神经源性肺水肿。⑥低体温。⑦凝血功能障碍。

脑死亡供者选择与评估 理想的供者是死于外伤的年轻人，且未合并其他疾病。近来从所获得的供者趋势来看，供者的年龄逐渐呈现老龄化。导致供者死亡的原因主要是颅内出血。

供者选择的一般标准 见供者。

供者评估 供者术前的评估包括两方面：病史和当前状况。①准确的病史对评估是最基本的方式，包括既往史，尤其是肝病病史、高血压病史、糖尿病病史、恶性肿瘤病史；手术史；个人史，尤其是酗酒史和危险行为史，包括吸毒、性滥交或监禁。②供者当前状况最重要的信息包括脑死亡的病因；住院治疗经过；是否有心脏和呼吸骤停及心肺复苏的时间；失血和输血情况；是否有腹部外伤、感染；胸部X线平片；查体；血流动力学稳定；尿量；肌力；实验室检验，包括血气分析、白细胞计数、血钠浓度、肝功能、胆红素水平、病毒血清学等。另外，对于捐献不同器官的供者，还需要对具体的器官功能进行相应特殊检查。

脑死亡供者维护 脑死亡者经过仔细评估符合器官捐献条件后，脑死亡判定前后的医疗活动概念和指导原则也不同，脑死亡之前的治疗是以维持血压保证脑组织血流供应为主，判定成立后的医疗行为称为“维护”，以保证供者外周器官的血流灌注和功能为主。积极的维护措施有助于稳定脑死亡供者的病理生理状态、减少潜在供者器官的丢失、逆转不稳定器官功能使之适用于移植、增加可用的器官数目并改善移植患者预后。目前潜在的脑死亡供者的维护主要由重症监护室（ICU）医师与移植团队共同完成，国外已经建立了一套完善的脑死亡供者的维护制度，同处理其他ICU危重症患者一样，呼吸机的合理使用，液体复苏以保持水电解质平衡、循环药物的使用以保证血流动力学稳定是脑死亡供者维护的核心内容，其他措施还包括护理、感染控制、营养支持、麻醉控制、透析治疗、激素替代治疗等。几乎所有专家都推荐在脑死亡供者中必须行中心静脉压（CVP）的监测。美国心脏病学会推荐，通过肺动脉插管监测并维持死亡供者收缩压90～140mmHg，CVP 8～12mmHg，肺动脉楔压12～4mmHg。为了最大限度地利用潜在脑死亡供者的器官，美国洛杉矶大学加州分校于1998年提出了一系列积极的供者干预措施，旨在最大限度的利用潜在脑死亡供者的器官，解决供者器官短缺的问题。具体包括以下内容：①血管置管以监测血流动力学和组织灌注情况。②充分的液体复苏。③在充分液体复苏的前提下，对平均动脉压低于70mmHg的患者使用血管活性药物。④激素疗法，先快速静脉内给予冲击剂量激素包括甲泼尼龙、胰岛素和甲状腺素。⑤鉴别脑死亡相关的并发症并及时处理，如对发生弥散性血管内溶血的患者给予输注血液制品、尿崩时使用精氨酸加压素、纠正低温和电解质紊乱、处理心律失常、控制感染、充分地肺泡盥洗和使用支气管镜等。

移植效果及影响因素 从脑死亡状态开始，脑死亡者的器官即受到损害，随着脑死亡状态持续时间的延长，这种损害也就越来越严重。脑死亡者受到“儿茶酚胺风暴”、内分泌状态改变以及非特异性炎性反应的影响，组织器官出现损伤，免疫原性增高，与活体器官捐献的移植物相比较，移植后早期发生急性排斥反应以及移植物功能恢复延迟的概率增加，慢性移植物失功的概率也较高，远期移植物存活率低于活体器官移植。与心脏死亡供者器官移植相比，脑死亡供者不存在热缺血时间。因此，术后发生移植物无功能及移植物功能延迟的风险较低，但两者移植物长期存活率相近。影响移植效果的供者因素包括供者死亡原因、是否有心搏骤停史及复苏情况、是否有持续低血压等。

伦理学原则 在实施脑死亡器官捐献的过程中必须遵守以下伦理原则：尊重自主原则、不伤害原则、有利原则和公正原则。在实施捐献过程中充分尊重捐献者以及家属的意见，供受者双方资料注意保密，在器官切取过程中，充分人道的对待捐献的组织器官。需要强调的是移植医师不能参与脑死亡判定以及协调器官捐献。脑死亡诊断判定明确后宣告脑死亡，按相关的明确程序，并明确指出死亡时间，再根据医学标准和捐献意愿，最后决定是否用于器官移植（图1）。无论何种来源的器官禁止商品化，杜绝器官买卖。

存在问题 ①如何更好地维护脑死亡供者，在脑死亡捐献者中，约25%因维护措施不当而不适合作为供者。加强维护措施不仅有利于增加供者数量，而且同时提高供器官质量，减少术后并发症。②建立健全器官捐献体系，规范捐献过程，保证公正、公平原则。

（刘永锋　程　颖）

chèchú shēngmìng wéichí zhìliáo

撤除生命维持治疗（withdrawal of life sustaining therapy，WLST）

使用生命维持系统进一步积极治疗已不再符合该患者的最佳利益，尤其该患者有可能成为可控型心脏死亡后捐献时采取的措施。WLST的决定应始终建立在国家有关临终关怀治疗指导原则的基础上。这一切都基于一项基本原则，即WLST的决定必须符合患者的最佳利益，同时决定的作出与随后的器官捐献并无内在关联。如人体器官获取组织成员不得参与到WLST的决策过程。英国的成功做法是，分别由两位高级医师在患者病历中记录并确认，无论何时WLST，进一步积极治疗已不再符合该患者的最佳利益，尤其该患者有可能成为可控型心脏死亡后捐献（donation after controlled cardiac death，cDCD）潜在捐献者时。即使并无趋利的实质，在国家层面的临终关怀指导原则中将器官捐献纳入并作为临终关怀的常规组成部分将有助于减少对器官捐献的趋利感受；同时，还可使临床医师懂得，他们有义务遵循国家规范、识别潜在器官捐献者，并将其信息传递给捐献协调员。

医院应在国家指导原则基础上制订相应的临终关怀治疗程序或流程。所有临终关怀决定的作出均需遵从该程序或流程，尤其是在开展心脏死亡后捐献（donation after cardiac death，DCD）的医院更应保持该程序的一致性和透明性。该程序不仅要涉及如何作出终止治疗的决策，还应提供如何指导和管理终止治疗的实施，特别是有关气道管理和镇静、镇痛药物的使用问题。器官获取团队不得干预生命维持治疗的撤除过程。

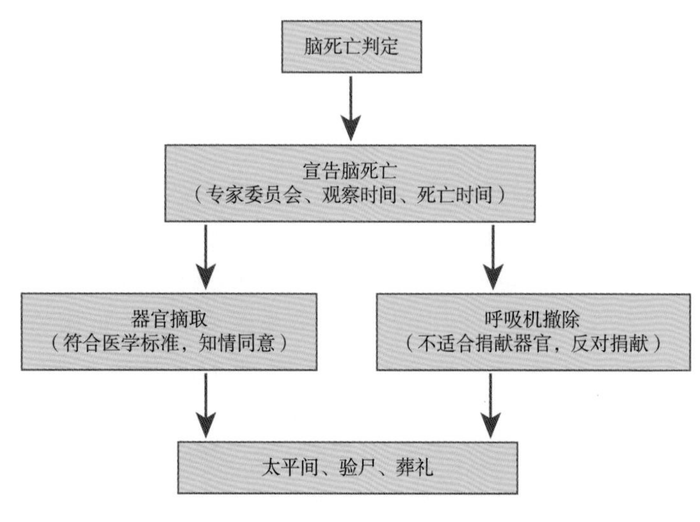

图1　脑死亡后处理程序

为减少热缺血时间，建议WLST在手术室且器官获取团队已处于待命状态后开始实施，而器官分配和获取团队应尽一切可能减少对WLST实施的延误。在手术室实施WLST可以避免当捐献者死亡后从ICU转移到手术室的过程，从而减少热缺血时间。因此选择在手术室实施WLST的医院应确保具备经过相关培训且能提供连续临终关怀服务的医务人员，以满足捐献者家属、朋友和捐献者宗教或精神上的需要。

本着死亡后器官捐献的基本原则和减少热缺血时间的影响，cDCD器官捐献仅限于WLST后短时间内心跳呼吸停止并宣告死亡的捐献者当中，该时间通常为2小时，英国可延长至3小时。虽然，超过90%的cDCD捐献者在WLST后2小时内死亡，但只要功能性热缺血时间处于可接受的情况下（出现严重低灌注至心跳呼吸停止死亡之间的时间），WLST后超过4小时死亡也可成功获取肾脏。器官获取小组应在国家既定标准允许的范围内尽最大努力以避免器官不必要地弃用。器官获取或弃用的原因应详细记录在案，以便进行回顾分析和改进。

对于WLST至心跳呼吸停止死亡之间的时间超过允许范围而最终放弃器官捐献的捐献者（特别是在ICU外实施WLST时），医院必须有针对此类患者如何落实连续性临终关怀处理的既定计划或流程。

（张　雷）

xīnzàng sǐwáng gōngzhě

心脏死亡供者（donor of cardiac death） 在心脏停止跳动后的供者。随着医学进展，心脏停止跳动后的供者器官经过相应医学处理后仍然可以用于器官捐献，以满足器官移植的要求。心脏死亡供者已成为国际上公认的供者三大来源之一，心脏死亡供者的规范化应用可进一步扩大供者池，提高移植手术例数，挽救更多濒危患者生命。

判定标准 现在国际上以美国匹兹堡大学的心脏死亡判定标准最为经典，即经股动脉插管监测患者无呼吸、无意识、无脉搏达2分钟（不考虑是否有心电图活动，也就是无脉冲的电生理活动或心室颤动），即可宣告患者呼吸心跳死亡。但越来越多的科学研究显示，循环骤停2分钟不足以判定死亡进行器官切取。因此，目前各个移植中心采取的监测等待时间并不相同，分别为2分钟、5分钟、10～15分钟不等。2010年中国出台的《中国心脏死亡器官捐献工作指南》指出：中国的心脏死亡判定标准为：应用有创动脉血压监测和多普勒超声进行确认：循环停止，反应的缺失、心跳的缺失、脉搏和呼吸的缺失。观察时间为2~5分钟。

临床应用现状 进入21世纪以来，国际上心脏死亡捐献的数量增加较快，从一定程度上缓解了各国移植器官短缺的紧迫现状。据器官共享联合网络数据库（united network for organ sharing，UNOS）统计，2008年心脏死亡供者占尸体供者的11%，是2000年的近5倍，从客观上缓解了移植器官短缺的紧迫现状，2010年3月，西班牙器官捐献协会、世界卫生组织（WHO）和世界移植协会共同针对器官捐献在西班牙召开了主题为“努力实现自给自足（striving to achieve self-sufficiency）”的国际会议，共同探讨解决器官短缺、力争实现供求平衡的途径。会议上一致认为心脏死亡供者可能是最有“前景”的供者来源，提高心脏死亡供者器官（尤其是边缘器官）的利用率、改善移植术后的效果可能是增加捐献数量，解决供器官短缺的有效途径。中国脑死亡立法标准等问题尚未统一，且受到社会、伦理等问题的影响，脑死亡捐献开展较为艰难。因此，就国内目前的法律与伦理环境来说，心脏死亡器官捐献更易于得到器官捐献者家属及社会的认同。2010年，中国原卫生部和红十字会共同推进中国公民逝世后器官捐献。联合出台《人体器官捐献登记管理办法》《人体器官捐献协调员管理办法》《关于建立器官转运绿色通道的通知》等了一系列的政策性文件。在全国范围内全面推进实施心脏死亡后捐献，建立中国器官捐献工作体系及组织框架，完善医学登记、评估体系，制订统一的标准及操作流程，提高心脏死亡供者捐献率、保证心脏死亡供者的有效、合理的应用。

分类 心脏死亡供者主要分为可控制的无心跳供者（controlled non-heart-beating donor，CNHBD）和不可控制的无心跳供者（uncontrolled non-heart-beating donor，UCNHBD）。CNHBD指器官切取小组有计划地撤掉生命支持设备（呼吸机），使供者心跳停止、开始切取器官，不同国家器官切取的时间差异较小，并且征得家属同意和启动医疗小组等工作有条件在撤掉生命支持治疗前完成。因此，此类器官热缺血时间较短，移植较为安全，远期预后与脑死亡供者无差异。UCNHBD指心肺复苏失败，心搏骤停在不可控制的情况下发生，或者供者在前往医院途中死亡。这些供者一般是急诊患者，在患者心脏停搏、宣布死亡之后，可征求家属同意进行器官捐献。捐献的相关工作程序在宣告死亡后开始进行，因此器官所经历的热缺血时间较长。

1995年，荷兰的马斯特里赫特（Maastricht）会议将心脏死亡供者分为四类，随后又在原有的基础上增加至五类（见*心脏死亡后捐献马斯特里赫特标准*）。

（刘永锋　石　蕊）

xīnzàng sǐwáng juānxiànzhě sǐwáng quèdìng

心脏死亡捐献者死亡确定（determination of cardiac death）

心跳呼吸停止并持续多长时间后方可宣布死亡用于器官捐献的判定。所有类型的逝世后器官捐献都必须遵循捐献者已死亡这一基本准则，即器官捐献与获取不能成为导致捐献者死亡的原因。但就捐献者心跳呼吸停止并持续多长时间后方可宣布死亡，仍然存在广泛的争议。为使*心脏死亡后捐献*（donation after circulatory death，DCD）与移植能够取得成功，需要在捐献者心跳呼吸停止后最短的时间内进行器官获取，从而将器官热缺血损伤最小化。鉴于心脏呼吸停止作为死亡标准，已经被几个世纪的医师广泛使用，并被公众很好地理解和接受。然而，伴随DCD的深入开展，在其实施过程中出现了捐献者心跳自主恢复的相关报道。这就迫切需要建立一个在科学上、伦理上和专业上都可接受的死亡判定标准，以便能在有限的时间内做出准确的死亡判定。因此，在实施 DCD 的任何国家或地区，都必须建立法律上或专业上有权威的实施指导原则。越来越多的国际共识认为，心跳呼吸停止并持续至少 2 分钟后可以宣告捐献者死亡（随后方可开始器官灌注及获取），因为该时间段后捐献者心跳自主恢复的可能性已几乎没有。但在实践中，大多数国家仍然要求在心脏停止并持续至少 5 分钟后方能宣告死亡，即 5 分钟强制非接触期。如果在这 5 分钟内，捐献者出现任何的心跳或呼吸活动，则应在下次心跳呼吸停止时间点后重新开始 5 分钟的计时。心跳停止的诊断必须通过动脉搏动波形消失（有创动脉监测）或心室无收缩运动（经食管超声）来确认。如果使用的是心电图（ECG），则必须观察到心脏停搏并持续 5 分钟。此外，死亡的判定必须由不参与器官获取或移植的有经验的临床医师完成。5 分钟强制非接触期是基于循环“永久性”停止的概念，即不存在循环自主恢复的可能，而不是“不可逆性”的概念。因此，捐献者心跳停止并持续 5 分钟后判定死亡的先决条件是心跳停止后不能进行任何如心肺复苏或可能导致脑循环恢复的干预措施（图 1），但这不排除在阻断脑循环的前提下采用器官局部再灌注技术。

（张　雷）

xīnzàng sǐwánghòu juānxiàn

心脏死亡后捐献（donation after cardiac death，DCD）　在供者心脏死亡后进行的器官捐献工作。自 20 世纪 90 年代，欧美各国开始逐步建立并完善心脏死亡供者器官捐献程序，中国在借鉴国外经验的基础上，结合中国国情也于 2010 年出台《中国心脏死亡器官捐献临床工作指南》。目前各国所构建的工作框架基本相同，大致分为心脏死亡供者候选者的评估与选择、器官捐献的知情同意工作、心脏死亡供者死亡判定、医疗干预、器官的获取与分配。但就具体工作细节来说，不同国家，甚至同一国家的不同地区也有所不同。

心脏死亡供者候选者的评估与选择　首先，临床医师必须明确患者是否适合作为心脏死亡供者候选者。一般要求患者需具备如下条件：患者患有无法治愈的终末期疾病，并在此基础上发生呼吸机依赖。还有的方案将高位脊髓损伤、侧索硬化或进展期骨骼肌疾病也考虑进去。患者或家属有终止治疗的意愿；在撤出生命支持治疗后的短时间内（最大不能超过 2 小时，一般为 1 小时）发生心肺死亡；或者患者入院时已经死亡或心肺复苏失败、心搏骤停。同时患者应具备供者要求的一般捐献条件。

知情同意　当患者符合结束生命的医学与伦理道德标准时，可作出撤出生命支持治疗的决定。但是，医疗小组在决定撤出生命支持治疗前，不得考虑或向家属提出 DCD 的相关事宜。器官切取小组（organ procurement organization，OPO）也不得与患者及其家属联系。对患者作出撤出生命支持治疗的决定后，方可征求患者或其家属意见是否同意 DCD。患者主治医师或者 OPO 代表可以向患者及其家属提出 DCD 问题。OPO 代表可就相关细节进行解释，确保知情同意的合理有效。关于心脏死亡供者器官捐献志愿书的签署存在以下几种情况：对于可以做出自主决定的患者，需由患者本人表明意愿；对于已无法做出自主决定的患者，首先应以患者医师清醒时的正式声明为准（如驾照或供者登记处的记录），或者征求家属意见；对不可控制的无心跳供者（UCNHBD）来说，在其将死的时候可能联系不上患者亲属。这种情况下，不同的国家有不同的处理方式，即便在同一国家，不同的研究机构处理方式也不同，甚至有些国家直接假定家属同意捐献。

医疗干预　对于可控心脏死

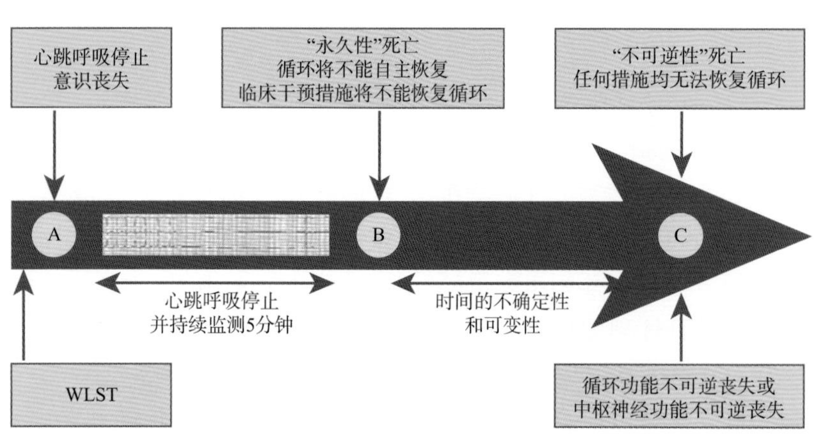

图 1　可控型心脏死亡供者的死亡诊断

注：A 点为心跳呼吸停止开始；B 点为永久性循环停止；C 点为不可逆的循环功能丧失；WLST 为撤除生命维持治疗。

亡供者来说，为保证供器官的质量，在患者或家属同意并且对患者病情无影响条件下，可于终止治疗开始前对其进行必要的医疗干预，这包括：血液检测和供者评估（ABO 血型化验、HLA 配型、病毒学筛查、器官功能评估）；血管插管准备、暴露血管、血管插管、原位灌注；应用抗凝药物（肝素）、血管扩张剂（酚妥拉明）、溶血栓药（链激酶）；体外氧合循环。此外，对不可控心脏死亡供者还应给予心脏按压和机械通气。

终止治疗、宣告死亡 撤出生命支持治疗后，对患者实施密切监护，记录下患者心肺死亡时间，观察一段时间，宣告患者死亡。传统的心肺死亡标准为患者心跳停止，无呼吸、无脉搏、无血压，后来又有观点认为应把神经系统的某些指标纳入，如无反应性（加拿大）。在对心脏死亡供者的死亡判定过程中，不同单位监测手段各有不同（有动脉插管、连续心电描记和临床触诊与听诊）；对心脏死亡供者心脏停搏到宣告死亡的时间段规定有所不同，多数为 5 分钟，或者 2 分钟，很少有 1 或 10 分钟。偶尔也有心肺功能一旦丧失即宣告死亡的，或者留待内科医师判断。1995 年，在荷兰马斯特里赫特（Maastricht）举行的第一届国际研讨会建议：心跳、呼吸停止后到移植小组介入的时间间隔应为 10 分钟；匹兹堡移植中心采取 2 分钟；美国医学协会建议为 5 分钟，但也提出应就该问题开展更深入地论证。多数国家（英国、加拿大、澳大利亚、荷兰、西班牙和美国多数地区）采取的等待时间为 5 分钟，中国采取的等待时间为 2~5 分钟。

器官获取 宣告患者死亡后，患者家属撤离，OPO 进入手术室，进行原位灌注、器官切取和保存，并进行移植。器官获取后由国家或地区器官捐献与分配机构对获取器官进行分配。

（刘永锋 石 蕊）

xīnzàng sǐwánghòu juānxiàn Mǎsītèlǐhètè biāozhǔn

心脏死亡后捐献马斯特里赫特标准（donation after cardiac death Maastricht criteria，DCD Maastricht criteria） 1995 年，荷兰的马斯特里赫特（Maastricht）会议将心脏死亡供者分为四类，最近又在原有的基础上增加至五类。Ⅰ类：入院死亡者。热缺血时间未知。此类患者应该具备突然死亡的目击证人并且记录有明确的死亡时间以及入院前的心肺复苏过程。属于不可控心脏死亡供者。Ⅱ类：心肺复苏失败者。这些患者在病重后接受了心肺复苏，但是复苏失败。通常为创伤急诊病房的患者，对于其心肺复苏的时间和有效性都有翔实记录。热缺血时间已知。属于不可控制类型。Ⅲ类：等待心脏停搏的濒死者。指尚未达到脑干死亡标准的即将死亡患者，可有计划地撤除支持治疗后等待心脏停搏。通常为神经外科重症监护病房、一般重症监护病房、冠心病重症监护病房、创伤急诊病房和一般病房的患者。热缺血时间已知且可以控制。属于可控制类型。Ⅳ类：患者在脑死亡的基础上发生心搏骤停。患者在脑干死亡后发生意外心脏停搏。某些情况下这些患者正在等待器官获取。热缺血时间已知。属于不可控制类型。Ⅴ类：危重患者心脏意外停搏者。常发生在重症治疗室或监护室中，热缺血时间已知。属于不可控制类型。这是最近单独增加的一类。

上述分类中，Ⅲ类患者多为可控型心脏死亡供者，其他四类属于不可控型心脏死亡供者。该项分类标准目前为加拿大、英国等多家移植中心采用，但也有的国家和地区延续之前的马斯特里赫特（Maastricht）标准（Ⅰ~Ⅳ类）。在澳大利亚和新西兰，只有符合马斯特里赫特（Maastricht）Ⅲ类的患者才能被认为是合适的心脏死亡供者。就中国实际情况而言，主要采用马斯特里赫特（Maastricht）Ⅲ类供者，但不排斥其他分类供者。

可控型心脏死亡供者和不可控型心脏死亡供者还可分为可能的、潜在的、合格的、实际的和已利用的五种类型。

DCD 仅在部分国家中开展。未能有效开展 DCD 的国家，其主要原因首先是国家层面立法缺失所带来的法律和伦理障碍；其次是相关技术或组织能力的缺乏。不同国家间，DCD 的具体实践也存在相当大的差异。如澳大利亚、比利时、荷兰、英国和美国，以可控型心脏死亡供者为主，而西班牙和法国则以不可控型心脏死亡供者为主（尽管两个国家最近都已开始推行可控型心脏死亡供者）。国家层面对某一种特定类型 DCD 的侧重，与不同国家在立法、伦理、临终关怀的实施和院外心脏骤停救治的组织方式等方面存在的差异有关联。

在比利时和荷兰，安乐死后也可实施器官捐献。但安乐死需要在医院实施，且必须按照国家相关规定对安乐死的动机进行彻底评估。有意开展安乐死器官捐献的国家需要与其他国家共同讨论各种相关的法律和保障问题，如患者在哪里接受治疗、由谁作为责任医师以及如何和由谁宣布死亡等。

DCD的实施应建立在健全的监管体系之下，如在国家层面颁布相关立法、提供执行方案或指南，卫生行政部门负责对捐献活动和结果进行动态评估等。

（刘永锋　石　蕊）

kěkòngxíng xīnzàng sǐwáng gōngzhě

可控型心脏死亡供者（controlled donor after cardiac death）特定的危重患者维持性的重症抢救治疗已不再符合该患者的最佳利益，患者及家属要求放弃抢救，在计划性心肺复苏撤除后心脏停止宣告死亡并实施器官捐献的捐献者。与其他心脏死亡后捐献类型不同，可控型心脏死亡供者心脏停止死亡是可预期和可预见的，故可以有计划地安排器官捐献和获取手术。因此，可控型心脏死亡后捐献可在任何具有器官获取手术条件的医院中实施。需要注意的是，在组织实施可控型心脏死亡供者器官捐献的过程中，患者仍处于存活状态，因此需要有专业及立法上明确而有力的政策支持，以实现在满足患者临终关怀及姑息治疗需求的基础上将热缺血时间控制在尽可能短。可控型心脏死亡后捐献实践过程中所面临的挑战不仅来自如何识别心脏死亡后捐献潜在捐献者、给予悲伤中家属情感支持并维系信任，同时要决定如何以专业、伦理和法律上可以接受的方式将热缺血时间最短。在已开展可控型心脏死亡后捐献的国家中，可控型心脏死亡供者已成为器官移植越来越重要的器官来源。可控型心脏死亡后捐献的发展潜力因国家而异，其最大影响因素是危重病患者中做出心肺复苏撤除决定的比例。由于热缺血时间的客观存在，有一个关键问题需要搞清楚，那就是从可控型心脏死亡供者中获取的器官是否在质量上等同于脑死亡供者。移植物功能恢复延迟在可控型心脏死亡供者肾移植更常见，但其长期结果与DBD相似。可控型心脏死亡供者肺移植有其固有优势，因为供者没有经历脑死亡前“儿茶酚胺风暴”所引发的心肺效应（见脑死亡）。只要肺处于有氧膨胀状态，要比其他器官更容易耐受热缺血。同时，冷热缺血损伤还可通过体外肺灌注技术进一步减轻。当然，供受者选择的标准和外科技术水平的差异对移植结果的比较存在影响。可控型心脏死亡供者肝移植结果也是可接受的。

用于可控制心脏死亡供者的临床器官捐献，比较易于掌握和控制。当患者符合结束生命的医学与伦理道德标准时，可在有准备的情况下做出撤除生命支持治疗的决定，并征求患者或其家属意见是否同意心脏死亡后捐献。同时，为保证供器官的质量，在患者或家属同意并且对患者病情无影响条件下，可于终止治疗开始前对其进行必要的医疗干预措施，在撤除生命支持治疗后，对患者实施密切监护，记录下患者心肺死亡时间，观察一段时间，宣告患者死亡。之后，器官获取团队进入手术室，进行原位灌注、器官切取和器官保存。器官获取后由国家或地区器官捐献与分配机构对获取器官进行分配。整个过程是在医院内有充分医疗支持的条件下进行的，因此供器官热缺血时间短，质量相对较高，移植效果较好。

（刘永锋　石　蕊）

bù kěkòngxíng xīnzàng sǐwáng gōngzhě

不可控型心脏死亡供者（uncontrolled donor after cardiac death）心肺复苏失败，心搏骤停在不可控制的情况下发生，或者在前往医院途中死亡的捐献者。曾称不可控制的无心跳供者（uncontrolled non-heart-beating donor, UCNHBD），这些供者一般是急诊患者，在患者心脏停搏、宣布死亡之后，可征求家属同意进行器官捐献。有时对UCNHBD来说，在其将死的时候可能联系不上患者亲属。这种情况下，不同的国家有不同的处理方式，即便在同一国家，不同的研究机构处理方式也不同，甚至有些国家直接假定家属同意捐献。大多数国家依然坚持必须找到死者家属并征得其同意，但这样做势必造成热缺血时间延长而导致移植器官的不可逆性损伤，因此很多研究中心出台了一种折中方案：在找到死者家属并征得其同意前，允许行股动脉套管插入术和腹部器官原位冷却，以尽可能减少热缺血时间、避免供器官发生不可逆性损伤。对于此类供者，器官的评估与修复工作显得尤为重要。

供器官的评估　在器官保存和获取过程中缺少可以有效评估移植物活力的标志物，用来预测术后移植物功能，临床医师判断移植物是否适合移植主要通过观察器官质地与灌注时的效果来评估，在移植物表面出现斑点或灌注不均匀时，则通常舍弃不用。据统计，有40%的器官由于不能确定其功能活力是否良好而被舍弃，对于心脏死亡供者器官移植来说，由于移植物术后发生移植物功能障碍和原发性无功能的风险较大，更应有效地对其评估，在保证移植效果的基础上提高供器官利用率。通常需要考虑的因素有如下几个方面：供者年龄、冷/热缺血时间、死亡时间评估、器官损伤程度评估等。

供器官的体外修复 对供器官的修复主要包括保存液的改良和体外机械灌注。

器官保存液的不断完善 为改善微循环灌注效果，提高移植物存活率。现有研究不断对灌注液进行完善改良。威斯康星大学液（UW液）是目前肝移植应用最为普遍的灌注液，UW液低温保存可在某种程度上减轻保存性损伤，为肝移植提供有利保障。此外，向灌注液中添加药物成分，如肝素和酚妥拉明；添加五种复合物（α-酮戊二酸、左精氨酸、乙酰半胱氨酸、硝酸甘油、PE1）也收到了良好的临床效果。2005年以后，Polysol灌注液研发问世，与UW液相比，其能为移植物持续代谢提供充足的养分，其选用聚乙二醇（PEG）作为胶体成分，可在保护肝细胞功能、降低氧耗、保持良好微循环状态等方面取得较好效果。

机械灌注 连续机械灌注可以连续提供移植物基本必需的底物，如糖、氨基酸、核苷酸、氧等，同时持续处理毒性代谢产物，阻断生物降解的过程。低温机械灌注已在心脏死亡供者肾移植中取得确切的临床效果，有效减少移植物保存损伤和缺血再灌注损伤，提高移植物活性和利用率。但是，肝脏在大体形态、微循环和细胞水平上与肾脏差异较大，因此应用于肝脏的机械灌注系统并没有取得和肾脏一样的临床效果。关于肝脏的机械灌注尚处于动物模型研究阶段，灌注的温度、流量、压力、灌注方式的取舍、氧合与否和灌注液成分的改良都有待于进一步论证。

关于此类供者的应用，在西班牙取得了良好的效果，可能由于西班牙已将器官捐献工作全民化，每一个公民对是否成为器官捐献志愿者以及捐献何种器官登记在册，并随身携带志愿捐献的登记卡片，一旦意外发生，医师可根据这些卡片判断该公民是否有意愿捐献器官并及时采取相应措施。

（刘永锋 石 蕊）

bù kěkòngxíng xīnzàng sǐwánghòu juānxiàn pínggū

不可控型心脏死亡后捐献评估（evaluaion of donation after uncontrolled circulatory death）

不可控型心脏死亡后捐献（donation after uncontrolled circulatory death，uDCD）捐献者的评估和确认应结合器官捐献一般医学纳入标准、各个器官的特异性评估标准和uDCD捐献者的特有选择标准进行。与脑死亡后捐献（donation after brain death，DBD）一样，uDCD潜在捐献者及器官功能的评估包括详细的病史回顾（现病史、既往史和风险行为回顾）、体格检查和实验室检测。因此，必须仔细审查可获得的任何医疗记录和检查检验报告；与患者家属进行有目的和深入沟通，充分评估患者器官捐献的适宜性。

医院外急救小组可以通过多种方式协助完成捐献者的评估。如一旦确认捐献者死亡应立即抽取评估血样。由于uDCD潜在捐献者的心搏骤停死亡都是发生在医院外而后再转运到医院进行捐献评估的，前期抢救治疗使捐献者送达医院后再抽取的评估血样通常是稀释过的，不利于捐献者的准确评估。为了确保非稀释血样可用于评估，如血清学样本，一些地区已将捐献程序启动后的血液样本抽取工作整合到医院外急救小组的工作程序当中。另外，在心搏骤停抢救现场，医院外急救小组通过使用快速药物测试和HIV条带测试（若授权许可），排查可能存在捐献禁忌证的潜在捐献者，可以避免不必要的资源浪费。

肾脏评估标准 首先是捐献者病史的详细回顾，肾脏疾病史是捐献者选择的禁忌证；其次是捐献者送达医院时的生化测定，如血清肌酐、尿素和乳酸脱氢酶检查。许多医院采用肾脏的体外低温无氧脉冲灌注设备，如Lifeport。当灌注阻力指数低于每100g肾脏组织0.4 mmHg/(ml・min)且流量高于70 ml/min时提示该肾脏适合用于移植。该指标应与其他肾脏评估指标一起综合考虑，如生化、解剖学和组织学评估指标等。

肝脏评估标准 肝脏对缺血非常敏感，因此是uDCD中最难获取并用于移植的器官。在器官灌注阶段，若捐献者处于常温局部灌注（normothermic regional perfusion，NRP）下，则必须进行肝脏的缺血预处理，并严密监测肝脏的酶学变化。西班牙经验表明，在NRP期间，灌注流量大于1.7 L/min、ALT/AST水平低于NRP启动时的3倍和结束时的4倍，是肝脏可以获取和利用的指标。而NRP的最大持续时间为240分钟。

肺评估标准 首先，入院时经气管插管吸引应无血液和脓性分泌物，并排除误吸的风险。其次，经胸部X线检查肺部无异常发现（无团块或渗出影像）且气体交换能力满足移植需要。采用肺的体外灌注设备，可用于评估肺的氧合能力和满足较长冷缺血时间（cold ischemia time，CIT）的需要。

（张 雷）

bù kěkòngxíng xīnzàng sǐwánghòu juānxiàn

不可控型心脏死亡后捐献

（donation after uncontrolled circulatory death，uDCD） 器官捐献源于非预期心搏骤停且心肺复苏不成功而死亡的捐献。uDCD程序的建立有赖于制定明确的国家规范和医院流程，因为院外急救服务体系（经专业训练且装备完善）和接收医院（具备适当基础设施条件）之间的密切合作是捐献程序顺利实施的基础。虽然uDCD可以大大增加潜在捐献者的数量，但仅在少数几个国家中得到有效开展，其中法国和西班牙经验最多，其他国家如比利时、意大利和荷兰开展的也较多，葡萄牙、俄罗斯和苏格兰也陆续开展。

就移植效果而言，uDCD肾移植尽管术后肾功能恢复延迟的发生率增加，但却有着良好的移植肾长期存活率。与脑死亡供者肝移植相比，uDCD肝移植存在较高的原发性移植肝功能不全、移植肝无功能和胆道并发症发生率。uDCD肺移植的经验有限，但初步结果令人鼓舞。

uDCD实施过程中，ⅡA类（见心脏死亡后捐献）除发生于院外和捐献者需转运之外，余下环节与ⅡB类相同。ⅡA类uDCD捐献者是较好的捐献选择对象，首先uDCD捐献者非常严格的捐献选择标准可以转化为优质的可移植器官。其次，在猝死发生前uDCD捐献者多是正常生活状态下的健康个体。最后，没有ICU住院经历，因此没有院内感染的风险；没有经历脑死亡和与之伴随的神经内分泌及血流动力学的剧变过程，而这些剧变会对器官产生不良影响。相反，也有学者认为由于uDCD捐献者所固有的热缺血时间及其对器官的危害，应将其视为边缘捐献者对待。另外，uDCD过程中通常无法在短时间内准确获得捐献者既往所有的医疗信息，因此对捐献安全性的评估提出了严峻的挑战。uDCD过程不仅要求缩短热缺血时间，还要尽最大可能确保捐献器官的安全性。

（张 雷）

shìshìhòu qìguān juānxiànzhě pínggū

逝世后器官捐献者评估

（evaluation of deceased organ donor） 器官捐献者逝世后的器官是否能够供受者移植使用的判定。对逝世后器官捐献者做出准确的评估非常重要，可使器官捐献者器官利用最大化，并把器官移植的风险降到最低。为了对器官捐献者做出准确的评估，首先，需要通过多种途径收集捐献者的信息，包括社会信息，尽可能在移植前全面地了解捐献者及其器官的情况。其次，在信息收集的过程中一定要根据获取的数据得出结论，即是否存在疾病传播风险及捐献的器官质量如何。

对器官捐献者评估首要的一点是确定该患者是否属于潜在捐献者，他/她可能捐献的器官有哪些。这是整个逝世后器官捐献过程中最关键的步骤之一，掌握这点能够避免由于主治医师标准不当而遗漏一些潜在的器官捐献者。

一旦确定了潜在器官捐献者，首要任务就是通过适当的捐献者评估确定其是否适合捐献。评估需要通过以下途径：①与家属和/或与其他相关人员面谈。②与主治医师及护士面谈，也可以与医疗保健机构、全科医师等面谈。③仔细查看医疗病历记录。④评估潜在器官捐献者的病史和社会史。⑤患者的全面体格检查。⑥尸检（在器官捐献后进行），如果尸检，必须要告知家属尸检结果。⑦实验室检查，包括所有微生物检测（应该由ICU医师或器官获取组织列出检查项目、等待检查结果、获取检查单；未出结果在器官获取后继续跟踪）⑧其他检查（如腹部超声检查、超声心动图、心电图等）。

器官捐献者的病史非常重要，应该排除所有可能传播器官接受者上的疾病及可能会影响器官功能的疾病。器官捐献协调员应亲自与捐献者亲属交谈，并询问病史。在亲属情绪紧张或悲伤的情况下，他们或许会忘掉一些细节，在沟通时应该把握尊重原则，避免给悲痛的亲属增加任何压力。与捐献者的全科医师沟通会很有帮助，同时回顾一下医院档案里的历史数据或其他的来源的信息（如肿瘤登记信息等）。

需要收集捐献者的信息包括一般信息，如年龄、性别、体重和身高（这些都应是测量得之而非估值），以及死因或进入ICU的原因、明显的医疗干预迹象、既往史、原发病，查体发现的针痕、瘢痕、皮肤或黏膜损伤。对于器官捐献者的临床评估应该包括血流动力学状态，尤其是低血压发作史、心肺复苏史、肌力药物、血管活性药用药史、机械通气时间及在ICU的天数。

评估逝世患者是否适合做器官捐献者及其器官质量与功能如何需要了解其病史、临床表现、血流动力学、生化和药理学参数。根据捐献器官的需要，进行的相关诊断检查包括胸部X线平片、CT（尤其头部、胸腹部）、超声检查（尤其腹部）、超声心动图、冠状动脉造影、支气管镜检查等。执行器官获取的人员有责任记录获取过程中发现的任何可疑的解剖结果。

相关人员或部门应准备好患者的所有临床数据及相关信息，便于第三方（如对所提供器官进行风险-效益评估的移植中心）理解。若有异常发现，要进一步调查患者情况并在捐献者档案中予以记录。相反，如调查中没有异常发现，难以记录，至少证明做了相关处理，可排除患者的这种异常情况。

在评估结束的最后应再次核对血型并确定捐献者的传染病状况。下列的要点有助于准确评估捐献者，需要牢记三个误区：①任何不确定的脑炎或神经性/精神性的病变、发热、皮疹、不适等，都提示传染性疾病的风险，而不能局限于有国外旅行史的捐献者。②所有脑出血的患者应该排除颅内转移肿瘤，尤其是不伴有高血压或动静脉畸形的患者。颅内肿瘤和实质器官肿瘤或血液恶性肿瘤相比，具有不同的生物学行为。当不能确定是否存在颅内转移肿瘤时，可以进行脑组织活检或在器官捐献之后行尸检进一步排除。③在按照不同特定的器官选择标准完成对捐献者信息的收集及反复核查之后，必须制订计划以安排器官获取并且决定在器官获取中或获取后要进行何种补充检查来确保器官的安全和质量（如肾脏占位性病变应通过整个肿瘤的组织病理学检查来确认；而有些器官，如心脏因其耐受的缺血时间短，必须尽快移植；其他器官，如肝脏或肾脏，在检查结果出来前必须隔离保存）。

（张　雷）

qìguān juānxiànzhě zhuǎnyùn

器官捐献者转运（donor transfer）　器官捐献者死亡后运送到合适切取供移植器官目标医院的过程。患者死亡后如果考虑到器官捐献问题，由医院外急救小组负责将心脏停搏不可逆的死者转移到医院内。不可控型心脏死亡后捐献的潜在捐献者将被置于具备重症监护条件的救护车中，保留输液通道但不进行补液或药物治疗（不使用血管活性药物、肾上腺素、抗心律失常药物），一旦根据现行的国际心肺复苏指南宣布心脏停搏不可逆，任何生命支持治疗都被认为无效，维持心脏按压和机械通气只是为了确保器官的活力，直到送达目标医院并开始器官灌注和获取手术。转运过程中，人工或使用机械装置进行胸外心脏按压都是允许的。虽然没有证据表明使用机械装置进行胸外心脏按压可改善器官的活力，但是其心脏按压的质量比人工按压好。机械通气可以通过便携式呼吸机的通气设备提供。为达到快速转运捐献者的目的，必要时医院外急救（out-of-hospital emergency service，OHES）小组可寻求警察或其他机构的帮助。有条件下，OHES 小组应采集并记录转运开始及期间捐献者呼气末 CO_2、pH、乳酸等的变化。这将有助于评估器官质量。

（张　雷）

qìguān juānxiàn zhìliàng guǎnlǐ

器官捐献质量管理（quality management in organ donation）　实施器官获取组织质量管理体系将有助于实现四个主要目标：①确保获得和移植器官的质量和安全性，尽量减少受者的捐献者来源的传染性疾病风险，并确保所有可能的风险是已知的，并且可以在移植前进行最佳风险-效益分析评估。②根据最佳医疗实践，保证整个过程符合法律和道德规范并符合医学操作规范。③确保从器官捐献到移植整个过程均进行记录和信息透明，使得整个过程有据可查。④建立一个持续改进的系统，能够改善以增加捐献者和移植器官的数量。在捐献流程中的不同关键活动中应该符合的质量条件如下。

组织问题　包括法律框架、组织和人员。必须获得卫生主管机关授权和/或认可的机构才能开展活体捐献和逝世后捐献的器官获取。在一些步骤如器官捐献后尸检、宣判死亡、家属沟通，必须按照国家有关的法律流程并妥善记录。必须有足够的资质人员来执行所有任务。每个捐献小组应包括充足的人员以确保捐献任务可以全天候执行。任务和责任必须明确界定、理解和记录。所有人员都应有明文规定的实时更新的职务说明。所有器官获取组织应包括主要的捐献事项负责人和医疗专家/顾问。捐献事项主要负责人应前期制订捐献者的识别程序，在医院的整个捐献过程中组织和监控捐献者识别程序及捐献方案。捐献主要负责人的特质包括有积极性、有奉献精神、工作能力强和有良好的沟通能力。捐献主要负责人应直接向其机构的负责人/主任报告。每个拥有捐献资质的医院应设有专门捐献团队的办公室。可通过标志、安全和通信手段（电话、传真、互联网）来识别。此外，器官获取组织应包括一个独立的质量管理负责人。

教育、持续培训和研究　应由相应的国家、组织或专业协会为有关人员进行初级培训，并适当分配职责给他们，并定期参加有关捐献具体专题的持续医学培训课程。应通过定期评估人员能力来监测所有培训方案的有效性。应记录并保存培训过程。人员还应接受与其工作相关的质控培训。捐献团队还应明确与捐献有关的研究项目、会议和科学出版物。

捐献流程 捐献流程操作手册应包含以下方面，并进行监督：①捐献者识别和转介，包括系统评估潜在器官捐献临终治疗路径（脑死亡后捐献或心脏死亡后捐献），以及无论所有可能的捐献者病情如何（年龄、既往病史），转介至捐献团队的必要性。捐献团队还应每天监测 ICU 中每个潜在供者的进展情况。②捐献者评估和选择。所有潜在捐献者应由捐献团队仔细评估和选择，以根据既定的原则和/或国家法律法规确定其是否适合器官捐献。③死亡诊断和死亡证明。每家医院应制订和实施标准手术程序和文件（操作手册），以便根据法律框架允许和规范成人和儿童的脑死亡申报。每例脑死亡应该根据全面、准确和成文的方法进行诊断。④捐献者的治疗/维护应根据最佳临床实践，在重症监护专家的监督下，在 ICU 中进行有效治疗；应提供和定期更新捐献者维护清单和准则。⑤按照国家的规定，家属应知情同意。⑥手术室组织、器官获取和器官共享，应有明确的器官获取操作手册（包括强制性文件），每家医院都应遵循地方或国家机构的共享规则。⑦器官封存包装、运输（医院内、医院间），器官和生物标本运输需要按程序提供相关规定；应当确保捐献者的匿名性及可追溯性；应全天候确保器官和生物标本运输的后勤和辅助工作（必要时包括航空运输）；在整个过程中，应对所有容器进行清晰标注，并有标签类型和方法的说明。⑧国家/地区协调制度的沟通应当落实到位，捐献团队应实时关注每个潜在捐献者。⑨针对医疗保健专业人员、捐献单位人员（医师和护士）和社区（如学校活动、公共会议和公共媒体），开展培训、推广和教育活动，宣传捐献和移植文化。

质量指标 质量体系应通过质量指标定期测量和评估医疗保健的相关方面。质量指标是指示现象或事件的存在及其强度的测量指标。监测的目的是确定可以改善或偏离标准做法的问题或情况；指标起到警报作用，警示可能的异常。任何一组评估指标应包括下列三种类型的组合。①结构：治疗资源和的组织（如操作手册、环形流程）。②过程：医疗方式（如遵守操作手册）。③结果：实现目标（如死亡率、不良事件、院内感染）。

审计、质量评估和结果 审计是对流程、记录文档、人员职能、设备、材料和设施的书面审查，以评估各方面工作是否遵守质量标准和国家/政府法律法规。在审计期间，对绩效进行审查，以确保在质量管理方面进行的项目正在进行和被记录在案；如果不是这样，审计工作提供了一个框架，以便各项工作得以改进。审计是确保持续改进的重要工具，可以以不同的方式执行。①自我评估：捐献团队人员审查过程中的每一步。②内部审核：由组织自己的专职人员执行。③外部审计：由独立机构执行，通常指定为批准或主管机构；外部审计通常出于资质认证或许可的目的。依据国际建议，作为补充的自我评估，各器官获取机构应当履行器官捐献流程的年度外部审计，需要时应采取纠正措施。在每次捐献手术后，捐献团队和所有参与手术的人员应做情况说明报告（从鉴定到器官的获取、包装和运送），以提高过程质量。

书面记录与登记 书面记录可以使所有影响器官质量与安全的步骤和数据，从捐献者到受者，都能得以核对与追溯，反之亦然。书面文件确保工作标准化，防止口头沟通可能导致的错误。如需要口头沟通，可进行录音。文件应依据流程版本，至少包括以下项目：①质量手册。②标准操作程序和操作手册。③操作性能记录（如捐献者选择及器官分配）。④规格。⑤风险识别和风险控制计划。⑥其他程序（如设备验证、校准、清洁和维护）。⑦人员培训和能力记录。在欧盟各成员国，与捐献者选择、准备和质量控制有关的文件应保留至少 30 年。必须考虑国际和国家有关数据保护的规定。数据也可以拷贝形式存储，如在计算机或微缩胶片上。用户应该只能访问他们获得授权的数据。计算机记录保存系统确保所有副本的真实性、完整性和机密性。应定期检查计算机的硬件和软件以确保其可靠性。计算机程序应在使用前进行验证。只有经授权的人员才能更改计算机系统，任何此类更改应在使用前进行验证。此外，应该有适当的硬件和软件来保证安全备份。设施应该有一个替代系统，以确保在计算机数据不可用的情况下持续运行。

器官可追溯性 根据在每个国家（或国际上如适用）实施的可追溯性系统，每个器官获取组织必须保存记录，使得从捐献到移植或弃用的任何环节，每个器

越会增加死亡的风险，较多发生术后延迟移植功能以及带移植物功能死亡，也有研究表明在移植前进行透析治疗可能会调节免疫系统，从而增加急性排斥反应的风险。而且许多透析患者在等待肾移植期间死亡根本没有肾移植的机会。如果有机会和有条件行先期肾移植，越来越被认为是一种最佳的措施。先期肾移植的最大优点可能是完全避免透析并发症，肾移植后受者生活质量也远高于长期透析者。此外，先期肾移植省去了透析的费用。更有意义的是先期肾移植比常规透析后肾移植受者和移植物的存活率要高。先期肾移植术后延迟移植功能的发生率似乎比非先期肾移植低约60%。在20世纪90年代，以活体供者肾脏进行的先期肾移植，确实取得了显著的成果，5年的移植物和受者存活率高达85%和95%，死亡率也较低。

先期肾移植的效果好，因此适用于大多数ESKD患者。而且，先期肾移植并不限于特定的ESKD。肾功能减退较慢的患者和并发症较少的患者在接受透析治疗之前，有更好的接受先期肾移植机会。在较年轻的ESRD患者中，没有进行透析的肾移植应该是首选。尤其对于儿童和青少年ESKD来说，先期肾移植可能特别重要，以避免透析治疗期间对生长和发育的不利影响。对老年患者先期肾移植也是有益的。

先期肝移植 肝脏代谢缺陷最终导致其他器官衰竭之前施行肝移植。目前，肝脏代谢缺陷的治疗只能通过肝移植来实现，如果肝脏代谢缺陷导致其他器官衰竭，如合并晚期肾疾病只能通过肝肾联合移植来治疗。原发性高草酸尿症1型（primary hyperoxaluria type I，PH 1）是一种常染色体隐性疾病，因肝脏缺乏肝特异性的肝丙氨酸乙氧基转移酶（hepatic alanine-glyoxylate aminotransferase，AGT）导致草酸产生过多，高草酸尿症引起尿石症和/或肾钙质沉着症的肾损害。这类患者肾移植术后仍存在草酸代谢障碍，如果仅行肾移植，复发率极高，因此原发高草酸尿症患者曾被认为不宜接受肾移植治疗。肝脏代谢缺陷的治疗只能通过肝移植来实现，一旦合并晚期肾疾病只能通过同时移植肝和肾来治疗。1984美国沃茨（Watts）等报道同时进行肝脏和肾脏的联合移植，以纠正肝脏代谢缺陷和终末期肾衰竭，取得了较好疗效，随后肝肾联合移植都用于原发性高草酸尿症1型合并肾衰竭的治疗。

如果采用肝脏代谢缺陷在导致肾严重损害发生或透析前进行肝移植的治疗应该可以阻断对肾脏的损害，这种在肾功能严重损害前先行肝移植的措施称为先期肝移植。先期肝移植可以治疗原发性高草酸尿症1型（PH1）的代谢缺陷，术后血浆和尿草酸水平迅速恢复正常，肾功能保持稳定，先期肝移植防止或者至少延缓肾脏疾病和阻断草酸过多症的进程。从活体捐献供肝进行肝移植可以不需要长时间的等待，原发性高草酸尿症的儿童可以由其亲属供给部分肝用于移植。

先期肠移植 肠衰竭导致的肝病不需要肝移植仅通过单纯小肠移植得以恢复。在成年患者中，短肠少于50cm，约50%以上需要终生依赖于全肠外营养（total parenteral nutrition，TPN）。但TPN长期使用对肝脏的损害表现为胆汁淤积，最先见于胞质，继而见于毛细胆管和小胆管；以及其他病变，如肝细胞变性、肝巨噬细胞增生、汇管区扩大和纤维、小胆管增生以及小胆管周围炎等，均为长期淤胆之结果。TPN不到1年的情况下，出现肝功能障碍，肝脏病变还在可逆的时候，通过单纯的肠移植即先期肠移植，停止TPN的使用，有可能使肝病变得以恢复。先期肠移植的纳入标准是一般认为TPN 3个月以上，血清胆红素超过34μmmol/L或谷丙转氨酶升高>100U/L，无门静脉高压或活检证明肝病的病变可逆。肠衰竭使用TPN后在肝功能异常的情况下，及早期或先期小肠移植表明是对肝脏挽救性的治疗，是延长受者存活时间的有效措施。

先期胰腺移植 糖尿病患者合并的肾脏病变到需要透析以前接受胰腺移植或胰肾联合移植。糖尿病合并肾衰竭有几种移植术式，如仅行肾移植，或肾移植后行胰腺移植，也可以同期胰肾联合移植（simultaneous pancreas and kidney transplantation，SPKT），极少数是先胰腺移植随后肾移植。糖尿病患者合并的肾脏病变，无论先期胰腺移植还是先期肾移植都可以改善受者的生活质量。但是如仅行肾移植，移植后的问题是糖尿病并没有得到纠正，移植肾又会出现原来一样的糖尿病肾脏病变。肾移植是治疗晚期肾脏疾病的首选方法，因为它不仅改善了患者的生存状况，还改善了生活质量。最近的观察性研究表明，与接受透析治疗后接受移植的患者相比，采用早期肾移植的受者和移植物存活率有所提高。因此先期移植的概念也考虑和引用到糖尿病合并肾病的治疗方案中予以考虑和研究，提出先期同时胰肾联合移植即患者在糖尿病的肾脏疾病尚未发展到终末期肾衰竭需要透析之前就行胰肾联合移植，简言之就是先期肾移植加胰腺移植。结果表明与糖尿病肾病发展到肾衰竭透析一段时间后进行的移植相比，先期胰肾联合移植后受者的生活质量更好，并且与心脏等有关的并发症发生率较低，先期 SPKT 受者的累计存活率明显高于接受移植前透析受者的生存率，且术后并发症显著减少，尤其是死亡率较低。此外，在肾功能没有发展到严重肾衰竭需要透析前，胰肾联合移植术后肾脏有可能有一定程度的恢复。SPKT 的费用第 1 年是透析治疗的费用的一倍，但从第 2 年后，透析费用超过了移植受者所需的费用，因此先期 SPKT 对糖尿病合并肾脏疾病的患者应该是最佳治疗方法。在糖尿病患者的早期肾病中，预防性即先期行胰肾移植作为移植的一个新领域越来越被考虑。需要对糖尿病进行多学科进一步协作共同研究和评估，转变以往的观念认识到早期将慢性肾病患者转诊到肾病学家和移植中心的重要性。胰肾联合移植手术并发症发生率比较高是胰腺移植应用受到限制的因素，但如果糖尿病在发展到并发症严重程度前接受先期胰肾联合移植，可能患者更好地耐受手术，手术并发症发生率相应也会降低。

（陈　实）

zàiyízhí

再移植（retransplantation）　原先移植的器官、组织或细胞移植物丧失功能后，根据受者的病情需要或条件可以行同一移植物再次或多次移植的手术。也可行多次的再移植。再移植需要掌握再移植的适应证和时机。近期再移植常因移植物原发无功能或超急性排斥反应移植物无功能需要挽救受者生命接受再移植，远期再移植主要是因慢性排斥反应或者非免疫学因素导致移植物功能丧失。再移植时原移植物通常需要切除，如再次肝移植，也可不切除在其他部位再移植如再次肾移植。再移植后移植物的存活率一般低于首次移植。再移植的概念不同于再植术，再植术是自体移植物离体后重新移植到原来的解剖位置，如断手再植、断肢再植。

（陈　实）

xùguànshì qìguān yízhí

序贯式器官移植（sequential organ transplantation）　两个或多个器官功能衰竭，一个器官完成移植后，紧接着依序再移植另一个器官的不同于多器官分期联合移植的手术。序贯式器官移植实际上是多器官联合移植其中的一类。序贯式移植主要是在需要多器官移植时，根据几个器官病情严重程度或有利于受者手术恢复等因素排序，选择移植器官的先后次序。排序先后通常依据第一个需要置换的器官对受者病情影响较大，而且先行移植的器官先恢复功能有利于受者全身状况的恢复，随后再移植另外的器官。另外，在移植第一个器官时，保留后续准备置换的器官暂时不切除，还可利用其有限的功能维持受者状况。在移植前面一个器官时，可以在后台准备随后需要移植的器官的修整，以便缩短缺血时间。

序贯式双肺移植（sequential double lung transplantation，SDLT）　是最典型的器官序贯式移植方法。受者在第一侧肺植入后恢复通气和灌注，完成一侧肺移植后，变换体位，再做另一侧肺的切除和植入。第一侧植入的肺可以为受者在另一侧肺切除和移植时提供足够的氧合支持。此外，在做第一侧肺移植时，保留了另外一侧肺，因此多数情况下序贯式双肺移植可以不用体外循环。即使在需要体外循环时，也只是相对较短时间的部分转流，不需心脏停搏。减少了体外循环的相关并发症和全身肝素化带来的失血，有利于术后的恢复。序贯式双肺移植由于比单肺移植和双肺整块移植具有更广泛的指征，更好的术后生活质量和长期生存等优点，从 21 世纪初开始国际上已经不再采用整体双肺移植，取而代之以序贯式两侧单肺先后移植。

序贯式胸腹多器官联合移植　肺肝联合移植、心肝联合移植以及心肺肝联合移植也都属于序贯式器官移植。如门脉性肺动脉高压常需要施行心、肺、肝或肺、肝的联合移植属于含心脏和/或肺移植的序贯式移植。在这类移植时，心和/或肺应先于肝脏移植实施，因为心和/或肺耐受冷缺血的时间要短于肝脏，另外，终末期心脏疾病的患者无法耐受肝移植期间剧烈的血流动力学变化。如囊性纤维化病、终末期肝病合并严重肺动脉高压和终末期肝病合并终末期心肺疾病需要施行移植心肺肝治疗终末期心肺疾病伴有进展期肝病。先行心肺联合移植，心肺功能稳定恢复，再行受者病肝切除和原位肝移植（见同期肺肝联合移植、同期心肝联合移植、同期心肺肝联合移植）。

序贯式肝肾移植（sequential liver-kidney transplantation，SLKT）　肝移植和肾移植分为先后两个不同的阶段：先单独的肝（或肾）移植，根据肝或肾的病情严重程度选择哪个先移植，哪个随后移植。如患者已经肝衰竭，无疑首先需要肝移植，随后再行肾移植；

反之亦然。

序贯式移植也可以包括各种需要先后或联合移植的器官、组织以及细胞的移植。

（陈　实）

shūzhù yízhí

输注移植（infusion transplantation）　将移植物制备成有活力的细胞或组织悬液，通过各种途径输入或注射到受者体内，达到治疗目的手术。输血实质上是最早采用的输注移植，目前各种细胞移植大多采用输注的方法如骨髓移植、造血干细胞移植、胰岛细胞移植、肝细胞移植、神经细胞移植以及各种干细胞移植等。根据不同的细胞或组织输注的途径和部位各不相同，即使同一种细胞输注的途径和部位也不尽相同，如胰岛细胞可经门静脉输注到肝脏，也可输注到腹腔或肾包膜下等。

（陈　实）

yóulí yízhí

游离移植（free transplantation）　机体某一部分组织或器官完全游离状态移植到另一个部位的手术。主要分为两类：①吻合血管的游离移植，切取的组织或器官带有自身血管，并在切取时暂时切断供养组织或器官的血管，通过与受者血管吻合，重建组织或器官血液供应，达到修复组织缺损、改善外形和重建功能的目的，如组织移植或器官移植。②游离移植不需要吻合血管，如游离皮片移植、游离骨移植、角膜移植等，移植后移植物血供的建立依靠受者周缘的组织形成新生血管并逐渐长入移植物。

（陈　实）

dàidì yízhí

带蒂移植（pedicled transplantation）　从身体一个部位切取带有自身的血管组织或器官，在移植过程中不中断该组织或器官的血供，并以该组织或器官的营养血管为蒂，通过局部转移或推进移位，在移植过程中始终保持有效血供，移植到受区达到修复组织或器官缺损、改善外形和中间功能的手术。如临床常用的带蒂肌瓣移植、带蒂肌皮瓣移植、带蒂静脉皮瓣移植、带蒂神经移植、带血管蒂骨膜瓣移植、带蒂大网膜移植等。

（陈　实）

wěnhé xuèguǎn yízhí

吻合血管移植（vascularized transplantation）　组织或器官带血管切取后用于移植时血管与受者相应的血管缝合，得以恢复血供和功能的手术。组织或器官等移植物从切取下来时动、静脉血管完全离断，移植时将移植物动、静脉血管分别与受者相应的血管予以吻合，恢复血供使移植物建立有效血液循环。1902 年法国卡雷尔（Carrel）创建了离断的血管之间采用缝线缝合血管的技术，从而使器官移植从动物实验到临床成为可能。临床上大部分实体器官移植，如心脏移植、肺移植、肝移植、肾移植和胰腺移植等都属此类；由于显微外科血管吻合技术的发展，有些组织也可行血管吻合［如带血管吻合的骨移植、带血管的复合组织移植（肢体移植、脸面移植）］以及各种小器官移植（如甲状旁腺移植、带血管吻合的肾上腺、睾丸移植、卵巢移植和子宫移植等）。

（陈　实）

yuánwèi yízhí

原位移植（orthotopic transplantation）　将受病变累及的受者组织或器官整块切除后，将从供者切取的相应组织或器官回位移植到原来解剖部位的手术。如临床常规原位心脏移植、原位肺移植和原位肝移植等。也有一些自体移植，如自体肝移植和自体心脏移植等将病变的器官切取下来，在体外修复后回位到原来的部位的移植。

（陈　实）

yìwèi yízhí

异位移植（heterotopic transplantation）　组织或器官切取后，植入到受者不同于该器官原有解剖位置的手术。一般情况下，异位移植不必切除受者原来的器官，如临床绝大多数常规肾移植和胰腺移植常异位移植到受者下腹部等。异位移植根据移植的目的可分为：①替代原器官丧失的功能，如异位肾移植、异位胰腺移植等。②辅助原器官部分丧失的功能，如辅助性异位肝移植。

（陈　实）

páng yuánwèi yízhí

旁原位移植（paratopic transplantation）　不切除原来器官，移植物植入到贴近受者同名器官旁边位置的手术。如旁原位胰腺移植，将移植胰门静脉与受者近端脾静脉吻合，移植胰十二指肠与受者小肠近端吻合，其目的是使移植的胰腺获得类似自身胰腺的静脉回路和胰腺外分泌生理途径。

（陈　实）

duō qìguān qiēqǔshù

多器官切取术（multiple organ procurement）　获取腹部脏器用于器官移植的手术。器官移植的最终目的是将一个有活力的器官移植到受者体内并使其在移植后发挥正常功能。器官切取是保证移植手术成功的首要关键步骤。围绕这一目的，科学、合理、迅速地切取供者器官并予以良好保存，使离体缺血的器官最大限度地保持活力，是移植的基本前提。随着移植器官种类的增加以及等待移植者数量的迅速增加，供移植的器官日益短缺。为了最大限度地利用更多供移植器官，在切取器官时，尽量采用多器官联合灌洗切取，是保证供移植器官质量和减少器官浪费的最常用的方法。为了充分利用死亡供者的器官，大多情况下都是多器官联合切取，这就需要多个手术组相互协调和密切配合，保证各个器官的质量。尸体供者分为有心跳的脑死亡和无心跳的心脏死亡供者两类，因此对尸体供者器官的切取方式也有区别。主要区别是脑死亡供者切取时是先游离各器官后，再行低温灌注；心脏死亡供者器官切取时相反，即首先低温灌注，随后游离切取器官。随着心脏死亡供者和扩大标准的脑死亡供者越来越多，成熟、规范的器官获取技术可以有效地缩短各种供者情况中器官获取的时间，减少热缺血相关性损伤（尤其是心脏死亡供者），有利于移植术后器官功能尽快恢复。移植外科医师需要采用一种规范化的术式来进行腹部多器官的获取，以期获得保存完好、术后能快速恢复功能的高质量器官。

术前准备 多器官获取团队的组成在世界各地各中心不尽相同，但通常由腹部组和心胸组组成，在某些特殊情况下还需要移植专科麻醉师参与。获取团队要求全年 24 小时待命，在获取团队成员抵达供者中心后，应积极与捐献协调员联系，并就器官获取的具体方案和顺序达成一致。外科负责医师的职责是核实供者的身份、捐献相关同意书和相关病史。病史核实内容包括捐献者的血型、血液检测结果、病毒学状况、既往病史和最新的诊疗经过，以及任何可能影响器官获取或后期手术的因素。如果存在任何疑问，必须与受者移植手术医师进行沟通。仔细审查患者脑死亡确认书是脑死亡供者捐献中的关键步骤，而支持治疗的介入和撤出时机则对心脏死亡供者的成功捐献尤为重要。为了充分利用供者器官，尽量采用多器官联合切取的方法，按专业分腹部组和心胸组，先后切取所需器官。切口从正中胸骨切迹至耻骨联合（图 1），胸腹所需器官分别游离后肝素化，阻断升主动脉，胸腹器官分别注入器官保存液，按心—肺—肝—胰腺的顺序，最后切取肾脏。切取心脏和肺以前，麻醉师应是供者的血流动力学和呼吸系统相对稳定。心脏切取（见供者心脏切取术）和肺切取（见供肺获取）后行腹部器官切取。

脑死亡腹部多器官获取 脑死亡供者的器官获取过程包括在体常温期和离体低温期两个部分。在体常温期即阻断主动脉和开始灌注保存液之前。这期间允许术者从容地进行手术解剖和器官分离，以便于在阻断主动脉后，快速切取器官，浸入冰沙中快速冷却，并用预冷的保存液进行灌注。在切取过程中常温期和离体低温期的时间长短及分配，则取决于外科医师的专业技能和供者的血流动力学稳定状态。虽然离体低温期似乎能更好地保护器官功能，

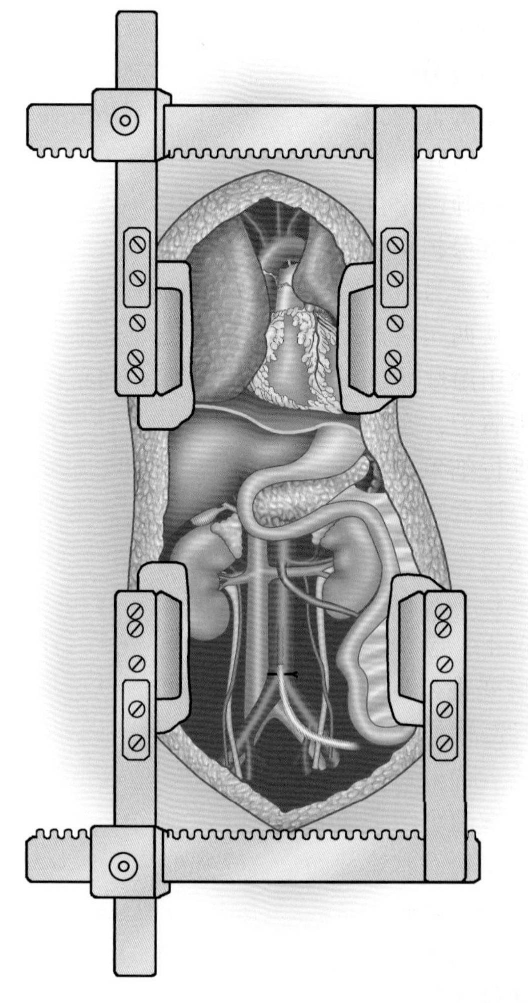

图 1 多器官切取

注：切口从正中胸骨切迹起至耻骨联合。

表1 UW液

成分	含量
乳糖酸钾盐	100mmol/L
磷酸二氢钾	25mmol/L
硫酸镁	5mmol/L
腺苷	5mmol/L
谷胱甘肽	3mmol/L
棉子糖	30mmol/L
别嘌呤醇	1mmol/L
羟乙基淀粉	50g/L
地塞米松	8mg/L
胰岛素	100U/L

注：UW液pH 7.4，渗透压为310~330 mmol/L。

UW液中钾离子的浓度为125 mmol/L，钠离子的浓度为30mmol/L，在冷保存过程中，器官在低温下Na^+-K^+-ATP酶活性被抑制，细胞内的钠、钾趋向与细胞外的钠、钾平衡，如果细胞外的离子浓度是正常的，细胞丢钾而钠及水进入细胞内，导致细胞在冷保存期间水肿，而在再灌注期间，Na^+-K^+-ATP酶随时间而恢复了功能，从而恢复了细胞内外的电化学梯度。但如果组织被浸入仿细胞内液型保存液UW液中，细胞内外Na^+及K^+的浓度相互平衡，这样缺血期间离子交换减少，细胞内钠和水进入较少，从而水肿程度较轻。

UW液中无钙离子。在冷保存期间，能量被用于维持细胞自身平衡，随着能量贮存被消耗，细胞不能控制其内部平衡，由于钙泵衰竭，肌质网及线粒体不能维持钙隔离的作用，细胞外的钙进入细胞内，导致细胞内钙积聚，组织损伤加剧。

镁离子的浓度为5mmol/L，镁是细胞内的重要阳离子，主要存在于线粒体，是组成高能磷酸键的重要成分及细胞酶系统的一个辅助因子，又是各种ATP酶的激活剂。同别的离子一样，在冷保存缺血期，镁也可能丢失，导致能量利用缺乏，再灌注期间酶反应过程停止。通过和细胞内镁离子浓度相似保存液保存后，保存液能阻止或代替镁离子的丢失，提高缺血后的代谢恢复。另外，镁离子对维持细胞膜的完整性也具有重要作用。在细胞膜上镁离子与钙离子具有共同的通道，故可与钙离子相竞争而防止钙离子的内流。

胶体成分被认为是器官保存液的重要成分，能有效地减少从毛细血管到细胞外间隙过多的旁路，从而保证保存液成分的运输。而且羟乙基淀粉（hydroxyethyl starch，HES）作为UW液的重要成分被认为是相当有效的。HES的存在对早期促进血液灌注是相当有效的，而且有助于将保存液的成分完全地渗透到毛细血管，从而保证最有效的保存。UW液中的HES提供了一个胶体渗透压，其限制组织间隙的扩张，组织间隙膨胀将压迫毛细血管，导致组织坏死。

棉子糖是一种高分子的三糖化合物，分子量为594.5。保存液中含有棉子糖可有效地防止细胞肿胀，其效果优于蔗糖、甘露醇及葡萄糖。乳糖醛酸是UW液中的重要成分，也是一种大分子物质，分子量为358，对多数细胞膜呈不渗透性。棉子糖及乳糖醛酸在UW液中作为两个非渗透性因子一起在细胞外提供非渗透性作用，抑制低温保存状态下的细胞肿胀。有实验证明，仅含有棉子糖、乳糖醛酸及磷酸盐的液体能将肾脏成功地保存在20小时之内，乳糖醛酸的加入，使得器官保存的时间明显延长。乳糖醛酸也是一种钙离子螯合剂，限制钙离子内流，防止钙超载，减轻缺血再灌注损伤。

腺苷是ATP合成前体，在低温灌注并保存犬肾时，腺苷和磷酸盐一起刺激ATP的生成，使ATP保持了3天的高水平。腺苷阻延了高能量的核苷酸裂解变成更多的可溶核苷，防止了在缺血期可溶核苷的丢失，为再灌注期ATP的合成提供前体。腺苷的多种生理作用是通过效应器官上特殊的腺苷受体来起作用的。分别用有腺苷的UW液和无腺苷的UW液对心肌保存后的功能恢复研究后得出，用无腺苷的UW液对心肌保存后，恢复后心肌功能比有腺苷的UW液保存后的心肌功能降低30%。

谷胱甘肽是一种使过氧化氢失活的酶，也是过氧化物酶的辅助因子，因此可以减少对细胞有高度毒性的羟基产生。尽管过氧化氢酶也有这种功能，但在细胞中过氧化氢酶的活性比谷胱甘肽过氧化物酶的活性要低。谷胱甘肽同时也被酶所利用，有助于使蛋白质保持巯基在一个缺少状态下，这对于许多酶是必需的，尤其是那些调节钙离子转运的酶，使其保持酶的活性。谷胱甘肽也是一个自由基直接抑制剂，可以减少细胞毒性因子包括过氧化氢、脂质过氧化、二硫化物及自由基的生成。

在冷缺血保存期间，钙离子进入细胞内，胞质内增高的钙离子使组织内的黄嘌呤脱氢酶变为黄嘌呤氧化酶；当缺血时，线粒体内氧化过程完全停止，腺苷一磷酸（AMP）再磷酸化成腺苷二磷酸（ADP）及ATP受到抑制，结果AMP积聚在细胞内。不能弥散的AMP便分解成腺苷、肌苷及次黄嘌呤，次黄嘌呤在黄嘌呤氧化酶作用下，在再灌注时和氧作用产生氧自由基，造成细胞的损害。别嘌醇是黄嘌呤氧化酶的抑制剂，阻止再灌注期间氧自由基的产生，提高缺血后器官功能的恢复。

UW液中有25mmol/L的磷酸缓冲对，缓冲对在维持细胞内pH的组织内环境缓冲能力方面起着重要作用。有缓冲对的保存液可以减轻因氢离子积聚而导致糖酵解的抑制，从而使细胞有较大的ATP生成速率；另外，在正常情况下，ATP、ADP、AMP被认为是有极性的，不易透过细胞膜，在缺血性酸中毒的情况下，积聚的氢离子可以使它们的极性消失，从而可以透过细胞膜，导致高能化合物的丢失，从而减少了缺血及再灌注期间ATP水平。有缓冲对的保存液可以减轻因氢离子积聚而导致缺血及再灌注期间ATP水平的下降。

（朱有华）

gāoshèn jǔyuánsuān xiànpiàolìng yè

高渗枸橼酸腺嘌呤液（hypertonic citrate adenine solution）上海长征医院与上海市中心血站研制的肾脏灌洗保存液。简称HC-A液。于1980年研制成功，是在罗斯液（Ross solution）配方的基础上改良而成的，其基本成分与罗斯液相同，但进行了三项改良：①渗透压由400 mmol/L降为380 mmol/L。②添加了腺嘌呤0.38mmol/L。③pH由7.1调整至7.0。调整渗透压可以减轻保存肾脏的脱水程度。HC-A液中添加腺嘌呤可以为缺血的供肾细胞提供一定的能量代谢底物，能增强肾脏对热缺血的耐受力，从而对延长供肾的保存时间起到良好的作用。

自20世纪80年代以来，随着HC-A液在中国广泛应用，保存效果得到了中国器官移植界同仁的认可，对中国器官移植事业起到了巨大的推动作用。近年来，国外无论在保存技术和保存液方面都有了许多进展，而在保存理论方面又有所创新，在组方和保存效果方面又向前迈进了一步。因此，在上海科委的大力支持下，于2000年开始进行了HC-A液更新换代产品的研究，即HC-AⅡ液的研究。根据保存液的新理论，研制出新配方，制定了新标准。在完成动物和临床试验后，于2015年正式获得国家批文并上市。HC-AⅡ液的主要改进有：①采用了枸橼酸盐、磷酸盐双缓冲对，缓冲能力明显增强。②高渗特性，保存液的渗透压维持在350～380 mmol/L，有助于减轻细胞水肿。③降低了硫酸镁浓度，减少了其在低温时的析出。④提高了腺苷浓度，改善了细胞能量代谢。⑤添加了精氨酸和色氨酸，起到了稳定细胞膜，减少线粒体损伤的作用。⑥添加中药川芎的有效成分川芎嗪，可以发挥多种保护作用。研究表明，HC-AⅡ液对肾脏的保存效果与组氨酸-色氨酸-酮戊二酸盐液（HTK液）类似，显著优于HC-A液（表1）。这必将进一步提高中国器官保存的效果，并确保在有效保存时限内降低移植物延迟恢复（DGF）的发生率。

（朱有华）

Qiáozhìsī-Luòpèi yánjiūsuǒ yè

乔治斯-洛佩研究所液（institut Georges-Lopez solution）由法国乔治斯-洛佩（Georges-Lopez）研究所研制的仿细胞外液型保存液。简称IGL-1液。IGL-1液是在UW液的基础上进行改良。IGL-1液的出现标志着对保存理论的进一步发展与完善。在威斯康星大学液（UW液）的基础上主要改进了两个方面（表1）：①采用聚乙二醇（PEG）替代羟乙基淀粉（HES），从而降低了保存液的黏稠度，加快灌洗速度，提高了灌洗效果。②将高钾低钠仿细胞内液型的UW液中钾、钠比例倒置、采用了高钠低钾的离子比

表1 HC-A液及HC-AⅡ液

HC-A液		HC-AⅡ液	
成分	含量	成分	含量
K^+	80 mmol/L	枸橼酸钾·$3H_2O$	26.0 mmol/L
Na^+	80 mmol/L	枸橼酸钠·$2H_2O$	23.0 mmol/L
$MgSO_4$	41 mmol/L	$MgSO_4$	5 mmol/L
枸橼酸	55 mmol/L	磷酸二氢钠	23.0mmol/L
腺嘌呤	0.38mmol/L	甘露醇	30g/L
甘露醇	30g/L	腺嘌呤核苷	3.7mmol/L
		L-精氨酸	2 mmol/L
		L-色氨酸	2 mmol/L
		川芎嗪	4mg/L

注：HC-A液pH 7.0±0.1，渗透压为380 mmol/L；HC-AⅡ液pH 7.3±0.1，渗透压为370 mmol/L。

例，变仿细胞内液型为仿细胞外液保存液即 Na^+/K^+ 比例为 4.8（120mmol/L）：1（25mmol/L），从而减轻高钾离子对血管内皮细胞的损伤和对心肌的损害，其他成分不变。这种含低渗透性非电解质的仿细胞外液型保存液对于体积较大的器官，如肝脏保存来说尤为有益，可以避免因仿细胞内液型保存液钾浓度过高带来的副作用。

表 1　IGL-1 液

成分	含量
乳糖酸	100mmol/L
磷酸二氢钾	25mmol/L
硫酸镁	5mmol/L
腺苷	5mmol/L
谷胱甘肽	3mmol/L
棉子糖	30mmol/L
别嘌呤醇	1mmol/L
聚乙二醇（PEG）	1.0g/L
Na^+	120mmol/L
K^+	25mmol/L

注：IGL-1 液 pH 7.4，渗透压为 290mmol/L。

（朱有华）

dījiǎ yòuxuántánggān yè

低钾右旋糖酐液（low postassium dextran solution）　含有胶体右旋糖酐低钾的肺脏保存液。简称 LPD 液。LPD 液的开发始于 20 世纪 80 年代中期，配方逐步完善。属仿细胞外液型的低钾右旋糖酐液，是唯一专为肺保存而开发的保存液。LPD 液中含有低分子右旋糖酐（表 1），其主要功能有：①提高保存液的交替渗透压。②可能作为自由基清除剂。③改善微循环。④覆盖在内皮细胞的表面，其抗血栓的作用。⑤促进非成纤维细胞的蛋白合成等。LPD 液在肺移植中优于欧罗-柯林斯液，国内外许多肺移植中心已经常规使用 LPD 液，成为肺保存的标准保存液。临床实验表明，其能减轻缺血再灌注损伤，改善移植后肺功能，减少移植后 30 天死亡率。LPD 液的优势可能源自低钾和右旋糖酐的组合，可能还有加入的 1%葡萄糖。低钾可能对内皮细胞功能和结构完整性的损伤较小，从而减少氧化产物的生成和肺内缩血管物质的释放。右旋糖酐能改善红细胞的变形能力，防止红细胞集聚和促进已集聚红细胞解聚，覆盖内皮表面和血小板而发挥抗血栓作用。加入 1%葡萄糖可为缺血供肺提供有氧代谢的底物。这些作用有助于改善肺的微循环，保护内皮-上皮屏障，从而减少再灌注时无复流现象发生的可能、减轻水和蛋白质的渗出。与欧罗-柯林斯液、威斯康星大学液（UW 液）相比较的冷缺血研究显示，LPD 液能对中性粒细胞的化学趋化产生抑制作用，对肺泡Ⅱ型细胞的毒性作用较小，较好地保留了肺泡上皮细胞的 Na^+-K^+-ATP 酶功能，这些作用有助于减轻缺血末期和再灌注后的脂质过氧化反应、保留较好的肺泡表面物质的功能。

表 1　LPD 液

成分	含量
5% 右旋糖酐 40（Mw 40.000）	
氯化钠（Na^+）	138 mmol/L
氯化钾（K^+）	6 mmol/L
硫酸镁（Mg^{2+}）	0.8 mmol/L
Cl^-	142 mmol/L
磷酸钾（SO_4^{2-}）	0.8 mmol/L
磷酸氢二钠（H_2PO_4）	20.8 mmol/L
葡萄糖	5 mmol/L

（朱有华）

Sīkùtè 15 yè

斯库特 15 液（Scot 15 solution）　法国 Macopharma 公司研制的仿细胞外液型保存液。被称为第四代冷保存液。其主要特点是含有细胞外离子组成：①使用聚乙二醇（PEG）胶体的添加加入 PEG 可以延长半衰期，能够维持一种避免细胞水肿的渗透压，还可以吸附在细胞膜表面以稳定膜脂质，并具有免疫保护作用。②低钾离子浓度，使用类似离子泵离子含量的细胞外保存液维持细胞内离子含量，避免细胞膜去极化引起细胞水肿，降低 ATP 消耗。在实验研究中发现灌注猪肾脏和其自体移植中具有降低缺血再灌注损伤的功效。在小鼠胰岛移植中具有提高胰岛产量，免疫保护作用，在未使用免疫抑制剂的情况下提高同种异体胰岛移植物的存活率，并能够降低同种异体胰岛移植物原发性失功发生率和能够改善从胰腺分离出胰岛的无心跳热缺血损伤。临床研究结果表明，斯库特 15 液与威斯康星大学液（UW 液）临床器官移植效果比较是相同的，是安全有效的（表 1）。

表 1　斯库特 15 液

成分	含量
葡萄糖	11.0mmol/L
PEG（20kD）	15.0g/L
Na^+	118.0mmol/L
K^+	5.0mmol/L
Mg^{2+}	1.2mmol/L
Ca^{2+}	1.75mmol/L

注：斯库特 15 液 pH 7.3，渗透压为 315mmol/L。

（朱有华）

rǔsuānyán Língé báidànbái yè

乳酸盐林格白蛋白液（lactate Ringer albumin solution） 林格液中添加乳酸钠和白蛋白，组成成分近于细胞外液的灌洗液保存液。林格液由英国生理学家林格（Ringer）发明，在林格液中添加乳酸钠称为哈特曼液（Hartmann solution）。在哈特曼液中添加白蛋白即乳酸盐林格白蛋白液（表1）。哈特曼液保存器官易引起器官的细胞肿胀与损害。因此，仅用于器官最初灌洗。乳酸盐林格白蛋白液仅用于器官短时间保存。

表1 乳酸盐林格白蛋白液

成分	含量
Na^+	130mmol/L
K^+	4mmol/L
Ca^{2+}	6mmol/L
Cl^-	109mmol/L
乳酸	28mmol/L
肝素	60mg/L
2%利多卡因	10ml/L
20%白蛋白液	10ml/L
氨苄西林	0.3g/L

（朱有华）

zǔānsuān sèānsuān tóngwùèrsuānyán yè

组氨酸-色氨酸-酮戊二酸盐液（histidine tryptophane ketoglutarate solution） 以组氨酸、色氨酸和酮戊二酸为主要成分的非体液型保存液。简称HTK液。是不仿制细胞内、外液的离子浓度的等渗性液体，而以大的低渗透性物质如甘露醇、蔗糖为基础的等渗性液体（表1）。20世纪70年代初由德国研制而成。最早是作为心脏停搏液用于心脏移植，临床上可保存心脏4～8小时。HTK液可在较大的温度范围内（5～35℃）阻止细胞酸中毒，尤其是对热缺血时产生的酸中毒有较好的预防及中和作用。经过犬肾移植实验表明，较欧罗-柯林斯液为优。并将其归功于特有的组氨酸/组氨酸盐缓冲对的缓冲能力。因此，1987年起也开始用于临床肾保存和肝脏等脏器的保存。其组成特点如下：①钾离子浓度低。②其组氨酸/组氨酸盐缓冲系统，有较强的缓冲能力，组氨酸为有效的非渗透性因子，可防止内皮细胞肿胀。③色氨酸作为膜稳定剂，可防止组氨酸进入细胞内。④甘露醇作为非渗透支持作用。⑤α-酮戊二酸及色氨酸，作为高能磷酸化合物的底物。⑥黏度低，常温下黏度指数为0.8，5℃时黏度指数为3.0，易于扩散至组织间隙，也易于在短时间内使器官降温。HTK液具有低钠的特点，并且有较强的缓冲能力抑制酸中毒，能降低糖酵解率，故可有效地减轻细胞及组织水肿。临床上，保存器官的损伤主要是缺血再灌注损伤，而氧自由基造成的损伤是引起缺血再灌注损伤的重要环节。HTK液中的甘露醇为氧自由基清除剂，可防止氧自由基介导的内皮细胞损伤。HTK液应用于肾脏保存始于1987年，效果优于欧罗-柯林斯液，类似威斯康星大学液（UW液）。

表1 HTK液

成分	含量
Na^+	15mmol/L
K^+	10mmol/L
Mg^{2+}	4mmol/L
色氨酸	2mmol/L
酮戊二酸	1mmol/L
组氨酸/组氨酸盐酸	180/18mmol/L
甘露醇	30g/L

注：HTK液pH 7.2，渗透压为310 mmol/L。

（朱有华）

zhètáng línsuān huǎnchōng yè

蔗糖磷酸缓冲液（phosphate buffered sucrose solution） 用于器官保存的以蔗糖和磷酸为主要成分的非体液型保存液。简称PBS液。由于其蔗糖含量为140mmol/L，又称PBS140。含有相对高的钠离子而不含钾离子，为简化的细胞外液型液（表1）。PBS液理论上认为其所含的非渗透性物质蔗糖比葡萄糖具有更强的阻止细胞水肿的能力，但实际上蔗糖在保存中还是可以缓慢进入细胞内的。因此，只有寻找到更有效的非渗透性物质，才能更确切地保护低温下的细胞形态与功能。

表1 PBS液

成分	含量
Na^+	120mmol/L
HPO_4^-	60mmol/L
蔗糖	140mmol/L

注：PBS液渗透压为310 mmol/L。

（朱有华）

yízhí miǎnyì

移植免疫（transplantation immunity） 在器官、组织和细胞移植受者接受供者的移植物后，受者的免疫系统与供者的移植物相互作用而发生的免疫应答的全部免疫学现象。移植免疫的研究包括介导移植排斥反应的抗原、免疫系统对移植抗原的识别和应答、不同类型移植排斥反应及其对机体的损伤效应、干预移植排斥反应的策略（包括免疫抑制和诱导移植耐受）等。主要目的是了解移植排斥反应的发生机制，以预防和控制排斥反应的发生，使移植物能在受者体内长期存活。各种移植已经取得很大成功，使无数终末期器官衰竭患者获得新生。各种器官、组织和细胞的移植从移植技术方面来讲几乎都能设法克服，移植面临的主要障碍还是在移植后移植物遭受到受者免疫反应的攻击和影响，能否诱导免疫耐受，是移植界最关注的移植免疫的重要问题，也期待临床免疫耐受获得成功，移植也才能说真正获得成功。因此，移植界还任重道远。移植免疫无论从基础研究还是临床应用任务艰巨。移植免疫学已经成为移植达到理想目标的关键学科，越来越受到重视。

排斥反应　排斥反应的本质是免疫应答，即由于供受者间组织相容性不合，导致移植物（或宿主组织器官）遭受免疫攻击而损伤的现象。第二次世界大战期间（1937~1945 年），大量伤员被严重烧伤，对皮肤移植的临床需求激增，促使英国动物学及免疫学家彼得·布莱恩·梅达沃（Peter Brian Medawar）等相继开展实验研究探讨移植排斥反应的发生规律和机制。1943 年，梅达沃等发现：用患者自身皮肤进行移植，可长期存活；用来源于同胞的皮肤治疗烧伤患者，移植的皮肤在 1 周后遭排斥；患者再次接受其同胞的皮肤移植，则排斥反应加速（2~3 天即被排斥）；病理组织学检测可见，发生排斥的皮肤组织浸润大量白细胞，其数量与排斥反应强度呈正相关，而自体皮肤移植物则未见类似改变。结果表明，受者对同种异体皮肤移植物的排斥反应符合典型的免疫应答特征，即具有“记忆”和“加速”现象。其后，梅达沃等用近交系小鼠进行了一系列皮肤移植实验，发现这些规律性的现象，证明同种异体皮肤排斥反应的本质是机体免疫系统对移植物产生适应性免疫应答，由此在免疫学中衍生出移植免疫学这个新的学科。1948 年，梅达沃等将取自移植物引流淋巴结的细胞转输给接受同一个供者皮肤移植物的小鼠，证明是细胞成分而非抗体介导移植排斥反应。由于梅达沃和弗兰克·麦克法兰·伯内特爵士（Sir Frank Macfarlane Burnet）对移植免疫和获得性免疫耐受的突破性研究，两人共同获 1960 年诺贝尔生理学或医学奖。

基于对移植免疫的机制研究，在没有免疫抑制剂的早期，认识到只有同卵孪生间的移植才能成功，由此开创了临床移植成功的新纪元。1954 年，美国外科医师约瑟夫·爱德华·默里（Joseph Edward Murray）成功施行首例孪生同胞间肾移植，患者获得长期存活；1956 年，美国爱德华·唐纳尔·托马斯（Edward Donnall Thomas）施行首例同卵双生间骨髓移植，成功治疗白血病。由于默里和托马斯在器官移植领域的杰出贡献，两人共同获 1990 年诺贝尔生理学或医学奖。

组织相容性抗原　20 世纪初期和中期，法国免疫学家让·多塞（Jean Dausset）、美国免疫学家巴鲁赫·贝纳塞拉夫（Baruj Benacerraf）及乔治·戴维斯·斯内尔（George Davis Snell）等分别发现：导致移植排斥反应发生的物质基础是哺乳动物细胞表面的组织相容性抗原（小鼠 H 抗原，人 HLA 抗原）；这些抗原的编码基因是一组位于染色体特定区域的基因群，称为主要组织相容性复合体（MHC），从而揭示 MHC 型别相同的个体间施行移植术才有望成功。三位学者从免疫遗传学角度阐明了移植排斥反应的免疫学本质，并为临床开展同种异体移植奠定了理论基础，并因此共同获得 1980 年诺贝尔生理学或医学奖。

免疫抑制剂研发　基于移植排斥免疫学机制的研究，免疫抑制药物的研制和应用进展迅速，极大改善临床移植预后，相继研制了细胞代谢抑制药硫唑嘌呤（Aza），抑制细胞免疫及体液免疫的环孢素 A（CsA）、他克莫司（Tac）等，以及一些多克隆抗体和单克隆抗体。

移植耐受　指机体对移植抗原的特异性无应答和低应答。移植耐受现象的发现开启了免疫耐受的研究领域，而诱导移植耐受被视为干预移植排斥反应的最佳策略。

美国免疫学家雷·欧文（Ray D. Owen）于 1945 年发现，胎盘融合的异卵双生小牛血液中同时存在自身红细胞和来自孪生同胞的红细胞，即形成血型嵌合体，由此提出免疫耐受概念。1949 年，澳大利亚微生物学家弗兰克·麦克法兰·伯内特提出假说：胚胎期免疫系统遭遇任何抗原，均将其视为自身成分而产生免疫耐受。其后，梅达沃和唐纳德发现，孪生小牛间相互进行皮肤移植均不出现排斥反应，即形成免疫耐受。梅达沃进而通过人工诱导胚胎期免疫耐受，证明存在获得性免疫耐受，被视为免疫学理论研究的重大突破。伯内特和梅达沃由于在获得性免疫耐受和其他相关领域的重大贡献，共同获得 1960 年诺贝尔生理学或医学奖。

诱导移植耐受　免疫抑制药

物具有广泛的毒副作用，同时对慢性排斥反应基本无效。因此，建立针对移植物的特异性免疫耐受，成为免疫学和临床医学面临的重大挑战。迄今已探索诸多策略，如骨髓嵌合体、免疫细胞过继、肝肾或肝肺联合移植等，相关的研究进展为改善移植术预后展示了前景。

移植免疫学深入研究移植相关的免疫学现象，有助于阐明免疫应答的过程及其本质。如通过对小鼠皮肤移植排斥反应的研究，探讨移植排斥反应的遗传背景，从而发现组织相容性抗原和MHC；通过对移植排斥反应和移植耐受的研究，加深了对T细胞生物学功能、T细胞在胸腺发育过程及自身耐受机制等基本免疫学问题的认识。

移植免疫研究同时也具有重要的临床意义：通过探索移植排斥反应的防治策略，极大地促进了免疫抑制药物的研制；通过探索诱导移植耐受的策略，推进了其他免疫相关疾病（如自身免疫性疾病、超敏反应等）的临床和基础研究。

（陈　刚　陈　实）

kàngyuán

抗原（antigen，Ag）　一类能刺激机体免疫系统使之产生特异性免疫应答，并能与相应免疫应答产物（抗体和致敏淋巴细胞）在体内外发生特异性结合的物质。又称免疫原。抗原一般均为有机物，具有两种重要属性，即免疫原性和免疫反应性。免疫原性是指抗原刺激机体免疫系统产生特异性免疫应答的能力，即抗原与特异性淋巴细胞受体结合，可使之活化、增殖、分化，最终产生免疫效应物质（抗体或致敏淋巴细胞）；免疫反应性是指抗原与其激发机体产生的免疫效应物质（抗体或致敏淋巴细胞）特异性结合的能力，如抗原和抗体的结合是这种能力的典型表现。

特性　具有良好免疫原性的抗原物质，一般具有以下特性：①异物性。其化学结构与宿主自身成分相异，或机体免疫细胞在胚胎期未曾与其接触过。②具有一定的理化性状（如大分子胶体）、一定的化学组成和结构（如含芳香族氨基酸的蛋白质、某些多糖、与蛋白质载体结合的核酸等）、特定的分子构象及易接近性。

分类　抗原种类繁多，可根据以下原则进行分类：①根据抗原来源与机体的亲缘关系，分为异种抗原、同种异体抗原、自身抗原及异嗜性抗原等四类。②根据抗原激发机体免疫应答对T细胞的依赖性不同，分为胸腺依赖性抗原、胸腺非依赖性抗原。③根据抗原是否来源于抗原提呈细胞，分为外源性抗原及内源性抗原。④根据抗原的功能属性，分为完全抗原和不完全抗原（即半抗原）。⑤根据抗原的化学组成，分为蛋白质抗原、脂蛋白抗原、糖蛋白抗原、多糖和核蛋白抗原等。对于器官移植而言，抗原意义重大，是启动和导致移植排斥反应的关键始动因素。临床器官移植主要为在不同人体之间实施的同种异体移植，移植物内存在多种抗原成分，其中能引起同种移植后特异性免疫应答的抗原称为组织相容性抗原（histocompatibility antigen），又称移植抗原（transplantation antigen）。根据抗原性的强弱及引起移植排斥反应的强度，组织相容性抗原又分为主要组织相容性抗原（major histocompatibility antigen，MHA）和次要组织相容性抗原（minor histocompatibility antigen，mHA）两大类，此外移植物内还存在红细胞血型抗原和组织特异性抗原等，也与移植后免疫反应存在一定关系。对于异种移植而言（如猪的器官移植给人），对免疫排斥反应发挥关键作用的抗原是一种异种糖抗原 Galα1-3Galβ1-4GlcNAc（简称α-Gal），将猪的α-Gal基因敲除能大幅减轻异种移植的体液性排斥反应。

（陈　刚）

kàngyuán biǎowèi

抗原表位（antigen epitope）

抗原分子中决定抗原特异性的特殊化学基团。又称抗原决定簇（antigenic determinant，AD）。抗原通过其表位与淋巴细胞表面抗原受体相结合，激活淋巴细胞，产生特异性免疫应答；抗原也通过其表位与相应抗体分子特异性结合，从而发挥免疫效应。严格意义上，抗体分子及淋巴细胞受体所识别、结合的并非完整抗原分子，而是抗原分子所携带的表位。因此，抗原表位的性质、数目和空间构型决定了抗原的特异性。

（陈　刚）

T xìbāo biǎowèi

T细胞表位（T cell epitope）

抗原分子中能被T细胞受体（TCR）识别的表位。简称T表位。T表位一般位于抗原分子内部的疏水区，含10~20个氨基酸残基，多属线性表位。抗原须经抗原提呈细胞加工处理才能暴露T表位，后者通过与主要组织相容性复合体（MHC）分子结合而被TCR识别。胸腺依赖性抗原分子可同时含有T细胞表位和B细胞表位。

（陈　刚）

B xìbāo biǎowèi

B 细胞表位（B cell epitope） 抗原分子中能被B细胞受体（BCR）或抗体分子识别的表位。简称B表位。与T表位不同，B表位存在于抗原分子表面，BCR或抗体可与B表位直接结合，而无须抗原提呈细胞对抗原进行加工、提呈及与主要组织相容性复合体（MHC）分子结合。B表位一般由5~15个氨基酸残基（多肽类）、5~7个单糖（多糖类）或5~7核苷酸（核酸类）组成。绝大多数B细胞表位为构象（非线性）表位。构成B表位的氨基酸残基或单糖须形成严格的三维空间构型，才能保证BCR或抗体分子高变区对其的严格识别和结合。因此，B表位一般位于抗原三维大分子表面的氨基酸长链或糖链弯曲折叠处。若蛋白质抗原发生变性，其三维结构被破坏或折叠不正确，则B表位功能即丧失。某些情况下，B表位也可是线性表位，如天然状态的线性表位位于蛋白质表面或呈延伸的构象，可直接被BCR或抗体识别。此外，简单的连续多肽序列所形成的α螺旋也可作为一种B细胞构象表位与抗体特异性结合。

（陈　刚）

wánquán kàngyuán

完全抗原（complete antigen） 同时具有免疫原性和免疫反应性两种属性的物质。即通常所指的抗原，如大多数蛋白质、细菌、病毒等。对于器官移植而言，能引起同种异体移植后排斥反应的移植抗原也属于完全抗原。

（陈　刚）

bàn kàngyuán

半抗原（hapten） 仅具有免疫反应性而无免疫原性的物质。又称不完全抗原（incomplete antigen）。如一些小分子的化学物质及药物等。半抗原可与特异性抗体或致敏淋巴细胞结合，但单独存在并不能刺激机体产生免疫应答。当其与大分子蛋白质或非抗原性的多聚赖氨酸等载体交联或结合后可获得免疫原性，成为完全抗原而诱导机体产生免疫应答。如青霉素本身无免疫原性，但注入机体后，青霉素的降解产物与组织蛋白结合而形成完全抗原，即可具有免疫原性，从而刺激机体产生抗青霉素抗体。一旦再次注射青霉素，即可与体内已存在的抗青霉素抗体结合，导致超敏反应。

（陈　刚）

gòngtóng kàngyuán

共同抗原（common antigen） 不同抗原分子（两种或两种以上）之间存在的相同或相似的抗原表位。又称交叉反应抗原（cross-reacting antigen）。抗原-抗体反应中，针对一种抗原的特异性抗体，可与携带相同（或相似）表位的另一种抗原（即共同抗原）发生交叉反应。共同抗原如果存在源于不同种属的抗原分子之间，则称为*异嗜性抗原*，如A群溶血性链球菌的表面成分与人类肾小球基底膜和心脏瓣膜以及心肌组织等之间存在交叉反应抗原。

（陈　刚）

jiāochā fǎnyìng

交叉反应（cross reaction） 由于共同抗原或交叉反应抗原的存在，某一抗原诱导机体产生的抗体或免疫应答产物，可与携带相同（或相似）表位的另一抗原发生特异性结合的现象。交叉反应可导致机体的病理损伤及疾病，也可被应用于疾病预防。如A群溶血性链球菌与人肾小球基膜、心脏瓣膜等组织间存在共同抗原，感染该链球菌后刺激机体所产生的抗体，不仅可以与A群溶血性链球菌结合，还可与肾小球基底膜等自身组织发生结合，从而导致急性肾小球肾炎。此外，不同种属病毒的抗原成分也可能存在共同表位，应用交叉反应的原理可用于疾病预防。如牛痘病毒与人类天花病毒间存在共同抗原表位，人类接种牛痘疫苗后，所产生的抗体可与天花病毒发生交叉反应，从而有效预防天花，使天花这种烈性传染病在全世界被消灭。

（陈　刚）

zìshēn kàngyuán

自身抗原（autoantigen） 能激发机体产生免疫应答的自身组织成分。自身抗原一般为机体含有的正常蛋白质或者蛋白质复合物。正常情况下，在T细胞和B细胞发育成熟的过程中，通过阴性选择，针对自身抗原的细胞克隆被清除或者功能受到抑制。因此，机体免疫系统对自身组织细胞不会产生免疫应答。但某些异常情况可以导致致自身成分发生改变，使其被免疫系统视为“非己”，从而具有免疫原性。根据来源不同可以将自身抗原主要分为两类。①隐蔽的自身抗原：在胚胎期从未与自身淋巴细胞接触过，机体不能识别为自身物质，如晶状体蛋白、甲状腺球蛋白、脑组织以及精子抗原等；在正常情况下，与免疫系统相对隔绝，因此不能激发免疫应答；当相关部位的屏障结构被破坏后，这些成分进入血液暴露于免疫系统，可引起自身免疫应答。②修饰的自身抗原：在感染、药物、烧伤以及电离辐射等因素影响下，自身组织的构象发生改变，形成新的抗原表位，成为被修饰的自身抗原，也能刺激机体产生免疫应答，引起自身免疫性疾病（如自身免疫性溶血性贫血、类风湿性关节炎、自身免疫性交感性眼炎等）。此外，还有一种参与免疫应答调节的独特型抗原（idiotype antigen）也属于自身抗原，其存在于抗体分子的超变区，与 B 细胞的功能调节有关。

（陈　刚）

tóngzhǒng kàngyuán

同种抗原（alloantigen）　同一种属不同个体间由于等位基因差异而表达的不同抗原。又称同种异体抗原或同种异型抗原。同种抗原是由遗传决定的，受染色体上的基因控制。相同种属的不同个体间基因型不同，因此造成基因型所控制的抗原产生各异。同种抗原可引发同种不同个体间的免疫反应，机体由此产生针对同种抗原的特异性抗体和/或效应性淋巴细胞，对临床输血、同种移植物甚至胎儿发起攻击，最终分别造成溶血、移植物排斥反应或流产。人类的同种抗原主要有两类。①人类白细胞抗原（HLA）：即人的主要组织相容性抗原，表达于机体所有有核细胞表面。人类编码该抗原的基因系统主要位于第 6 号染色体短臂 6p21.3 区段，是已知的最复杂的基因系统，由许多紧密连锁的基因所组成。该抗原首先在白细胞表面被发现，且白细胞是开展相关研究的最适宜材料来源。因此，人类主要组织相容性抗原被称为人类白细胞抗原。HLA 与临床器官移植排斥反应关系极为密切，供受者 HLA 的一致性越高，移植后发生排斥反应的概率就越低。因此，检测供受者 HLA 位点成为移植前必要的检测项目。②人类红细胞血型抗原：已发现 40 余个红细胞抗原系统，包括 ABO 血型系统（A1、A2、B、H 抗原）、Rh 血型系统（D、C、E、L、W 抗原）等。ABO 血型不符的输血可发生严重的溶血反应。如无特殊处理，ABO 血型不合的器官移植可发生超急性排斥反应，从而导致移植失败。因此，供受者的血型检测也是器官移植前必需的检测项目。此外，大量实验研究以及临床移植发现即使 HLA 完全相配时，仍然会有一定比例发生排斥反应，提示个体间还另外存在一类抗原参与了排斥反应的发生，甚至在某些特殊的组织移植后所发生的排斥反应中这些抗原还起到了主导作用，但通常这类抗原引发的排斥反应发生较为缓慢、程度较轻，因此相对于 HLA 而言，将这类抗原称为次要组织相容性抗原（mHA 抗原）。已知的 mHA 主要包括与性别有关的 mHA（Y 染色体相关）及非 Y 染色体连锁的 mHA。mHA 也表达于机体组织细胞表面，相应的抗原肽具有同种异型决定簇，可以被 MHC 分子提呈。

（陈　刚）

yìzhǒng kàngyuán

异种抗原（xenoantigen）　来自于另一物种的抗原性物质。对人体而言，病原微生物及其产物、植物蛋白、用于治疗目的的动物血清及异种器官移植物等均属异种抗原。通常情况下，异种抗原的免疫原性比较强，易激发机体产生较强免疫应答。异种抗原的免疫原性与种系间进化距离有关，种系距离越远，免疫原性越强。病原微生物及其产物对人体均有强免疫原性。①细菌、病毒等微生物：抗原结构十分复杂，是多种抗原的复合体，感染宿主后可有效诱导机体产生适应性免疫应答。②细菌外毒素和类毒素：如白喉类毒素和破伤风类毒素等，在感染中及免疫接种后均可诱导机体产生较强免疫应答。③抗毒素：用类毒素接种动物（如马）所制备的免疫血清或精制抗体。其可通过中和相应细菌毒素而发挥防治感染的作用，但也可引发超敏反应，故应用前须做皮肤过敏试验。④异嗜性抗原：指某些微生物与人体某些组织抗原具有共同表位（如溶血性链球菌与肾小球基底膜、心肌组织之间；大肠埃希菌与结肠黏膜之间），可因交叉反应而引发自身免疫病。对于猪器官移植给人的异种移植而言，目前已发现三种重要的异种抗原：Galα1-3Galβ1-4GlcNAc（简称 α-Gal），N-glycolylneuraminic acid（NeuGc）及 Sda 抗原。目前已能得到针对这些异种抗原的基因敲除猪，给异种移植进入临床应用带来了希望。

（陈　刚）

yìshìxìng kàngyuán

异嗜性抗原（heterophile antigen）　与种属特异性无关，存在于某些动物、植物、微生物等不同种属生物间的共同抗原。又称福斯曼（Forssman）抗原。由约翰·卡尔·奥古斯特·福斯曼（John Karl August Forssman）首先发现，用豚鼠肝、肾、肾上腺、睾丸及脑组织的盐水悬液免疫家兔，可产生高效价抗体，该抗体不仅可以与所来源的器官发生反应，还能凝集绵羊红细胞。如溶血性链球菌的细胞膜与肾小球基底膜及心肌组织有共同抗原存在，故在链球菌感染后，有可能出现肾小球肾炎或心肌炎；大肠杆菌脂多糖与人结肠黏膜有共同抗原

抗原。

组织相容性抗原检测 实验室采用微量细胞毒试验分析供者或受者血清中的抗HLA抗体水平用以检测供体和受体间的组织相容性。特异性抗HLA抗体的存在表明相应的MHC蛋白的存在。在含有已知抗HLA抗体的血清中添加表达MHC蛋白的供者或受者细胞样本。与细胞结合的抗体激活补体信号级联反应，导致细胞裂解。微量细胞毒试验只是移植供体与受体匹配的众多标准之一。

（谭建明）

rénlèi báixìbāo kàngyuán

人类白细胞抗原（human leucocyte antigen，HLA）

存在于人T细胞表面上的一种糖蛋白。在T细胞抗原识别方面起关键作用，可以分为Ⅰ类、Ⅱ类和Ⅲ类组织相容性抗原。通常非活化T细胞只表达HLA-Ⅰ类抗原，活化的T细胞同时表达HLA-Ⅰ类抗原和HLA-Ⅱ类抗原。1958年法国免疫学家多塞（Dausset）等发现，多次接受输血者、多产妇和用同种白细胞免疫志愿者的血清中，存在不同特异性的白细胞抗体，采用这些抗体鉴定出许多不同特异性的白细胞抗原，称为HLA。事实上，HLA是人类的主要组织相容性复合物，位于6号染色体短臂上，由400万个碱基对组成，是已知的人类染色体中基因密度最高，也是多态性最为丰富的区域。

HLA包括有Ⅰ类、Ⅱ类和Ⅲ类基因部分。根据受控的遗传座位不同，可分为A、B、C、DR、DQ和DP。其中，A、B、C为HLA-Ⅰ类抗原，DR、DQ和DP为HLA-Ⅱ类抗原。①HLA-Ⅰ类抗原广泛表达在各种有核细胞表面，主要功能是活化细胞毒性T细胞（Tc）。同时HLA-Ⅰ类抗原可以刺激机体产生抗体，从而参与排斥反应。②HLA-Ⅱ类抗原并不广泛存在于所有细胞表面，主要是定位于单核巨噬细胞、B细胞、树突状细胞、活化的T细胞、血管内皮细胞以及某些组织的上皮细胞表面。其功能是活化辅助性T细胞（Th）。HLA-Ⅱ类抗原也可以刺激机体产生抗体，这些抗体攻击破坏移植物从而引起排斥反应。除此之外，Ⅰ类区和Ⅱ类区还包括一些非经典基因及其产物，Ⅲ类区包含一些与HLA无关的分泌蛋白编码的基因。

HLA系统是迄今为止发现多态性最高的基因系统之一。检出的等位基因已超过2 500种。这些等位基因在群体中不是以相同的频率出现，相反，某一座位的各种等位基因在群体中出现的机会通常相差很大，且具有明显的人种和地区差异。HLA在不同人种和种族间的分布有较大的差异，如A36、A43、B42、DR18等抗原几乎只存在于黑种人中，故被称为黑种人抗原；B46、B54、B59、B67等主要在亚洲人中，故被称为黄种人抗原；B21和B41等抗原主要存在白种人中，故被称为白种人抗原。在中国，HLA在各民族之间存在差异，并且同一民族（如汉族）不同地区之间也存在差异。HLA在个体间的差异很大，无亲缘个体间出现HLA型别完全相同的概率极低，因此成为个体不可混淆的遗传标志。HLA是免疫系统区分自体和异体物质的基础。研究认为HLA参与多种疾病的发生，如移植排斥反应、感染、自身免疫疾病、肿瘤和遗传性疾病等。

（谭建明）

rénlèi báixìbāo kàngyuán pèixíng

人类白细胞抗原配型（human leucocyte antigen matching）

对已确定的移植供者和受者的人类白细胞抗原（HLA）分型结果。HLA是存在于人T细胞表面上的一种糖蛋白，在人体几乎所有细胞的表面分布。它们有助于免疫系统分辨出身体组织和不属于自己身体的物质。对于异基因器官、组织或者细胞的移植，供者、受者HLA相匹配是组织、器官移植的基础。HLA-Ⅰ类和HLA-Ⅱ类抗原存在于细胞膜表面和以可溶性形式存在于体液中。①检测细胞膜上HLA的方法包括血清学方法、细胞学方法和基因扩增法等。②检测可溶性HLA的方法包括凝胶扩散或者放射免疫分析方法等。

按HLA六抗原配型原则或氨基酸残基配型原则，比对供者、受者HLA抗原特异性相配程度，为临床选择合适的供者提供依据。一般程序是先对等待移植的受者群进行HLA分型，将其资料制成数据库；当有合适的供者时，再对供者进行HLA分型。然后将供者HLA分型结果与受者群的HLA分型结果进行比对，按照HLA六抗原配型原则或氨基酸残基配型原则，采用人工方法或配型软件，筛选出相匹配的供者、受者（一般要求达到半相合的匹配水平）。

虽然按无错配标准选择移植供受者可显著提高移植存活率，但由于HLA系统的高度多态性，并且这种多态性随着分子生物学技术和测序研究的发展，许多新的抗原特异性被发现和确定，许多公共抗原分裂子被确定为新的等位基因，这就使得HLA的多态性逐年增加，越来越复杂。这样寻找到 HLA-A、B、DR 六抗原无错配的供者十分困难。1996 年 3 月，美国保罗·泰撒奇（Paul I. Terasaki）领导的世界著名的美国加州大学组织配型中心提出了新的配型策略即 HLA-氨基酸残基配型，大幅度提高供受者的相配概率，同时不影响短期或长期的移植物存活率。

（谭建明）

kàngtǐ

抗体（antibody）

血液和组织液中的一组活性或化学结构相似的糖蛋白，由 B 细胞在抗原刺激下增殖分化为浆细胞所产生，是介导体液免疫应答的重要效应分子。抗体是一类大型 Y 形蛋白质，能与抗原特异性结合，被免疫系统用来鉴别与中和外来物质如细菌、病毒等。抗体的化学性质属于球蛋白，故也将其称为免疫球蛋白（immunoglobulin，Ig）。在免疫球蛋白中，抗体属于分泌型免疫球蛋白（secretory Ig，sIg）。还有一类免疫球蛋白称为膜型免疫球蛋白（membrane Ig，mIg），表达于 B 细胞膜表面，即 B 细胞的抗原识别受体。

基本结构 抗体的基本结构包括：①重链和轻链。抗体由四条多肽链组成，各肽链之间有数量不等的链间二硫键连接。其中，分子量较大的两条链称为重链，而分子量较小的两条链称为轻链。同一抗体分子中的两条重链和两条轻链的氨基酸组成完全相同。②可变区（variable region，V）和恒定区（constant region，C）。通过分析不同 Ig 重链和轻链的氨基酸序列发现，重链和轻链靠近 N 端的约 110 个氨基酸序列变化很大，其他部分氨基酸序列相对恒定。因此，将 Ig 轻链和重链中靠近 N 端氨基酸序列变化较大的区域称为可变区，分别占重链和轻链的 1/4 和 1/2；将靠近 C 端的氨基酸序列相对稳定的区域，称为恒定区，分别占重链和轻链的 3/4 和 1/2。③铰链区。位于重链的链间二硫键连接处附近，富含脯氨酸，易伸展弯曲，从而改变抗原结合部位之间的距离，有利于抗体结合位于不同位置的抗原表位。

类型 抗体可根据其多肽链的类型、反应形式、来源等分为不同类型。按照重链氨基酸的组成和排列顺序不同，可将抗体分为 IgM、IgD、IgG、IgA 和 IgE 五类。按照轻链类型可将抗体分为即 κ 型和 λ 型。按其反应形式分为凝集素、沉降素、抗毒素、溶解素、调理素、中和抗体、补体结合抗体等。按抗体产生的来源分为：①正常抗体（天然抗体），如针对 ABO 血型系统的抗 A 和抗 B 抗体。②免疫抗体，如抗微生物的抗体。按反应抗原的来源分为异种抗体、异嗜性抗体、同种抗体和自身抗体四类。按抗原反应的凝集状态分为完全抗体 IgM 和不完全抗体 IgG 等。

功能 抗体最主要的功能是中和毒素和阻止病原体入侵。除此之外，抗体还能激活补体产生攻膜复合物使细胞溶解破坏；通过其恒定区与表面具有相应受体的细胞结合，抗体可具有增强吞噬细胞的吞噬作用（调理作用），或介导杀伤细胞的非特异的杀伤作用（抗体依赖的细胞介导的细胞毒作用）；作为亲细胞抗体，IgE 可致敏肥大细胞和嗜碱性细胞，当机体再次遇到相同变应原时，可介导 I 型超敏反应；抗体还可穿过胎盘屏障和黏膜，在人类，IgG 是唯一能够通过胎盘的抗体，这是一种重要的自然被动免疫机制，对于新生儿抗感染具有重要意义。

抗体介导的排斥反应 在器官移植领域，抗体介导的排斥反应是一类十分重要的排斥反应，包括超急性排斥反应、急性抗体介导的排斥反应以及慢性抗体介导的排斥反应等形式。移植前预先存在或移植后新生的供者特异性抗体（DSA）均可介导移植物排斥反应，是导致移植物早期急性失功或后期慢性失功的重要原因。

（陈　刚）

tiānrán kàngtǐ

天然抗体（natural antibody）

在没有任何外来抗原主动免疫的情况下，正常机体自然产生的一类特殊抗体。天然抗体主要以免疫球蛋白（IgM、IgG 或 IgA）的形式存在于血清中。天然抗体具有多反应性，即一种单一的抗体分子能识别几种自身抗原或非己抗原。天然抗体因通常能识别一种或多种自身抗原，因此也被称为天然自身抗体（natural autoantibody）。在功能方面，天然抗体能发挥针对细菌及病毒的调理作用，因此在机体抵御病毒及细菌感染的第一道防线中发挥重要作用。此外，天然抗体还能够清除机体内发生改变的自身抗原以及衰老细胞，并发挥免疫调节功能。与器官移植相关的天然抗体主要包括 ABO 血型抗体及异种天然抗体，前者可导致 ABO 血型不合器官移植的超急性排斥反应，后者可导致异种移植（如猪器官移植给人）的超急性排斥反应。这两种天然抗体在新生期个体的血清中几乎为阴性，随着生长发育，天然抗体的水平越来越高。人血型天然抗体的规律是：A 型个体血清内存在抗 B 抗体，B 型个体血清内存在抗A抗体，O型个体血清内抗A及抗B抗体均存在，而AB型个体不产生血型天然抗体。人体内还存在较高水平针对其他物种体内异源蛋白而产生的异种天然抗体。如α-半乳糖抗原表位在非灵长类和新世界猴类细胞中表达丰富，而在人类、猿和旧世界猴类中匮乏，由此产生大量抗该抗原的异种天然抗体。这种免疫反应的主要临床意义体现在猪器官移植到人和猴子会产生排斥反应。

（陈　刚）

zìshēn kàngtǐ

自身抗体（autoantibody）　针对自身组织，器官、细胞或细胞成分的抗体，是自身免疫性疾病的重要标志。人体的生长、发育和生存有完整的自身免疫耐受机制的维持，正常的免疫反应有保护性防御作用，即对自身组织、成分不发生反应。一旦自身耐受的完整性遭到破坏，则机体视自身组织、成分为异物，从而发生自身免疫反应，产生自身抗体。正常人体血液中可以存在低滴度的自身抗体，但当自身抗体的滴度超过某一水平，就可能会攻击机体自身的细胞、组织、器官，引起免疫损伤，诱发自身免疫性疾病（autoimmune disorder，AID）。

根据自身抗体的临床意义，可分为五类：①疾病标志性自身抗体：此类自身抗体只出现于某种AID中，绝少出现于其他疾病中，对AID的诊断价值大。但这类自身抗体的种类较少且敏感性低，如系统性红斑狼疮（SLE）中的抗Sm抗体（敏感性20%~30%）、抗核糖体P蛋白（rRNP）抗体（敏感性20%~30%）、抗增殖性细胞核抗原（PCNA）抗体（敏感性仅为2%~7%）。②疾病特异性自身抗体：此类自身抗体在某种AID中敏感性高，在其他疾病虽也可以出现，但敏感性较低。如SLE中的抗双链DNA（dsDNA）抗体，活动期敏感性70%~80%，特异性90%~95%，也可见于1型自身免疫性肝炎和混合性结缔组织病等疾病（敏感性低于10%）。③疾病相关性自身抗体：此类自身抗体与某种AID相关性密切，但在其他疾病也可出现，且敏感性不低，如原发性干燥综合征（PSS）中的抗SSA抗体和抗SSB抗体，阳性率分别为70%和40%，对PSS诊断意义大，但也常出现于SLE中，阳性率分别为50%和30%。④疾病非特异性自身抗体：此类自身抗体可在多种AID中出现，不具疾病诊断特异性，如抗核抗体（ANA），可见于多种结缔组织病中，被作为结缔组织病的筛选实验。⑤生理性自身抗体：在正常人中常存在针对自身抗原的自身抗体，此类自身抗体效价低，不足以引起自身组织的破坏，但可以协助清除衰老蜕变的自身成分，起到免疫自稳效应，其出现的频率和滴度随年龄的增长而增高。

常见的自身抗体有抗核抗体、类风湿因子、抗平滑肌抗体等。自身免疫性疾病常伴有特征性的自身抗体。高效价自身抗体是自身免疫性疾病的特点之一，也是临床确诊自身免疫性疾病的重要依据。

（陈　刚）

rénlèi báixìbāo kàngyuán kàngtǐ

人类白细胞抗原抗体（human leucocyte antigen antibody）　因为妊娠、输血及器官移植等原因，机体接受同种异体不匹配的人类白细胞抗原（HLA）的刺激所产生的抗体。HLA抗体的种类可能为IgG、IgM和IgA，而真正影响移植后存活与器官排斥反应的抗体，大多数属于IgG。检测群体反应性抗体是判断是否存在HLA抗体的最简单有效的方法。在器官移植的情况下，由于供者的特定性，HLA抗体可以区分为针对供者的特异性抗体（DSA）和非特异性抗体（non-DSA）。

HLA抗体检测的主要方法包括：①补体依赖性细胞毒试验（CDC）：主要能检测受者是否存在抗供者淋巴细胞的淋巴毒性抗体，对于无淋巴毒作用的HLA抗体则不能检测到。②群体反应性抗体（PRA）：能较好地反映机体内是否存在针对其他人的HLA抗体以及所针对人群的广度。PRA检测可区分针对HLA-Ⅰ类及HLA-Ⅱ类抗原的抗体情况。③单抗原包被的微珠检测法：可以检测出针对不同阳性HLA位点的抗体平均荧光度，其敏感性及特异性强，排除了其他非反应抗原的干扰，可准确检测HLA抗体的特异性。

在移植免疫应答中，HLA抗体是最重要的供者特异性抗体，主要通过补体依赖性途径和补体非依赖性途径引起移植物内皮损伤，导致移植物急性失功或慢性功能进行性减退。

研究表明，受者体内若预存有HLA抗体，移植受者出现较强的排斥反应的危险会显著增加。在移植术后慢性排斥反应的受者中出现新生的HLA抗体的比例较高，且这种新生HLA抗体常出现在移植排斥反应之前。因此，对于移植受者而言，可将移植术前、术后HLA抗体的检测，作为移植前风险的评估和移植后受者免疫监控的重要指标。

（陈　刚）

yùcún kàngtǐ

预存抗体（performed antibody）

受者体内已有的抗供者HLA或ABO血型抗原的抗体。如受者在移植手术前曾经历过输血、妊娠、既往移植等，体内就可能产生抗HLA的预存抗体；此外，当供受者血型错配时，受者体内也会存在抗供者血型的预存抗体。移植物血管重建后，这些抗体会迅速沉积于移植物血管内皮细胞表面，主要通过激活补体而造成移植物损伤，严重者产生超急性排斥反应而导致移植物迅速失功。受者预存抗体检测主要包括淋巴细胞毒交叉配合试验和群体反应性抗体检测。淋巴细胞毒交叉配合试验可以检出受者血清中是否含有针对供者淋巴细胞的细胞毒抗体，以防止超急性排斥反应发生。此外，群体反应性抗体检测法可以测定受者针对同种异体抗原致敏的程度，致敏程度的高低可以反映配型的难易程度。移植前去除预存抗体的治疗被称为脱敏疗法。常用的脱敏方案主要由以下几种措施组成：抗CD20单克隆抗体去除B细胞、血浆置换或蛋白A吸附降低预存抗体滴度、静脉用丙种球蛋白防止抗体降低后的反跳等。脱敏治疗的效果不算理想，仅在少部分受者达到满意的效果。

（陈　刚）

gōngzhě tèyìxìng kàngtǐ

供者特异性抗体（donor specific antibody，DSA）　受者体内存在针对供者移植物组织抗原的特异性抗体。在抗体介导的排斥反应（AMR）中发挥重要作用。班夫（Banff）排斥反应诊断标准中DSA已成为诊断AMR的重要条件。受者可能在移植前体内就预存DSA，接受器官/组织移植后体内产生的针对供者组织抗原的特异性抗体称为新生DSA。预存DSA和新生DSA均对移植物的存活和功能产生不利影响。DSA主要包括HLA抗体和非HLA抗体［如内皮细胞抗体、抗波形蛋白抗体、主要组织相容性复合物Ⅰ链相关基因A（MICA）抗体和主要组织相容性复合物Ⅰ链相关基因B（MICB）抗体等］。临床关注的重点主要集中在供者特异性HLA抗体，文献报道中有关DSA大多数都是专指HLA抗体，主要有以下几个方面的原因：①人类HLA具有高度多态性，并且与移植排斥反应密切相关，故又称移植抗原。②HLA抗体参与超急性排斥反应早已成为国际移植界的共识，移植前常规进行供受者交叉配型试验-补体依赖性细胞毒试验（CDC）已经延续了几十年，而且新的配型方法不断被应用于临床，如抗人球蛋白-CDC（AHG-CDC）、流式细胞仪交叉配型（FCXM）等，目的就是提高检测的灵敏度，充分明确受者体内供者特异性HLA抗体的存在。③大量研究结果表明HLA抗体介导的体液排斥反应与移植物的急性和慢性损伤密切相关。④受者术后常规监测外周血中供者特异性HLA抗体的重要临床意义已得到国际移植界的公认，而且其检测方法已实现国际标准化，如酶联免疫吸附试验（ELISA）和流式磁珠法（LABScreen）等。⑤外周血中供者特异性HLA抗体可长期动态监测，标本采集创伤性小，受者容易接受。肾移植术后动态监测受者血清中的供者特异性HLA抗体有助于早期预测和诊断体液性排斥反应，及时采取临床干预措施，主要包括：①调整免疫抑制方案。②进行免疫吸附（IA）或血浆置换（PE）治疗。③静脉输注免疫球蛋白（IVIG）等。

（谭建明）

páichì fǎnyìng

排斥反应（rejection）　由于供受者之间的遗传背景的差异，移植物移植后遭受受者免疫系统攻击的损伤现象。排斥反应是器官移植术后最主要的并发症之一，也是导致移植器官功能减退甚至失功能的最主要因素之一。

发生机制　排斥反应的本质上是由于供受者之间的遗传背景的差异，导致了器官移植中，由移植器官所携带的移植抗原（主要组织相容性抗原、次要组织相容性抗原、血型抗原和组织特异性抗原等）刺激受者的免疫系统予以免疫识别、进而免疫细胞增殖和产生包括免疫细胞和抗体在内的多种不同的免疫效应因子，攻击移植器官，严重的排斥反应导致移植器官功能障碍甚至失功。

临床表现　排斥反应的临床表现多样但均缺乏临床诊断的特异性。这些临床表现因不同的移植器官类型、不同的排斥反应类型而差异很大。急性排斥反应主要发生于移植术后早期的数月或1年以内，主要表现为受者体温升高、移植器官肿胀和/或压痛、移植器官的功能指标短期内明显升高等，以移植肾为例，其急性排斥反应时临床主要表现为尿量减少、体重增加，可能伴体温升高、血压升高、移植肾区胀痛、移植肾肿大和压痛、血肌酐升高。而大多数慢性排斥反应出现于移植术后较长期存活阶段如术后1年至数年以后，常继发于多次的急性排斥反应之后或呈隐匿发生和进展，缺乏显著的临床表现，仅表现为移植器官功能指标缓慢地、爬行性地逐渐升高，以移植肾为例，其慢性排斥反应的临床表现和症状不明显，主要特征为“爬行肌酐”，即肌酐缓慢地、进行性升高，可伴有不同程度的血尿、蛋白尿、进行性贫血、高血压、高血脂等，最终导致移植肾广泛纤维化和失功能。

分类 移植术后，可发生两种免疫攻击方向不同的排斥反应，一种为宿主抗移植物反应（host versus graft reaction，HVGR）即移植受者的免疫系统攻击移植器官，也即常见的排斥反应；另一种为移植物抗宿主反应（graft versus host reaction，GVHR），即免疫攻击的方向为移植器官内携带的免疫成分攻击宿主或受者，GVHR如未能被控制，最终导致移植物抗宿主病（graft versus host disease，GVHD）。

在排斥反应既往经典的分类中，依据其发生时间、发病机制、临床表现及其病理变化分为超急性排斥反应、加速性急性排斥反应、急性排斥反应和慢性排斥反应四种类型，但这四种类型的划分依据仅仅局限在其临床表现方面，无法明确体现其准确的发病机制，无法指导临床予以针对性的抗排斥反应治疗。随着移植免疫学研究的深入及排斥反应免疫机制的日益明确，新的排斥反应分类中明确依据其发病机制将排斥反应划分为T细胞介导性排斥反应和抗体介导性排斥反应两种类型，并通过移植器官活检（见活体组织检查）对排斥反应予以明确的病理学诊断，以明确指导临床予以精确治疗。在实际的临床器官移植排斥反应的诊断和治疗中，上述两种不同的分类可以结合应用，如新的分类中的T细胞介导性排斥反应主要见于经典分类中的急性排斥反应和部分的慢性排斥反应中，其所形成的主要病理组织学特征为组织间质内炎性细胞的浸润以及实质组织的损伤；而抗体介导性排斥反应的发病机制为受者体内预存抗体或移植术后产生的供者特异性抗体导致移植器官的免疫性损伤，其可以导致经典分类中的超急性排斥反应、加速性急性排斥反应、急性排斥反应和慢性排斥反应，其形成的主要病理学特征为动脉血管炎和微血管炎的病变。GVHD分为急性GVHD和慢性GVHD种类型。

病理学特征 T细胞介导性排斥反应的主要病理学特征为移植物组织间质内不同程度的单个核炎症细胞浸润，进而可见浸润的炎症细胞损伤移植器官的实质组织结构。浸润的单个核细胞是一个总称，其中包括T细胞和B细胞、巨噬细胞、NK细胞等，以区别急性感染时的中性多形核白细胞，且浸润的炎性细胞的数量随排斥反应的程度而增加。进而这些炎症细胞可以损伤移植器官的实质组织形成不同移植器官内不同的特征性组织病理学表现，如移植肾肾小管炎，移植肝小叶间胆管炎，移植胰腺小叶间导管炎和腺泡炎、移植心脏的心肌间质炎性浸润以及心肌细胞损伤、在移植肺形成细小血管以及细支气管外周的围管状或称“袖套状”浸润等。此外，部分病例同时可见移植物内血管分支尤其是细小动脉内皮上有淋巴细胞贴附形成动脉内膜炎。急性T细胞介导性排斥反应时，血管内皮损伤，炎性细胞的渗出，部分液体成分也可渗出，导致移植器官的组织间质常有水肿。在部分进展阶段的慢性排斥反应病例中，在出现慢性病变的同时也常见明显的急性排斥反应的组织学表现，表明急性排斥反应是导致慢性排斥反应的重要致病因素。

抗体介导性排斥反应最为严重时见于临床的超急性排斥反应，其病理学特征为动脉管壁纤维素样坏死，血栓形成，移植物缺血性或出血性坏死，间质内明显水肿及大量中性粒细胞浸润；在急性抗体介导性排斥反应中，主要特征为移植器官内动脉内膜炎，严重者动脉分支管壁呈纤维素样坏死；慢性抗体介导性排斥反应导致动脉内膜增生形成大量泡沫细胞、内膜明显增厚，动脉管腔狭窄，导致血液循环障碍甚至组织持续的缺血而广泛纤维化。对于抗体介导性排斥反应的诊断，主要应用补体片段C4d的免疫荧光或免疫酶组织化学染色以明确诊断，其适用于移植肾、肝、心脏、胰腺、肺等几乎所有移植物的体液性排斥反应的组织学诊断与研究，并逐渐成为诊断移植物体液性排斥反应的标志物。

诊断和治疗 移植器官排斥反应的诊断，除必须进行全面的临床体检、移植器官功能的血生化检查和必要的影像学检查以外，其明确诊断必须进行移植器官的活检及其病理学诊断。移植器官活检病理学诊断是诊断排斥反应并与其他并发症进行鉴别诊断的最有效途径。需要注意的是，在移植器官排斥反应的临床诊断中，应避免单纯的、机械的以移植术后时间或者孤立的以临床表现来判定排斥反应类型，因为无论是急性排斥反应或慢性排斥反应，其发生的时间只是相对的，在诊断时仅具有参考意义，而且排斥反应常缺乏特异性的临床表现。因此，其最终的诊断必须依靠活检病理学，同时也要注意病理学诊断必须与临床各项检查密切结合才能建立最准确的诊断。

排斥反应的治疗原则为早期诊断和及时、针对性的治疗，即及时和准确地对急性排斥反应予以明确诊断，并采取针对性的抗排斥反应治疗方案，以预防其进展为难以逆转的慢性排斥反应，从而保障移植器官和受者的长期存活。在经活检明确诊断的前提下，对急性T细胞介导性排斥反应的治疗方案为：立即给予大剂量激素冲击治疗并进一步调整免疫抑制剂治疗方案。以移植肾急性T细胞介导性排斥反应治疗为例，首选大剂量糖皮质激素冲击治疗，一般用甲泼尼龙（MP），75%的急性T细胞介导性排斥反应可以得到逆转，随后进一步调整和稳定好免疫抑制剂方案的种类和剂量；如果经大剂量激素冲击治疗效果不佳者，可能为耐激素的急性排斥反应，可用抗淋巴细胞生物制剂如抗淋巴细胞球蛋白（ALG）、抗胸腺细胞球蛋白（ATG），抗CD3单克隆抗体（OKT3）等，一般可使90%的急性T细胞介导性排斥反应逆转。对于经活检明确诊断的急性抗体介导性排斥反应，上述抗排斥反应的治疗方法常无效，则需要采用针对抗体介导性排斥反应的治疗原则及方案，其治疗原则包括清除受者外周循环中的抗体、阻断抗体对移植器官的损伤、抑制B细胞的活化及生成抗体的能力、清除B细胞四个方面，其对应的治疗方案包括血浆置换或免疫吸附清除循环中的抗体、静脉注射大剂量免疫球蛋白以中合抗体而减少抗体对组织的损伤，应用ALG、ATG清除T细胞，应用抗CD20单克隆抗体清除B细胞。对于慢性排斥反应，尚缺乏有效的治疗措施，重点在于预防，必须及时诊断和纠正急性排斥反应，预防其进展为慢性排斥反应。以移植肾慢性排斥反应为例，对于早期或轻度的移植肾慢性排斥反应，可适当调整免疫抑制剂方案和剂量，在稳定好钙调磷酸酶抑制剂（CNI）类免疫抑制剂用量的同时，适当增加抗代谢类药用量，近年来用吗替麦考酚酯或西罗莫司治疗慢性排斥反应取得一定的效果；同时注意控制高血压和高血糖，减轻蛋白尿和延缓肾功能减退，其他对症治疗的措施还有降低高血脂、活血化瘀及改善微循环的方案以促进和改善移植肾功能等。

（郭　晖）

chāo jíxìng páichì fǎnyìng

超急性排斥反应（hyperacute rejection，HAR）　移植后迅猛发生的强烈的排斥反应。一般常发生于移植术中血管吻合开放后数分钟至术后24小时内，迅速导致移植器官失功能。既往报道的发生率为1%~5%，随着免疫学研究的深入和组织配型技术的提高，HAR已经能有效预防，其发生率已显著下降。

病因及发病机制　HAR的病因是由于移植受者体内预存有抗供者的特异性抗体即预存抗体，其发病机制为抗体介导性排斥反应。导致受者体内存在预存抗体的因素包括：①供受者ABO血型不合。②受者前次移植、移植术前输血、血液透析或多次妊娠，或存在与移植抗原有交叉反应的微生物感染导致受者体内形成了抗供者的预存抗体。移植抗原与受者血清中的预存抗体结合后迅速激活补体，趋化中性粒细胞聚集以及形成血小板血栓造成广泛的血液循环障碍，导致肾实质广泛出血性坏死和缺血性坏死。

临床表现　HAR发生迅猛，多发生于移植手术中血管吻合开放后数分钟至术后24小时内，极少数也可发生于移植术后48小时内。表现为当移植肾的吻合动脉开放和恢复血供时移植肾颜色红润，质地饱满，张力好，肾动脉搏动良好，输尿管开始排尿，而突然出现移植肾变软，颜色变暗变紫，或花斑样，肾动脉搏动减弱或消失，输尿管停止排尿，彩超可见移植肾内无血供，表明移植肾无功能，必须予以切除移植肾并再次移植。

病理表现　以肾移植为例，HAR导致移植肾迅速肿胀、颜色由正常的灰红色迅速变为暗紫色或暗黑色（图1），严重者可导致移植肾破裂，必须迅速切除移植肾；镜下见肾组织广泛出血坏死和梗死（图2）。

诊断和治疗　通过术前组织配型、移植术中的临床表现、影像学检查和病理检查明确诊断。但需要注意与外科并发症，如吻合口狭窄、血栓形成、血管扭曲、受者是否血压过低等相鉴别。HAR来势凶猛，为不可逆的、严重的排斥反应，无有效的治疗方

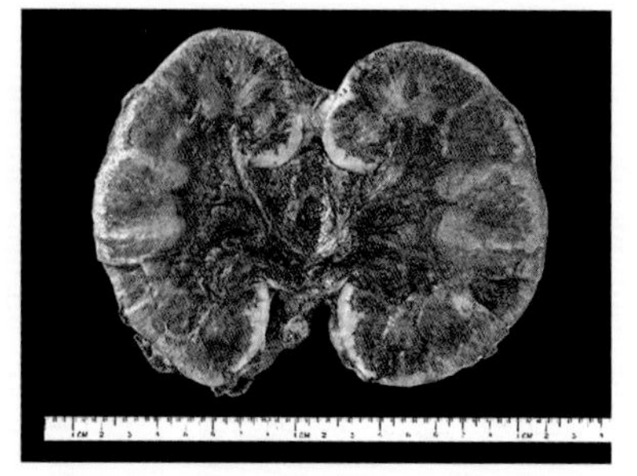

图1　移植肾超急性排斥反应切除的移植肾

注：移植肾明显肿大，移植肾剖面见肾实质明显暗红色出血与灰白色缺血相见。

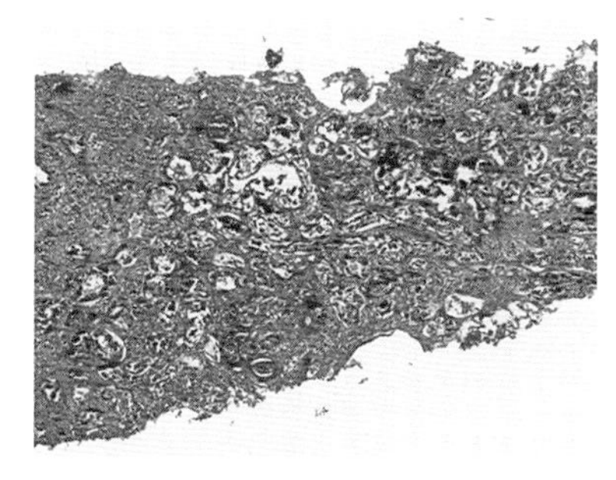

图 2 移植肾超急性排斥反应

注：移植肾活检组织内均呈缺血性坏死，HE 染色×100。

法，只能行移植肾切除及再次移植。因此，关键是预防，移植术前要有良好的配型，除 ABO 血型和 HLA 配型外，淋巴细胞毒性试验可检测出受者体内预存的供者特异性抗体，从而使绝大多数患者避免发生 HAR。

（郭　晖）

jiāsùxìng jíxìng páichì fǎnyìng

加速性急性排斥反应（acute accelerated rejection，AAR） 在移植术后 3~5 天内发生的，剧烈的排斥反应。病理进程快并伴有移植肾功能的迅速丧失。

病因及发病机制 大多数学者认为其病因和发病机制与超急性排斥反应相同，也是受者此前曾多次接受输血或血制品，或已接受过一次或数次器官移植，使得体内已预存了抗供者 HLA 或内皮细胞的低浓度、难以检出的抗体，移植后该抗体迅速介导补体依赖性细胞毒作用、抗体依赖性细胞介导的细胞毒（ADCC）作用等，导致移植物严重的免疫损伤。在本质上与超急性排斥反应类似，而只是免疫攻击的强度和损害程度较弱而已。

临床表现 其临床表现和病理学表现均与超急性排斥反应相同。以肾移植为例，主要表现为在术后数小时至数天内移植肾功能恢复的过程中，突然出现尿量的减少或无尿，体温上升，高血压，伴有乏力、恶心、腹胀、移植肾肿胀、压痛，并出现明显的血尿，肾功能很快减退至丧失，原已下降的血清肌酐水平又迅速升高，病情严重，进展迅速。

病理表现 与移植肾超急性排斥反应类似，表现为移植肾广泛缺血坏死或出血坏死，常伴有动脉内膜炎和血栓栓塞，移植肾组织间质内有时可见淋巴细胞和中性粒细胞的混合浸润。

诊断和治疗 当出现上述症状时，应高度怀疑加速性急性排斥反应的可能，迅速采用彩色多普勒超声检查提示移植肾血供不良，阻力指数明显升高，移植肾体积明显增大；同位素核素肾图（ECT）检查可见移植肾血供差，排泄缓慢，并最好能进行移植肾穿刺活检予以明确诊断。加速性急性排斥反应的治疗非常困难，治疗常首选大剂量甲基泼尼松龙（MP），0.5g 冲击治疗 3 天，如果疗效不佳，应尽早使用抗胸腺细胞球蛋白（ATG）或抗 CD3 单克隆抗体（OKT3）进行治疗，治疗持续时间 7~21 天，经过上述治疗仍不满意可采用局部浅表 X 线照射移植肾，采用血浆置换或免疫吸附治疗，也可能取得一定的疗效。但总的疗效不满意，治疗逆转率约为 30%。由于大剂量免疫抑制剂易引起感染、充血性心力衰竭以及消化道出血等并发症而危机患者生命。若处理无效，应尽早停用免疫抑制剂，切除移植肾。

（郭　晖）

jíxìng páichì fǎnyìng

急性排斥反应（acute rejection，AR） 发生在移植后 1 周至 3 个月，进展迅速的排斥反应。器官移植术后最主要、最多见的排斥反应类型。急性排斥反应的发生时间，既往认为其主要发生于移植术后数周、数月至 1 年以内，但随着多种强效免疫抑制剂的应用，其发生时间已经没有明确的界限，可以发生于术后任何时间段，如长期存活者中自行减量或自行停用免疫抑制剂的受者。急性排斥反应发生率较高，不同移植器官的急性排斥反应发生率不同，其中移植肾、移植心脏等为 5%~15%，移植肝的急性排斥反应发生率较低，为 3%~5%，准确的发生率需要借助明确的活检病理学诊断。

病因及发病机制 急性排斥反应的病因主要是由于供受者间遗传背景的差异，移植器官所携带的移植抗原（包括主要组织相容性抗原和次要组织相容性抗原以及 ABO 血型抗原、组织特异性抗原等）刺激受者免疫系统识别、免疫细胞增殖以及产生细胞和/或体液免疫效应。其中引发急性排斥反应的主要诱因为移植术后受者免疫抑制剂使用不足即移植受者术后由于多种原因处于低免疫抑制状态。其发病机制不仅包括细胞免疫，即迟发型超敏反应中的细胞免疫现象，为受者免疫系统经移植抗原致敏后产生大量以细胞毒性 T 细胞为主的效应细胞以及淋巴因子造成移植器官的免疫损伤；而且抗体介导性排斥反应在急性排斥反应中也发挥重要的作用。

类型 随着免疫学研究的深入以及急性排斥反应免疫效应机制的明确，依据急性排斥反应的发病机制而将其分为急性 T 细胞介导性排斥反应和急性抗体介导性体排斥反应两个类型，在实际的急性排斥反应病例中，常有两种免疫损伤机制的共同参与。

临床表现 急性排斥反应的临床表现取决于供者、受者之间的组织相容性程度、移植后免疫抑制药物的应用方案以及诱发因素（如感染等）。一般而言，急性排斥发生越早，其临床表现也越严重；移植后期发生的急性排斥反应大多进展缓慢，临床症状较轻，尤其需要注意。典型的急性排斥反应以移植肾为例，可表现为发热，可伴有乏力，关节酸痛，体重增加，血压升高，尿量减少，移植肾胀痛、肿大。但随着新型免疫抑制剂的使用，上述典型的临床表现已逐渐不典型，症状表现比较平缓、隐蔽，可能只表现为肾功能的减退。实验室检查可发现血清肌酐、尿素氮升高、出现蛋白尿、尿比重下降、尿中有红细胞等。移植肾超声检查显示移植肾体积增大、血流减少、血流阻力增加。免疫学指标可见 $CD4^+/CD8^+$ 升高，及其他相关指标异常。

病理表现 急性排斥反应的诊断必须借助活检予以明确诊断。活检中可见急性 T 细胞介导性排斥反应的病理学表现，主要包括移植器官间质内单个核炎性细胞浸润及其相应的结构损伤和移植器官动脉内膜炎两个方面。前者在不同的移植器官中有不同的表现，在移植肾中形成肾小管炎，在移植肝中形成小叶间胆管炎、移植胰腺中形成胰管炎和移植小肠黏膜的隐窝炎等，移植器官活检病理诊断中可以依据这些特定的结构对急性 T 细胞介导性排斥反应予以诊断和程度分级；急性抗体介导性排斥反应的主要表现为微血管炎，呈移植器官内广泛的毛细血管内炎性细胞淤积，如移植肾的肾小管周毛细血管炎、移植心脏的心肌间毛细血管炎和移植肺的肺泡间隔毛细血管炎等，进而补体片段 4d（C4d）的免疫荧光或免疫组织化学染色呈毛细血管内皮阳性。

诊断和治疗 急性排斥反应，无论是急性 T 细胞介导性排斥反应还是急性抗体介导性排斥反应，明确诊断必须进行移植器官活检病理学诊断，及时明确诊断后，及时针对性治疗是关键。其中急性抗体介导性排斥反应的诊断是综合诊断，应具备三方面的资料，即在移植受者血清内检测出供者特异性抗体（DSA）、移植器官活检中相应的病理学表现以及在活检组织内检测出抗体介导性排斥反应的标志物补体片段 4d（C4d）和移植物功能受损。

治疗 大剂量皮质类固醇激素冲击是治疗急性 T 细胞介导性排斥反应首选和最常用的方法。在急性排斥反应时其使用率为 88%，逆转率为 75%。常用方法为甲泼尼龙（MP），静脉滴注，可根据排斥反应的程度适当增减剂量，可一次和分次静脉注射。对皮质类固醇激素冲击治疗无效的急性排斥反应称为耐皮质类固醇的急性排斥反应（steroid resistance acute rejection），占急性排斥反应的 30%～40%，其中多数为急性抗体介导性排斥反应的参与。对于急性抗体介导性排斥反应则需要采用更具针对性的治疗原则及方法，其治疗原则包括清除受者外周循环中的抗体，阻断抗体对移植器官的损伤、抑制 B 细胞的活化及生成抗体的能力、清除 B 细胞四个方面，其对应的治疗方案包括血浆置换或免疫吸附清除循环中的抗体，静脉注射大剂量免疫球蛋白以中合抗体而减少抗体对组织的损伤，应用抗淋巴细胞球蛋白（ALG）、抗胸腺细胞球蛋白（ATG）清除 T 细胞，应用抗 CD20 单克隆抗体清除 B 细胞。

（郭　晖）

mànxìng páichì fǎnyìng

慢性排斥反应（chronic rejection，CR） 发生于移植术后半年至数年，呈进行性发展的排斥反应。由抗原依赖性因素（即免疫学因素）所致移植器官的慢性病变，是导致移植器官慢性失功和阻碍移植受者长期存活的主要障碍。通常认为慢性排斥反应多发生于移植术后 6 个月至 1 年以后，但随着慢性排斥反应研究的深入以及移植物活检的广泛开展，发现在术后 3 个月移植物活检组织中即可观察到慢性排斥反应的病理学变化，并可逐渐进展，提示慢性排斥反应可以早期发生，需要早期诊断和早期预防。由于组织配型、器官保存、外科手术以及临床诊断技术的不断提高，尤其是强效免疫抑制剂的合理应用，急性排斥反应已能够得到良好的控制，随着术后长期存活者的大量涌现，慢性排斥反应成为导致移植器官慢性失功和阻碍移植受者长期存活的主要障碍。

病因及发病机制 慢性排斥反应是抗原依赖性因素（即免疫学因素）所致，即供受者间遗传背景的差异所致的持续的免疫识别及其免疫损伤，其中主要包括受者因预致敏［人类白细胞抗原（HLA）错配、再次或多次移植］、群体反应性抗体（PRA）水平升高、免疫抑制剂的依从性差导致的免疫抑制剂不足引起的反复多次的急性排斥反应等；在这些免疫损伤中也有多种非免疫因素包括移植物的缺血再灌注损伤，钙调磷酸酶类免疫抑制剂（如环孢

中膜甚至外膜均可见淋巴细胞浸润，呈透壁性动脉炎，最严重者形成动脉管壁的纤维素样坏死。上述不同表现的动脉炎，预示其排斥反应程度较单纯的以细胞间质性炎症为表现的排斥反应重，需要采取更为积极的治疗策略。

（郭 晖）

yízhíwù kàngsùzhǔ fǎnyìng

移植物抗宿主反应（graft versus host reaction，GVHR） 由移植物内的免疫细胞通过识别同种受者的组织相容性抗原，攻击受者的靶器官或组织所引发的排斥反应。即其免疫攻击的方向与受者免疫系统攻击移植物的方向相反，即移植物攻击受者，而非受者排斥移植物。是移植排斥反应的一种独特类型。由GVHR所致的疾病称为移植物抗宿主病（graft versus host disease，GVHD）。

GVHR主要见于造血干细胞移植后，也陆续发现在实体器官移植，如小肠移植、肝移植、肾移植和胸腺移植中发生，是影响移植成功的重要因素。其诱发因素包括：①移植物与宿主间人类白细胞抗原（HLA）型别不相配合。②移植物内含足够数量的同种反应性淋巴细胞（尤其是成熟T细胞）。③宿主处于免疫无能或免疫缺陷状态。GVHR发生的机制主要包括：随移植物植入的大量淋巴细胞对表达于宿主组织细胞表面的同种异型抗原产生应答。T细胞在GVHR发生中起主要作用，其过程是：移植物内T细胞（包括细胞毒性T细胞、辅助性T细胞）识别同种异体抗原后被激活并分化、增殖，活化的T细胞可直接杀伤宿主靶细胞，也可通过产生具有细胞毒性作用的细胞因子（如TNF）或激活其他免疫细胞（尤其是NK细胞和巨噬细胞）而损伤宿主靶细胞。

细胞因子网络失衡可能是造成GVHR组织损伤的另一个重要原因。其机制为：①移植术前的预处理（化疗、放疗）所致毒性作用、感染、受者原发疾病等，可导致细胞因子产生失衡。②造血干细胞内同种反应性T细胞被激活，分泌细胞因子并表达细胞因子受体，形成正反馈调节环路。过量产生的细胞因子（尤其是促炎细胞因子）具有强细胞毒性，并可激活NK细胞和细胞毒性T细胞（CTL）等效应细胞，对宿主组织细胞发挥杀伤作用。

（郭 晖）

yízhíwù kàngsùzhǔ bìng

移植物抗宿主病（graft versus host disease，GVHD） 移植后由移植物中携带的供者免疫细胞尤其是T细胞引发的、针对受者的、以迅猛的“细胞因子风暴”为致病机制的、严重的细胞毒性免疫攻击，形成移植物抗宿主反应并由此所导致受者以皮肤、肝脏及胃肠道损害为主要表现的临床综合征。

病因及发病机制 移植后发生GVHD的主要致病机制为供者与受者主要组织相容性复合体（MHC）的差异，即使人类白细胞抗原（HLA）完全匹配，次要组织相容性抗原也存在差异，引起供者T细胞激活、增殖，致使产生针对受者的免疫反应，攻击受者肠道、皮肤、肝脏等靶器官出现临床综合征。可能诱发GVHD的因素包括：①移植物中包含了供者的免疫细胞成分。②供者的免疫活性细胞成分识别了宿主细胞为异体抗原，并导致刺激供者免疫活性T细胞进一步活化。③宿主免疫反应能力低下，如应用免疫抑制剂以后，缺乏免疫反应的能力，使移植物有足够的时间致敏并且对宿主产生免疫损伤。

类型 GVHD依据其发生时间，可以分为*急性移植物抗宿主病*（acute GVHD，aGVHD）和*慢性移植物抗宿主病*（chronic GVHD，cGVHD）。前者为移植术后100天内发生，后者则发生在移植100天后。在临床上将骨髓干细胞移植术后10天内发生的GVHD称为超急性GVHD（hyperacute GVHD，hGVHD）。aGVHD可以直接迁延演化成cGVHD，而部分病例没有aGVHD，在术后一定时间后直接发生cGVHD。现有的资料表明，aGVHD的发生率为30%～70%，cGVHD的发生率为25%～50%。

临床表现 GVHD导致以皮肤、肠道、肝脏等靶器官损害为主要表现的临床综合征，其中以皮肤损害最常见和最早发生。aGVHD主要累及皮肤、肠道和肝脏；cGVHD除累及皮肤、肝脏和肠道以外，也可波及口腔黏膜、眼和肺等器官。具体见*急性移植物抗宿主病*和*慢性移植物抗宿主病*。

病理表现 病理学的基本表现包括受累器官的炎症和/或纤维化。具体见*急性移植物抗宿主病*和*慢性移植物抗宿主病*。

诊断 GVHD的诊断和治疗目前仍是一个难题。主要的诊断方法包括临床诊断和活检病理学诊断两个方面。其中临床诊断包括密切观察受者的上述皮肤、肝功能和胃肠道相应的临床表现。具体见*急性移植物抗宿主病*和*慢性移植物抗宿主病*。

预防和治疗 见*急性移植物抗宿主病*和*慢性移植物抗宿主病*。

（郭 晖）

jíxìng yízhíwù kàngsùzhǔ bìng

急性移植物抗宿主病（acute graft versus host disease，aGVHD）

造血干细胞移植和部分实体器官移植（如小肠移植、肝移植或肾移植）术后数天至100天内发生的移植物抗宿主病。是由于移植物中携带的供者免疫细胞尤其是T细胞引发的、针对受者的、以迅猛的“细胞因子风暴”，导致对受者皮肤、肝脏及胃肠道为主要靶部位的免疫攻击及损害，常发生于移植术后100天以内。

病因及发病机制 aGVHD发病机制为：①术前预处理（射线照射等）导致组织损伤，释放损伤相关模式分子（DAMP）。②预处理激活抗原提呈细胞（APC）（尤其是受者血源性APC）、NK细胞、中性粒细胞，介导炎症反应。③活化的$CD4^+$T细胞产生大量细胞因子，募集效应T细胞和固有免疫细胞，促进炎症反应。④效应性T细胞（CTL、Th1、Th17等）发挥细胞毒作用及致炎作用。

临床表现 主要表现为以肠道、皮肤、肝脏等靶器官的损害为特征的临床综合征。其中以皮肤损害最常见和最早发生。aGVHD皮肤损害表现为皮肤斑丘疹，可出现在受者手掌、足掌、面部、颈部和躯干；肠道损害主要发生于远端小肠、结肠，表现为黏膜水肿甚至肠道溃疡；肝损害表现为肝功能异常和胆汁淤积型黄疸。

病理表现 aGVHD皮肤病变的主要以皮肤组织内淋巴细胞浸润和角质细胞病变为主要特征，在皮肤活检组织内可见淋巴细胞浸润于真皮浅层甚至表皮基底层，表皮基底层细胞和浅层的鳞状细胞呈汇聚或弥散性空泡变性甚至呈角化不良或坏死，周围淋巴细胞围绕聚集浸润呈“卫星细胞坏死”，有研究者将基底层细胞或浅层鳞状细胞凋亡坏死描述为木乃伊小体（mummified body），上述损伤进一步加重，可发生基底层细胞坏死后形成的裂隙而导致表皮与真皮分离；国内学者还通过电镜观察，总结出皮肤aGVHD超微病理结构主要表现在三个方面：①棘细胞层松解，细胞间隙增宽，间桥断裂。②表皮细胞器变性、胞质内出现自噬体。③卫星样淋巴细胞，即表皮细胞受淋巴细胞攻击后发生变性坏死。aGVHD的肠道黏膜损伤表现为肠隐窝腺体扩张、隐窝上皮炎及隐窝上皮凋亡坏死、局灶性黏膜糜烂甚至溃疡。aGVHD的肝脏病理学表现为小叶间胆管炎、胆管上皮坏死和肝小叶内不同程度的局灶性或弥漫性肝细胞坏死。

诊断 aGVHD，特别是严重aGVHD病情进展快，治疗效果不满意，预后差，需要早期诊断与治疗，异基因造血干细胞移植后，尤其是存在aGVHD高危风险的患者，出现皮肤、肝脏和胃肠道症状者，应警惕aGVHD的发生。移植后常有其他原因引起类似aGVHD的表现，如病毒性肠炎，肝静脉阻塞病等，应注意明确aGVHD的诊断和鉴别诊断，并尽快进行相应的活检病理学诊断。活检根据临床表现的出现先后或其严重程度，可以采用皮肤活检、胃肠道内镜检查及肠黏膜活检和肝组织活检。皮肤活检中可见包括上述表皮基底层细胞凋亡、角化不良甚至坏死和淋巴细胞浸润；胃肠道内镜检查及黏膜活检可见特异性的红斑、水肿，有时可见多个溃疡与活动性出血，黏膜活检可见特征性黏膜隐窝腺炎、隐窝细胞凋亡甚至溃疡；肝组织活检表现为门管区内炎症细胞浸润及胆管炎、肝小叶内肝细胞坏死。

预防和治疗 预防GVHD的方案包括免疫抑制剂和清除供者T细胞两个方面。其中免疫抑制剂环孢素A（CsA）与短程甲氨蝶呤（MTX）联合使用，是广泛使用的预防方法，此预防方法可降低移植后白血病的复发率。新的方案也可应用吗替麦考酚酯（MMF）替换MTX预防GVHD的方案（CsA+MMF），MMF作用机制为阻断T细胞和B细胞增殖并下调黏附分子的表达，MMF与CsA联合应用可有效预防GVHD，不仅减轻原方案引起的严重黏膜相关毒性与间质性肺炎，也加快了造血干细胞的植入，主要毒副作用为白细胞减少及胃肠道溃疡。他克莫司（Tac）是一种强效免疫抑制剂，与CsA作用相似，可替代CsA。如移植后半年无GVHD，可逐渐停用。

清除供者T细胞是控制GVHD直接而有效的方法，主要用于HLA配型不完全匹配或单倍体供者骨髓，有较好的预防效果，但增加移植后白血病复发的风险，且存在缺点包括：①造血干细胞的损伤和丢失，以及受者残留的排斥反应增加，导致植入失败。②白血病复发增加。③移植后细胞免疫功能恢复延迟，而增加感染的机会。因此，清除供者T淋巴细胞的方法主要用于上述有高度GVHD风险的受者。供者T细胞清除的缺陷可采用部分淋巴细胞清除或移植后定期淋巴细胞回输等方法弥补。对无亲缘关系（BMT）或人类白细胞抗原（HLA）不完全匹配及单倍体BMT而不清除供者T细胞的受者，还可加用抗胸腺细胞球蛋白、抗CD25单克隆抗体、抗CD52单克隆抗体及MMF预防aGVHD。

aGVHD治疗的一线治疗药物为在CsA与MTX联合预防GVHD基础上应用甲泼尼龙，判断其治疗无效的标准为：①甲泼尼龙治疗3天后病情仍在进展。②甲泼尼龙治疗7天后病情无改善。③甲泼尼龙治疗14天后病情仍未完全控制者为一线药物治疗失败，则需要接受二线治疗，包括：①大剂量甲泼尼龙（MP）：对有效的病例应逐渐减量维持。大剂量MP的优点是初期治疗有效率较高，缺点是减量过程中易复发并增加感染的机会。②抗胸腺细胞球蛋白（ATG）：是治疗aGVHD的常用二线药物。应用ATG后应积极防治感染。③单克隆抗体：包括人源化抗CD3单抗、抗IL-2受体单抗（如巴利昔单抗）、抗TNFα单抗（英利西单抗）和抗CD147（ABX-CBL）等。④新免疫抑制剂：MMF、Tac与西罗莫司等。⑤布地奈德：为肠道难吸收的糖皮质激素活性药物，控制肠道GVHD有效。

（郭　晖）

mànxìng yízhíwù kàngsùzhǔ bìng

慢性移植物抗宿主病（chronic graft versus host disease，cGVHD）　造血干细胞移植或部分实体器官移植（如小肠移植、肝移植或肾移植）100天后发生的移植物抗宿主病。

病因及发病机制　cGVHD发病机制尚未完全明确，可能为：①预处理或前期aGVHD造成胸腺损伤，导致同种反应性$CD4^+$T细胞阴性选择障碍。②Th2细胞偏移性激活，产生大量促炎细胞因子（IL4、IL5、IL11等）及介导组织纤维化的细胞因子（如IL2、IL10、TGF-β1）。③活化的巨噬细胞分泌血小板源生长因子（PDGF）及TGF-β1，诱导成纤维细胞增殖、活化。④微环境中B细胞活化因子（BAFF）增多，导致B细胞功能失调，自身反应性B细胞增多并产生自身抗体。上述作用的综合效应是引发自身免疫病样的系统综合征，进而导致纤维增生性改变。

临床表现　cGVHD除累及皮肤、肠道和肝脏以外，也会累及口腔、眼和肺脏。皮肤受累早期表现为前期出现皮疹部位的皮肤色素沉着、丘疹性红斑及扁平苔藓样皮损，严重者最后可形成局限性硬斑或全身性硬皮病；累及口腔黏膜时常导致口腔干燥，进而也可伴有口腔疼痛或口腔黏膜苔藓样变；眼部受累表现为干眼症，泪液明显减少；肝脏受累临床主要表现为持续黄疸及淤胆型肝炎，最终进展为肝纤维化；食管病变可引起吞咽困难和疼痛，如影响进食可致体重下降，食管钡剂造影显示食管狭窄呈锥状改变。此外，严重的cGVHD可导致肺脏逐渐出现阻塞性支气管炎而导致运动后胸闷等渐进性呼吸困难的表现。

病理表现　cGVHD的病理学表现为慢性炎性表现及纤维化，其中皮肤活检中上皮呈扁平苔藓样改变，进一步发展为表皮纤维化及萎缩。口腔牙龈黏膜与干燥综合征类似，呈黏膜炎和鳞状上皮化生；肝活检呈慢性活动性肝炎及肝硬化。

预防和治疗　cGVHD预防的原则是减少aGVHD的发生和减低其发病程度，掌握外周血干细胞移植及供者淋巴细胞输注的适应证，延长免疫抑制剂应用时间。治疗上，对于仅累及皮肤或者肝脏的局限性cGVHD的患者通常不需治疗，只要密切观察或根据症状采取对症治疗即可；而对于广泛性cGVHD的一线治疗包括单药治疗（甲泼尼龙）或联合药物，包括环孢素A（CsA）、硫唑嘌呤等，其中泼尼松与CsA联合应用是最有效的治疗方案。二线治疗方案主要针对高危病例及难治复发病例的治疗，一般采用吗替麦考酚酯（MMF）、他克莫司（Tac）、沙利度胺及体外光分离置换法、全身淋巴结照射、补骨质紫外线A（PUVA）疗法等。在上述一线或二线治疗的同时，配合支持疗法，包括应用抗生素、接种疫苗、静脉应用丙种球蛋白等预防感染；补充钙剂、双膦酸盐等预防骨质疏松症；有眼或口腔干燥者，保护眼睛，保持眼睛湿润及口腔牙龈护理；有皮肤损害、光敏感者应保护皮肤和防晒等措施。

（郭　晖）

yízhíwù kàngbáixuèbìng fǎnyìng

移植物抗白血病反应（graft versus leukemia reaction，GVLR）　白血病患者接受造血干细胞移植后，移植物含有的大量同种反应性淋巴细胞可识别宿主白血病细胞表面抗原肽-主要组织相容性复合物（MHC）并被激活，从而特异性杀伤宿主体内残存的白血病细胞，达到治疗白血病的作用。

供者来源的T细胞及NK细胞是GVLR的主要效应细胞，其效应机制为：同种反应性CTL或NK细胞通过细胞毒性作用杀伤白血病细胞；同种反应性$CD4^+$T细胞分泌IFN-γ、TNF-α等细胞因子直接抑制白血病细胞，并通过上调MHC分子及Fas表达，使白血病细胞更易被细胞毒性T细胞

(CTL)杀伤；同种反应性 $CD4^+T$ 细分泌 IL-2，通过招募 NK 细胞及 CTL 而杀伤白血病细胞，并放大抗肿瘤的细胞毒性作用。此外，白血病细胞的免疫原性是决定 GVLR 效应的决定因素之一。

可借助供者淋巴细胞输注(DLI)在一定程度上诱导受者产生 GVLR 而发挥治疗作用。其机制可能为：①白血病细胞和正常细胞表型不同，受者接受全能造血干细胞（THSC）后进行供者淋巴细胞输注（DLI）治疗，体内可出现特异性识别白血病细胞的供者 T 细胞克隆，特异性杀伤白血病细胞。②激活的供者淋巴细胞产生 IFN-γ 等细胞因子，可诱导白血病细胞高表达 Fas 抗原，通过 Fas/FasL 途径诱导细胞凋亡。

GVLR 是造血干细胞移植治疗血液系统肿瘤的重要机制之一，GVLR 过弱可导致移植术后白血病复发。另外，GVLR 与 GVHR 存在密切联系，临床上希望获得的最佳结果是：既促进 GVLR，又不致激化移植物抗宿主病(GVHD)。

（郭　晖）

miǎnyì yìzhìjì

免疫抑制剂（immunosuppressant） 通过不同途径抑制机体免疫功能的药物。此类药物已经历了将近百年发展。医药研究者们对免疫抑制药物的不断探索与研究，新型药物的不断问世，使免疫抑制药物在临床中的应用占有越来越重要的地位。免疫抑制剂主要用于防治移植排斥反应和治疗自身免疫性疾病。可作用于抑制免疫反应过程的不同环节：①抑制免疫细胞的发育和分化。②影响抗原的识别和加工。③抑制活化的 T 细胞或 B 细胞的增殖。④抑制效应 T 细胞或效应 B 细胞的功能。免疫抑制剂的发展经历了几个重要发展阶段，从作用广泛的非特异性免疫抑制剂糖皮质激素和硫唑嘌呤（Aza）到相对特异性地作用于 T 细胞的钙调磷酸酶抑制剂（CNI），如环孢素 A（CsA）和他克莫司（Tac），进一步发展到能作用于抗原提呈和分子间相互作用的各种生物制剂以及改变免疫细胞细胞因子环境的药物。可以说，免疫抑制剂的开发历史揭示了免疫抑制药物从低选择性高毒性到高选择性低毒性发展的过程。免疫抑制剂的每一个新进展都推动了器官移植的发展，正是因其在预防和治疗器官移植排斥反应中的应用，才使人类白细胞抗原（HLA）不同的个体接受同种器官移植成为可能。自 20 世纪中期以来对免疫抑制剂研究的经验积累，认为最佳的免疫抑制剂至少应达到如下三个目标。①选择性：药物只抑制 T 细胞和 B 细胞的同种免疫反应。②协同性：治疗方案中的每种药物以超附加的模式发挥作用。③特异性：诱导受者特异性的对移植物的耐受。但是，当前临床应用的免疫抑制剂还只是部分地满足这些目标。

特点 ①多数免疫抑制剂选择性不高。常可同时影响正常的免疫应答，长期应用可降低机体抗感染的能力而诱发感染，抑制免疫监视功能而易患肿瘤。②抑制初次免疫应答的作用强于抑制再次免疫应答。对建立中的免疫应答比已建立的免疫状态容易控制。③不同的免疫抑制剂在免疫应答的不同时段起作用强弱不同。④不同免疫抑制剂作用机制不同需要联合用药。

分类 免疫抑制剂包括化学免疫抑制剂及生物免疫抑制剂。依据作用机制不同，免疫抑制剂可以分为以下几种。①抗代谢类药物：如抑制嘌呤合成的 Aza、咪唑立宾和麦考酚酸酯（MMF），抑制嘧啶合成的布列奎钠和烷化剂环磷酰胺等。②肾上腺糖皮质激素类药物：地塞米松、泼尼松、甲泼尼龙等。③钙调磷酸酶抑制剂（CNI）：CsA、Tac 等。④哺乳动物雷帕霉素靶蛋白（mammalian target of rapamycin，mTOR）抑制剂：西罗莫司、依维莫司等。⑤生物免疫抑制剂：多克隆抗体如抗胸腺细胞球蛋白（ATG）、抗淋巴细胞球蛋白（ALG）；单克隆抗体，如抗 $CD3^+T$ 细胞单克隆抗体、抗 CD25T 细胞单克隆抗体、抗 CD52 T 细胞单克隆抗体等。⑥其他：如来氟米特、15-脱氧精胍菌素等。

免疫抑制剂的作用多为非选择性，对机体正常免疫应答也会产生一定程度的损伤，可以导致免疫缺陷并发症，如感染和肿瘤发生率增加，也可以引起其他毒副作用，如高血压、高血脂、高血糖、消化性溃疡和肝、肾功能损害等。器官移植术前和术后免疫抑制剂在不同个体、不同种类器官移植以及不同时期使用的方法和配伍都有区别，用药需要制定个体化精准方案。

（刘　斌）

liúzuòpiàolìng

硫唑嘌呤（azathioprine，Aza） 采用甲基咪唑取代了 6-巯基嘌呤（6-MP）结构中的氢与硫原子结合形成的 6-MP 衍生物。硫唑嘌呤可抑制核酸及蛋白质合成，从而抑制基因复制和 T 细胞活化，主要用于预防同种移植排斥反应，或用于治疗类风湿性关节炎、系统性红斑狼疮等自身免疫性疾病。

临床应用 Tac 被广泛应用于各种实质器官的临床移植，用于预防同种移植急性排斥反应的基础免疫抑制治疗以及难治性排斥反应的挽救治疗。Tac 常被用作基础的免疫抑制剂，与吗替麦考酚酯或/和西罗莫司、激素等药物联合使用，用于预防器官移植术后的排斥反应。Tac 的吸收存在明显的个体间和个体内差异，治疗指数较低，安全范围相对较窄，因此应对其进行严密的血药浓度监测。测定方法可选用酶联免疫定量分析法（MEIA）或放射受体分析法。

药物相互作用 因为 Tac 的代谢主要经细胞色素 P450 3A 酶系统。因此，凡能抑制该酶活性的药物都可能减少 Tac 的代谢，导致 Tac 的血药浓度增加；反之，凡是可以诱导该酶活性的药物都可引起 Tac 代谢增加，使血药浓度降低。当 Tac 与这类药物同时使用时，应密切监测血药浓度，适当调整 Tac 剂量。

不良反应 Tac 主要的毒副作用包括：肾毒性、神经毒性（如震颤、失眠、头痛等）、诱发糖尿病、胃肠道毒性（腹泻、恶心、呕吐等）和高血压等。

（刘 斌）

tākèmòsī xuè yàowù nóngdù cèdìng

他克莫司血药物浓度测定

（monitoring of blood tacrolimus concentration） 他克莫司（Tac）属于钙调磷酸酶抑制剂（CIN），是器官移植应用最广泛的基础免疫抑制剂。Tac 的药代动力学存在明显的个体内移植后不同时间和个体间差异，在用药过程中需要根据血药浓度测定，调整用药剂量。

检查方法 包括以下几种。

血药浓度-时间曲线下面积（Area Under Curve，AUC） 移植受者服药后即刻，20，40，60，90 分钟及 2，3，4，6，8，10 小时抽取血样，通过 IMx 全自动免疫分析系统，采用免疫分析仪微粒子酶免疫分析法（MEIA）检测血药浓度，并将血药浓度-时间数据经电脑软件拟合完成参数计算，从而得到血药浓度-时间曲线下面积。但是因血样采集次数多、测试条件高、耗费大、价格昂贵，Tac 的 AUC 检测的临床应用受到较大限制。

Tac 谷值血药浓度检测 常用的是 Tac 血药浓度测定常用的是谷值浓度检测。Tac 谷值血药物浓度是指服用相同剂量的 Tac 至少 3 天达到稳态水平时，在服药前采血检测得到的 Tac 浓度。Tac 血浓度以全血标本检测较为准确。测定全血 Tac 血药浓度的方法包括：受体结合法、生物测定法、高压液相法、酶联免疫吸附法（ELISA）及微粒子酶免疫吸附法（MEIA）。临床最常用的是 ELISA 和 MEIA。①ELISA：用小鼠抗 Tac 单克隆抗体加羊抗小鼠单克隆抗体，用辣根过氧化酶-Tac 与羊抗小鼠 IgG 进行竞争性结合，根据辣根过氧化物酶-Tac 与羊抗小鼠 IgG 的结合量进行比色，绘制标准曲线，求出 Tac 的含量。该法较为简便，可在 4 小时内完成，准确性和灵敏度较高。②MEIA：通过 IMx 全自动免疫分析仪，将待测样品与包埋了小鼠抗 Tac 单抗的微粒珠试剂混合，经温育后再加入碱性磷酸酶标记的二抗标本，形成抗原-抗体-碱性磷酸酶标记的复合物。然后将其转移至玻璃纤维柱上，以缓冲液冲洗，未结合的抗原或酶标抗体被洗涤，结合了抗原抗体的微珠则被保留在纤维柱上。此时加入反应底物磷酸-4-甲基香豆素（4-Mup），碱性磷酸酶将 4-Mup 分解、脱磷酸后形成甲基酮，它在激发光照射下发出荧光，经过处理分析荧光强度的变化率，从而检测出待测样品中 Tac 的浓度。MEIA 具有操作简便、快速、准确、重复性好等特点，获得检测结果约需 1 小时。

临床意义 Tac 的药代动力学存在明显的个体内不同时间和个体间差异，在用药过程中需要根据血药物浓度测定，同时参考排斥反应和毒副作用的情况调整药物剂量。Tac 药代动力学参数血药浓度-时间曲线下面积（AUC）代表体内的药物负荷量，反映了药物吸收和清除的综合效应。获得 Tac 药代动力学参数可以指导临床用药。由于移植受者对 Tac 的吸收、体内分布、代谢及清除等方面存在着明显的个体差异，即使服用相同的药物剂量和采取统一的测定方法，不同个体在移植术后不同时期得到的谷值浓度也不尽相同；而且即使谷值浓度相同或相近，产生的临床结果也不一样，有的预防排斥反应作用良好，有的受者发生排斥反应，有的受者则出现毒副作用。因此，临床上在参照理想治疗窗 Tac 谷值浓度的基础上，必须根据受者的临床生化指标、血常规、尿常规及体征等各种因素来判断病情，制订因人而异的个体化治疗方案，调整配伍用药及用药剂量。

（刘 斌）

gàitiáolínsuānméi yìzhìjì shèn dúxìng

钙调磷酸酶抑制剂肾毒性

（nephrotoxicity of calcineurin inhibitor） 器官移植术后预防排斥反应服用的钙调磷酸酶抑制剂对受者肾脏的毒副作用。肾毒性是钙调磷酸酶抑制剂（CNI）的主要副作用之一。CNI包括环孢素A（CsA）和他克莫司（Tac）。CNI肾毒性习惯称环孢素A（CsA）中毒或是他克莫司（Tac）中毒，其实应更多地强调这些名词所包含的一些特异性的和相互重叠的症状，它们是关于移植物功能和形态学上的一些变化见表1。

表1 钙调磷酸酶抑制剂的肾毒性症状

术后早期移植物功能障碍加重
肾小球滤过率（GFR）急性可逆性降低
慢性非进展性GFR降低
慢性进展性GFR降低
高血压和电解质异常
钠潴留和水肿
高钾血症
低镁血症
高氯性酸中毒
高尿酸血症

功能性肾血流及肾滤过量下降 CNI可造成剂量相关的、可逆性的肾血管收缩，其中对入球小动脉的影响最大。由于系膜细胞的收缩性增强，肾小球的超滤系数下降，在急性期，肾小管的功能尚未受损。肾小球微循环的正常调节依赖于复杂的、由激素介导的血管收缩和舒张的平衡。CsA本身具有收缩血管作用，至少其可改变花生四烯酸的代谢，从而增加血栓素的产生。CsA还是一种潜在的血管收缩内皮因子的诱导剂，可增加循环中内皮素的水平。CsA诱导的肾小球血流动力学的改变可被一些特异性的内皮素拮抗剂及抗内皮素抗体逆转。许多体内及体外实验证明钙调磷酸酶诱导的肾血管收缩过程中有左旋精氨酸一氧化氮途径的参与。一氧化氮（NO）可造成肾小球前动脉的舒张和肾血流量的增加。其合成酶内皮氧化氮合酶（NOS）是由肾内皮细胞产生的并能调节血管张力。急性和慢性的CsA毒性都可被NOS抑制剂——N-硝基-左旋精氨酸甲基酯增强，也可被左旋精氨酸所减弱。有趣的是，西地那非（万艾可）可能通过逆转这一作用而增加移植受者的肾小球滤过率。CNI引起的肾血管收缩，在临床上可表现为移植肾功能的延迟恢复，或是可逆性的、短暂的、剂量及血流依赖性的血清肌酐升高，因此很难与其他原因造成的肾功能减退区分。血管收缩可能为CNI慢性毒性的一种可逆性表现，其组织学的改变在功能改变之后发生，而血管收缩造成的效应通常夸大了功能上损害的严重性。应用CsA时常造成高血压或水钠潴留，这些现象均可用其收缩血管作用来解释。

慢性间质纤维化 条索状的间质纤维化改变多见于长期应用CNI后，同时伴有肾小球动脉的损害。这些损害可引起慢性移植肾衰竭。然而数项长期研究表明，如严格遵守目前推荐的剂量，尽管肾功能受损，但仍可在多年内保持功能稳定。CNI导致肾间质纤维化的机制尚未明确，一些实验模型表明某些血管紧张素依赖的分子上调参与了慢性肾脏病病变，这些分子在瘢痕形成过程中起重要作用，其中包括TGF-β和骨桥蛋白。正常T细胞产生TGF-β量的增加可解释CNI的免疫抑制效果和肾脏毒性之间的关系，成纤维基因表达的变异或许可解释这种效应的连贯性改变。CNI导致的低镁血症可造成间质性炎症和提高TGF-β的产生量，从而使慢性纤维化损伤长期存在。间质纤维化也可能是因肾脏微血管长期收缩而造成的。CsA有可能抑制微血管内皮细胞的再生，并诱导其凋亡。慢性肾脏缺血可增加细胞外基质蛋白的合成和沉积。

急性微血管病 血栓性微血管病是CNI独特的血管毒性表现，可以仅表现为肾脏病变，或者包括肾外器官的全身性病变。也可以导致血栓性血小板减少性紫癜（TTP）。

电解质异常和高血压 钠排泄障碍是CNI收缩肾脏血管作用的一种反应。长期应用CNI者会发生高血压和水钠潴留。研究表明肾素-血管紧张素-醛固酮系统和交感神经系统的兴奋，以及心钠素的抑制都会造成一个急性容量负荷的增加。NO的生成也将受到破坏。应用Tac的受者发生的高血压相对较轻（或可用较小剂量的降压药物即可控制血压），这很可能是因为其收缩外周血管的作用较CsA弱。高钾血症很常见，只要肾功能良好，很少导致死亡，但偶尔也需处理。运用CNI的受者中，血钾水平在5mmol/l左右者并不少见。高钾血症常与轻度高氯性酸中毒及尿酸排泄减少合并出现。临床表现为Ⅳ型肾小管酸中毒。使用CsA的受者的分泌钾能力受到损害，因醛固酮分泌减少造成集合小管的分泌钾能力下降。当醛固酮受体阻断剂、肾素-血管紧张素抑制剂或血管紧张素受体阻断剂作为免疫抑制剂的辅助药物时，上述高钾血症的情况将更加严重。使用Tac时，集合小管对所泌氢离子的收集能力也会受到影响。CsA及Tac都会造成尿镁和尿钙的增加，而低镁血症更常见一些。在肝移植受者中，低镁血症容易造成癫痫发作，而在肾移植受者中上述情况极少发生。镁尿症是CNI的肾小管毒性的表现之一。肾脏镁阈较低，因此尽管医师常对受者进行补镁治疗，血镁水平仍然较低。CsA和Tac均可导致高尿酸血症，但一般只有CsA与痛风有关。有报道提示，将CsA切换成Tac即可减少痛风的发生率，尚需循证医学多中心长期临床观察。

肾毒性防治措施 通过许多实验，研究减少CNI肾脏毒性的方法，特别是针对其收缩血管作用。早期在术后应用小剂量的多巴胺扩张肾血管以增加尿量。给供者和受者服用各种钙通道阻滞剂，可减低移植肾功能延迟恢复的发生频率和严重程度。前列腺素激动剂米索前列醇和血栓素合成酶抑制剂的作用相似。

（田普训）

gàitiáolínsuānméi yìzhìjì shènwài dúxìng

钙调磷酸酶抑制剂肾外毒性

（nonrenal calcineurin inhibitor toxicity） 器官移植术后长期需要服用钙调磷酸酶抑制剂预防排斥反应，除了对受者肾脏有毒性作用外，对其他某些器官也有毒性。钙调磷酸酶抑制剂（CNI）包括环孢素A（CsA）和他克莫司（Tac）。

消化系统毒性 约50%的肾移植受者会发生肝功能损害，应用CsA比Tac的发生率稍高。这种肝损害表现为亚临床性的、轻微的、自限性的、剂量依赖性的血浆转氨酶增高及轻度高胆红素血症。病理检查肝脏无明显的受损表现，胆红素增高通常是因胆汁分泌紊乱，而非肝细胞受损引起。CsA本身并不引起进行性肝脏疾病；其他原因，最常见的是病毒性肝炎，发生时应予以重视。应用CsA常增加胆石症的发病率，很可能是因为含有CsA的胆汁更易形成结石。接受Tac治疗的受者中，75%会出现不同程度的厌食、恶心、呕吐、腹泻和腹部不适。而这种情况在应用CsA的受者中，发生率稍低。

容貌变化 虽然容貌损害从医学角度看并不重要，但仍需认真对待。因为这会给受者的心理造成一定的负面影响，特别是女性受者和青少年受者。容貌变化在联用皮质类固醇后将会加重，而这种副作用在应用Tac的受者中则稍轻微。几乎所有应用CsA的受者都会出现多毛症，尤其是深色毛发的女性。儿童和青年受者的面容明显变得粗糙，特别是眉毛、皮肤也会增粗、增厚。Tac可引起脱发。使用CsA的受者牙龈增生可以很严重，口腔卫生欠佳及应用钙通道阻滞剂的受者牙龈增生会更加明显。阿奇霉素是一种大环内酯类抗生素，可减轻CsA引起的牙龈增生，而且不影响CsA的代谢。牙龈增生很严重的受者可行手术切除增生的牙龈。将CsA切换为Tac有时也有效。随着时间的推移，上述美容并发症可逐渐减轻。应同情地给受者以美容方面的忠告。另外，CsA可提高体内泌乳素水平，从而引起女性乳房增大，甚至出现男乳女化现象，但相对少见。

高脂血症 移植后的高胆固醇血症可由多种因素引起，其中包括应用CsA。产生机制可能与下列因素有关：肝脏控制的低密度脂蛋白反馈异常，胆汁酸的异常合成，CsA结合低密度脂蛋白的受体。约2/3移植后受者在术后第1年新发高脂血症。采用Tac替代CsA后，高脂血症的发生率有所下降。

糖耐量异常 两种CNI均具有胰岛毒性，Tac的毒性相对较大。可能是胰岛细胞中与环啡啉相关的FK结合蛋白（FKBP）浓度增加所产生的结果。这种影响与剂量有关且在合用皮质类固醇时加重。形态学上表现为胰岛的免疫组化染色异常，细胞质肿胀、空泡形成及凋亡。肥胖、黑人、西班牙裔、有糖尿病家族史和丙肝病毒感染的受者更容易患移植后糖尿病。

神经毒性 应用CNI会造成一些神经系统并发症，特别是Tac。常见的并发症是粗大震颤、感觉迟钝、头痛和失眠，常与剂量相关。在肾移植受者中严重的神经系统并发症并不常见，仅有1%~2%的受者会出现癫痫发作，极少的受者会出现脑白质病。一些应用CsA的受者常主诉头痛，特别是在用药后1~2小时，此时正是药物浓度的高峰。部分应用CsA的受者还会出现骨痛的症状。

心脏毒性 有病例报道，应用Tac可引起QT间期延长和具有潜在危险的心律失常，而在小儿可引起可逆的肥厚型心肌病。

感染及恶性肿瘤 应用免疫抑制剂显然会造成感染以及恶变。尽管CNI的免疫抑制作用很强，但它们与以前的药物相比，并未造成更多的感染以及恶变，只是一旦发生恶变，病情恶化速度将较快。

血栓形成 体外试验中，CsA可增加二磷酸腺苷介导的血小板聚集，增强凝血因子Ⅶ的活性，促进促凝血酶激酶的产生，同时降低内皮前列环素的产生。应用CsA的肾移植受者发生血栓栓塞可能就是由上述因素造成的。肾小管微血管血栓也是CNI导致血栓栓塞的原因之一。

高尿酸血症和痛风 高尿酸血症是由于肾脏尿酸清除率降低引起的，是应用CNI的常见并发症，特别是在合并应用利尿剂时。应用CsA的受者相对较为常见，有报道痛风的发生率为7%。

（田普训）

xīluómòsī

西罗莫司（sirolimus，SRL）

从吸水链霉菌（*Steptomyces hygroscopicus*）发酵产生的一种具有抗真菌和免疫抑制作用的大环内酯类抗生素。又称雷帕霉素（rapamycin）。其结构上虽与他克莫司相似，但是作用机制完全不同。1975年苏伦·塞加尔（Suren Sehgal）和维齐纳（Vezina）从雷帕努伊（Rapa Nui）岛的土壤中的吸水链霉菌（*Steptomyces hygroscopicus*）发酵产生的一种具有抗真菌作用的大环内酯类抗生素，该化合物最初以该岛的名字命名为雷帕霉素。1989年莫里斯（Morris）等作为治疗器官移植排斥反应的新药进行试用，从动物实验及临床应用的效果看，是一种疗效好、低毒、无肾毒性的免疫抑制剂。1999年获美国食品药品监督管理局（FDA）批准用于临床肾移植，随后其他器官移植也批准使用。

作用机制 SRL分子式为$C_{51}H_{79}NO_{13}$，分子量为914.2。SRL进入细胞后与免疫亲和蛋白，即哺乳动物雷帕霉素靶蛋白mTOR-FKBP12结合，抑制由IL-2/IL-2R结合后所启动的DNA合成的信号传递过程，包括由淋巴因子IL-2、IL-4、IL-7、IL-15、IL-22、IL-24、IL-25以及由其他非淋巴性细胞因子所传递的增殖信号。其还可通过抑制周期蛋白依赖的P33cdk2和P34cdc2激酶的活化，将细胞周期阻断于细胞分裂G_1期向S期相交处，从而阻止T细胞增殖。

SRL虽然在结构上与他克莫司（Tac）相似，但其在作用机制上却与钙调磷酸酶抑制剂（CNI）类药物完全不同。SRL与CNI在细胞内所结合的受体蛋白不同。因此，两者抑制免疫细胞的时相和途径各不相同，两者合用时在体内、外均显示出良好的协同作用。SRL与CNI的重要区别就是，SRL只抑制IL-2/IL-2R介导的信号传递，并不像CNI那样干扰IL-2的转录与合成。因此，SRL虽然可以抑制由IL-2所介导的T细胞增殖，但是并不能抑制由IL-2所介导的T细胞凋亡过程，而后者对于免疫耐受或免疫低反应性的诱导和维持起着重要的作用。因此，SRL在免疫耐受的诱导中也将起到重要的作用。

代谢与生物合成降解 SRL经口服给药后可被迅速吸收，正常人单剂给药后血药浓度达峰时间（Tmax）约为1小时，肾移植受者多剂给药后Tmax约为2小时。口服生物利用度在肾移植受者中约为14%，半衰期为62±16小时。SRL在血中绝大部分（>92%）与血浆蛋白相结合，其中主要与血浆白蛋白（97%）相结合，其余与α_1-酸性糖蛋白和脂蛋白相结合。SRL是小肠和肝脏P450系统（CYP3A4）和P-糖蛋白的作用底物，主要是以去甲基化和/或羟化方式被代谢，大部分（92%）经粪便排出，尿液排出的部分甚少（2.2%）。

适应证 SRL作为器官移植术后的基础免疫抑制剂，用于预防急性排斥反应。SRL临床应用类型包括立即使用和转换使用两种。立即使用方案包括：①SRL+CNI+激素。②不含CNI的两联（SRL+激素）或者三联方案［SRL+吗替麦考酚酯（MMF）+激素］，多数需要加用诱导治疗。SRL在稳定期受者中转换使用的类型包括：①减量使用CNI。在原有CNI+MMF+激素三联方案中减少CNI的用量，加用SRL，构成低剂量的四联方案。②替代CNI。在原有CNI+SRL+激素三联方案中撤除CNI后，SRL单独与激素两联应用或者加用MMF构成三联方案。③替代MMF。将原有CNI+MMF+激素三联方案中的MMF撤除，转换为SRL。转换的方式包括：突然转换、快速转换和逐渐转换。

不良反应 不同于CNI类药物，SRL基本没有肾毒性，也很少引起高血糖、高血压和神经毒性，SRL的副作用主要包括高血脂（高胆固醇血症、高三酰甘油血症），血小板和白细胞减少，伤口愈合延迟，淋巴囊肿，肝功能异常等。

（刘　斌）

xīluómòsī xuè yàowù nóngdù cèdìng

西罗莫司血药物浓度测定

（monitoring of blood sirolimus concentration）　西罗莫司（sirolimus，SRL）是一种新型大环内酯类免疫抑制剂，主要用于预防肾脏、肝脏移植的排斥反应，但SRL使用的剂量需要根据测定血药浓度和临床不同状况调整用药方案和剂量。

检查方法 可采用高效液相色谱（high performance liquid chromatography，HPLC），液相色谱-质谱联用仪测定液相色谱-质谱联用仪（liquid Chromatograph Mass Spectrometer，LC-MS）及微

ATG 主要用于预防和治疗肾脏、心脏、胰腺或肝移植急性排斥反应。也可以用于治疗再生障碍性贫血和移植物抗宿主病（GVHD）。具体给药剂量取决于适应证、给药方案及与其他免疫抑制剂的合并使用。

ATG 的不良反应与抗淋巴细胞球蛋白（ALG）相似，有寒战、发热、低血压、心动过速、呕吐和呼吸困难等。

（刘　斌）

dān kèlóng kàngtǐ

单克隆抗体（monoclonal antibody）　由 1 个 B 细胞克隆所产生、仅针对单一抗原表位、高度均质性的特异性抗体。早期制备单克隆抗体的方法是借助 B 细胞杂交瘤技术或 EB 病毒转化技术，使产生特异性抗体的 B 细胞永生化，通过克隆化的方法分离出仅分泌针对单一抗原表位的 B 细胞克隆，然后将可产生特异性抗体的单克隆杂交瘤进行培养，或注入亲本动物腹腔使之以腹水型方式生长，从而在培养液或腹水中分离、获取大量单克隆抗体。

单克隆抗体具有纯度高、专一性强、效价高、来源稳定等特点，用于临床诊断可避免不同细胞及微生物种间或株间血清学交叉反应，从而极大提高特异性及敏感性。另外，单克隆抗体在科研中可用于检测细胞表面标志、提纯可溶性抗原、研究抗体结构和功能等。鼠源性单抗还可作为抗体药物用于治疗某些人类疾病，但存在如下缺陷：不能有效激活相应效应系统；异种抗原的强免疫原性可诱导机体产生人抗鼠抗体（HAMA）；异源蛋白半衰期短等。

（陈　刚）

rén-shǔ qiànhé kàngtǐ

人-鼠嵌合抗体（human-mouse chimeric antibody）　分子结构中同时含人抗体和鼠源抗体序列的人源化抗体。谢里·莫里松（Sherie Morrison）于 1984 年首次将鼠抗体可变区基因片段与人抗体恒定区基因连接，通过表达而获得全分子人-鼠嵌合抗体，由此开创抗体人源化改造的先河。构建嵌合抗体时，须根据目的抗体介导生物学效应的作用机制，选择合适的恒定区类型。如 IgG1 具有较强活化补体及与 Fc 受体结合而介导抗体依赖细胞介导的细胞毒作用（ADCC）的能力，若拟通过 ADCC 及补体依赖的细胞毒性（CDC）效应而杀伤靶细胞，宜选择含 IgG1 亚类恒定区的嵌合抗体；若拟避免 Fc 段所介导的生物学效应，则宜选择含 IgG4 亚类恒定区的嵌合抗体。

嵌合抗体的优点是：保留了鼠源单抗的可变区，具有鼠源单抗的特异性及亲和力；去除了鼠源性单抗的恒定区，从而明显降低了鼠源抗体的免疫原性以及人体内应用所诱发的人抗鼠抗体（HAMA）；可以延长半衰期；含人抗体的 Fc 结构域，可以有效介导 ADCC 和 CDC 等效应。临床应用已证明嵌合抗体的安全性和有效性，获美国食品药品监督管理局（FDA）批准用于器官移植的利妥昔单抗、巴利昔单抗等均为嵌合抗体。但人-鼠嵌合抗体仍保留鼠源抗体的完整可变区，具有一定免疫原性，不能完全消除 HAMA 反应。

（陈　刚）

kàng T xìbāo dān kèlóng kàngtǐ

抗 T 细胞单克隆抗体（anti-T cell monoclonal antibody）　将具有分泌特异性抗体能力的 B 细胞与具有增殖能力的骨髓瘤细胞融合形成杂交瘤细胞株，制备产生针对人 T 细胞抗原表位的特异性抗体。1975 年阿根廷免疫学家塞萨尔·米尔斯坦（César Milstein）和他的学生德国免疫学家乔治斯·科勒（Georges J. F. Kohler）和首创杂交瘤技术，应用这一技术使得制取特异性针对某一种细胞抗原表位的单克隆抗体成为可能，因此重大成就共同获得 1984 年诺贝尔生理学或医学奖。并且可以无限的重复生产出均一的抗体，避免了多克隆抗淋巴细胞抗体（ALG、ALS 和 ATG）各批量效价不一的缺陷。1979 年，龚忠恕（P. C. Kung）和戈尔茨坦（Goldstein）等首先制得抗 T 细胞的单克隆抗体 OKT 系列，当时主要用于鉴别循环中不同功能的 T 细胞亚群。此后多种抗人 T 细胞单克隆抗体陆续问世。单克隆抗体的结构包括两个相同的 Fab 段和可结晶区 Fc 段，Fab 段特异性识别、结合靶抗原，Fc 段则与巨噬细胞、NK 细胞等免疫细胞或血清补体分子结合以介导效应功能。抗 T 细胞单克隆抗体作用识别的抗原分子靶点大致包括：①抗 T 细胞受体（TCR）/CD3 复合物。②针对 PD-1/PD-L1、CTLA-4、OX40 等免疫检查点。③抗细胞因子受体。④抗细胞黏附分子受体。抗 T 细胞单克隆抗体作为治疗用药物，被广泛用于肿瘤、移植、自身免疫性疾病和病毒感染等领域。其中移植排斥反应防治常用的包括抗 CD3 单克隆抗体（OKT3）、抗 CD25 单克隆抗体和抗 CD52 单克隆抗体等。

（刘　斌）

kàng CD3 dān kèlóng kàngtǐ

抗 CD3 单克隆抗体（anti-CD3 monoclonal antibody，OKT3）　鼠抗人 T 细胞分化群 3（CD3）抗

原单克隆抗体。主要成分是鼠抗人T细胞CD3抗原单克隆抗体，具有免疫抑制作用。1981年科西米（Cosimi）等首先在临床肾移植受者中应用OKT3，成功地逆转了全部10例移植肾急性排斥反应。随即美国及欧洲许多移植中心进行大宗病例临床随机试用，证实OKT3具有显著的免疫抑制治疗效果，可以迅速有效地抑制初次排斥反应及逆转经大剂量皮质激素或ALG治疗反应不佳的难治性排斥反应，显著提高肾、心移植物1年和2年存活率。1986年美国食品药品监督管理局（FDA）正式批准OKT3注册上市，成为临床治疗排斥反应的有效措施之一。

其作用机制可能是由于阻断同种移植急性排斥反应中起主要作用的T细胞功能。T细胞通过T细胞受体（TCR）/CD3复合物与主要组织相容复合物（MHC）Ⅰ类或者Ⅱ类抗原分子结合而识别相应抗原活化。TCR/CD3复合物主要由TCR和CD3两部分组成。TCR由α和β链构成，作用为识别抗原；CD3为胸腺内及外周循环中所有成熟T细胞的共同抗原标记，由γ、δ和ε3条链构成，其功能为将识别抗原后的活化信号传入细胞内，引起T细胞活化。无论封闭阻碍TCR或CD3，均可防止T细胞活化及进一步增殖分化成细胞毒性T细胞。OKT3是针对CD3抗原的特异性抗体。

OKT3化学成分及结构为免疫球蛋白IgG2a，其与CD3复合物的亚单位即TCR的一部分相结合，从而阻止TCR复合物与外来抗原的识别。OKT3确切的作用机制尚未完全明了，目前认为其至少通过三种途径起到免疫抑制作用：①与循环中的T细胞结合后通过调理化作用使之被单核吞噬细胞系统清除。②与T细胞结合使之表面抗原成分改变，变为免疫无反应性淋巴细胞。③通过TCR/CD3复合物提供活化信号，导致T细胞程序化死亡。

OKT3在临床上用于预防和治疗器官移植术后的急性排斥反应。OKT3为异种生物制剂，其本身即具有很强的免疫原性，可引起机体产生相应的抗体。因此，对于需要再次应用OKT3者，可测其抗鼠抗体水平以决定应用与否。

OKT3主要副作用为细胞因子释放综合征，多发生于首次用药之后45~60分钟，持续数小时，称为首关效应。其主要症状为寒战与高热（可≥40℃）。其他较为较常见的症状还包括头痛、震颤、腹泻、恶心、呕吐、胸痛、胸闷、瘙痒以及血压变化等。但是，通常这些副作用经对症治疗可以缓解，可以在首次治疗前30~60分钟内，静脉注射甲强龙，肌肉注射苯海拉明，口服对乙酰氨基酚来予以预防和对抗。严重的首关效应可以出现致死性肺水肿、休克、呼吸困难等，主要发生在体液负荷显著过大的受者。对于这类受者在应用OKT3治疗前应进行充分的透析，可以通过胸部X线平片或1周体重增加超过3%来评估受者有无体液负荷过重，同时还应配备心肺复苏装置，在首剂给药后48小时内保持密切监视。

（刘　斌）

rényuánhuà kàngtǐ

人源化抗体（humanized antibody） 借助分子生物学技术对鼠源性抗体进行人源化改造所制备的抗体。其制备策略为：将鼠抗体可变区基因片段连接至人抗体恒定区基因所获得的嵌合抗体，人源化程度可达70%，从而明显降低鼠源性抗体的免疫原性，克服鼠源单抗的某些缺点，如引发人体的人抗鼠抗体（HAMA）反应；不能有效激活人体免疫系统；异源蛋白半衰期短等，并在临床应用中证明其安全性。器官移植领域常用的利妥昔单抗和巴利昔单抗即为嵌合抗体，前者能高效清除B细胞，后者能结合T细胞表面的CD25，从而阻止T细胞的增殖。

嵌合抗体仍保留约30%的鼠源成分，并不能完全消除HAMA反应。借助结构生物学、生物信息学和计算生物学等技术，可进一步实现抗体人源化改造。已采取的策略有：①互补决定区（CDR）移植。将小鼠抗体分子的CDR序列移植到人类抗体可变区框架中。其人源化程度可达90%以上，但抗体亲和力通常会明显降低。因此，在移植CDR的同时，也应移植某些可支撑CDR构象的框架区氨基酸残基，以期保持亲本鼠源抗体的亲和力及特异性。②表面重塑。鼠抗体框架区表面氨基酸的人源化。原理如下。首先将鼠源抗体可变区置于人抗体可变区数据库中，进行立体构象叠合比对，找到合适的人抗体模板；然后将鼠Fv段表面框架区氨基酸残基中与人Fv表面框架区不同的氨基酸残基改造为人的氨基酸，从而实现鼠Fv表面框架区氨基酸残基的人源化。该法可降低Fv段的免疫原性，但不影响Fv段的整体空间构象，所获抗体仍保留与相应抗原结合的能力。③框架改组。首先将鼠抗体中6个CDR融合至人免疫球蛋白（Ig）胚系相关框架区中，构建成抗体库；然后用相应抗原从上述抗体库中筛选出相应的抗体框架区，可获得与抗原相匹配的CDR序列和结构。此种人源化抗体具有与相应抗原特异性结合的能力。④特异性决定残基（SDR）移植。在免疫学中，SDR通常是指在抗原-抗体相互作用中发挥至关重要作用的互补决定区残基，是单克隆抗体识别抗原及异种抗体人源化的关键性结构基础。SDR移植适用于晶体结构已经被解析的抗原，其原理如下，通过分析抗原-抗体复合物三维结构，确定抗体高变区中与抗原结合的关键氨基酸；然后将上述决定特异性的关键氨基酸移植到与其相匹配的人抗体相应位置，从而获得能与相应抗原特异性结合的人源化抗体。经过不同人源化方法改造的抗体，如达利珠单抗、阿伦单抗以及托珠单抗等已被用于临床器官移植。

（陈 刚）

bālìxī dānkàng

巴利昔单抗（basiliximab） 基因重组制备的人/鼠嵌合型抗T细胞分化群25（CD25）单克隆抗体。是小鼠抗CD25单克隆抗体的全部可变区（Fab段）和人免疫球蛋白IgG1的重链和κ2轻链恒定区（Fc段）重组而成。巴利昔单抗可特异性地与激活的T细胞表面白介素-2（IL-2）受体上的CD25亚单位结合，从而对T细胞的增殖产生竞争性的阻断作用，是一种强有力、高度特异性的抗IL-2R的免疫抑制剂。其半衰期较长，术前及术后第4天静脉给药2次（20mg），可使IL-2R位点饱和并维持30~45天。巴利昔单抗的临床适应证同达利珠单抗。应注意对巴利昔单抗或其成分过敏者禁止使用。该药没有明显的毒副作用，也不会增加移植受者术后感染和恶性肿瘤等疾病的发生率。

（刘 斌）

kàng CD52 dān kèlóng kàngtǐ

抗CD52单克隆抗体（anti-CD52 monoclone antibody） 人源化的抗T细胞分化群52（CD52）单克隆抗体。又称阿仑单抗（alemtuzumab）。是将大鼠阿仑单抗基因组的超变区嫁接至人免疫球蛋白G1（IgG1）后形成的，阿仑单抗为大鼠源性的单克隆抗体，靶分子是CD52，与90%以上的外周血单核细胞有反应。阿仑单抗的免疫原性减弱，从而显著降低了产生异种抗体和血清病的危险。其首先被用于治疗难治性慢性淋巴细胞性白血病，后来被用于临床肾移植。肾移植Ⅱ/Ⅲ期临床试验疗效显著，已成功用于逆转临床移植的急性排斥反应。美国威斯康星大学及其他移植中心的经验表明，阿仑单抗可以诱导临床“几乎耐受”。

动物实验和临床研究均显示：阿仑单抗可去除受者体内的T细胞、B细胞和树突状细胞，从而抑制体内急性排斥反应的发生和骨髓移植后移植物抗宿主病（GVHD）的发生并降低其严重程度，是极具潜在应用前景的强力淋巴细胞清除剂。另外，阿仑单抗应与钙调磷酸酶抑制剂（CNI），如他克莫司或环孢素A联合应用，因为后者可以抑制在阿仑单抗治疗后仍然持续存在的记忆性T细胞。阿仑单抗的不良反应包括首剂反应、白细胞减少症、贫血和罕见的重度凝血性疾病，而机会性感染的发生率并没有明显增加。

（刘 斌）

rényuánhuà kàng CD3 dān kèlóng kàngtǐ

人源化抗CD3单克隆抗体（humanized anti-CD3 monoclonal antibody） 在OKT3的基础上，为了克服鼠源性单克隆抗体应用于人体时所出现的严重过敏反应，人源化抗体应运而生，经过人源化改造，并通过基因工程方法生产的T细胞激活性抗体。在保持了OKT3单抗对T细胞激活能力的前提下，最大程度消除了鼠源性抗体的免疫原性。人源化的抗CD3单克隆抗体，可以选择性地诱导活化T细胞的凋亡，而并不作用于静止的T细胞。该药曾经作为治疗溃疡性结肠炎和克罗恩病的药物进行Ⅱ期和Ⅲ期临床试验，但因疗效不佳和安全性问题而被终止开发。目前仍被尝试用于移植物抗宿主病（GVHD）、多发性骨髓瘤和1型糖尿病等疾病的临床试验，也被用于T细胞的放射示踪研究。该药细胞因子释放综合征的发生率大为减少，这是由于该抗体减少了与Fc受体的结合及补体的固定作用来实现的。

（刘 斌）

quánshēn línbā zǔzhī zhàoshè

全身淋巴组织照射（total lymphoid irradiation） 用钴-60 γ射线、电子线或高能X线等放射线对全身淋巴组织照射。最初是采用全身放射线照射抑制临床移植排斥反应。但是要达到免疫抑制所需的剂量，常会造成骨髓抑制和胃肠道毒性，使受者的发病率和死亡率增加。随后，全身放射线照射废黜，而采用较高选择性的放射治疗——全身淋巴组织照射。与全身放射线照射治疗比较，其副作用就小得多。虽然有些受者暂时有恶心、厌食、腹泻、乏力和不适等症状，但没有造成致命感染的问题。

实验和临床结果说明全身淋巴组织照射是减低受者免疫反应的一种方法。使用全身淋巴组织照射后，即使是高危的受者，免疫抑制剂亦可以减量。但是，全身淋巴组织照射在器官移植的临床应用的主要困难是，经放射治疗后，必须在短期内获得淋巴细胞毒阴性的合适供者。受此限制，活体亲属供者提供用于移植的器官可以术前有计划地进行全身淋巴组织照射。因此，比尸体供者移植更适用。然而，要在临床广泛开展全身淋巴组织照射，还需要进一步研究放射治疗和免疫抑制治疗的最佳方案以及长期的副作用。

（刘　斌）

xiōngdǎoguǎn yǐnliú

胸导管引流（thoracic duct drainage）　通过胸导管插管引流出体外将淋巴液中的淋巴细胞清除。胸导管引流使受者全身淋巴细胞减少，使细胞免疫反应强度减弱。胸导管是全身最大的淋巴管，长 30～40cm，该管直径约 3mm，管腔内瓣膜较少，收纳约占全身 3/4 部位的淋巴液。经颈部切口，做胸导管插管，每天引流 2～5L 淋巴液，一个疗程为 3～5 周或更长。将淋巴细胞与淋巴液分离，然后将剔除淋巴细胞后的淋巴液回输。这样可以清除大量的淋巴细胞。胸导管引流的主要并发症是：①感染败血症。②水、电解质和蛋白丢失。③瘘管提前闭塞等。实验和临床研究结果都证明胸导管引流可以降低受者免疫反应性。但是受诸多因素影响，如淋巴引流的时间，供受者间组织相容性差异以及免疫抑制剂使用方案。自应用抗淋巴细胞血清和环孢素 A 以来，胸导管引流基本废黜。

（刘　斌）

pí qiēchú

脾切除（splenectomy）　器官移植在某种需要时行脾切除术。脾脏是机体最大的免疫器官，占全身淋巴组织总量的 25%，含有大量的淋巴细胞和巨噬细胞，是机体细胞免疫和体液免疫的中心，通过多种机制发挥抗肿瘤作用。脾脏切除导致细胞免疫和体液免疫功能减低，减轻免疫排斥反应。长期以来就推测脾切除有利于移植物存活。但是脾切除作为改变受者免疫应答的措施仍有争议。脾切除对于接受免疫抑制剂的器官移植受者最大的危险性是增加了感染的发病率。此外，脾切除可合并血小板增多和高凝状态。因此，并不推荐脾切除作为移植受者减少免疫排斥反应的常规措施。但可以选择性地使用，如受者合并脾功能亢进或服用硫唑嘌呤后持续白细胞减少或者需要再移植而又不能使用环孢素 A 或/和抗淋巴细胞球蛋白（ALG）者，可考虑行脾切除。

肝移植联合脾切除　肝移植已经成为当前治愈终末期肝病的最佳手段。由于全球性的器官短缺，多数重症肝衰竭患者难以及时获得血型相合的供肝，而失去手术机会甚至死亡，过去被认为是移植障碍的 ABO 血型不合（ABO-incompatible，ABO-I）肝移植也就成为挽救其濒危生命的最佳选择。在一定程度上减少了 ABO-I 肝移植受者抗体介导排斥反应（antibody-mediated rejection，AMR）的发生，脾切除可降低活体肝移植受者的门脉血流，从而降低小肝综合征的发生率；虽然脾切除联合血浆置换、免疫吸附、利妥昔单抗、静脉注射免疫球蛋白和移植物局部灌注等新的防治措施的联合应用，使得 ABO-I 肝移植的效果获得明显改善，但仍面临着如何防治 AMR 的挑战。此外，脾切除后发生胆道并发症、感染、血栓性微血管病以及急性肾损伤等并发症，使得其临床应用受到很大限制。肝移植术前已行脾切除的患者，手术的难度增加，术中分离较困难，延长了手术时间，也增加了术中出血的机会。肝移植术中同时行脾切除也会明显延长手术时间，增大手术创伤，增加术中出血。肝硬化门静脉高压患者本身的肝功能损害较严重，凝血功能、免疫功能和应激能力较差，任何一种手术对患者来说都是负担，甚至导致肝衰竭。因此，外科医师在对肝硬化患者行脾切除时应严格掌握指征，并且充分考虑其以后行肝移植的可能性。各大移植中心对血型不合肝移植一直较为谨慎，通常只是在急性肝衰竭急症肝移植时才考虑施行 ABO-I 肝移植。

肾移植联合脾切除　在合适供肾缺乏时，不得不选择 ABO-I 供肾用于肾移植。尽管实行了脾切除，但是在肾移植后的第 1 个月常有严重排斥反应，特别是在移植后的第 1 周内。自从 2004 年开始，日本发表一项不使用脾切除的治疗方案，即术前 4 周使用双重滤过血浆置换疗法（DFPP）、抗-CD20、吗替麦考酚酯（MMF）、类固醇激素。运用此治疗方案，移植后的短期效果比较好。如今已多用术前抗 CD20 抗体，术后加强血浆置换并加强抗供者血型抗体检测代替脾切除。此外，脾切除后可导致消化不良、腹腔内大出血、膈下感染、血栓-栓塞性并发症等，已被称为利妥昔单抗的抗 B 细胞的 CD20 分子所取代。

（刘　斌）

xīnzàng yízhí

心脏移植（heart transplant）

将同种或异种供者心脏完整植入受者，取代或辅助受者完全衰竭的心脏，恢复受者循环功能的手术。自 1967 年临床心脏移植问世以来，心脏移植已经成为终末期心力衰竭患者的首选治疗方法。心脏移植被认为并不是一种治疗心脏病的方法，而是通过置换心脏挽救生命，提高受者生活质量的治疗方法。心脏移植分为原位心脏移植（图 1）和异位心脏移植（图 2），前者是切除受者心脏后在原位植入心脏，后者是保留受者心脏在紧贴受者心脏旁植入供心起到辅助功能作用。因为异位心脏移植效果不好，心脏辅助装置的发展加上心脏供者的短缺所以异位心脏移植基本停止了。心脏移植绝大多数是原位心脏移植，原位心脏移植是治疗终末期心脏病唯一有效方法。术后受者生活质量可得到很大程度改善，生存期明显延长。全世界每年约有 3 500 例原位心脏移植手术，术后半数生存期为 11 年。国际心肺移植学会（international society for heart and lung transplantation，ISHLT）的数据显示，从 1982~2014 年，超过 10 万例心脏移植的数据显示，受者半数存活时间持续提高，2002 ~ 2008 年受者的半数存活时间为 11.9 年。

发展历程　1964 年 1 月 24 日，美国密西西比大学医学中心的詹姆斯·哈迪（James D. Hardy）将一只黑猩猩的心脏移植到 1 例濒死的患者胸腔中，当时还没有可供人类移植捐献的心脏。移植的心脏仅搏动约 1 小时后受者死亡，因为是异种移植也不可能成功，但这是首次临床心脏移植尝试。南非开普敦（Cape Town）的克里斯蒂安·巴纳德（Christiaan N. Barnard）在美国斯坦福大学进修期间参与动物心脏移植实验研究，学习和掌握了诺曼·沙姆韦（Norman Shumway）和理查德·洛厄（Richard Lower）有关心血管外科

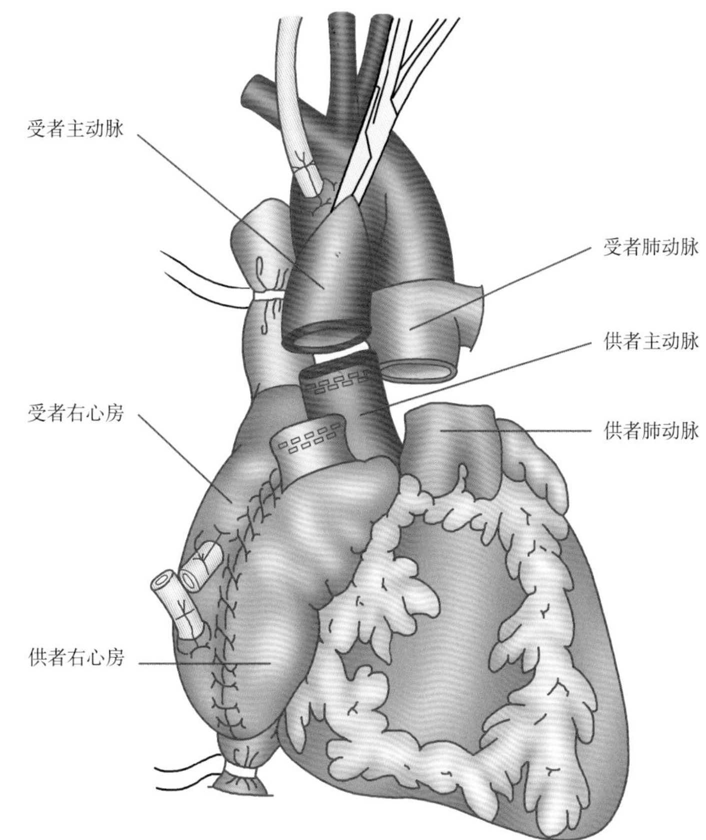

图 1　原位心脏移植

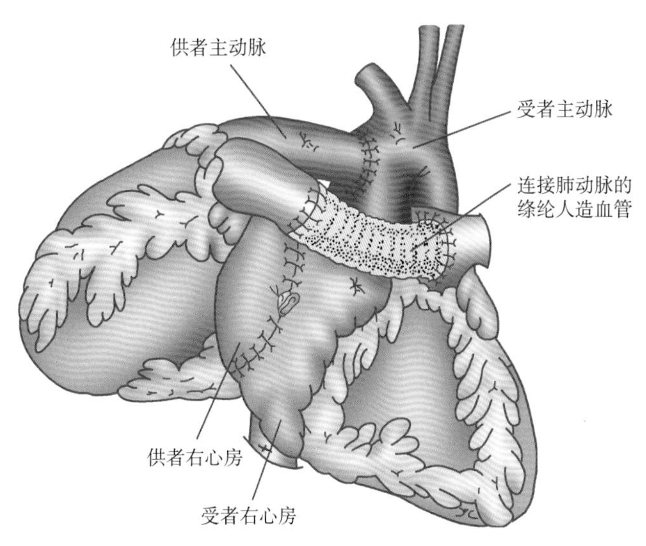

图 2　异位心脏移植

技术特别是心脏移植相关技术。回到南非开普敦的格鲁特·索尔（Groote Schuur）医院。1967年12月3日，正好有1例因车祸多处外伤包括脑外伤的脑死亡患者，巴纳德切取该供者的心脏为1例终末期心力衰竭患者成功地完成了世界上第1例脑死亡供者的人类首例心脏移植，手术后获得成功。虽然受者术后因肺部感染仅存活18天。临床心脏移植的成功成为当时轰动世界的一个事件，引起了全球各界的关注，并激发了临床心脏移植的进一步尝试。首例心脏移植后3天（1967年12月6日），坎特罗威茨（Kantrowitz）在美国纽约迈蒙尼德（Maimonides）医学中心为1例出生17天的严重先天性心脏病新生儿尝试了美国首例，世界第2例临床心脏移植，也是世界首例小儿心脏移植，但术后6.5小时后死亡。1个月后巴纳德又完成世界第3例心脏原位移植，该例术后19个月死于慢性排斥反应。1968年1月6日在斯坦福大学医院沙姆韦（Shumway）进行了美国首例成人心脏移植。1968年5月3日，唐纳德·罗斯（Donald Ross）领导的一个小组进行了英国首例心脏移植。

在心脏移植初步取得成功的激励下，随后的2年内，17个国家60多个心脏中心相继开展心脏移植，例数达102例，但由于对移植中许多问题认识不足，当时也因缺乏抑制排斥反应的有效药物和措施以及缺乏抗感染的系统知识，工作一度受阻，多数患者死于术后早期，仅存活数月乃至术后的死亡率还是很高，心脏移植的热情有所消退，不少中心逐渐停止了该项技术。在1970～1977年全世界每年平均仅进行了20余例心脏移植。在此期间沙姆韦等仍坚持不懈的努力进行心脏移植的研究，1973年他们发明了经右颈内静脉穿刺置入活检钳取右心室心内膜活检以诊断早期急性排斥反应。准确的诊断有助于合理调节免疫排斥药用量，并尽可能减少免疫抑制剂的毒副作用。

在早期阶段（1975～1981年）心脏移植3年存活率仅为40%，自20世纪80年代一种强效、毒副作用小的预防免疫排斥反应药环孢素A问世，心脏移植效果得到了明显的改善。据国际心肺移植学会（international society for heart and lung transplantation，ISHLT）统计，2003～2010年全球心脏移植1年和5年受者存活率分别达到84.5%和72.5%。但长期生存率上升不明显，半数存活时间始终在11年左右。自1990年以来全世界心脏移植总量基本上处于平台状态，年移植量始终保持在4 000例左右，主要是因为可供移植的供心来源缺乏。

中国首例心脏移植是1978年4月21日张世泽等在上海第二医学院附属瑞金医院完成的，这也是亚洲首例原位心脏移植，手术获成功，因排斥反应存活109天。中国台湾台北市台湾大学医院朱树勋于1987年6月6日完成台湾首例原位心脏移植。中国香港莫克强于1992年完成了香港首例心脏移植。在中国心脏移植停顿10余年后1992年初，北京安贞医院在吴英恺亲自组织下陈宝田和孟旭等为1例16岁的晚期扩张型心肌病女患者施行原位心脏移植并获得成功，存活214天。同年4月在哈尔滨医科大学附属第二医院夏求明主持下重新启动临床心脏移植，并取得成功，该例受者存活18年，随后在1994年完成的1例心脏移植至2020年底已经存活26年，系中国和亚洲最长存活者。该院心脏移植获得成功，推动了中国心脏移植迅速发展的新阶段。随后福建医学院附属协和医院、同济医科大学附属同济医院、同济医科大学附属协和医院、复旦大学附属中山医院、北京阜外医院相继开展心脏移植，并成为中国心脏移植的主要中心。到2018年1年心脏移植达400余例，其370余例心脏移植受者的统计显示移植后的存活率达到国际先进水平：1年生存率96%，3年生存率达92%，5年生存率达87%；分别高于ISHLT报道的同期生存率为10%～15%。

适应证 见心脏移植适应证。

禁忌证 见心脏移植禁忌证。

术前评估 心脏移植候选者的入选资格是应该由心脏病专家和移植专家在仔细衡量风险和获益后决定的。

器官移植不仅是一个医学问题，也是一个社会学、法学和伦理学问题。因为可用的供者相对短缺，且存在一定的法律问题、家庭问题和经济问题等，所以必须对受者进行严格选择进行手术。一旦确定患者为终末期心脏病，要对其进行一系列的检查及治疗，并进行必要的讨论，在全面了解病史资料、详细进行体格检查以及进行系列的辅助检查后，在确诊终末期心脏病的基础上，对候选者进行评估，判断心脏移植的手术指征，并明确有无禁忌证。一些候选者的社会背景、经济条件也要纳入评估的范围。即将准备移植的患者要进行心理测试，因为术前评估、长时间的等待以及术后可能很艰苦的恢复过程都会给患者造成巨大的心理压力，所以那些患有严重心理障碍的患者将被排除在移植名单之外。此外，患者严格服从和配合治疗对远期疗效是至关重要的。而随着社会的进步和器官移植技术的规范管理，将候选者病例提交医学伦理委员会评估也已经成为必不可少的一个环节。心脏移植伦理委员会成员通常包括心内科医师、心外科医师、麻醉科医师、社会工作者、移植专业护士、心理医师、精神病医师和伦理学家。

候选者心脏移植术前评估的主要内容有：①必要的化验检查，如血常规，肝、肾功能等。了解经过治疗后，肝、肾功能是否好转，若明显好转术后发生肝、肾功能不全的可能性就很小。②复查普通胸部X线平片等检查，了解有无新的感染。最好在术前再进行斯旺-甘兹（Swan-Ganz）导管检查，了解肺循环阻力、肺动脉压是否降低及降低程度，这对患者术后循环稳定及右心功能有较好的评估。③术前所患疾病的不同对术后有一定的影响。若患者是恶性心律失常为主的疾病，由于术前心功能还能应付一般的活动，肝、肾功能等正常，肺循环阻力不高，术后恢复很顺利；若是冠心病患者，存在着年龄大、高血压、糖尿病等一些不利因素，术后并发症发生的机会就很多，应做好必要的准备。④候选者的精神及心理因素。术前常精神紧张，心理压力极大，需要医护人员及家属做好思想工作，必要时请心理医师进行心理评估，了解是否能够承受心脏移植的打击，同时可安排与手术后恢复良好的心脏移植受者进行交流，讲述术前、术后的感触，使候选者增强信心。⑤候选者的社会背景、家庭状况、经济条件及对医务人员的依从度都将对手术及预后产生影响。通过以上的评估，综合了解候选者状况，使手术医师对术中及术后恢复有一个较准确的判断。

（孟　旭　贯一新）

xīnzàng yízhí shìyìngzhèng

心脏移植适应证（indication of heart transplantation）　适合心脏移植的疾病。心脏移植已经成为治疗终末期心力衰竭的最有效方法。但是该方法的实际应用受到供者数量限制，所以必须保证那些登记在册的心脏移植受者候选人应是能从移植中获益最大的人。在终末期心力衰竭早期阶段，候选人资料就必须被提交给心力衰竭和心脏移植专家，以便适时制定心脏移植或替代治疗的方案。总体说来，进行了恰当的医学治疗然而仍然有顽固性左心室功能衰竭的患者，适宜早期提交资料以便评估需要进行心脏移植的可能性。心脏移植适应证主要为：①终末期心力衰竭或短期内多次心力衰竭，采取系统完善的内科保守治疗或者常规外科手术均无法使其治愈，预计寿命小于12个月。②顽固性、难治性、恶性心律失常，内外科治疗无效者。③其他脏器（如肺、肝、肾、脑等）无不可逆损伤。④已经安装机械循环辅助装置，心功能仍不能恢复者。⑤年龄在60岁以内，并得到家属全力支持行心脏移植。临床上对多种终末期心脏病均可以通过心脏移植来进行治疗。在国内，施行心脏移植的各种心脏病中以原发型心肌病最常见，约占全部移植病例的80%，其中包括扩张型心肌病、梗阻性肥厚型心肌病、限制型心肌病、心肌致密化不全、心内膜弹力纤维增生症及致心律失常型心肌病等。在国际范围内，随着冠状动脉心脏病的检出率增高，各种诊断及治疗手段的丰富，终末期冠心病，即缺血性心肌病，经过一次或多次内科介入或外科手术，仍有心肌不可逆坏死、心力衰竭、恶性心律失常、大室壁瘤形成等，越来越多地接受了心脏移植。据国际心肺移植学会（international society for heart and lung transplantation，ISHLT）2007年统计，接受心脏移植的患者约55%为终末期冠心病。

冠心病　心力衰竭及心律失常型冠心病、心肌梗死型冠心病，经内科保守治疗、一次或多次内科介入治疗、一次或多次外科手术治疗后，不适宜再行冠状动脉干预治疗的患者，经临床、影像学和其他理化检查诊断为缺血性心肌病的患者，应考虑心脏移植。已成为国际上心脏移植第一位的适应证，国内实施例数相对较少，粗略统计国内大的几家心脏中心，其比例不足10%。该病多因严重的多支冠状动脉病变或者广泛性心肌梗死引起。临床上以顽固的充血性心力衰竭和/或心律失常为主要特征，可同时出现心绞痛。这些尽管采取了系统、完善的药物治疗及内科介入或外科手术治疗，病情仍继续发展，支架再狭窄、血管桥闭塞、室壁瘤形成、重度二尖瓣关闭不全、室间隔穿孔等，而不适宜施行血管重建或心内修补手术的患者，应考虑心脏移植。另有一些患者，虽然无严重心力衰竭，但有频繁发作的恶性心律失常，其发生猝死的危险性极高，也可以将这类患者视为心脏移植的候选者。心脏移植是延长此类患者生命、提高生活质量的最佳选择。此类患者多数接受了一次或多次内科介入治疗，一次或多次冠状动脉旁路移植术，但也有极个别病例出现。北京安贞医院曾收治1例男性53岁患者，其冠脉弥漫性狭窄、纤细，经多名内科与外科专家会诊认为无法行内科支架植入或外科旁路移植术而实施了心脏移植。应该指出的是，此类患者常伴有的糖尿病、高血压、高脂血症并不是心脏移植预后的独立危险因素，冠心病患者与其他病因的心脏病患者在进行心脏移植后发生移植物血管病变的概率无明显差别。二次开胸心脏移植也越来越常见。

心肌病（CM） 各种原发性心肌病包括扩张型心肌病、梗阻性肥厚型心肌病、限制型心肌病、心肌致密化不全、心内膜弹力纤维增生症、致心律失常型心肌病及慢性克山病等。各种心肌病在临床上多出现进行性加重的心力衰竭、心脏扩大和/或恶性室性心律失常。扩张型心肌病约占国内心脏移植适应证的70%。扩张型心肌病是原发性心肌病常见的类型。该病的特征为左或右心室或双侧心室扩大。心室收缩功能减退伴或不伴充血性心力衰竭。室性或房性心律失常多见。病情呈进行性加重死亡可发生于疾病的任何阶段。其经诊断后的自然病程很少超过6年，多数患者在诊断后3~5年接受心脏移植。

早期扩张型心肌病可选择药物治疗，或三腔起搏器植入心肌同步化治疗。实施心脏移植的时机为：①顽固性充血性心力衰竭，采用各种治疗措施不能缓解。②左心室舒张末期直径>70mm，室壁运动减弱。③射血分数（ejection fraction，EF）<20%。④运动峰耗氧量<14ml/(kg·min)。⑤复杂室性心律失常、束支传导阻滞或房室传导阻滞、快速性室性心律失常、窦性停搏或者心房颤动等。限制型心肌病以心内膜与心内膜下心肌纤维化或者增厚为主，心室腔变小，多见于儿童患者，一些移植中心对限制型心肌病的儿童进行了心脏移植，手术后能够长期存活。

先天性心脏病（CC） 如先天性左心室发育不良综合征、严重的三尖瓣下移畸形、复杂的单心室伴有主动脉瓣下狭窄、完全心内膜垫缺损等，可以在婴儿期或者儿童期施行心脏移植，其预后比矫正术更好。国内实施心脏移植的最小患者年龄为66天。实施婴幼儿心脏移植的最大难点在于适合大小的供心严重缺乏，而较大的成人供心者如何植入较小的胸腔。因婴幼儿的免疫系统尚未完全成熟，其心脏移植物的排斥反应可能更为轻微，更有研究者乐观地认为，随婴幼儿受者的成长，移植物的免疫原性越来越低，可能被受者免疫系统同化接受，达到某种程度的免疫耐受。

心肌炎 占心脏移植患者的极少部分。对各种病因的急性重症心肌炎的治疗，可以考虑辅助循环的应用，因为多数急性重症心肌炎为可逆性病变，在借助辅助循环装置维持循环稳定一段时间后，心功能可以部分恢复，尤其以短期、快速、廉价、高效的体外膜肺氧合（extracorporeal membrane oxygenation，ECMO）应用效果最佳，其治愈率可达70%。只有在心功能长期不恢复时，才考虑心脏移植。但在心肌炎的急性期不能施行心脏移植，避免手术后再发心肌炎。

心脏瓣膜病（VDH） 终末期心脏瓣膜病在国内心脏移植适应证中越来越多。心脏瓣膜病在晚期出现严重的充血性心力衰竭时，因为多种原因如心室巨大、射血分数极低，而经抗心力衰竭治疗或心肌药物负荷实验证实心功能不可逆受损情况下，不能进行换瓣术，可以考虑心脏移植。另外，瓣膜置换手术后瓣周漏重度心力衰竭，或二尖瓣人工瓣膜置换手术后多年，多因左心室形态构形改变，排除其他原因致心肌收缩力下降，射血分数低的心力衰竭患者，也可考虑心脏移植。但是由于心脏瓣膜病在晚期多出现肺动脉高压，心脏移植后发生急性右心衰竭，既而移植物或多器官衰竭的发生率较高，应做好降肺动脉压和辅助循环装置的准备。北京安贞医院行终末期心脏瓣膜病心脏移植的比例约占全部心脏移植手术的10%，均为二次手术。

特殊类型心肌病 如代谢及内分泌异常心肌病、肌营养不良性心肌病、药物中毒性心肌病或者放射性心肌病（见于部分采用化学疗法或者放射疗法治疗的肿瘤患者）。对此类患者进行心脏移植的病例极少，预后有待于进一步观察。

心脏肿瘤 对于心脏恶性肿瘤作为心脏移植适应证的方法一直存在争议，有学者认为其不能限制肿瘤的复发与转移，不能延长患者的寿命。但从国际上看，每年都有对心脏恶性肿瘤实施心脏移植的报道。如经全身系统检查未发现其他部位肿瘤，而心脏肿瘤严重影响血流动力学稳定，应给予施行心脏移植。

再次心脏移植 下述病变可以考虑再次心脏移植：严重的急性或者超急性排斥反应使移植心严重受损，心脏移植后再发原先患有的严重心脏病（如巨细胞性心肌炎），手术后发生急性右心衰竭、严重低心排血量综合征威胁受者生命，长期存活的心脏移植受者的心脏发生严重冠状动脉增殖性病变、即心脏移植物慢性排斥反应，不能施行血管再通术。再次心脏移植死亡率比较高。

其他 如南美洲锥虫病，心脏移植术后是否再次发生南美洲锥虫病尚待于进一步观察。

（孟　旭　贾一新）

xīnzàng yízhí jìnjìzhèng

心脏移植禁忌证（contraindication of heart transplantation）

不适合接受心脏移植的疾病和身体状况。心脏移植禁忌证一直存在某些争论。由于现代医学诊疗手段的进步，监护病房的加强护理，各种健全医疗措施，新药物及各种医疗仪器的发明，使某些原先被认为是绝对禁忌的疾病变得可接受了。如糖尿病一般不再是心脏移植的禁忌证。合并慢性肾衰竭患者，可以在定期肾透析的情况下进行择期的心脏移植或者同时进行肾移植，也可以分期肾移植。对于有严重感染如肺炎，全身感染的终末期心脏病患者或者由于心功能不全而引起的多器官衰竭，如心源性脑病，肺水肿，肝、肾衰竭，可在心脏辅助装置的应用下，调整其他器官功能，待情况好转后，在有合适的供心时再撤离心脏辅助装置同时进行心脏移植。即使心脏移植手术的禁忌证在逐渐放宽，仍然有些病患不适宜实施。2006 年国际心肺移植学会（international society for heart and lung transplantation，ISHLT）指南：入选心脏移植候选者的标准，包括绝对和相对禁忌证。

绝对禁忌证 ①存在系统性疾病，预计生存期<2 年，包括 5 年内活动的/近期发现实体器官或血液系统的恶性肿瘤如白血病，前列腺特异性抗原（prostate-specific antigen，PSA）持续增高的低度恶性前列腺肿瘤。②频繁机会性感染的艾滋病即获得性免疫缺陷综合征（acquired immune deficiency syndrome，AIDS）。③活动性系统性红斑狼疮、结节病或淀粉样变性累及全身多系统。④不可恢复的肝、肾衰竭，而无法联合移植的患者。⑤明确的阻塞性肺疾病第 1 秒用力呼气容积（forced expiratory volume in one second，FEV_1）<1L/min。⑦固定的肺动脉高压，肺动脉收缩压>60mmHg，平均跨肺动脉压力梯度>15mmHg，肺血管阻力（pulmonary vascular resistence，PVR）>6 Wood 单位。

相对禁忌证 ①年龄>72 岁。②活动性感染（冠心病导致的器械相关性感染除外）。③活动性消化性溃疡。④严重糖尿病伴有终末器官损伤（糖尿病肾病、糖尿病神经病变、糖尿病视网膜病变）。⑤严重周围血管或者中枢血管疾病，不能介入或者手术治疗的周围血管疾病。⑥有症状的颈动脉狭窄；踝臂指数<0.7；未矫正的腹主动脉瘤>6cm。⑦病理性肥胖（体重指数>35kg/m^2）或者恶病质（体重指数<18kg/ m^2）。⑧肌酐>221μmol/L，或者肌酐清除率<25ml/min（心肾联合移植）。⑨胆红素>42.8μmol/L，血清转氨酶增高 3 倍以上，未使用华法林时国际标准化比值（international normalized ratio，INR）>1.5。⑩严重肺功能不全，FEV_1<正常值的 40%。⑪6~8 周内发生的肺梗死。⑫难以控制的高血压。⑬不可逆的神经或者神经肌肉疾病。⑭活动性精神疾病/社会心理的不利因素。⑮6 个月内药物、烟草或者酒精滥用史。⑯100 天内有肝素诱导的血小板减少史。

2016 年国际心肺移植学会（ISHLT）修改的心脏移植指南对 2006 年心脏移植标准进行了修改。并根据新的证据放宽推荐要求对心脏移植标准更新，指南几乎没有列出绝对禁忌证，因为医学领域的所有事情都是相对的。如以往认为不适合进行心脏移植的情况（HIV、肝炎淀粉样变病、部分先心病）、超重心力衰竭患者将体重指数从<30 kg/m^2 降至<35 kg/m^2，因为没有证据支持体重指数<35kg/m^{2}的肥胖与移植后死亡风险增加有关，现在都允许进行心脏移植。

（孟　旭　贾一新）

xīnzàng yízhí hòuxuǎnzhě shùqián jiǎnchá

心脏移植候选者术前检查（preoperative examination of heart transplant candidate）

患者是否适合接受心脏移植的全面术前的评估。患者是否适合做心脏移植以及时机是否成熟，有无手术禁忌证等术前检查是必不可少的。移植会给患者带来严重的生理及代谢上的改变，免疫抑制剂的副作用，可能引起某些器官的严重损害，因此术前受者必须接受详细的检查，确定心脏以外的器官功能是否正常，或虽有损害但可经过治疗后予以纠正，能够承受上述的创伤。要在术前熟悉患者，及时发现患者的病情改变，给予治疗，如抗心力衰竭、抗感染、保肝、保肾等。在经历了第一阶段的评估后，移植候选者将接受进一步严格的各种检查，如血流动力学检查、心导管检查或斯旺-甘兹（Swan-Ganz）导管检查及免疫学相关检查等。

初步检查 包括以下几方面。

一般检查　①血常规和细胞分类、血小板计数、网织红细胞计数等。②凝血机制检查：凝血因子测定、出凝血时间、凝血酶原时间、纤维蛋白原定量检测。③血脂分析：测定血清三酰甘油、胆固醇、载脂蛋白含量。④糖代谢相关检查：空腹血糖测定及糖耐量实验，尿糖检测。对于空腹血糖正常，但体型肥胖或有糖尿病家族史的患者，应行糖耐量试验。隐性糖尿病患者可能仅在糖负荷较大时才有糖代谢异常表现，术前明确诊断可以避免术后血糖的大幅度波动，并提前制订好有针对性的营养支持方案。⑤大便常规检查及隐血实验：特殊患者可行消化道造影检查及纤维内镜检查。

肝脏检查　肝功能检查（血清ALT、AST、胆红素和血浆白蛋白、球蛋白测定）、肝脏超声检查（对于超声检查发现的一些肝良性病变，如较小的肝血管瘤、肝囊肿，只要不影响肝功能和手术的安全，就不是移植的禁忌证）。

肾脏检查　血清尿素氮和肌酐测定，计算肌酐清除率或肾图测定，尿液蛋白测定、尿液细胞分类计数，肾脏超声检查。不严重的肾脏良性病变，如较小的肾结石等，只要不影响肾脏生理功能可以待移植术后再决定是否根治。但对于肾脏滤过功能受损的患者要尽可能予以纠正，并做好术后持续肾脏替代或透析的准备。

心脏检查　心电图、超声心动图、心导管检查或斯旺-甘兹（Swan-Ganz）导管检查测定肺血管阻力、肺动脉压力。

肺功能评估　包括血气分析、肺功能检查及肺核素通气灌注扫描。

病原菌检查　病毒学检查包括乙型、丙型肝炎病毒测定，血巨细胞病毒（CMV）检测，EB病毒检测，单纯疱疹病毒检测，HIV抗体检测等。细菌及寄生虫学检查包括如组织胞浆菌、弓形虫、梅毒螺旋体、曲霉菌、肺孢子菌、皮炎芽生菌等。鼻腔、口腔、咽部以及尿液、痰液、皮肤、血液细菌涂片、培养等，甚至药敏试验。

确认性检查　在候选者等待合适供心期间应完成上述检查，某些检查具有时效性，由于终末期心力衰竭患者病情发展快，最好能在移植前1周内进行上述检查。在心脏供者选定后，还须完善部分针对性的检查。

供者与受者胸部X线平片比较　在婴幼儿心脏移植尤为重要，因要考虑供心能否植入受者胸腔。如较大的供心或选择异位心脏移植势必要压迫受者肺脏，影响肺功能。供受者体重要相近，原则上不应相差15%，可能评估身高较体重更为重要。但体外膜肺氧合（extracorporeal membrane oxygenation，ECMO）的应用，使一些边缘性供者（体重、身高不匹配或缺血时间较长的供者）得到了更有效的利用。

免疫学检查　①供者选择首先是与受者的ABO血型相容。②群体反应性抗体（panel reactive antibody，PRA）检测及淋巴细胞毒性交叉配型试验主要用来测定受者体内是否含有针对供者抗原的抗体。PRA强阳性，则发生超急性排斥反应的概率增高，应属移植禁忌。③供者、受者淋巴细胞毒性交叉配型试验，淋巴细胞溶解率>20%为阳性反应，属于移植禁忌，10%～20%为可疑阳性，<10%为阴性，通常认为阴性者术后不会发生超急性排斥反应。④人类白细胞抗原（human leucocyet antigen，HLA）配型，其中最重要的位点为HLA-A、B及DR位点。多数人认为Ⅱ类抗原与急性排斥反应有关，Ⅰ类抗原与移植物长期存活有关，因此选择供者时尽可能位点匹配越多越好。但多数学者认为HLA配型好坏并不影响心脏移植物早期存活，只是可作为指导术后应用免疫抑制剂的一个参考指标。因此临床上HLA配型并不要求严格一致，甚至对于术前来不及配型的供者、受者，可以留下血液标本术后再行检测。

每一个心脏移植的术前、术中、术后都是一个系统工程，并没有一成不变的方案，只有术前对每一个患者都做好周密检查，细致评估，才能为手术的成功以及长期的存活奠定坚实的基础。

（孟　旭　贯一新）

xīnzàng yízhí shòuzhě shùqián pínggū

心脏移植受者术前评估（preoperative evaluation of heart transplant recipient）　对患者是否适合心脏移植的全面判断。心脏移植是挽救严重心脏疾病患者的生命有效的方法，但只有使用其他药物或手术等无法治愈使采用的最后治疗措施，使用需要对晚期心脏病患者进行全面评估。因为器官移植不仅是一个医学问题，也是一个社会学、法学和伦理学问题。因为可用的供者相对短缺，且存在一定的法律问题、家庭问题和经济问题等，所以必须对候选患者进行严格选择。一旦确定患者为终末期心脏病，要对其进行一系列的检查及治疗，并进行必要的讨论，在全面了解病史资料、详细进行体格检查以及进行系列的辅助检查后，在确诊终末期心脏病的基础上，对候选者进行评估，判断心脏移植的手术指征，并明确有无禁忌证。一些候选者的社会背景、经济条件也要纳入评估的范围。即将准备移植的患者要进行心理测试，因为术前评估、长时间的等待以及术后可能很艰苦的恢复过程都会给患者造成巨大的心理压力，所以那些患有严重心理障碍的患者将被排除在移植名单之外。此外，患者严格服从和配合治疗对远期疗效是至关重要的。而随着社会的进步和器官移植技术的规范管理，将候选者病例提交医学伦理委员会评估也已经成为必不可少的一个环节。

候选者心脏移植术前评估的主要内容有：①必要的一些化验检查，如血常规，肝、肾功能等。了解经过治疗后，肝、肾功能是否好转，若明显好转术后发生肝、肾功能不全的可能性就很小。②复查普通胸部X线平片等检查，了解有无新的感染。最好在术前再进行斯旺-甘兹（Swan-Ganz）导管检查，了解肺循环阻力、肺动脉压是否降低及降低程度，这对患者术后循环稳定及右心功能有较好的评估。③术前所患疾病的不同对术后有一定的影响。若患者是恶性心律失常为主的疾病，由于术前心功能还能应付一般的活动，肝、肾功能等正常，肺循环阻力不高，术后恢复很顺利；若是冠心病患者，存在年龄大、高血压、糖尿病等一些不利因素，术后并发症发生率高，应做好必要的准备。④候选者的精神及心理因素。术前常精神紧张，心理压力极大，需要医护人员及家属做好思想工作，必要时请心理医师进行心理评估，了解是否能够承受心脏移植的打击，同时请手术后恢复良好的心脏移植患者进行宣传和交流，讲述术前、术后的感触，使候选者增强信心。⑤候选者的社会背景、家庭状况、经济条件及对医务人员的依从度都将对手术及预后产生影响。通过以上的评估，综合了解候选者状况，使手术医师对术中及术后恢复有一个较准确的判断。

心脏移植的目的是延长寿命，提高整体生活质量。尽管有许多的预后评估因子和多个评分系统可以用于发病率和死亡率的预测，但就个体而言，尚无一个独立的临床预后的预测方法能正确判定哪些高危患者若不进行心脏移植，将在短期内死亡。如何确定非卧床心衰患者的风险一直存在争议。2010年美国心脏病协会（AHA）为此制定了心脏移植患者筛选流程指南（图1，图2）。

考虑患者是否需要心脏移植首先需要评价是否药物、手术和心肌再同步化治疗确属无效。绝不能仅是因为有过严重心衰发作或仅孤立地解读射血分数就认为有心脏移植的适应证。

（孟 旭 贾一新）

xīnzàng yízhí shòuzhě shùqián fǔzhù zhìliáo

心脏移植受者术前辅助治疗（preoperative adjuvant therapy of cardiac transplantation recipient） 心脏移植受者术前除内科治疗外施行其他的措施。对于部分心脏移植适应证的患者，不应局限于内科保守治疗，而应在指征充分和条件允许的情况下，进行其他一些治疗手段的尝试，从而缓解病情，延长等待时间，推迟过渡到人工心脏植入或心脏移

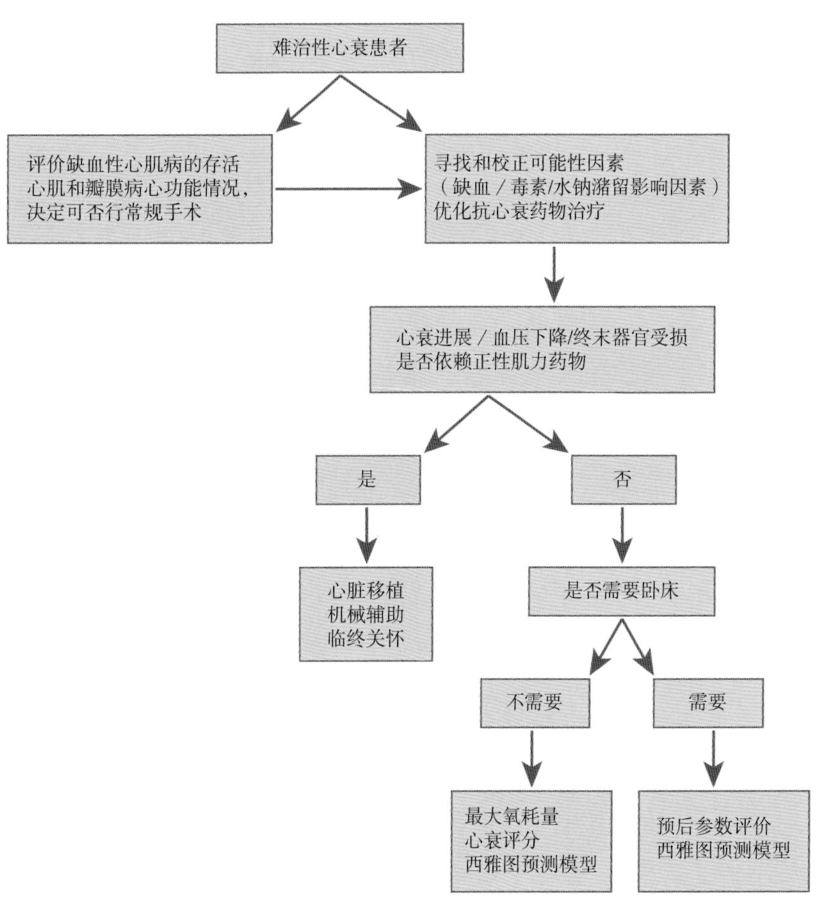

图1 心脏移植患者筛选流程A

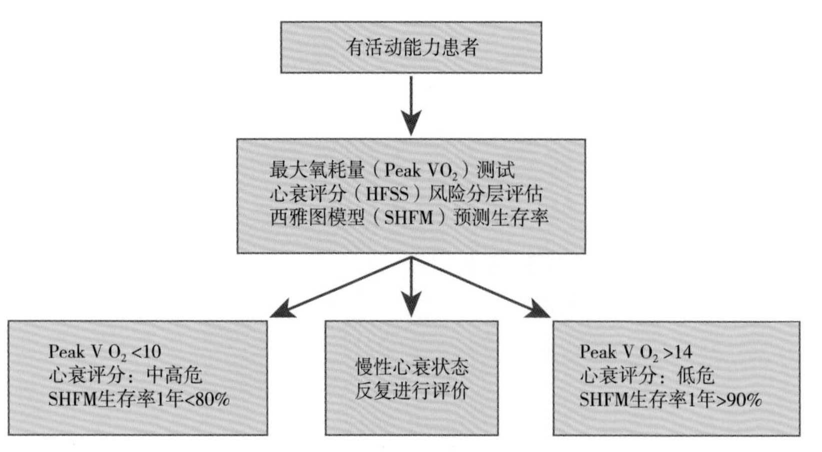

图2　心脏移植患者筛选流程B

植。如心脏再同步化治疗（CRT）、扩张型心肌病的二尖瓣成形术、巴蒂斯塔（Batista）手术、Cor-Cap心脏辅助装置技术、Coapsys技术，干细胞移植和动力性心肌成形术等。

杂交（Hybrid）心脏再同步化技术　对于有充血性心力衰竭或收缩功能不全的患者，约有1/3具有室内传导阻滞，表现为QRS时限>120毫秒。室内传导阻滞引起心室运动的去同步化，因此会对心室的功能产生不利影响。如果存在心室运动的去同步化，通过左右心室的同步起搏或者心脏的再同步化治疗能够改善心室的同步性。心室的同步性提高可以使血流动力学、心室重构、二尖瓣反流、运动能力和生活质量得到改善（见心脏移植术前准备）。其早期的工作主要是内科医师完成。同步化治疗中最关键的是左心室起搏位置的选择，研究证实，无论是等容收缩期左心室内压力上升的最大速率（dp/dt max）还是主动脉内压的变化，在左室侧壁的中部起搏效果最佳，其次是左室后壁中部。但是在介入操作下，左心室电极的位置选择受限，难以达到最佳同步化效果，那么内外科合作的，介入和外科手术结合的杂交（Hybrid）心脏再同步化技术从理论上可以达到最佳效果。该技术由内科医师先进行介入操作，完成右心房、右心室的电极植入，然后由外科医师通过胸壁小切口，或经胸腔镜辅助下于心外膜植入左心室电极。植入电极后立即行经食管组织多普勒检查。这种技术可以对达峰值流速时间来进行彩色编码，实现了快速、实时、直观显示不同步运动的节段，可同时定性、定量分析心肌室壁运动的同步性。杂交（Hybrid）心脏再同步化技术的优势在于左心室电极位置可以任意选择，保证了最佳的同步化效果。北京安贞医院已为早期扩张型心肌病患者实施了胸腔镜辅助下外科CRT治疗，治疗效果满意。

巴蒂斯塔（Batista）手术　又称左心室部分心肌切除术或左室减容术，由巴蒂斯塔（Batista）在1995年首先应用。通过缩小左心室体积，能改善扩张型心肌病患者的心功能，可以作为某些心脏移植患者的替代手术，也可作为等待心脏移植的过渡，但巴蒂斯塔（Batista）手术术后发生心力衰竭及因心律失常死亡的发生率仍较高，故对开展此项手术应持慎重态度，关键是要选择合适的患者，加强围术期处理。另外，对远期疗效也有待进一步评估。

Cor-Cap心脏辅助装置技术（Cor-Cap cardiac support device，Cor-Cap CSD）　1999年，开始了Cor-Cap心脏辅助装置技术的临床应用研究，该技术采用心室外包绕聚酯网，起到被动限制充血性心力衰竭患者心室的进一步扩张，通过减少扩张期心脏内径，达到减少心壁张力，防止心肌细胞过分伸长，减少心肌氧耗作用，有利于心力衰竭的治疗（图1）。

动力性心肌成形术（dynamic cardiomyoplasty，DCM）　用带血管神经的自体背阔肌来包绕心室表面，植入心脏同步刺激器，通过其发出的人工脉冲刺激背阔肌，使其产生与心脏同步的收缩，达到增强心肌收缩力的作用。动力性心肌成形术的研究已有70年历史，但真正应用于临床是在1985年，由法国的卡彭替尔（Capentier）开展。动力性心肌成形术已在美国、加拿大、欧洲、南美洲、亚洲等许多国家开展。

骨骼肌毕竟与心肌不同，虽然它们都具有收缩性，但心肌细胞线粒体含量高，有氧代谢率高，因此抗疲劳能力好，而骨骼肌细胞含两种纤维：Ⅰ类肌纤维具有与心肌相类似的特点；Ⅱ类肌纤维线粒体含量少，肌红蛋白不多，能量主要来自无氧酵解，因此易疲劳。骨骼肌与心肌另一个不同点是兴奋收缩特点不同。心肌纤维末端分叉与相邻心肌连接，而且纤维间有闰盘结构，使心肌构成三维空间结构的合胞体。一旦兴奋达到阈值，整个心脏就会产生一个持续约300毫秒的收缩，完成射血动作。骨骼肌纤维相互平行排列，兴奋传导互相绝缘，且构成骨骼肌的每个运动单位的兴奋阈值不同，因此在单脉冲刺激下，只有部分纤维产生一个无生理作用的抽动。只有在连续串脉冲作用下，使骨骼肌单收缩在强度和时间上进行叠加，才能产生有效的收缩。根据以上原理，动力性心肌成形术要能起心脏收缩辅助作用：①必须对骨骼肌进行预训练。②要采用能发出串脉冲的特殊骨骼肌刺激器。

Coapsys 瓣环成形系统 为功能性二尖瓣关闭不全的治疗提供新的选择。其经过大量的动物和人离体心脏的实验，于 2004 年开始了临床研究。其瓣环成形系统的工作原理是通过在左室表面放置两个小垫，然后在超声引导下逐步拉紧两者之间内置于心内左室乳头肌水平的一条坚韧的聚乙烯线，从而使二尖瓣下左室壁距离缩短，达到闭拢二尖瓣的效果（图 2）。正是由于该技术可在介入或非体外循环下操作，对患者的手术创伤较小，使其治疗某些合适的重度心力衰竭的二尖瓣关闭不全患者成为可能，如扩张型心肌病或缺血性心肌病的二尖瓣关闭不全。

心脏移植患者的辅助治疗手段，均存在着各自的问题，如技术欠成熟，风险大，死亡率高，或本身正处于研究阶段。但这些治疗手段为延长受者等待时间、缓解供者紧张局面，提供了有益的尝试。

（孟　旭　贾一新）

xīnzàng yízhí shùqián zhǔnbèi

心脏移植术前准备（preparation of heart transplant） 对等待心脏移植的候选者术前实施的一系列处理措施。适合进行心脏移植的患者手术前都存在严重的心

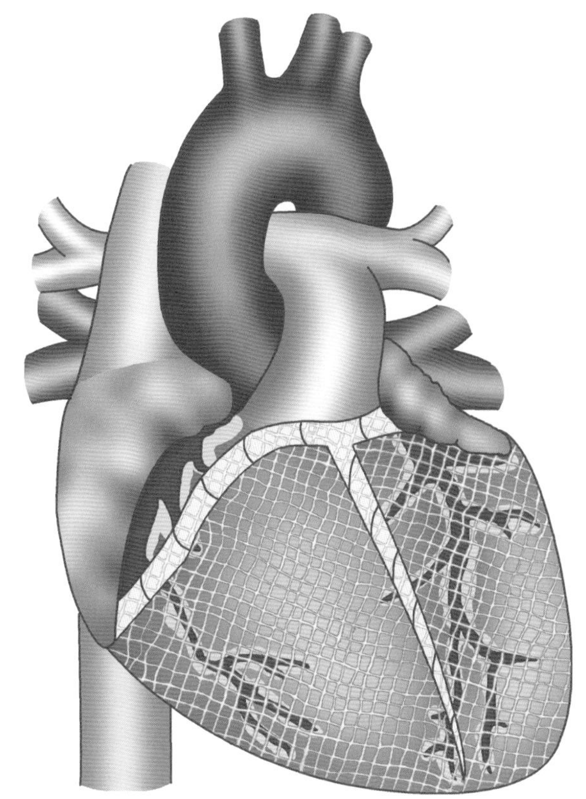

图 1　Cor-Cap 心脏辅助装置技术

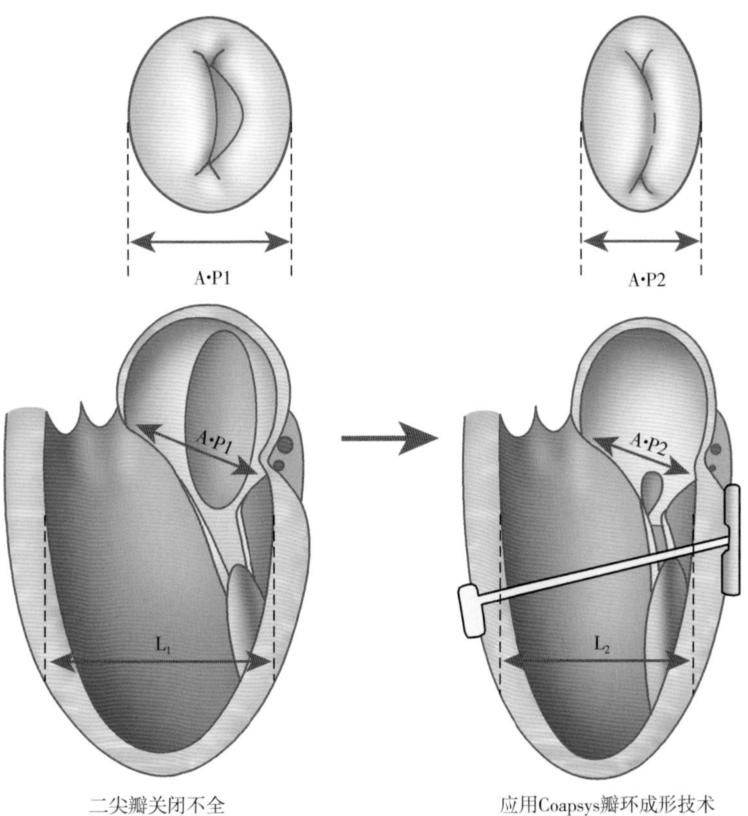

图 2　Coapsys 瓣环成形技术

力衰竭和/或恶性心律失常，对于这些患者的术前维持治疗是艰巨、极富挑战性而又极其重要的。不断创新的药物、医疗器械以及医疗理念竭力使这些患者能够存活，并以较好的状态等待合适的供者心脏出现。强调的心力衰竭的规范化治疗，应是系统、完善、科学的，经缜密设计的大型临床实验证实可以减少心力衰竭恶化危险性，并改善症状和尽可能长的维持生命。

一般治疗和管理 ①休息：准备进行心脏移植的患者通常心力衰竭严重，应严格卧床休息，可给予患者镇静剂，如地西泮口服或者肌内注射。尤其在临近手术时，患者焦虑不安，可以使心力衰竭加重，应使患者增强信心，并得到家属全力支持。患者在术前达到生活基本自理，排痰有力，营养适中，思想放松，可大大提高手术成功率。②间断低流量吸氧：心力衰竭的患者，氧的吸入、利用受到阻碍，引起体内多个器官处于缺氧状态，从而影响新陈代谢。低流量吸氧可显著降低慢性充血性心力衰竭患者的心率，改善心力衰竭临床症状。③饮食：尽量少量多餐，食高热量饮食，避免饱餐，增加心脏负担，通常暴食即可引起心力衰竭。在保证电解质正常的条件下，应限制钠盐摄入量，中重度心力衰竭患者一般每天摄入钠0.5~1.0g（相当于食盐1.0~2.5g）。④心理治疗：医护人员及患者家属应对患者的心理状态有较清楚地掌握，关心、鼓励患者应对疾病，也可请成功的心脏移植受者与其对话，增强其信心。

药物治疗 包括以下几种。

利尿剂 是治疗心力衰竭的有效药物，在心力衰竭治疗中起关键作用，这是因为与任何其他治疗心力衰竭的药物相比，利尿剂能更快的缓解心力衰竭症状，使肺水肿和外周水肿在数小时或数天内消退；在治疗心力衰竭的药物中，利尿剂是唯一能够最充分控制心力衰竭液体潴留的药物；合理使用利尿剂是采用其他药物治疗心力衰竭的基础。但是，利尿剂不能单独用于心力衰竭的治疗。即使利尿剂可以有效地控制症状和体液潴留，单独使用利尿剂不可能保持心力衰竭患者的长期稳定。而联合应用利尿剂和地高辛、血管紧张素转换酶抑制剂（ACEI）和β受体阻断剂可以减小临床失代偿的危险。利尿剂可作用于肾单位的各个不同部位，促进钠和水分排泄，使有效血容量减少，从而降低心脏前负荷，改善心脏功能。常用的利尿剂有以下几种。①噻嗪类利尿剂：主要作用于远曲小管，抑制 Cl^- 和 Na^+重吸收，同时 K^+及 H_2O 从尿中大量排出。氢氯噻嗪口服，采用隔天给药方法效果比较好。长期服用可以引起低钠、低氯和低钾血症。同时使用强心苷时要注意补充钾盐。肾功能不全的患者使用噻嗪类利尿剂可能进一步减少肾小球滤过率，导致高尿酸血症、高血糖、高脂血症等。②潴钾类利尿剂：螺内酯和氨苯蝶啶，可以与噻嗪类利尿剂合用。减少钾离子排出。螺内酯为醛固酮拮抗药，可拮抗醛固酮对心脏的不良作用。醛固酮可以促进血管和心肌纤维化，钾和镁丢失，激活交感神经系统，抑制副交感神经系统及减弱压力感受器功能。螺内酯作用于集合管，增加 Na^+排出，减少 K^+和 Cl^-排出。长期使用可导致高钾血症。氨苯蝶啶无须通过拮抗醛固酮而发挥利尿作用。③袢利尿剂：作用于肾小管袢的升支，抑制 Cl^-和 Na^+重吸收。其利尿作用极强，持续时间短暂，作用迅速，有尿液浓缩作用。呋塞米最为常用。大剂量应用本药物可以引起血容量减少、低血压，严重者引起休克。用药方法根据病情决定，常为每周2~3次或者隔天服用，以免引起电解质紊乱。如果心力衰竭起病急而且严重，可以给予呋塞米静脉注射。必要时可加用氨茶碱、维生素C合用，利尿效果更强。新型的袢利尿剂托拉塞米作用于肾小管髓袢升支粗段及远曲小管，抑制 Na^+-K^+-Cl^- 协同转运载体系统对 Na^+、K^+和 Cl^-的重吸收，使尿中钠、氯和水的排泄增加，发挥利尿作用；其可以抑制前列腺素分解酶活性，增加血浆中 PGE_2、PGI_2 浓度，竞争性拮抗 TXA_2、TXB_2 的缩血管作用；其还具有抑制肾小管细胞胞质中醛固酮与受体的结合，降低醛固酮活性的作用。其利尿作用较呋塞米更强，且不易引起低钾血症。

对等待心脏移植的终末期心脏病患者因为心力衰竭及水钠潴留，可以加大利尿药物的使用剂量，可采用噻嗪类利尿剂和潴钾利尿剂合用，以便减少 K^+和 Mg^{2+}丢失。长时间大剂量应用利尿剂物要定期检查患者血清各种电解质，详细记录每天尿量，及时补充钾盐，避免发生低钾血症。同时还应注意严重低钠、低氯血症的发生。肾功能减退的患者在服用潴钾利尿时要注意避免发生高钾血症。头孢菌素可增加呋塞米的肾毒性。

血管扩张剂 可降低心脏前和/或后负荷。扩张静脉血管，减少回心血量，使左心室和右心室舒张末期容量及压力降低，心肌

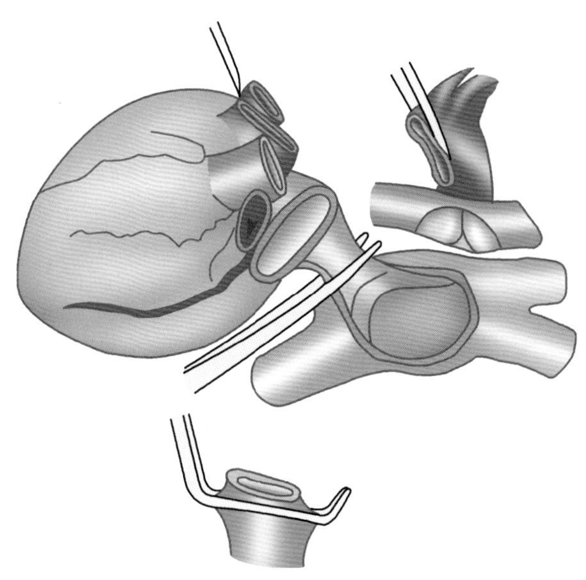

图 2　切取供心

打开胸膜腔，可使血液及冰屑等流入胸腔，利于手术视野显露。④切取心脏时避免误伤冠状动脉及右心房。

（孟　旭　贾一新）

gōngxīn bǎocún

供心保存（donor heart preservation）　供移植的心脏切取直至植入受者，血流开放以前的缺血期间保护心肌活性的方法。心脏移植手术的成功与否，供心保护是重要步骤之一。良好的供心不仅能够保持术后良好的心功能、减少手术死亡率，而且还增加供者获取区域的半径、扩大供心来源，以挽救更多终末期心脏病患者的生命。供心的保护原则是保护心肌正常结构、降低能量消耗和适当补充能量，其主要方法则包括低温和心肌保存液的使用。低温能有效减慢细胞代谢速度，而心肌保存液中的离子成分则可以导致细胞电生理活动的快速停止。低温通常是指供心保存在0~4℃的低温环境中。心肌保存液的组成主要依据以下三个基本原则：①低温。②提供物理和生化环境，在低温代谢减慢时保持组织结构的完整性。③减轻再灌注损伤。保存液中的离子成分主要是通过降低跨膜梯度导致心肌细胞膜快速去极化。这导致了心脏的电和机械活动的终止。相应的就减少了因离子浓度下降的细胞内离子向细胞外流动。供心保存的具体措施包括：使用高钾使心脏迅速停搏，减少能量消耗；同时供心表面加冰屑，保存液预先制冷，快速降低心肌温度，降低心肌代谢，保存心肌的能量储备；提供氧和能量底物。供者心脏的冷缺血安全时限为 6 小时。移植器官的缺血时间与受者的安全呈负相关。供心在移植过程的所有阶段都不同程度受损。与手术后心功能障碍相关的因素包括不理想的供者处理、低温、缺血再灌注损伤和能量储备耗竭等。绝大多数单位采用的是心脏灌注停搏后保存液冲洗、浸泡，继而恒定低温保存（或因时间较长而再次灌注）的方法。全世界至少有 100 种不同的心肌保护液。所有的心肌保护液互相比较并没有显著的优势或差别。对于保护液和保存方法的深入研究仍将继续，有助于增加供者器官的应用。

保存液　心肌保护液内含有很多药物添加剂，包括酶作用底物、抗氧化剂、能量剂、甘露醇、乳糖醛酸盐、棉子糖和氨基酸等。这些药物的应用是基于对冷缺血和缺血再灌注损伤的认识，防止缺血时高能磷酸盐蓄积、防止氧自由基和中性粒细胞对心肌的损害，减轻酸中毒，提供心肌能量等。常用的心肌保护液种类很多，这些心肌保护液按其主要成分不同可分为细胞内液型和细胞外液型。模仿细胞内离子环境的保存液被称为细胞内液型，相似于细胞外液离子浓度的保存液称为细胞外液型。细胞内液型保存液 Na^+浓度小于 70mmol/L，K^+浓度为 30~125mmol/L。细胞外液型保存液一般 Na^+ 浓度大于或等于 70mmol/L，K^+浓度为 5~30mmol/L。细胞内液型保存液的优点是能够快使心脏停止机械活动，并且较少产生细胞内水肿。常用的细胞内液主要有威斯康星大学液（UW 液）和组氨酸-色氨酸-酮戊二酸盐液（HTK 液）；而 St. Thomas 液（STH 液）和施尔生液（Celsior solution）则属于细胞外液型。UW 液主要特点是高钾（K^+ 125mmol/L），其他成分包括乳酸醛糖、磷酸缓冲液、谷胱甘肽和腺苷等。由于乳糖醛酸是大分子物质，与其他不渗透成分磷酸、木棉糖等一起能有效抑制低温状态下心肌细胞肿胀，维持组织内环境 pH 稳定，并防止心肌细胞内酸中毒。谷胱甘肽则可以抑制缺血再灌注时的氧化催化能力，使细胞恢复正常代谢，减轻供心的缺血再灌注损伤。保存液中的腺苷可为心肌细胞提供腺苷三磷酸

（ATP）的底物，在再灌注损伤的修复和激活能量利用方面起重要作用。此外，UW 液中还有其他一些重要成分，如羟乙基淀粉、别嘌呤醇、地塞米松等，也起到保护心肌细胞的作用。但是，有文献报道 UW 液的高钾和高黏滞性可能会对供心血管内皮细胞造成损害。HTK 液中 K^+ 浓度为 10mmol/L。因此，又称低钾型细胞内液型保存液，其最突出的特点是具有很强缓冲能力的组氨酸/组氨酸盐酸缓冲系统。而且，由于其黏度较低，更易于扩散至组织间隙，也易于在短时间内使器官降温。此外，HTK 液在保护冠状动脉血管内皮细胞功能上效果优于 UW 液。但是，HTK 液中较低的钾离子浓度虽然可以减少对心肌及冠脉内皮细胞的损伤，减少心肌对高能磷酸盐的消耗，但诱导心脏停搏效果不如 UW 液迅速，可能加重心肌损伤和减少心肌细胞的能量储备。St. Thomas 液是一种细胞外液，主要成分是高钾，使得心肌快速停搏，再辅以低温，达到心肌保护的作用。但高钾在诱导心脏停搏时，细胞内、外离子浓度会发生改变，导致心肌细胞膜上的钙通道开放，引起钙内流。细胞内钙离子浓度的增加容易产生术后心律失常、缺血再灌注损伤及心肌细胞水肿等不良后果。因此，对于较长缺血时间的供心，高钾性心肌保护液的作用是有限的。

低温静置保存法 该方法即先在主动脉根部灌注冷心脏停搏液使心脏停搏，然后将供心浸泡于4℃保存液中，在低温低代谢状况下进行心脏保存直至移植入受者内。该方法简单、经济、安全，是临床最常用的心脏保存方法。低温虽然降低了细胞内各种生物酶的活性，减慢了代谢的速度和能量消耗，但低温静置保存破坏了正常生理状态，也对器官造成一定损害：①细胞膜通透性增加，引起细胞水肿。②血红蛋白氧离曲线左移，无氧代谢增加，导致细胞内酸中毒。③细胞内线粒体破坏，ATP 酶功能异常，细胞能量代谢受损。④细胞内氧自由基大量生成，钙离子内流，引起细胞内钙超载。⑤血管内皮细胞损伤。这些损害因素的持续存在，限制了心脏的保存时间。利用低温静置保存技术，国际公认的供心安全保存时间为 6 小时。为了突破这个限制，促使人们不断探索新的保存技术，以延长保存时间。

持续低流量灌注 心脏在低温保存过程中，以较低的流速持续灌注心肌保存液。与单纯低温静置保存相比，持续低流量灌注更符合生理状态，在持续灌注过程中，保存液中的能量成分提供代谢需要的底物，缓冲成分将酸性代谢产物中和，非渗透成分防止组织间隙水肿。但该方法的缺点是需要特殊设备，操作复杂，费用较高，实际应用受到一定的限制。此外，该方法可能造成血管内膜损伤及长时间灌注致组织间隙水肿，压迫毛细血管，进而使灌注液分布不均匀，造成组织灌注不良，而且还需要加入氧自由基清除剂，以防止有氧环境产生的自由基损伤。

器官维护系统 采用全新概念，使待移植心脏在运输途中在无菌环境内正常工作内设多条管道，分别与待移植的供心的主动脉、肺动脉和左心房连接，且始终使心脏处于体温环境下，持续稳定地为心脏提供富含氧气和养料的新鲜血液，并可根据需要往血液内添加药品，尽可能模拟人体的功能，心脏仍在体外搏动使器官能在体外照常运作，并且，器官的生命状态每时每刻都在监控中，系统的无线监视器可以向医师提供许多重要参数，如主动脉血压、心率、冠状动脉血流以及血液温度等。从而使心脏体外存活时间达到 12 小时。不同于传统的冷藏方式，此前，从捐献者体内取出的待移植心脏必须在 4 小时内移植给接受者。该技术还能增加可用捐献心脏的数量，因为它能让已经出现血液循环死亡的捐献者的心脏重新复苏。如果仅对于短时间内（4～6 小时）保存供心，传统的低温静态保存方法的效果与 TransMedics 器官维护系统不相上下，但后者能从检测指标识别出异常心脏，从而避免不理想器官被移植给接受者。

（朱学海）

shòuzhě xīnzàng qiēchúshù

受者心脏切除术（recipient cardiectomy） 在原位移植心脏前将受者病心切除的手术。确认切取的供心适合移植后，根据供心切取组与移植手术组之间的联系确定受者心脏切除术开始时间。

手术方式 受者仰卧位，气管插管，置入桡动脉测压管、中心静脉管和斯旺－甘兹（Swan-Ganz）导管。常规消毒铺巾。对受者开始施行麻醉。麻醉诱导通常应用大剂量的镇静剂，因患者心功能较差，正性肌力药物、血管活性药物和麻醉药物应同时持续给予，以免麻醉期间发生低血压等意外。取胸骨正中切口，剪开心包悬吊，充分暴露心脏，全身肝素化后建立体外循环，供心到达约 10 分钟前，开始体外循环转流，全身降温至 28～30℃，上、下腔静脉分别阻断，阻断主动脉。其中，升主动脉插管应尽量置于远端，上腔静脉插管也应采用直角插管，并尽量远离。游离主肺动脉间隔，上、下腔静脉分别套带。各种心脏移植植入法在切除范围上略有不同。①标准法原位移植切除病心术：保留受者的大部分的右心房和左心房后壁，即从右心耳根部开始，沿房室沟，切开房间隔中部，切开左房顶部，到达左心耳根部。大血管在半月板稍上的水平横断。②全心脏法原位移植切除病心术：先按标准法先按标准法切除受者心脏，然后切除大部分右心房，只保留上、下腔静脉入右心房的开口，再切除大部分左心房，只分别保留右上、下肺静脉汇合的袖状开口和左上、下肺静脉汇合的袖状开口。③双腔法原位移植切除病心术：从右侧冠状沟（房室沟）开始，上、下腔静脉保留同全心脏法，左心房保留同标准（图1）。

（孟　旭　贾一新）

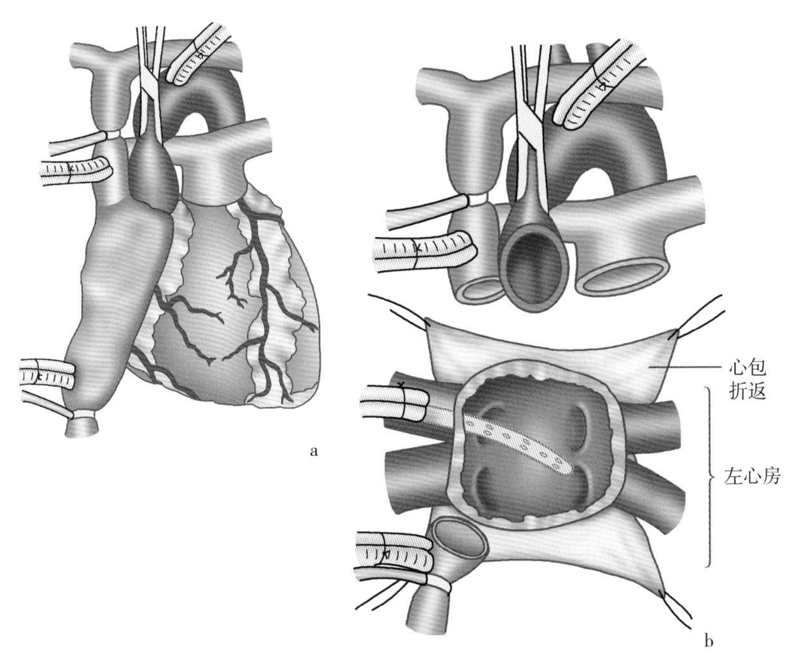

a. 受者病心；b. 受者病心切除后准备植入供心。

图1　双腔法原位移植病心切除

yuánwèi xīnzàng yízhí

原位心脏移植（orthotopic heart transplantation）　切除受者的心脏后在原位植入供者心脏的手术。临床应用的原位植入的手术方法有三种，即标准法（双房吻合）、全心脏法和双腔静脉（双腔静脉吻合）法。由于传统的标准法可导致三尖瓣反流进行性加重、窦房结功能不全和房性心律失常，已经逐渐被双腔法所替代。双腔法以其显著的优势特点得到了更广泛的采用，标准法仍有选择的应用，全心脏法较少应用。

标准法心脏原位移植　由美国斯坦福大学沙姆韦（Shumway）和洛厄（Lower）在1960年创建。在心脏移植的早期阶段得到普遍应用。它包括四个吻合步骤，即左心房→右心房→肺动脉→主动脉。阻断升主动脉并切除心脏（见供者心脏切取术）。

受者准备　按心脏手术的常规准备以外，在麻醉诱导后，经左颈内静脉放置大口径三腔静脉导管。右颈内静脉应尽可能不作操作，以备将来心内膜心肌活检（endomyocardial biopsy，EMB）所需。气管插管后，经食管放入超声心动图探头，为移植心复跳之后监测心腔内排气和评估心脏功能做准备。正中切口开胸显露心脏。若供者心脏即将到来，游离上、下腔静脉及升主动脉并插管建立体外循环。余下的时间充分游离毗邻组织。

供心修整　在移植前手术后台修整供者心脏，在左、右肺动脉分叉后方游离左房顶，如不需额外的肺动脉血管重建，游离主动脉及肺动脉间隔至左、右肺动脉分叉近端即可。沿肺静脉切开，在肺静脉开口建立供心左房袖口。通过下腔静脉切口从下腔静脉开口开始沿房室沟和房间沟的中线至右心耳基底部，切线长度约与房室间沟和界沟等长。

左心房吻合　左房吻合从受者切除的左心耳左上肺静脉水平处，以双头缝线进针，在供心相应地左心耳水平缝出以定点，将供心降到受者的心包腔内。缝线的一支沿着左房外侧壁顺时针方向连续缝合左房；另一支沿左心房顶部向下逆时针方向连续缝合左心房壁，绕左房缝合1周后，两支缝线在房间隔中部相遇时打结。通过左心房直接放入或者通过左上肺静脉放入左心引流管。关闭左心房之前用盐水充满左心房并膨肺，尽可能地排除左房内的空气。

右心房吻合　将左心房已吻合好的心脏摆到接近正常位，用3-0的聚丙烯双头针线从房间隔内壁下部的末端开始，线的一支向上沿心房的上缘将右房的左缘和受者房间隔连续缝合，再经房顶向下转到右心房外侧壁；缝合线

的另一支向下沿下腔静脉口转到心房的外侧壁连续缝合供者、受者的右心房外侧壁，两支缝线终端在心房外侧壁中部的位置相遇并打结。

肺动脉吻合　修剪主动脉和肺动脉于合适的长度，用 4-0 的聚丙烯线从后壁开始再转到前壁连续外翻缝合肺动脉壁，肺动脉吻合完成后松开静脉套带，使血液进入心脏，以驱赶左心系统内的空气。主动脉的吻合基本同肺动脉的方法，由后壁开始到主动脉前壁连续外翻缝合动脉壁。升主动脉根部放置排气针，或采用内引流的方法，规律地挤压心脏并膨肺，以排除心内的空气。

主动脉吻合　主动脉的吻合基本同肺动脉的方法。由后壁开始到前壁连续外翻缝合主动脉壁，撤除引流管完成心脏移植。开放主动脉阻断钳，并给予甲泼尼龙，并可给予正性肌力药物多巴酚丁胺或者肾上腺素泵入提高心输出量，使心肌收缩有力，并将心率控制在 90～110 次/分钟。心跳有力后，可停止体外循环，拔除插管。彻底止血，闭合心包，若心包腔过大，则可切除部分心包后闭合，以免术后反复心包积液。心包腔和胸骨后置管引流，逐层关胸。也可以为了减短阻断时间，先行主动脉吻合，开放复跳后完成肺动脉吻合。其手术方法简单、快速，吻合确切，较少出现吻合口漏血，但也存在一些不足之处：①受者术后存在两个窦房结，受者心房的收缩与供心心房、心室的收缩完全不同步，易引发心律失常和房室瓣的反流。②受者术后的右心房与左心房均扩大了近一倍，血液容易形成湍流，特别是在心房重叠吻合的部位存在血栓形成的风险。

双腔静脉原位心脏移植（BOTH）　由 1991 年由德雷富斯（Dreyfus）等首先进行了临床双腔静脉法应用报道。此后，一些研究显示标准法原位心脏移植术式因心房异常影响心室充盈，容易导致三尖瓣关闭不全和二尖瓣关闭不全，双腔静脉术式结合了标准法和全心脏法的优点，即使心脏仅有一个窦房结，避免了心律失常和房室瓣反流，操作上又比全心脏法简单、快速，吻合确实，止血容易。而这些并发症可在应用有所减少。在国内心脏移植中心，除婴儿和儿童心脏移植外，基本选择双腔静脉吻合法。

受者准备　在建立体外循环后，阻断升主动脉。将下腔静脉和右下肺静脉之间的心包反折部位充分打开。游离上腔静脉与右心房交界处，并将上腔静脉横断，同时需注意避免损伤邻近的膈神经。通过肺静脉前方进入左心房。左房切口范围上至上腔静脉，下至下腔静脉。在右心房与上腔静脉连接处的心房侧，将右心房分离 1～2cm，以便留下较宽大的套袖状右房壁用于吻合。在右下肺动脉部位进行下腔静脉和右心房残余部分的游离，将下腔静脉入右房处向上游离 2～3cm，分离右心房并将其横断，留下一个较大的套袖状右心房更利于与供心吻合。

供心修整　按常规方法准备供心的左心房。不在右房上做任何切口。通过下腔静脉口对房间隔进行检查，以发现是否有卵圆孔未闭。通常保留供心较长的上腔静脉以便于做双腔静脉吻合。主动脉和肺动脉的准备同标准法原位移植供心的修整。

供心植入　双腔法须完成 5 个吻合口，即 4 个肺静脉共同的左房后壁开口→下腔静脉→上腔静脉→主动脉→肺动脉。左心房吻合同标准法原位移植（图 1）。值得注意的是，双腔静脉法因保留了房间隔，使左心房开口较标准法原位心脏移植时更大。在供心较小且需同时获取双肺时，留给供心左心房开口的周长可能比受者左心房短，此时有必要扩大切口至左心耳以便弥补。通常在左心房吻合后吻合下腔静脉。通常在复温期吻合上腔静脉（在肺动脉吻合之前），此时移植心再灌注后开始跳动。修剪供受者的上腔静脉并避免过长，连续吻合供受者上腔静脉。手术操作其他步骤同标准法原位移植，完成双腔静脉原位心脏移植（图 2）。

全心脏原位移植（TOHT）

全心脏法于 1991 年由赖茨（Reitz）等提出。其与标准法的不同之处在于切除了受者绝大部分的左、右心房，只保留了上、下腔静脉入口和左、右肺静脉分别的袖状开口。此手术方法避免了标准法的不完善之处，需要做左、右肺静脉，上、下腔静脉，肺动脉和主动脉共 6 个吻合口，将供心的左肺上、下和右肺上、下静脉修剪成共同开口，并尽可能长地保留上、下腔静脉。操作略显复杂和耗时，且一旦出现吻合口后壁漏血，止血非常困难。全心脏法较少应用。

在某些特殊或少见的情况如各种先天性心脏病、右位心的受者，存在心房、心室或大血管转位，或曾经行姑息性手术者，其手术技术的关键在于完整地切除受者心脏，同时又保留足够的组织进行吻合，必要时保留供者的大血管节段甚至人工血管来进行最优化的重建。

（孟　旭　贾一新）

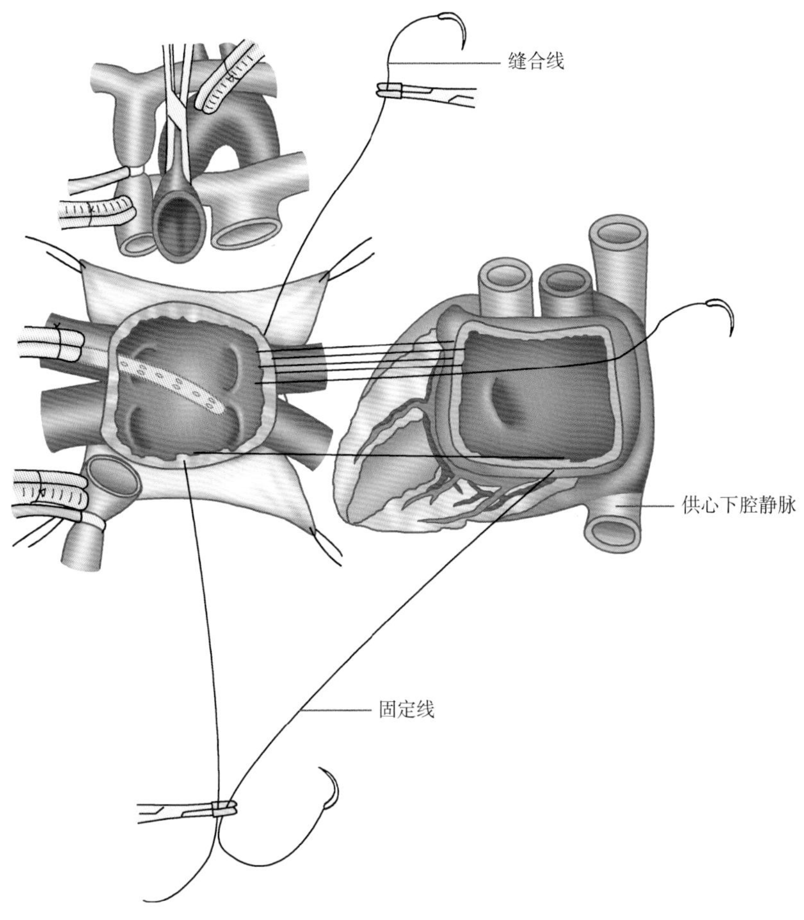

图 1　切除受者心脏切除后准备为双腔法原位植入心脏（左心房吻合）

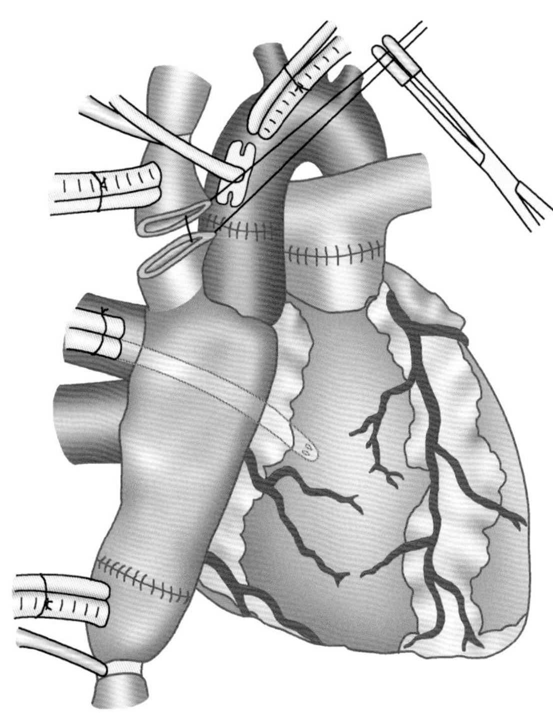
图 2　双腔法原位心脏移植手术完成

értóng xīnzàng yízhí

儿童心脏移植（pediatric heart transplantation）　儿童因各种原因导致的心力衰竭接受心脏植入的手术。随着外科技术的改进和免疫抑制药物的发展，20 世纪 90 年代开始心脏移植已成为治疗儿童终末期心脏病的常规手段。

发展历程　1967 年南非的巴纳德（Barnard）完成世界上首例临床心脏移植。仅 3 天后美国坎特罗威茨（Kantrowitz）在纽约首次尝试新生儿心脏移植，但仅存活了 6 个半小时。随后的 16 年里成人心脏移植不断发展成熟，而直到 1984 年，新生儿心脏移植先后在英国伦敦和美国加利福尼亚州再次尝试，但分别只存活了 28 天和 20 天。直到 20 世纪 80 年代中期，儿童心脏移植才真正获得成功。1985 年 11 月 15 日由贝利（Bailey）在美国诺马琳达（Loma Linda）医学中心为 1 例出生 4 天患先天性左心发育不良综合征（hypoplastic left heart syndrome，HLHS）的新生儿施行了世界首例成功的婴幼儿心脏移植，到 2011 年已经存活 25 年。美国诺马琳达医学中心的成功推动了儿童心脏移植发展。历经半个多世纪的发展，据国际心肺移植协会（international society of heart and lung transplantantion，ISHLT）注册统计，2006~2016 年的 10 年，每年全球儿童心脏移植数量超过 500 例，截至 2016 年 6 月 30 日，儿童心脏移植总量达 13 943 例，术后 1，5，10 和 15 年存活率分别为 84.64%，73.89%，62.46% 和 52.13%。儿童心脏移植相比于成人可获得更好的预后，移植后的生存期一般可超过 20 年。

中国儿童心脏移植由于供者来源的原因，起步远远晚于成年心脏移植。2015 年 1 月 1 日起，中国移植器官完全来自公民自愿捐献，儿童供心才成为可能，随后儿童心脏移植发展迅速。至 2017 年 12 月注册登记儿童心脏移植总共 127 例，同国际儿童心脏移植比较，中国儿童心脏移植占总体心脏移植的比例低于国际（5.16%vs 13.48%）。心脏供者短缺不是中国儿童心脏移植发展的最大限制因素，限制中国儿童心脏移植的主要是人们对心脏移植的认识不足及经济条件制约，相比成人，中国儿童更加缺乏医疗保障。中国脑死亡器官捐献虽然明显低于国际（23%vs 90%），但是巨大的人口基数弥补了这个缺陷。儿童器官捐献虽然较少，但是愿意接受心脏移植的更少。统计下来仍然是儿童供心弃用较多。国际供心冷缺血时间 3.5～3.7 小时，中国近 1/3 供者冷缺血时间大于 6 小时。国际上移植术前 25%左右患儿接受过体外膜肺氧合（extracorporeal membrane oxygenation，ECMO）或心室辅助装置，而中国主动脉内球囊反搏（intra-aortic balloon pump，IABP）及 ECMO 是常用的移植术前、术后心功能辅助装置。2018 年起在北京阜外医院开始报道多例成功的国产左室辅助装置长时间替代心脏功能。随着 2015 年以来中国心脏移植成倍发展，中国儿童心脏移植与国际相比差距明显缩小，手术成功率超过 95%，受者存活率及生活质量比较满意，长期存活率还需要时间的检验。随着中国器官捐献与移植模式及管理理念与国际接轨，中国经济进一步发展和医疗保健政策改革，相信在不远的将来中国儿童心脏移植将达到国际先进水平。

适应证 儿童心脏移植适应证和成人区别较大，主要是各种难以矫正的先天性心脏病和心肌病，其比重表现出明显的年龄差异（表 1）。先天性心脏病心脏移植婴幼儿所占比例高，随着年龄增长逐渐减少；而心肌病随着年龄增大所占比例逐渐增加。此外，随着年龄增大再次心脏移植的比例也增加。

在中国复杂先天性心脏病疾病主要治疗手段是常规手术，心脏移植由于供者限制，世俗观念，免疫抑制剂和手术风险和高额费用，通常是最后的选择。随着心脏外科手术技术的发展，以及先天性心脏病纠正手术后疗效的改善，产生了肺动脉下心室旷置术［房坦（Fontan）手术］等经典矫治手术，大大提高了复杂先心患儿生存率，但对于复杂先心难以矫治的患儿或者手术无法根治的先心病，心脏移植仍是最终治疗方法。先天性心脏病仍然是婴儿期心脏移植最常见的适应证。对于某些解剖特征高危的畸形，可以考虑心脏移植作为主要治疗手段，如：①单侧心室畸形。最常见的是先天性左心发育不良综合征（hypoplastic left heart syndrome，HLHS），心室功能低下以及严重的房室瓣膜功能不全。②肺动脉闭锁合并室间隔缺损（pulmonary atresia with ventricular septal defect，PA-VSD）、伴有多个冠状-右室窦样结构、合并严重的近端冠状动脉狭窄或闭塞。这样的患儿估计在 6 个月内死亡率超过 90%。③新生儿埃布斯坦（Ebstein）畸形，即三尖瓣下移畸形，常合并左室功能障碍。心脏明显增大，严重三尖瓣功能不全右室功能减退，顺行血流缓慢进入肺动脉主干，预后差。虽然通常采用姑息性手术如斯塔恩斯（Starnes）手术治疗，但也有少数几种特别是高危病例可考虑心脏移植。先天性心脏病的移植手术仍低于心肌病，需先进行房坦（Fontan）手术治疗是移植手术主要的风险因素。此外，儿童心脏移植适应证还包括：严重的心室功能障碍，严重的房室瓣畸形，有选择性地推荐婴儿期心功能不全合并冠状动脉闭塞异常，尤其是生理上的单心室。候诊死亡率最高的仍然是先前接受姑息性手术的婴儿和失败的房坦（Fontan）手术，两者因为病情危重，在等待移植时有可能需要选择有效的机械循环支持。

供者与受者选择 供者缺乏尤其是儿童供者的缺乏使得 17%～25%的儿童在等待心脏移植的过程中死亡。供受者体重比一般维持在 1.0～1.5。小于 4 岁受者多接受儿童供者；4～10 岁视情况可以接受 16 岁以内小体重（尤其是女性）供心，尤其是扩张型心肌病患儿，武汉同济医院心肺移植中心有过多例小于 10 岁患儿

表 1 儿童各年龄组心脏移植适应证百分比

年龄组	先天性心脏病	心肌病	其他心脏病	再次移植
<1 岁	55%	37%	7%	0.3%
1～5 岁	41%	44%	12%	2.8%
6～10 岁	35%	43%	16%	7%
11～17 岁	23%	54%	16%	8%

注：ISHLT 统计（2009 年 6 月至 2016 年 6 月）。

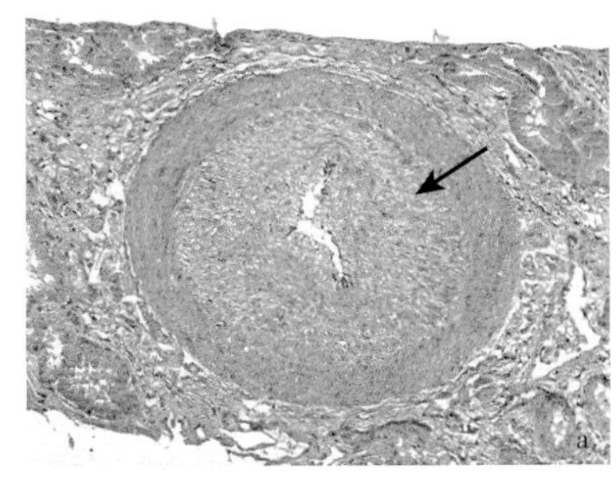
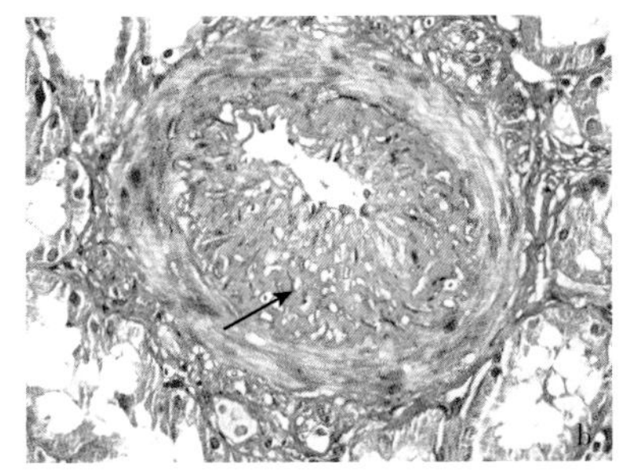

a. 动脉血管分支的内膜增厚致管腔明显狭窄（↑），HE 染色×200；b. 动脉血管内膜显著增厚（↑）致管腔明显狭窄，马森（Masson）染色×200。

图 1 慢性移植物动脉血管病

斥反应分为预防排斥反应和治疗排斥反应两个大阶段。在预防排斥反应又分为诱导治疗和预防用药，治疗排斥反应分为治疗急性排斥反应和控制慢性排斥反应。

诱导治疗 诱导治疗有多种单克隆抗体，近年来大部分心脏移植中心诱导治疗都采用巴利昔单抗。手术当天移植心复跳，体外循环停机，止血彻底后，静脉注射 20mg，手术后第 4 天再次静脉注射 20mg。

维持期免疫抑制治疗 目的是预防免疫排斥反应，同时最大程度地减少感染和癌症的风险。心脏移植最常用的免疫抑制方案仍是所谓的三联疗法，即包括以下三类药的组合：钙调磷酸酶抑制剂（CNI）包括环孢素 A（CsA）或他克莫司（Tac）；增生抑制剂包括吗替麦考酚酯（MMF）或硫唑嘌呤（Aza）；糖皮制皮质类固醇激素包括泼尼松或泼尼松龙。

钙调磷酸酶抑制剂 美国和欧洲的两个前瞻性、多中心随机临床试验比较了 Tac 或 CsA 与 Aza 和糖皮质类固醇激素合用在心脏移植中的作用，结果表明两个 CNI 在术后 1 年内对于预防排斥反应和死亡发生方面发挥着相同的作用。许多中心将 Tac 作为 CNI 在可能发生排斥反应的高危人群中的第一选择，主要认为其可以减少严重排斥反应的发生。单中心和多中心的临床试验结果一致表明 Tac 抗排斥的作用至少等于或优于 CsA，而引起高血脂、多毛和高血压的不良反应明显少于 CsA。肾功能不全的发生率两药无显著差别。而 Tac 引起的新发糖尿病和糖尿病加重的发生率略高于 CsA。在两个 CNI 中选择哪种主要是基于各中心经验和对个体疗效及不良反应的考虑。

钙调磷酸酶抑制剂使用剂量个体差异大，需要根据血药浓度监测实施个体化用药。建议常规监测 Tac 谷浓度。其治疗浓度允许范围取决于联合使用的药物、药物不良反应和移植后时间。

当 CsA 或 Tac 联合使用增生抑制剂时，CsA 或 Tac 的目标治疗谷浓度值尚未明确。当服用西罗莫司和依维莫司时，建议监测药物谷浓度。在药物调整剂量后至少连续监测 5 天，直至达到新的稳态浓度。

药代动力学和药物相互作用：对成人心脏移植受者，不论其胆固醇水平如何，指南建议在心脏移植 1~2 周后开始应用他汀类药物治疗，考虑到与 CNI 类药物的药效学相互作用及不良反应风险，他汀类药物的起始剂量应低于治疗高脂血症的推荐剂量。

吗替麦考酚酯与硫唑嘌呤 多中心、随机、双盲的硫唑嘌呤和 MMF 对照临床试验显示 MMF 能减少死亡率和移植心脏功能障碍死亡和需要再移植的时间 MMF 组显著短于硫唑嘌呤组，硫唑嘌呤组术后心衰、房性心律失常和白细胞减少症多于 MMF 组，而 MMF 组腹泻、食管炎、单纯疱疹病毒和侵犯组织的巨细胞病毒感染多于硫唑嘌呤组。MMF 预防 CAV 发生上也要优于硫唑嘌呤，大部分中心倾向使用 MMF 替代硫唑嘌呤。

西罗莫司和依维莫司 西罗莫司和依维莫司具有减少心脏移植术后急性排斥反应和 CAV 发生的作用。开放的多中心的研究比较 CsA 和糖皮质类固醇激素与西罗莫司合用比与硫唑嘌呤合用术后发生排斥反应发生率和程度相对要低。同时联合应用的免疫抑制剂依维莫司与硫唑嘌呤合用比依维莫司与 MMF 合用对延缓 CAV 发展及降低炎性标志物更加有效。

糖皮质类固醇激素 糖皮质类固醇激素的维持治疗常用的两种方案包括早期和晚期激素撤除方案。早期糖皮质撤除方案是指采用巴利昔单抗或抗胸腺细胞球蛋白（anti-thymocyte globulin，ATG）诱导治疗的心脏移植受者在术后 1 个月内撤除糖皮质类固醇激素。临床研究表明长期撤除成功率达 48%~70%。晚期撤除方案是指心脏移植 6 个月后撤除糖皮质类固醇激素，临床研究显示其长期撤除成功率达 80%，且一般不需诱导治疗。已报道的撤除或不撤除糖皮质类固醇激素的维持免疫治疗患者的长期存活结

果不一致。术后第1年很少或没有发生过排斥的受者预示能够安全撤除激素。另外，建议糖皮质类固醇激素撤除后长期用EMB监测排斥反应。

超急性排斥反应治疗 超急性排斥反应一般发生在手术台上，一旦诊断明确，应立即开始治疗。首先采用大剂量皮质类固醇激素冲击治疗，如无效可考虑以下措施：①血浆置换。②静脉注射免疫球蛋白。③应用抗胸腺细胞抗体。④静脉注射环孢素A（CsA）或他克莫司（Tac）和吗替麦考酚酯（MMF）。⑤静脉注射正性肌力药物和缩血管药物。⑥机械循环支持。术中需获取心肌组织标本，以明确超急性排斥反应的病理诊断。如果上述措施不能促使移植心脏的功能恢复至可接受的水平，则需考虑再次紧急心脏移植。但是，在超急性排斥反应情况下行再次移植术受者死亡率很高。

急性排斥反应治疗 包括以下几方面。

有症状的急性细胞性排斥反应治疗 如果怀疑发生了有症状的急性排斥反应，需尽早行EMB。血流动力学不稳定者应在ICU治疗。无论EMB的ISHLT分级结果如何，有症状的急性细胞性排斥反应应首选静脉大剂量皮质类固醇冲击治疗。当出现血流动力学不稳定时，特别是在静脉使用大剂量皮质类固醇激素12~24小时内未见临床症状改善时，需加用抗胸腺细胞球蛋白进行治疗。根据需要，可以给予静脉正性肌力药物及缩血管药物，以维持足够的心输出量和体循环血压，直至移植心脏功能恢复。当应用大量皮质类固醇和/或加用抗胸腺细胞球蛋白进行治疗时，需预防性使用抗生素防止机会性感染。免疫抑制治疗的维持方案也应该适当调整以减少排斥反应复发的风险。调整内容包括确认受者对现有治疗方案的依从性、增加现有免疫抑制剂的剂量、增加新的或转换成其他不同的免疫抑制药物。治疗急性细胞性排斥反应的过程中需要用超声心动图监测移植心脏功能，1~2周后应再次进行EMB判断治疗效果。对于急性细胞性排斥反应级别较低，但出现血流动力学不稳定的受者，应该考虑存在抗体介导的排斥反应的可能性。

无症状的急性细胞性排斥反应治疗 对于EMB诊断的重度急性细胞性排斥反应即使没有临床症状或移植心脏功能不全的证据，也应该进行治疗。中度无症状的急性细胞性排斥反应，可选用静脉或口服皮质类固醇激素治疗。重度急性细胞性排斥反应首选静脉应用大剂量皮质类固醇激素治疗并调整免疫抑制维持治疗方案。当使用大剂量皮质类固醇和/或抗胸腺细胞抗体治疗排斥反应时，应预防性使用抗生素防治机会性感染。对中度或重度无症状急性细胞性排斥反应受者开始治疗后2~4周，也应随访EMB。无组织学好转表现的排斥反应，可考虑应用抗胸腺细胞抗体治疗。绝大多数轻度无症状细胞性排斥反应的病例无须治疗。中度无症状细胞性排斥反应受者，特别是发生在移植12个月以后的，可以不予治疗，但强烈建议严密随访监测（临床表现、心脏超声和EMB）这些未予治疗的受者。

复发或激素耐受的急性细胞性排斥反应治疗 对于复发的或激素耐受（激素负荷效果不佳）的急性细胞性排斥反应，需考虑应用抗胸腺细胞球蛋白治疗，并应重新评估和调整免疫抑制维持治疗方案。对于复发的或激素耐受的急性细胞性排斥反应受者即使持续无症状，仍建议应用超声心动图反复监测移植心脏的功能。对于此类受者也可考虑采用其他方法，包括甲氨蝶呤冲击治疗，光免疫化学疗法和全身淋巴结照射。此时，建议对EMB的病理结果进行再评估，确认是否合并抗体介导的排斥反应，并检测受者血浆内是否存在抗HLA抗体。

抗体介导排斥反应治疗 抗体介导排斥反应治疗中，用于阻断抗体介导的移植心损伤的措施有静脉大剂量皮质类固醇冲击和溶细胞免疫治疗。消除血循环中抗HLA抗体或减少其活性的措施包括：①血浆置换。②免疫吸附。③静脉注射免疫球蛋白。用于维持适当心输出量和体循环血压的方法有静脉应用正性肌力药物和缩血管药物，以及机械辅助。当怀疑抗体介导的排斥反应时，应对EMB标本进一步进行免疫组化染色，以检测补体裂解产物和可能存在的抗体。同时筛查受者血浆中是否存在抗HLA抗体，并对其进行定量和特异性检测。开始治疗1~4周后应再次进行EMB，标本仍需进行免疫组化辅助诊断。应进一步调整免疫抑制维持方案。为了减少移植心脏血管内的血栓形成可以考虑应用系统抗凝治疗。如果上述措施仍不能使心脏功能恢复至可接受的水平，可考虑急诊再次行心脏移植，但预后不佳的可能性大。

慢性排斥反应 影响移植物长期存活和导致移植物慢性失功的首要原因。因为逐渐认识到移植心慢性功能减退不仅是免疫因素导致的，非免疫因素也是重要的因素，所以更倾向把慢性排斥反应称为移植心脏血管病（cardiac allograft vasculopathy，CAV）。CAV具有远端血管弥漫性受累的特征，致使支架和血管重建效果明显差于非心脏移植患者，因此预防性治疗显得非常重要。移植前应该着重强调防止供者冠状动脉内膜损伤、缩短缺血时间和改善心肌保护。需注意控制可能的一些相关危险因素。其中免疫因素包括组织相容性抗原尽可能少错配，对急性排斥反应有效预防和及时治疗等。非免疫因素包括供者脑死亡的原因、供心缺血时间、缺血再灌注损伤、供心保存质量、巨细胞病毒感染、年龄、女性、吸烟、肥胖、高同型胱氨酸血症、高血压和缺血等。

高脂血症和胰岛素抵抗也是最重要的非免疫因素。已有几项研究表明钙通道阻滞剂、血管紧张素转换酶抑制剂（ACEI）和他汀类降脂药、西罗莫司在减少CAV发生和延缓CAV进展方面显示出疗效。不论移植受者血脂水平如何，已证实他汀类药物治疗可以减少CAV发生并改善其长期预后。因此所有心脏移植受者（包括成人和儿童）均应适用他汀类药物。CAV受者可考虑增殖信号抑制剂（PSI）依维莫司或西罗莫司替换MMF或硫唑嘌呤。心脏移植受者是否应该继续用标准剂量的阿司匹林、大剂量阿司匹林、转换阿司匹林为氯吡格雷，或不用抗血小板制剂尚不确定。成人或儿童患有CAV者均建议使用经皮冠脉介入药物洗脱支架治疗，后者可在短时间内缓解较弥漫的冠状动脉病变。对于某些经严格选择，病变适合外科血管重建治疗的心脏移植受者，可考虑行冠状动脉搭桥，对于严重CAV且无再次移植手术禁忌的受者，可考虑再次行心脏移植，但是正好有合适的供者捐献供心，而且超急性排斥反应情况下行再次移植术受者死亡率很高。

（孟　旭　贾一新）

fèi yízhí

肺移植（lung transplantation）

切除慢性肺病患者已发生不可逆损伤的肺，用另一个体一叶或数叶正常功能的肺取代的手术。肺移植是医治各种类型终末期肺部疾病的有效治疗方式。肺移植不仅可以延长患者的生存期，而且对于严重依赖氧气、日常活动能力受限的患者，移植后可明显改善其生活质量。与任何其他实体器官移植一样，肺移植的发展也由于缺乏合适的供者和可以接受的移植物而受到限制。此外，肺移植还受到早期和晚期并发症的阻碍，这些并发症包括原发性移植物失功、急性和慢性排斥反应（慢性移植肺失功）、机会性感染、恶性肿瘤以及终身免疫抑制治疗的其他副作用。肺移植包含供者捐献意愿登记、供肺获取、移植手术、术后医疗等多个过程，不仅涉及肺内科、胸外科、免疫、药理等多个临床和基础医学学科，而且涉及法学、社会学、伦理学等人文学科，需医院、社会团体、政府部门等众多机构协同完成。

发展历程　1963年美国哈迪（Hardy）首次成功实施人类肺移植，但由于免疫排斥反应比其他器官更为严重，在环孢素A（cyclosporine，CsA）问世前的40余例临床肺移植均未能长期存活。1983年加拿大多伦多大学单肺移植成功并长期存活，标志着肺移植技术正式进入临床应用阶段。截至2016年6月，在国际心肺移植学会（international society for heart and lung transplantation，ISHLT）登记的成人肺移植已总计60 107例。2015年，全球140家肺移植中心报道4 122例。国内1979年北京结核病医院辛育龄做了肺移植的尝试，随后停顿了十几年，直到1995年北京安贞医院陈玉平等左肺移植成功、1998年双肺移植成功。此后陆续有多家医院开展，2019年全年全国施行肺移植总数为499例，其中陈静瑜率领的无锡市第五人民医院和北京中日友好医院年手术量逾百例，已跻身全球5大肺移植中心。

概况　肺移植已成为治疗终末期肺病的唯一有效方法。在ISHLT登记的1995~2016年接受肺移植的54 253例受者中，慢性阻塞性肺病/肺气肿、特发性肺间质病、支气管扩张症和肺动脉高压患者约占90%。其余少见的肺病包括结节病、淋巴管肌瘤病/结节性硬化症、闭塞性细支气管炎、结缔组织病等。肺癌一般不做肺移植，因为免疫抑制可能引发残余的肿瘤细胞扩散。在中国，肺移植受者中慢性阻塞性肺病/肺气肿、支气管扩张症和尘肺病所占比例较高。近年来，肺动脉高压和肺间质病患者接受肺移植的人数也在显著增加。大多数肺移植受者可以获得长期生存。据ISHLT近20余年的病例统计，多数人存活时间可达到或超过6年，对于那些顺利度过术后第1年的人，预期增加为8.1年。具体地说，单肺移植和双肺移植受者的术后生存率在1个月时分别为93%和94%，3个月为90%和88%，1年为82%和78%，3年为69%和61%，5年为59%和48%，10年为41%和23%。影响生存的主要原因有受者年龄，供者年龄，受者肝、肾功能，供受者身高、体重的匹配程度等。

适应证 见肺移植适应证。

禁忌证 见肺移植禁忌证。

分类 按供受者种属，分为同种肺移植和异种肺移植，异种肺移植主要是用于动物实验研究。临床肺移植均指从人到人的同种肺移植。按手术方式可分为单肺移植、序贯双肺移植和肺叶移植，但心肺联合移植通常归入心脏移植。

术后并发症 初期与手术、后期与免疫抑制治疗有关。术后30天之内最常见的并发症是移植肺丧失功能、病毒或细菌引起的肺部感染，术后1年内是巨细胞病毒感染和移植肺丧失功能。1年之后，免疫抑制治疗增加了恶性肿瘤和感染的发生率，但最主要的威胁是慢性免疫排斥反应引起的闭塞性细支气管炎综合征，移植肺逐渐纤维化和萎缩，反复发生肺炎，最终完全丧失功能。

有待解决的问题 供肺短缺、术后初期的原发性移植肺功能障碍（primary graft dysfunction，PGD）和远期的慢性移植肺功能障碍（chronic lung allograft dysfunction，CLAD）是肺移植面临的三大难题。供肺主要来源是因车祸、脑血管意外等而发生脑死亡的患者捐献。由于生前和死后的一些因素，供肺常遭受一定程度的损伤，最后实际用于移植的不足20%，且其中相当一部分已接近甚至达到急性肺损伤的诊断标准，被称为边缘供肺。供肺损伤越严重，术后发生PGD的风险和严重程度则越大。尽管数十年来PGD一直是肺移植领域的研究重点，但发生机制尚不明确，也无特异性的诊断和治疗方法。严重的PGD也是发生CLAD的重要诱因之一。由于心脏死亡后捐献多于脑死亡后捐献，为解决供肺短缺，一部分经严格筛选的心脏死亡后捐献的供肺已被用于肺移植。体外肺灌流（ex vivo lung perfusion，EVLP）技术因筛选心脏死亡供肺而建，把摘取的供肺与特制的人工心肺机连接，模拟正常的呼吸和循环，以检测供肺的功能是否达标。21世纪来，EVLP已发展成为监测与治疗的一体化平台，一些严重受损的脑死亡供肺也被置于EVLP，通过治疗缓解炎症、水肿等，可显著改善供肺质量、提高供肺的利用率。在开拓供肺新来源方面，用于异种移植的基因改造动物和干细胞诱导人工肺培育技术已出现曙光。猴、猪等动物与人的组织不相容，移植给人类后会发生严重的免疫排斥反应。通过改造猪的一些基因，组织不相容性已大为降低。干细胞诱导人工肺培育技术则是采用清洗剂将大鼠肺的细胞去除，然后在残存的结缔组织支架中植入受者胚胎干细胞，培育出一个新的肺脏。因肺脏中的细胞均为受者自体细胞，免疫排斥反应也将一并解决。传统免疫抑制治疗不能完全抑制排斥反应引起的CLAD，而且增加恶性肿瘤和感染发生的机会。免疫排斥反应信号通路的研究有望提供精确治疗CLAD的靶点。

（姜格宁　王兴安）

fèi yízhí shìyìngzhèng

肺移植适应证（indication of lung transplantation） 根据世界主要肺移植中心2014年的一项共识，肺病进入终末期，若不做肺移植、预期2年内死亡的风险大于50%，若做肺移植、安全度过手术期（90天）的概率大于80%，若移植肺功能良好、术后生存期超过5年的概率大于80%，可考虑作为肺移植的候选。肺移植受者的基础疾病一般可分为四大类：阻塞性肺病、限制性肺病、感染性肺病、肺血管疾病。阻塞性肺病是因小气道病变致局部增生缩窄、气流进出肺泡腔不畅，约占36%。①最典型的是慢性阻塞性肺病（chronic obstructive pulmonary disease，COPD），各种原因引起的末端细支气管炎症和黏液分泌影响气流通过，甚至局部形成活瓣而致远端肺泡腔扩大。α_1-抗胰蛋白酶缺乏症患者因遗传缺陷，不能及时清除肺泡内炎症细胞释放的胰蛋白酶，致使邻近的细支气管局部软化形成活瓣，造成肺泡气肿。闭塞性细支气管炎继发于同种异体肺移植或骨髓移植，为免疫排斥所致的末端细支气管狭窄。限制性肺病约超过1/3，一般是因肺泡腔周围组织的纤维化而致肺泡充气扩张受限，肺实质内占位性病变也能限制周围肺泡的扩张。②肺间质病（interstitial lung disease，ILD）是一大类疾病，主要有原因不明的特发性肺间质纤维化（IPF，idiopathic pulmonary fibrosis）和多种结缔组织病（connective tissue disease，CTD）所致的肺间质纤维化，多与自身免疫性疾病有关。在慢性排斥引起的慢性移植肺衰竭（chronic lung allograft dysfunction，CLAD）中，有一部分病例不同于闭塞性细支气管炎，表现为限制性肺病。少见病还有结节病、淋巴管肌瘤病/结节性硬化症等，可在肺实质内形成结节并不断挤压肺泡扩张的空间，限制通气。③慢性感染性肺病约占18%，其中囊性纤维化（cystic fibrosis，CF）因遗传缺陷致支气管壁纤维结缔组织发育不良，而一般的支气管扩张症则是因局部长期感染致支气管壁纤维结缔组织遭受炎症破坏。小支气管壁相对软弱的部分在炎症修复过程中被瘢痕组织牵拉，管腔扩张成囊状，而扩张处容易积聚痰液并感染，形成恶性循环。细菌随痰液扩散到其他小支气管，终致肺的组织结构毁损。④肺血管疾病约占5%，继发性肺动脉高压是心房颤动或深静脉血栓等长期反复释放的小血栓堵塞肺血管网络，而较为罕见的原发性肺动脉高压（primary pulmonary hypertension，PPH）则是小动脉原发增生性病变所致。肺小动脉闭塞不仅影响正常的气体交换，也使肺动脉压力增高、右心负荷增加。特别说明的是，肺癌一般不作为肺移植的适应证，潜在的转移灶或残留会在免疫抑制治疗下暴发，故仅在非常早期且伴有终末期肺病的情况下考虑。感染性肺病和肺血管疾病一般累及双肺，是双肺移植的主要适应证。阻塞性肺病和限制性肺病是单肺移植的主要适应证，但如果另一侧肺的病损情况也不容低估，双肺移植的生存率会明显优于单肺移植。慢性阻塞性肺病、特发性肺纤维化、α_1-抗胰蛋白酶缺乏症患者接受双肺移植的比例均呈明显的逐年上升趋势。

（姜格宁）

mànxìng zǔsèxìng fèi jíbìng fèi yízhí

慢性阻塞性肺疾病肺移植

(lung transplantation for chronic obstructive pulmonary disease)

慢性阻塞性肺疾病（COPD）是因持续性呼吸道症状和气流受限导致的慢性肺疾病。是一种具有气流阻塞特征的慢性支气管炎和/或肺气肿，可进一步发展为肺心病和呼吸衰竭的常见慢性疾病。中晚期COPD是全球肺移植最常见的指征，国际心脏和肺移植学会（ISHLT）数据显示，1995年1月至2015年6月年登记报告中所有肺移植的31.3%是COPD患者。

肺移植指征 根据2015年ISHLT发布的第三版肺移植指南，COPD患者肺移植指征为：①包括药物，肺康复和氧疗在内的最大限度治疗仍无法控制疾病的进展。②不适合做肺减容术的患者。③BODE（体重指数、气流受限程度、呼吸困难及运动能力）指数5~6的患者（表1）。④患者动脉血二氧化碳分压（$PaCO_2$）>50mmHg（6.6 kPa）和/或动脉血氧分压PaO_2<60mmHg（8 kPa）。⑤患者最大深吸气后做最大呼气，最大呼气第1秒用力呼气容积（FEV_1）<25%的预计值。

肺移植时机 存在下面任意一条均可考虑肺移植：①BODE指数>7。②FEV_1<15%预计值；在前一年发生3次或3次以上病情恶化。③病情恶化发生急性高碳酸血症呼吸衰竭。④中至重度肺动脉高压。

肺移植禁忌证 单肺移植>65岁，双肺移植>55岁；左心功能不佳（射血分数<35%）；不可逆的肝肾病变；明显的肺外全身疾病，如胶原性病变；活动性肺外感染；危重患者不能耐受手术。

手术方式 在20世纪70年代，治疗COPD患者多为单肺移植为主，但常导致通气和血流灌注不匹配。在发生缺血再灌注损伤后，移植肺的顺应性进一步恶化。随着技术的成熟，双肺移植逐渐成为主流。据2016年ISHLT所登记的数据，双肺移植占所有COPD肺移植的55%左右。1997年早期回顾性研究发现双肺移植患者生存率明显高于单肺移植，但是，2015年来也有多个肺移植中心报道单肺移植和双肺移植的5年生存率没有显著差异。因此，在均衡受者等待和供者分配的前提下，应根据患者的年龄和健康综合评估，合理选择手术方式。

并发症 肺移植术后还有许多并发症。非感染性并发症包括原发性移植肺功能丧失、急性排斥反应、慢性排斥反应、吻合口瘘及狭窄、原发病复发等；感染性并发症包括细菌性、真菌性及病毒性肺炎、肺脓肿、肺结核、支气管扩张症、肺囊尾蚴病等；免疫抑制药副作用包括双手震颤、高血压、肝及肾毒性、糖尿病等。

预后 多个肺移植中心研究结果均表明，COPD患者肺移植术后肺功能明显得到改善，运动耐力显著增加，生活质量显著提高。同时接受肺移植的COPD受者具有良好的短期生存期。国际心肺移植学会报道，接受肺移植

表1 BODE指数评分标准

分值	FEV_1%pred/%	6MWD/m	MMRC/分	BMI/(kg/m^2)
0	≥65%	≥350	0~1	>21
1	50%~64%	250~349	2	≤21
2	36%~49%	150~249	3	
3	≤35%	≤149	4	

注：BODE，体重指数（body mass index，B），气流阻塞程度（the degree of airflow obstruction，O），呼吸困难程度（dyspnea，D）和运动能力（exercise capacity，E）；FEV_1% pred，第1秒用力呼气容积占预计值的百分比；6MWD，6分钟步行距离；MMRC，呼吸困难表；BMI，体重指数（kg/m^2）。

后的受者的3个月的死亡率仅为8%～9%。不过肺移植能否为COPD患者的长期生存提供益处，目前还备受争议。未来的研究的重点是如何量化肺移植对COPD患者群体生活质量的影响，怎样解决移植后并发症，从而达到提高患者长期生存率的目的。

（朱　珉）

tèfāxìng fèixiānwéihuà fèi yízhí

特发性肺纤维化肺移植（lung transplantation for idiopathic pulmonary fibrosis）　特发性肺间质纤维化（IPF）是局限于肺部的慢性进行性纤维化性间质性肺炎，以渐进性和不可逆肺功能下降为特征，病理学上表现为肺间质和肺泡腔内纤维化和炎细胞浸润混合存在的肺疾病。IPF预后较差，且目前药物治疗特发性肺纤维化只能减缓进程50%，而肺移植是延长IPF生存时间唯一有据可查的干预措施。因此，肺移植通常是中重度IPF患者的治疗选择。

肺移植指征　IPF行肺移植指征为：①组织学或影像学证实间质性肺炎。②用力肺活量（forced vital capacity，FVC）<80%的预计值或肺一氧化碳弥散量<40%预计值。③由IPF引起的任何呼吸困难或功能限制性疾病。④即使用力呼吸仍然需要吸氧。⑤临床药物治疗后，仍不能改善呼吸困难等症状。

肺移植时机　IPF最佳移植时间的选择一直是胸外科及移植外科医师面临的难题，首先应该对患者内科治疗方案进行优化，尽量延缓病情进展，然后对患者进行严密的肺移植评估，出现以下情况需进行肺移植：①6个月随访FVC下降值≥10%。②6个月随访中，一氧化碳弥散值≥15%。③6分钟步行试验氧饱和度下降至88%以下或不能行走250米或6个月内行走路程下降50米以上。④肺动脉高压。⑤因呼吸衰竭、气胸或急性加重而入院。

手术方式　鉴于IPF有着比较差的预后，对于中晚期患者而言，肺移植是最终的选择。手术方式中，单肺移植约占IPF肺移植的2/3，双肺移植约占1/3，近年来，双肺移植有增加的趋势。但是双肺移植是否优于单肺移植，目前缺乏随机对照研究去证实。不过多个观察性分析表明，单肺移植与双肺移植的总生存期没有统计学差异，基廷（Keating）等认为在最大限度的利用捐献器官和保证预期寿命的情况下，可以首选单肺移植作为IPF患者的治疗手段。但是对于合并感染或已经有右心功能衰竭的患者，双肺移植或心肺联合移植更为适宜。

预后　IPF不是感染性疾病，同时IPF患者的肺顺应性差，血管阻力适度增高，在进行肺移植手术之后，通气和灌注将更多地在移植肺进行，从而易于达到通气灌注平衡，一般来说，IPF肺移植受者的肺功能在术后3～6个月能够得到迅速改善。据2014年国际心肺移植学会（ISHLT）报告，登记的IPF肺移植术后受者中位生存时间约为4年，生存时间较等待肺移植的患者显著延长。IPF病情进展迅速，但是患者中位等候时间一般为46个月，据统计超过30%的IPF患者在等候期死亡。因此肺移植是中晚期IPF患者提高预期寿命的有效治疗手段。

（朱　珉）

nángxìng xiānwéihuà fèi yízhí

囊性纤维化肺移植（lung transplantation for cystic fibrosis）　囊性纤维化（CF）是主要影响胃肠道和呼吸系统，通常具有慢性梗阻性肺部病变、胰腺外分泌功能不良和汗液电解质异常升高的特征肺部疾病。是一种遗传性外分泌腺疾病。肺移植是改善患者预后，提高患者生存质量的重要治疗方式。

肺移植适应证　第1秒用力呼气容积（FEV_1）低于30%或下降迅速，尤其是年轻女性，感染和/或合并糖尿病；6分钟步行距离小于400米；肺动脉高压；肺部症状急剧恶化，不能耐受或再发气胸；危及生命的咯血；需无创性通气的呼吸衰竭；抗生素耐药性增加；在补充营养状态下，患者营养状态依然很差。

肺移植时机　慢性呼吸衰竭，低氧血症，动脉血氧分压（PaO_2）<60mmHg（8kPa），高碳酸血症，动脉血二氧化碳分压（$PaCO_2$）>50mmHg（6.6 kPa）；长期无创性通气治疗；肺动脉高压；频繁住院；肺功能迅速下降。

肺移植禁忌证　不能耐受系统性类固醇治疗；肾功能不全（肌酐清除率<50ml/min）；曾经罹患恶性肿瘤；严重的肝脏疾病（维生素K治疗后仍存在凝血异常，或门静脉高压）；对治疗措施不依从；药物依赖。

手术方式　肺部疾病是导致CF患者死亡的主要原因。因此，肺移植是改善患者预后，提高患者生存质量的重要治疗方式。2015年国际心肺移植学会（ISHLT）注册中心报告表明CF占全世界范围内所有肺移植的16.2%，是肺移植的第三大最常见临床指征。常用的肺移植手术方式包括心肺联合移植、双肺联合移植、活供体肺移植、分割式肺移植等。其中双肺联合移植为目前治疗CF时最常用的肺移植。

（朱　珉）

α_1-kàngyídànbáiméi quēfázhèng fèi yízhí

α_1-抗胰蛋白酶缺乏症肺移植

α_1-抗胰蛋白酶缺乏症肺移植（lung transplantation for α1-antitrypsin deficiency emphysema） α_1-抗胰蛋白酶缺乏症（AAT）是血中抗蛋白酶成分——α_1-抗胰蛋白酶（简称 α_1-AT）缺乏引起的一种先天性代谢病，通过常染色体遗传。肺移植是 α_1-抗胰蛋白酶缺乏症患者进展到晚期肺气肿时的最后治疗手段，据统计 α_1-抗胰蛋白酶缺乏症是肺移植的继慢性阻塞性疾病（COPD）、特发性肺纤维、囊性纤维化之后第四位的适应证，约占总肺移植的6.9%。

肺移植指征 第1秒用力呼气容积（FEV_1），用支气管舒张剂后）<25%预计值；休息时动脉氧分压（PaO_2）<60mmHg；高碳酸血症；肺动脉高压；FEV_1 迅速下降；病情急性加重威胁生命。

肺移植时机 FEV_1<25%预计值；一氧化碳弥散量（carbon monoxide diffusing capacity，DLCO）<20%预计值或伴有肺水肿；病情恶化合并高碳酸血症反复住院；呼吸衰竭；医学研究委员会呼吸困难评分（medical research council dyspnea scale，MRC）≥3级。

预后 有研究严重的 α_1-抗胰蛋白酶缺乏症患者肺移植术后5年和10年生存率为73%和55%，而未进行肺移植治疗的患者，5年和10年生存率仅为50%和32%。非肺移植患者的主要死亡原因是呼吸衰竭（60%），肺移植患者的主要的死亡原因是呼吸道感染（38%）。肺移植术后，受者生活质量得到显著提高（大于3年），且双肺移植比单肺移植的能够提供更好的健康状态。

（朱　珉）

tèfāxìng fèidòngmài gāoyā fèi yízhí

特发性肺动脉高压肺移植

特发性肺动脉高压肺移植（lung transplantation for idiopathic pulmonary arterial hypertension） 特发性肺动脉高压（IPAH）是不明原因的肺血管阻力增加引起持续性肺动脉压力升高，其血流动力学定义为静息时平均肺动脉压>25mmHg，而肺毛细血管压或左房压<15mmHg或运动时肺动脉平均压>30mmHg的病理改变。终末期特发性肺动脉高压患者应当选择肺移植作为治疗方法，肺移植治疗特发性肺动脉高压的成功因素中，手术操作至关重要，但是完善的术前准备对于手术的成功也十分重要。首先应当建立统一规范的患者评估和维护方法，全面评估患者的左心功能、右心功能，改善患者术前的状态。评估内容包括营养状态、心功能状态、心理状态等，选择合适的手术时机，必要时采用体外膜肺氧合（extracorporeal membrane oxygenation，ECMO）或体外肺支持（extracorporeal lung support，ECLS）等有创性过渡治疗手段，从而降低等待肺移植期间病死率，进而提高肺移植成功率以及肺移植受者的远期生存率。

肺移植适应证 ①按美国纽约心脏病学会（New York Heart Association，NYHA）患者的心功能分级为Ⅲ级或Ⅳ级。②病情呈进行性发展。③已知或疑似肺静脉闭塞性疾病（pulmonary veno-occlusive disease，PVOD）或肺毛细血管瘤病。与其他肺部疾病相比，特发性肺动脉高压患者有更高的肺移植手术风险，但有更高的长期存活率。肺移植技术日趋成熟，已经成为终末期特发性肺动脉高压的最佳治疗手段。然而，特发性肺动脉高压患者肺移植时机的选择依然是个难题，对于特发性肺动脉高压患者，首先应给予充分的内科治疗，包括强心、利尿等基础治疗和靶向治疗，综合对患者进行肺移植术前评估。

肺移植时机 ①至少经3个月内科治疗（包括依前列醇或类似药物），患者的NYHA心功能分级仍然在Ⅲ级以上。②6分钟步行测试（6-minutewalk test，6MWT）小于350米或进行性下降。③右房中心静脉压大于15mmHg（1mmHg = 0.133kPa）④心脏指数小于2L/(min·m^2)；⑤有明显的咯血和心包积液或进行性右心衰竭。

手术方式 多中心汇总分析结果表明，心肺联合移植在特发性肺动脉高压三种手术中是选择最多和最成功的手术方式，手术类型的选择取决于多种因素，但最常见的是双肺移植。单肺移植的优点是手术过程相对简单、容易，手术时间短因此缺血的时间缩短，并且比双肺和心肺移植有更短的心肺分流时间。缺点是有潜在的通气/灌注比值（ventilation/perfusion ratio，V/Q）不匹配的可能，而且存在较高的再灌注损伤的可能性。双肺移植的优点是有最好的血流动力学结果，V/Q匹配较好，肺功能恢复更好，缺点是手术较困难，而且由于缺血和分流的时间较长，可能使手术的死亡率增加。心肺移植的优点是只有一个气道吻合口，几乎没有血管的并发症，同时获得最好的血流动力学结果，缺点是手术时间较长，供者缺乏是制约心肺移植的非常重要的因素。依据国际儿肺移植学会（ISHLT）分析结果，特发性肺动脉高压患者单肺移植和双肺移植10年生存率没有统计学的差别。

预后 有效药物疗法的可用性减少了肺移植的需要。然而，对药物疗法失败且世界卫生组织（WHO）心脏功能分级仍然在Ⅲ级或Ⅳ级的特发性肺动脉高压患者来说，肺移植仍然是重要的治疗选择。肺移植使特发性肺动脉高压患者的生存时间明显延长，可能与术后心室重构的肺动脉高压逆转、心功能恢复和夜间周期性呼吸改善有关。据有关数据显示，肺移植术后5年生存率已经提高到52%~75%，10年生存率提高到45%~66%。

（朱 珉）

jiéjiébìng fèi yízhí

结节病肺移植（lung transplantatin for sarcoidosis） 结节病是一种非干酪样坏死性上皮细胞肉芽肿炎症性疾病，病因尚不明确，以侵犯肺实质为主，最常侵犯的是双侧肺门和纵隔淋巴结，并累及全身多脏器，如淋巴结、皮肤、关节、肝、肾及心脏等组织。结节病临床经过较隐袭，肺部病变是结节病患者的主要死因。当患者药物治疗无效，肺内出现弥漫性的结节，或肺功能下降很快时，肺移植可以延长患者生存期和提高生活质量。

不过针对该病进行肺移植数量较少，在所有肺移植的受者中因结节病进行肺移植的仅占3%~5%。

手术方式 奥利亚纳·萨拉莫（Oriana Salamo）等2018年的研究说明，在结节病患者中双肺移植与单肺移植相比有更高的存活率。与特发性肺纤维化（IPF）和慢性阻塞性肺疾病（COPD）相比，在结节病患者中进行双肺移植的比例也很高，可能是由于在该疾病中，患者有严重的双侧肺部受累，支气管扩张和肺动脉高压等并发症。因此双肺移植应该是结节病患者的首选。

预后 泰莫（Taimeh）等2016年对肺移植25年的研究结果表明，695例肺结节病患者肺移植术后1，5和10年的存活率分别为71%，50%和28%，而非肺结节患者肺移植术后的存活率为73%，46%和26%。这与塞利姆（Selim）等报道的结果相类似，肺结节肺移植术后受者长期存活率和特发性肺纤维化（IPF）、特发性肺动脉高压（IPAH）、囊性纤维化（CF）大致相当，1，2和3年存活率分别为67%，59%和50%。特别是肺分配分数（lung allocation score，LAS）评分低的年轻患者肺移植术后效果比较好。不过结节病进行肺移植后常会出现复发的情况。

（朱 珉）

zhīqìguǎn kuòzhāngzhèng fèi yízhí

支气管扩张症肺移植（lung transplantation for bronchiectasis） 支气管扩张症是常见的慢性支气管化脓性疾病，大多数继发于呼吸道感染和支气管阻塞，尤其是儿童和青年时期麻疹、百日咳后的支气管肺炎，由于破坏支气管管壁，形成管腔扩张和变形。患有晚期支气管扩张的患者的生活质量较差，并且他们的肺功能下降继发死亡的风险增加。肺移植为这部分患者带来了希望，但支气管扩张患者的肺移植仅适用于弥漫性疾病患者，不适合节段性手术切除伴有肺功能下降的患者。绝大多数肺移植手术在合并肺纤维化的患者身上进行。已经证明肺移植可以改善生活质量并延长适当选择的患者的生存期。

肺移植指征 第1秒用力呼气容积（FEV_1）<30%预计值，尤其是年轻女性患者；肺部病变严重需要入住重症监护室；反复感染药物治疗不易控制者；存在复发性气胸；咯血严重，需要介入治疗。

肺移植时机 肺功能逐渐下降；氧依赖性呼吸衰竭；高碳酸血症；肺动脉高压。

手术方式 双肺移植是首选方法，如果仅移植一个肺，则存在病原体从原有一侧肺传播到移植肺的风险。

预后 大多数大型中心的经验表明，支气管扩张肺移植的长期预后与其他疾病的肺移植没有太大差别，5年生存率为55%~65%。乔迪·伯奇（Jodie Birch）等2018年报道单中心支气管扩张患者肺移植的1年生存率为74%，3年生存率为64%，5年生存率为61%，10年生存率为48%。败血症是肺移植术后早期死亡的主要原因。

（朱 珉）

fèi línbāguǎn jīliúbìng fèi yízhí

肺淋巴管肌瘤病肺移植（lung transplantation for pulmonary lymphangioleiomyomatosis） 肺淋巴管肌瘤病（PLAM）一种罕见的、病因未明的、持续发展的特发性弥漫性肺间质疾病，表现为不典型增生的平滑肌细胞侵袭肺组织，包括气道、血管以及淋巴管。对于症状明显、非手术治疗无效以及肺功能严重受损的PLAM患者，肺移植是治疗的唯一选择。

手术方式 近年来国内外进行了多例PLAM患者的肺移植，发现同时进行双侧肺移植的患者效果较好，总体来说双肺移植的患者占了大多数患者。不过2018年日本一单中心研究发现单肺移植患者的5年生存率也可达到

79.5%，在一定意义上也说明单肺移植的可行性，可以缓解供肺短缺的压力。

预后 1987～2002 年美国有 79 例 PLAM 患者进行了肺移植，中位生存时间超过 5 年。移植前存在一些系统性的疾病损害（如肾血管平滑肌脂肪瘤和腹水）将会影响移植后的预后情况，一些肺移植受者的移植肺中再次出现了淋巴管平滑肌瘤变。据统计，PLAM 患者移植后 1 年的生存率为 86%，3 年生存率为 76%，5 年生存率为 65%。2011 年马丘卡（Machuca）等报道，PLAM 肺移植受者平均年龄约在 42 岁，肺移植后 1 年生存率高达 90%，3 年生存率约为 80%，平均生存期约为 67 个月。肺移植术后可出现闭塞性细支气管炎、脓毒症、气胸等并发症。同时供移植肺难以获得、手术和术后费用较昂贵等问题一直限制 PLAM 患者进行肺移植治疗。

（朱 珉）

jiédìzǔzhībìng fèi yízhí

结缔组织病肺移植（lung transplantation for connective tissue disease） 结缔组织病是一组自身免疫性疾病，以血管和结缔组织慢性炎症的病理改变为基础，病变累及多种脏器，包括红斑狼疮、皮肌炎/多肌炎、硬皮病、类风湿性关节炎、混合性结缔组织病、干燥综合征、白塞病、结节性多动脉炎及重叠综合征等。结缔组织病中最常进行肺移植的是系统性硬化病，有 25%～90% 合并有肺纤维化，当出现限制性肺疾病且内科治疗不佳的时候就需要进行肺移植。而结缔组织病累及肺部（CTD-ILD）肺移植数量仅占所有肺移植的 0.7%。

肺移植时机 ①随访 6 个月用力肺活量（FVC）下降≥10%。②随访期间，6 个月一氧化碳弥散量占预计值的百分比（DLco%）下降≥15%。③6 分钟步行试验血氧饱和度＜88% 或者步行距离＜250 米；或者 6 个月随访期间，步行距离下降超过 50 米。④伴有肺动脉高压。⑤因呼吸衰竭、气胸或急性加重住院。

预后 2012 年一个包含 284 例结缔组织病累及肺部（CTD-ILD）的肺移植研究表明，CTD-ILD 肺移植术后受者 1 年生存率为 72.7%，稍低于慢性阻塞性肺疾病肺移植受者（83.1%）和特发性肺纤维化受者（77.7%）。亚兹达尼（Arash Yazdani）等 2014 年报道类风湿性疾病累及肺部、系统性硬化累及肺部和特发性肺纤维化肺移植术后受者的 1 年生存率分别为 67%、82% 和 69%。结缔组织病患者常有多个系统受累，因此选择手术时需要区别对待，在内科医师的指导下，排除风湿活动。当患者肺功能持续性下降时，转入肺移植中心进行评估，选择手术时机。严格筛选后，结缔组织病累及肺部疾病的患者可从肺移植中受益，提高生存期和自身的生活质量。

（朱 珉）

jiānzhìxìng fèiyán fèi yízhí

间质性肺炎肺移植（lung transplantation for interstitial pneumonitis） 间质性肺炎是肺间质组织发生炎症，炎症主要侵犯支气管壁、肺泡壁，特别是支气管周围血管，周围小叶间和肺泡间隔的结缔组织，其中以特发性间质性肺炎（idiopathic interstitial pneumonia，IIP）比较常见。又称间质性肺病、弥漫性肺病等。特发性间质性肺炎是一组原因不明的进行性加重的下呼吸道疾病，病理过程一般为进展缓慢的弥漫性肺泡炎和/或肺泡结构紊乱，最终导致肺泡结构破坏，形成肺泡腔内完全型纤维化和囊泡状的蜂窝肺。肺移植是目前唯一能改善间质性肺炎患者生活质量和延长生存期的治疗手段，有研究表明肺移植可减少 75%的死亡危险。

肺移植适应证 内科治疗失败；年龄在 65 岁以下；有临床症状；CO 弥散量或肺活量低于预计值 60%；静息时有低氧表现或肺动脉高压者。

肺移植禁忌证 体重指数（BMI）大于 30，因其术后病死率增加，2 年存活率仅 25%。术前应用糖皮质激素有可能增加骨质疏松、伤口延迟愈合及体重明显增加等副反应，但并非肺移植的禁忌证。术后 1 年生存率为 69%～74%，5 年生存率为 42%～47%。

手术方式 德奥利维拉（De Oliveira）等 2012 年研究表明单肺移植受者的 1、3、5 和 10 年的生存分别为 81.8%，65.4%，62.7% 和 39.0%，而双肺移植的为 73.0%，60.2%，53.5% 和 42.8%，它们之间没有统计学差异。该结果表明进行单肺移植和双肺移植后，肺移植受者的存活率没有显著差异。单肺移植适用于老年患者，尤其对于有合并症的患者，而年轻患者一般施行双肺移植。肺移植是唯一能改善患者生活质量和延长生存期的治疗手段，因此认为应尽早考虑对患者建议进行肺移植。

（朱 珉）

fèi yízhí jìnjìzhèng

肺移植禁忌证（contraindication of lung transplantation） 肺移植仍是一项高危的手术，有较高的围术期死亡率和并发症发生率。

绝对禁忌证 ①2年内发生过恶性肿瘤（皮肤鳞状细胞癌和基底细胞癌例外）。免疫抑制治疗可能诱发、促进恶性肿瘤的形成与复发。有少数中心把支气管肺泡癌无远处转移者列为肺移植适应证，但这一做法仍有争议。②无法治愈的另一主要器官系统功能障碍，如心、肝、肾等脏器功能衰竭。心脏功能应基本正常，无明显的冠状动脉疾病（心肺移植除外）。至少左心功能必须正常，左心排血量>45%。但对某些伴有心力衰竭的患者可以考虑行心肺联合移植。晚期肺病常有不同程度的肺心病，右心室肥大，甚至发生右心功能不全。但是一般在移植术后都能恢复，所以只要右心射血分数>20%即可。手术后需长期大量用药包括对肝肾功能有明显影响的免疫抑制剂，因此肝肾功能必须正常。③无法治愈的慢性肺外感染：慢性活动性乙型肝炎、丙型肝炎、HIV感染等。④其他病理、心理及社会因素，如严重的胸廓或脊柱畸形，对治疗或随访依从性差或患有无法治愈的心理或精神疾患、不能按要求接受治疗或同医务人员合作，药物滥用史，缺乏稳固可靠的社会支持系统等。

相对禁忌证 ①单肺移植通常不超过60~65岁，双肺移植不超过50~55岁。虽然这个标准在临床上已有突破，但少数成功的特例不足以取代上述标准。②严重受限的功能状态，康复潜力低。③高度耐药或高致病性细菌、真菌或分枝杆菌感染。④严重肥胖，体重指数（body mass index，BMI）超过30 kg/m²，或严重营养不良，BMI低于17 kg/m²。⑤严重或有症状的骨质疏松症。术后长期应用激素会加重原有症状。⑥肝功能不全、肾功能不全、左心室功能不全、呼吸机依赖等。术后免疫抑制治疗可能会加重肝肾功能的损害。呼吸机依赖患者移植手术后早期死亡率明显较高，术后机械通气和住院时间也较长。⑦其他不造成终末期脏器损害的疾病，如糖尿病、高血压、消化性溃疡、胃食管反流、冠心病等，应在移植前积极治疗。⑧正在接受大剂量激素治疗的患者，影响吻合口愈合并增加感染的机会。⑨胸外科手术史。既往的开胸手术会造成胸腔粘连、肺门解剖困难，在体外循环条件下增加出血的风险和手术难度。虽然胸外科手术史对其他患者仅是移植的相对禁忌证，但对肺动脉高压的患者来说，胸内大量的侧支循环血管使肺切除手术极为困难，出血量大，手术风险高，应列为绝对禁忌。

（姜格宁）

gōngfèi xuǎnzé biāozhǔn

供肺选择标准（criteria of donor lung selection） 用于肺移植的供肺的筛选指标。确保肺移植的安全有效。器官捐献者死亡前后的一些事件会导致供肺不同程度的损伤，如爆炸或钝性撞击胸部可直接损伤肺，而脑死亡、失血性休克和不恰当的复苏治疗等可造成间接损伤。这些既有肺损伤在供肺经历冷缺血保存、植入受者并恢复血供后加重，导致移植肺功能障碍，危及受者生命。此外，术后移植肺功能障碍也是移植肺发生慢性排斥的重要诱因。20世纪80年代初，加拿大多伦多肺移植中心为保证手术成功，制定了一套脑死亡供者选择标准（表1）。该标准为确保首次肺移植成功而定，并作为唯一公认标准沿用至今。一般将符合该标准的捐献者称为理想供者或标准供者，而将有一项或数项不合格的供者称为边缘供者或扩大标准供者。30余年的临床实践证实，“理想标准”的确安全可靠，但失之严苛，即使把大量边缘供肺算在内，供肺利用率也仅20%，而同期肾脏的利用率高达93%。由于心脏死亡标准的应用更为广泛，心脏死亡后捐献更易为民众所接受，一部分经严格筛选的心脏死亡后捐献的供肺已被用于肺移植并呈逐渐扩大的趋势。体外肺灌流（ex vivo lung perfusion，EVLP）技术是为筛选心脏死亡供肺而建立的，离体的供肺被连接到专门的人工心肺机，在模拟正常的体温、呼吸和循环下检测供肺的功能。不过，此项技术很快也被用于改善脑死亡供肺，通过治疗缓解炎症、水肿等，显著改善供肺质量、提高供肺的利用率。自20世纪90年代以来，EVLP已发展成为监测与治疗的一体化平台，越来越多的心/脑死亡供肺有望在损伤修复治疗之后被用于肺移植，

表1 供肺理想标准

年龄<55岁
ABO血型相容
吸烟史<20包/年
胸部X线平片显示肺野清晰
在 FiO_2 = 1.0（100%）、PEEP = 5cmH$_2$O 时 PaO_2>300mmHg
无误吸或败血症
无显著胸部创伤
支气管镜检查无脓性分泌物
痰标本革兰染色和培养无微生物
插管时间<48小时
无原发肺部疾病或急性肺部感染、无心肺手术史

注：FiO_2，吸入氧浓度；PEEP，呼气末正压；PaO_2，动脉血氧饱和度。

供肺选择标准还将进一步放宽（表2）。

（王兴安）

nǎo sǐwánghòu fèi juānxiàn

脑死亡后肺捐献（lung donation after brain death） 确诊脑死亡后捐献肺脏的过程，主要包括捐献准备、手术获取和供肺保存三个阶段。

捐献程序 当1例严重创伤或发生脑血管等意外的患者可能被诊断脑死亡时，所在ICU工作人员查询其是否曾签署器官捐献志愿书，若有则与当地的器官获取组织（organ procurement organization，OPO）联系。在按诊疗规程确认并宣布脑死亡、获得家属同意之后，进入供者评估阶段。为了增加可用于移植的器官数量，ICU人员和OPO派遣的器官获取协调员（organ procurement coordinator，OPC）参照成人器官供者紧急处理流程（the critical pathway for the adult organ donor）对供者进行有效的医学管理与器官复苏，以缓解器官在患者临终前后所遭受的损伤。供者初评后，OPO通知器官移植机构的专业人员到达供者所在医院ICU，对目标器官进行移植可行性评估。OPC和移植机构的医师负责对供者的各项参数进行复核，并与ICU工作组协商供者管理与器官复苏事宜，安排手术取肺。捐献的供肺都存在不同程度的损伤，只有约20%最终用于肺移植。

供肺切取 在手术过程中，继续采用ICU中的供者管理措施，使器官的血液灌注和氧输送保持在最佳水平。在切取肺小组所有人员准备就绪后，静脉注射肝素。胸部正中切口打开胸腔，在肺动脉总干中插入一根肺动脉冲洗导管，如果心脏和腹部器官也要捐献，则还需插入心脏停搏管和腹腔冲洗管。胸外科医师在肺动脉总干内推注前列腺素 E_1，松弛小血管。一旦血压开始下降，立即阻断静脉和主动脉、开始器官灌洗。灌洗液采用专为肺移植设计的低分子右旋糖酐液，含有营养物质，离子浓度也适合肺血管内皮细胞。在心脏停搏和肺冲洗完成后，依次切取心脏、肺脏。肺脏完全解剖游离，在肺处于充气状态下夹闭气管，终止机械通气。切下的供肺浸入装有肺保存液的无菌塑料袋中保存。供者的遗体和部分供肺应该交由病理学专家进行尸检和组织病理检查，尤其是对于有肿瘤病史的供者。

（王兴安）

xīnzàng sǐwánghòu fèi juānxiàn

心脏死亡后肺捐献（lung donation after cardiac death） 确诊心脏死亡后捐献肺脏的过程。根据2013年修订的马斯特里赫特（Maastricht）标准，心脏死亡后捐献（donation after cardiac death，DCD）分为四类。Ⅰ类：突发心脏意外、发现时已去世；Ⅱ类：突发心脏意外、抢救无效去世；Ⅲ类：完全依赖生命支持设备、按计划撤除后去世；Ⅳ类：脑死亡后准备捐献过程中心脏停搏。除Ⅲ类外，其他情况下供者死亡时间均无法控制，故又称不可控DCD（uncontrolled DCD，uDCD）。自2001年首例DCD肺移植报道以来，DCD已逐渐成为供肺的一个重要来源，移植后近、远期效果接近脑死亡后捐献肺移植。DCD肺移植最大的风险在于肺内微小血栓，可致受者脑中风等并发症，甚至危及生命。

可控DCD 即马斯特里赫特（Maastricht）Ⅲ类，DCD肺移植的主要来源。一般要求供者年龄<65岁、吸烟<20包/年、胸部X线平片肺野干净、呼吸机通气<5天、输血量<5个单位的红细胞、氧合指数>400。肝素化预处理可降低肺内血栓形成。从撤除生命支持到宣布临床死亡为濒死期，不宜超过2小时。从心脏停搏到肺灌洗获取供肺为初始热缺血期，临床上约30分钟。宣布死亡后恢复呼吸机通气有助于保持肺细胞的活力。如果同时捐献肝脏等脏器，腹部外科团队会首先建立体外循环，为腹腔脏器提供氧合血液，此后肺移植团队获

表2 可考虑接受的供肺标准

年龄<70岁
ABO血型相容
脑死亡后捐献/心脏死亡后捐献
经小范围手术修剪或肺叶切除之后供肺与受者胸腔大小基本能匹配
如果功能尚可、稳定或持续改善，供者胸部X线平片轻度弥漫性改变或中度局灶性改变也可以接受
在PEEP=5cmH_2O时，PaO_2：FiO_2>250
吸烟史<40包/年
如果肺功能尚可，有胸部创伤亦可
如果肺功能尚可、稳定或持续改善，误吸或轻度败血症亦可接受
如果肺功能尚可、稳定或持续改善，气道有脓性分泌物亦可接受
革兰染色检出微生物、机械通气时间不做限定
除哮喘外的其他肺部原发性疾病不可接受
初评不能接受、但EVLP治疗之后达标者可接受

取供肺。取得供肺后，由肺静脉到肺动脉逆向灌洗，以冲出可能存在的微小血栓。近年来，多伦多倡议对所有可控 DCD 供肺进行体外肺灌流（ex vivo lung perfusion，EVLP），尤其是部分筛选项目超标的供肺。

不可控 DCD 主要是马斯特里赫特（Maastricht）Ⅱ类。首例 DCD 肺移植即为Ⅱ类，肺脏在心脏停搏 65 分钟后捐献，建立体外呼吸、循环后检测其功能，EVLP 技术也由此确立。据西班牙马德里 2009 年一项包含 29 例 DCD 肺移植的报道，1 年生存率与脑死亡后捐献肺移植相近，但原发性移植肺功能障碍的比例较高。不可控 DCD 供者选择标准除了通用要求之外，心脏停搏需有人目击，并在 15 分钟之内展开初级和高级心肺复苏。如果患者虽经积极充分抢救仍未能恢复心跳，在判定心脏死亡时，需停止呼吸机通气和胸外心脏按压 5 分钟，观察心电图变化。确认心脏死亡后，在办理捐献手续和等待手术获取器官的期间，应尽快恢复并保持呼吸机通气。在没有循环的情况下，机械通气可使不可控 DCD 肺保持正常气体交换达 2 小时，如果全身肝素化抗凝则可延长到 4 小时。对于没有机械通气的供肺，表面冷却是最佳的保护方法。在机械通气中断、腹部脏器常温保护开始之后，在双侧锁骨中线处经第二肋间放置引流管，每侧胸腔内注入 5～6L 的肺保存液 Perfadex（4℃），以使供肺冷却并萎陷。食管内放置温度监测探头，温度不应高于 20℃。不可控 DCD 供肺的热缺血时间从心脏停搏到表面冷却开始，不宜超过 120 分钟。表面冷却时间不宜长于 240 分钟。不可控 DCD 供肺需常规进行体外肺灌流（EVLP），以确保合格并改善质量。

（王兴安）

gōngfèi huòqǔ

供肺获取（procurement of donor lung） 从供者切取肺组织用于肺移植的手术。获取合格的供肺是保障肺移植的首要条件，供肺可以取自脑死亡供者、心脏死亡供者和活体供者。

脑死亡供者供肺获取 在供肺切取的手术过程中，继续采用 ICU 中的供者管理措施，使器官的血液灌注和氧输送保持在最佳水平。在切取肺小组的所有人员准备就绪后，静脉注射肝素（300 U/kg）。胸部正中切口打开胸腔，在肺动脉总干中插入一根肺动脉冲洗导管，如果心脏和腹部器官也同时切取时，则还需插入心脏停搏液输注管和腹腔灌洗管。胸外科医师在肺动脉总干内推注 500μg 前列腺素 E_1，松弛小血管。一旦血压开始下降，立即阻断静脉和主动脉、开始器官灌洗。灌洗液采用专为肺移植设计的灌注液，含有营养物质，离子浓度也适合肺血管内皮细胞。在心脏停搏和肺灌洗完成后，依次切取心脏、肺脏。肺脏完全解剖游离，在肺处于充气状态下夹闭气管，终止机械通气。切下的供肺浸入装有肺保存液的无菌塑料袋中保存。供者的遗体和部分供肺应该交由病理学专家进行尸检和组织病理检查，尤其是对于有肿瘤病史的供者。

心脏死亡供者供肺获取 见心脏死亡后肺捐献。

活体供者肺叶获取 活体健康志愿者可以捐献部分肺叶用于肺移植。一般是两个成年人为体型较小的未成年人分别捐出一个肺下叶。该过程对捐献者造成不可逆的肺功能损害，存在与肺叶切除术相似的手术风险。活体志愿者捐献者一般应在 18～55 岁，捐献侧无胸部手术史，健康状况良好，有足够的肺功能储备。初筛范围包括父母、同胞、其他家庭成员、与受者有感情的非血亲个体。移植小组与几位志愿者会晤，了解捐献动机等情况。通过心理评估，确认知情同意初步被接受后，再进行医学评估如血型匹配试验、胸部放射学和肺功能测定，筛选两个适合供者做进一步检查：传染病血清学检查、心电图与超声、胸部 CT 等。供者无肺叶切除术禁忌证，则符合供肺理想标准。右下肺叶通常选体形较大供者，若两个供者体重近似，则选左侧肺裂更完全的供者切取左下叶。如果一个供者有一侧胸部手术、创伤或感染病史，则选择切取对侧肺叶。CT 和肺功能测定用于估计供者术后剩余肺功能及供受者肺叶尺寸匹配。若受者为儿童，必须确保下叶不会过大。不同于一般肺叶切除术，用于移植的肺叶必须保留尽可能长的支气管和动、静脉。两个供者分别安排在单独的手术间，接受右下叶、左下叶切取术。切下的肺叶立即在通气状态下灌洗，转移到受者所在手术间，开始植入手术（见活体肺移植）。

供肺保存 活体供肺切取后即刻用于移植，不需要保存。尸体供肺一般可以保存 6 小时或更长时间，以便转运至受者所在的医院。离体的肺可以从充气的肺泡中获取氧气，从毛细血管网内保留的灌洗液获取营养物质。为减缓氧和营养物质的消耗，供肺在 0～4℃低温箱内保存。自 21 世纪初以来，体外肺灌流（EVLP）技术正逐渐改变供肺保存的模式。

用体外循环。即使在需要体外循环时，也只是相对较短时间的部分转流，不需心脏停搏。减少了体外循环的相关并发症和全身肝素化带来的失血，有利于受者术后的恢复。

手术切口 最初的序贯式双肺移植由双侧后外侧剖胸切口完成，随后发现双侧前胸切口横断胸骨可以提供足够的暴露，也有利于体外循环的建立。随着技术上的不断完善，序贯式双肺移植可以在不横断胸骨的双侧前胸切口，甚至胸腔镜辅助的小切口下完成。在许多有经验的肺移植中心，序贯式双肺移植已成为主要术式。与单肺移植相比，其手术成功率和费用无明显区别，而其远期肺功能的改善和长期生存率均优于单肺移植。

手术步骤 ①采用双侧前外侧切口，第四肋间两侧同时剖胸（图 1）。如果受者的胸腔较大，估计胸内无粘连，可不横断胸骨但有时需切除第四肋软骨，并尽可能打开侧后胸的第四肋间隙以获得良好的暴露。而对于胸腔较小、膈肌位置较高或者胸腔粘连严重的受者，应横断胸骨并结扎胸廓内动静脉。对于肺气肿患者，

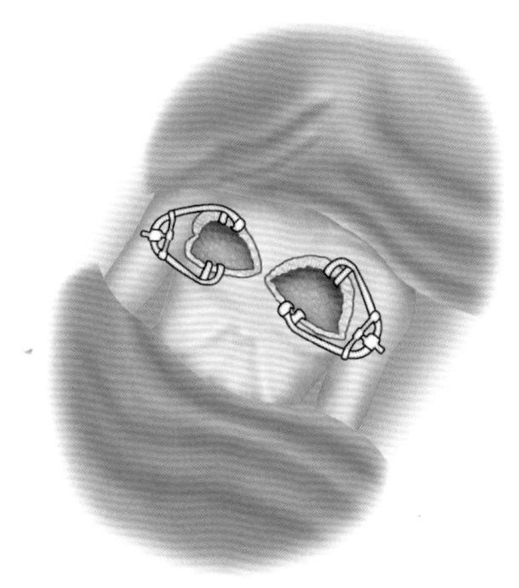

图 1 双肺移植受者手术入路

将先移植的胸腔完全切开，而暂时不切开对侧肋间肌，避免单肺通气时肺脏过度膨胀。②在获得良好暴露后，进行双肺的游离。根据术前放射性核素肺通气、血流扫描的结果，先选择肺功能较差的一侧，进行胸膜腔粘连的松解和肺门结构的解剖。如果两侧肺的功能无明显差别，可以考虑先右后左。这主要因为右侧肺更大一些，先移植的右肺可以提供更好的氧合，支持左肺的切除和移植。而且可以较好地耐受移植左肺时对心脏较多的牵拉，从而相对减少需要体外循环的可能性。如果存在严重的胸膜腔粘连，也可考虑先游离肺门结构，在肺门血管处理后再游离周围粘连，这样可减少创面出血。③在切除一侧肺以前，先阻断肺动脉并试验性对侧单肺通气，观察氧合情况（血气指标）、血流动力学的指标（动脉血压和肺动脉压力）、经食管超声的心脏表现，判断是否需要建立体外循环。体外循环的建立与否并无严格的指标，需要结合各种因素才能决定。一般来说，术前肺动脉压力较高，如患肺纤维化等间质病变的患者需要体外循环的概率较高。在纯氧正压通气下，即使单肺通气也很少有缺氧的情况，因此肺动脉压力和右心功能的表现是建立体外循环的主要依据。经食管内的超声检查可以直观地观察右心室的大小、三尖瓣的反流、室间隔的位置，对判断右心功能极有帮助。对于痰液较多而且黏稠的患者，在游离肺的时候会出现严重的二氧化碳蓄积和酸中毒，倘若不能纠正，应该尽早建立体外循环。但如果尽快切开一侧的支气管，直接在手术台上冲洗吸引对侧支气管内分泌物，有时也可以避免体外循环。④全肺切除时，肺动静脉均在分支切断，以保留足够的长度，操作方法类似单肺移植。结扎、切断肺动脉第一分支，于其远端结扎、切断肺动脉主干；于各肺静脉分支处结扎、切断。主支气管在距上叶开口 2 个软骨环处切断，尽可能多留些周围组织。全肺切除后打开心包，将左心房完全与心包分开，肺动脉也尽可能向根部游离，以方便后面的吻合。在肺植入前，后纵隔以及粘连创面严密止血。游离切除两侧肺时，必须时刻想到对膈神经、喉返神经、迷走神经等重要结构的保护。⑤修剪供肺可以在另外的手术台上完成。首先在肺动脉的分叉处和左心房后壁的正中剪开，在平隆突处切断两侧主支气管，中分心包后壁便将左、右两侧肺分开。然后，将肺动脉向远端游离至接近第一分支处，肺动脉周围组织必须剔除，以便吻合。剪除过多的左心房后壁组织，但不宜太靠近肺静脉开口，一般保留 1cm 左心房后壁。修剪支气管时，向远端方向的逐步游离逐步切断直至上叶开口的上方 2 个软骨环处，这样可比较精确地看清 2 个软骨环，还可以多保留些支气管周围的组织。⑥在移植侧的胸腔内平铺大的棉垫，其上放入冰泥，再将供者肺置于冰上，覆以冷水棉垫和冰泥。将修剪好的供者肺按支气管、动脉、心房的顺序分别吻合。首先将保留的肺静脉结扎线向前下方牵开，同时将受者支气管的前壁缝以 7 号丝线也向前上方牵开。以 4-0 可吸收缝线将受者支气管后壁的周围组织与供者心包组织做连续缝合，然后分别在两个环膜交界处缝合，以做定位，连续缝合膜部。环部以同样的缝线做间断缝合或 8 字间断

缝合。将后壁周围组织的连续缝合继续到吻合口的前壁，使吻合口得到完全的包裹。一般来说，吻合的技术并不复杂，吻合的方式也并不影响支气管愈合的结果。⑦尽量靠近根部钳夹肺动脉残端，将结扎线切断。如受者肺动脉口径较小，可以选择在肺动脉第一分支以远切开吻合，否则，在肺动脉主干处切开。此时根据情况剪除多余的受者肺动脉，这样可以确保吻合没有张力而又不至于过长。以 5-0 prolene 线做单层连续缝合，较小的针距和边距可以使吻合口内壁保持光滑，并不会引起吻合处缩窄。最后留一小口以稀释肝素液冲洗肺动脉吻合口排气，然后打结完成吻合。⑧同样，在不影响血压的前提下尽可能地往根部钳夹左心房，切断肺静脉的结扎线，切开两个静脉之间的连接部，然后以 4-0 prolene 线完成心房袖的单层外翻连续缝合（图 2）。⑨将支气管内的分泌物吸净，移植肺逐渐通气后。部分开放肺动脉，血液进入供肺，逐渐将气体冲出心房小口，重新阻断肺动脉。开放受者心房，使心房排气，结扎心房缝线。然后再开放肺动脉，移植肺逐步恢复正常的通气和灌注。此时，多见血压下降，肺动脉压力下降，适当补充容量和使用缩血管药物可以使情况很快得到改善。对于感染性的疾病，在植肺过程中必须严格执行两侧肺的隔离，以免移植肺受到污染。⑩打开对侧胸腔，以同样的方法完成第二侧肺的切除和植入。⑪虽然多数情况下第一侧肺的切除和植入不需要体外循环，但约有 1/4 以上的第二侧肺移植需要在体外循环的支持下完成。尤其肺纤维化合并肺动脉高压的患者需要体外循环的概率更高，而原发性肺动脉高压的患者无一例外需要体外循环。因此如果术前肺动脉压力较高，估计体外循环不可避免者，应考虑在第一侧移植肺恢复灌注前建立由右心房引流主动脉供血的体外循环，这样可以避免第一侧移植肺承受较高的血流量，减少再灌注损伤的程度和移植肺早期失功能的可能性。同样道理，如果在第一侧移植肺开放后情况良好，但肺动脉阻断试验和移植肺的单肺通气后，肺动脉的收缩压大于 60mmHg，或增加幅度超过 20mmHg，即使氧合功能良好，循环稳定，也无严重的二氧化碳蓄积和酸中毒，也应该建立体外循环。其他情况如持续低氧血症、高碳酸血症和酸中毒、右室失功能、更应尽早建立体外循环。显然，体外循环的支持一定程度上保障了手术的安全，但也增加出血等并发症。通常经右心耳插入单根静脉引流管，常规升主动脉插管，建立体外循环。体外循环多在 15 分钟内逐步停机。彻底止血后，两侧胸腔各放置上下胸管。胸骨断端可以先用克氏针作髓内固定后再以钢针间断缝合两针，这样可以防止错位和反常呼吸。关闭两侧胸腔后，将双腔气管插管换成单腔管，吸净气管内分泌物，继续呼吸支持下待受者循环稳定转运至 ICU。

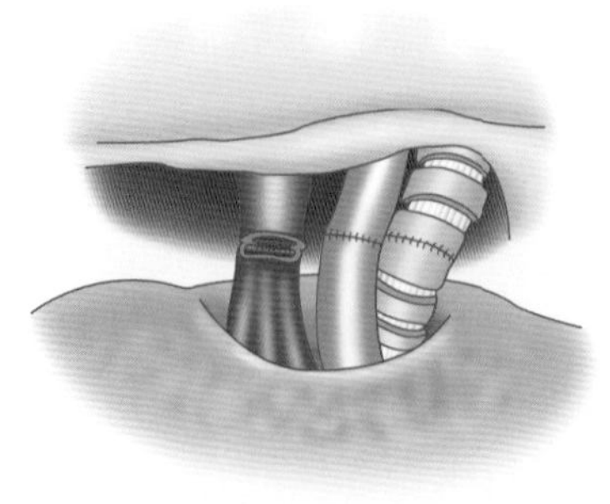

图 2　左心房袖吻合（气管和肺动脉已经吻合完毕）

（朱　珉）

huótǐ fèiyè yízhí

活体肺叶移植（living donor lobar lung transplantation，LDLLT）　切取活体供者肺叶植入受者体内的手术。一般是两个活体健康志愿者各捐献一侧下叶，分别植入体型较小受者的双侧胸腔。供肺短缺已成为阻碍肺移植发展的主要障碍，儿童供者短缺尤为显著。为缓解这一矛盾，活体肺叶肺移植于 1990 年由美国洛杉矶儿童医院斯塔恩斯（Starnes）首先应用于临床，随后 10 年间完成百余例，其生存率相似或优于常规的脑死亡后捐献肺移植。尽管最初提出了活体肺叶肺移植在美国，随后因美国器官共享系统有利于尸体的器官分配，再则有危及供者安全之虞，活体肺移植的数量而逐渐减少。由于这个原因，2006 年之后美国基本停用这个手术。由于日本很难获得脑死亡捐献，那里的平均等待尸体肺的时间超过 2 年，从 21 世纪以来活体肺叶肺移植几乎全部由伊达（Date H）领导的日本京都大学组继续进行。2011 年姜格宁开展了国内首例活体肺叶移植，此外巴西和英国也有个例报道。活体肺叶肺移植其长期生存率类似于尸体肺叶移植。但有可能涉及两位活体捐献者，让健康人承受肺叶切除术的风险是否值得，仍然存在争论。活供者肺叶肺移植仅限于无法获得尸体供肺，且病情危重移植紧迫性大、估计移植后获益显著者的最后选择。

活体供肺肺叶的肺移植需两个供者，每个供者分别提供一个相当于肺总量约 20% 的肺叶，每个肺叶作为受者一侧肺，分别植入受者的左、右胸腔（图1）。也可以保留受者上叶的活体供者肺叶移植。接受双下叶切除和左下叶切除，分别植入两下叶移植（图2）。或者供者均切取右下肺叶。右至左倒位活体供者大叶肺移植。将供者右下叶5节段倒置，植入受者左胸腔，代替供体左下叶4节段（图3）。

只需将两个肺叶植入受者，因此这种术式更适用于儿童或体型较小的成人。原发病以肺囊性纤维化、原发肺动脉高压等为主。如何使移植肺叶和受者胸腔大小匹配，只能靠CT等影像学资料估计。在功能估计上，日本伊达（Date H）等主张两个移植肺叶总的FVC值（用力肺活量，深吸气末以最快速度用力呼出的最大呼气量）应大于受者FVC预计值的50%。移植手术难点在于供者叶支气管与受者总支气管口径不一致、支气管或血管可供缝合的边缘较短，手术操作难度较大。当患者家庭中只有一个活体供者时的特殊情况下，也可以施行单肺叶的活体肺叶肺移植，但效果不如双侧的肺叶肺移植。

（王兴安　朱　珉）

zàicì fèi yízhí

再次肺移植（lung retransplantation）　前次移植肺衰竭后选择合适的时机和供肺再次行肺置换的手术。肺移植是治疗终末期肺病的有效方法，但移植肺失功是肺移植领域面临的重大问题，再次肺移植是移植肺衰竭后唯一有效的治疗手段，尽管预后仍不及初次移植，其成功率较前已有显著提高。美国器官共享联合网络（UNOS）数据库的回顾队列研究，2001～2006年205例肺再移植受者的1，3及5年生存率分别为62%、49%和45%，较前10年显

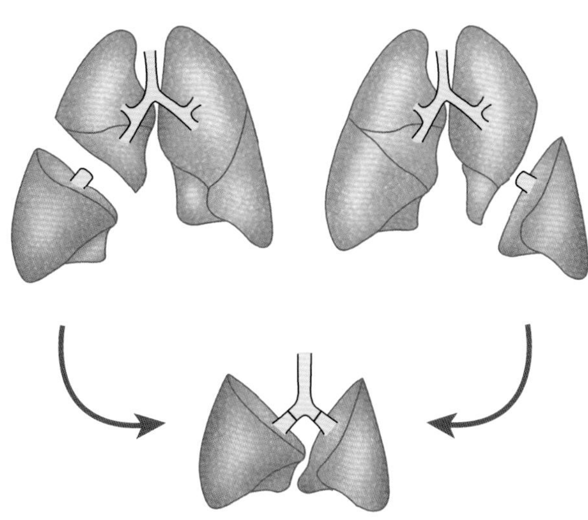

图1　双侧活体供肺叶肺移植

注：两个健康的供者的右和左下肺分别移植到一个受者中，分别取代了受者右肺和左肺。

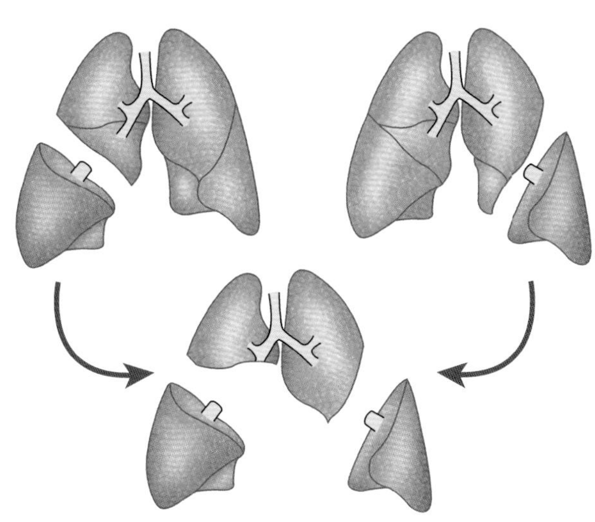

图2　保留受者上叶的活体供者肺叶移植

注：接受双下叶切除和左下叶切除，分别植入两下叶移植。

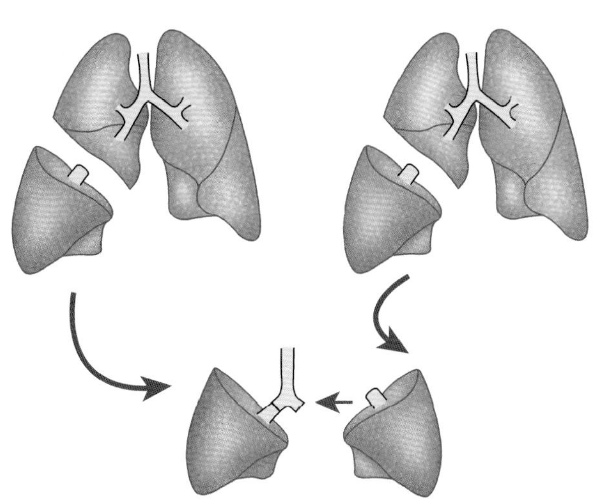

图3　供者均切取右下肺叶

注：右至左倒位活体供体大叶肺移植。将供体右下叶5节段倒置，植入受者左胸腔，代替供体左下叶4节段。

著提高。合理选择肺再移植的适应证及完善的围术期管理使成功率得到进一步提高。

适应证 移植肺终末期闭塞性细支气管炎，移植肺原发性移植物失功，移植肺严重的急性排斥反应和较少见的大气道狭窄。经过合理的选择，再次肺移植可以取得和初次移植相同的生存期。

禁忌证 绝对禁忌证：包括近期恶性肿瘤（部分皮肤科肿瘤除外），除肺以外重要器官（心、肝、肾等）终末期病变，不可治愈的慢性肺外感染（包括慢性活动性乙型肝炎、丙型肝炎和HIV感染），受者依从性差，存在严重的精神、心理疾病，近期药物成瘾。相对禁忌证：包括高龄，临床状态不稳定，机体功能严重受限，高度耐药或高度毒性的细菌、真菌或分枝杆菌定植，肥胖，严重或症状性骨质疏松，机械通气等。

术前检测 再次肺移植术前检测群体反应性抗体（PRA），了解受者血清中预存抗体的特异性和滴度；预存抗体滴度高者需要进行相关处理。

时机选择 再次肺移植的手术风险除了首次手术的风险以外，通常全身状况较差，因此一旦决定应尽早进行再移植。初次移植的移植肺（或残留的自体肺）存在化脓性感染的受者，常需双肺移植，防止术后移植肺的早期感染并发症。再次肺移植的供肺植入操作步骤与初次肺移植相同，但存在解剖难点，包括首次肺移植手术导致的粘连、吻合口部位瘢痕组织形成使解剖结构不清，肺门解剖时需要防止损伤膈神经；肺动脉需要心包内高位阻断，切除原支气管吻合口，保证左房袖的完整。对于重症受者，体外肺支持技术能够提供等待肺移植过程中的短期氧合支持，延长受者等待时间。

围术期管理 再次肺移植患者多合并脏器功能不全，病情更加复杂。因此，围术期血流动力学监测对容量判断、指导临床治疗极为重要。斯旺-甘兹（Swan-Ganz）导管已经成为肺移植的常规监测手段，但由于肺动脉楔压受胸腔内压、心脏瓣膜功能等因素的影响，无法准确反映机体容量状态。脉搏指示连续心排血量技术用于监测心排血量、血管外肺水等，血管外肺水是反映肺水肿的最具特异性的量化指标，已广泛应用于临床。严重的缺血再灌注损伤是肺移植受者早期死亡以及长期入住ICU的最常见原因，以非心源性肺水肿为典型表现，除采取机械通气、利尿等措施外，紧急情况下可以用体外膜肺氧合（ECMO）辅助。ECMO同样适用于严重的移植肺失功等待供肺的过程中。当受者出现再次移植肺失功时常需机械通气。可见，呼吸机依赖并不能成为再次肺移植的禁忌，肺功能的严重程度并不是影响预后的关键因素。

（朱 珉）

fèi yízhí shùhòu wàikē bìngfāzhèng

肺移植术后外科并发症（surgery complication of lung transplantation）

气胸、血胸、胸腔积液、脓胸、持久或暂时性的漏气是术后早期常见并发症，发生率为22%左右，其中最常见的是气胸。此外支气管吻合口和血管吻合口并发症在肺移植术后早期亦较为常见。

气胸 发生的原因很多，单侧肺移植后自体肺过度膨胀、阻塞性肺疾病自体肺过度膨胀、呼吸机辅助通气时呼气末正压（PEEP）进一步加重肺过度膨胀，从而引起已有的肺大疱破裂，形成气胸。支气管吻合口、肺创面漏气、机械通气也可能引起术后气胸。气胸能引起潮气量降低、肺膨胀不全、低氧血症。胸部X线平片可见气胸带。膈肌功能可通过X线透视检查、超声检查或神经传导检查来评估。单纯的气胸可通过胸腔闭式引流保守治疗，特别严重的需要二次手术治疗。

血胸 胸腔内出血，有三个可能原因：①开胸手术后或双肺化脓症受者胸内广泛粘连形成侧支循环，止血困难。②体外循环所致的凝血功能障碍。③血管吻合口并发症。如血胸出血量少，可先采取保守治疗（如少量多次输新鲜血等）；但术后出现血压进行下降低、休克、急性心包填塞等症状，伴有术后持续、大量的胸腔血性引流液（如>200ml/h，连续2~3小时），或不明原因的休克伴胸管阻塞，需要考虑血胸的可能，应及早开胸探查，术中应重点检查血管吻合区域和肺门组织。

气道吻合口并发症 虽然近年来在供者获取、器官保存、手术技巧、免疫抑制药物以及感染控制等方面取得了飞速发展，大大减少了气道并发症的发生率，但是全球大部分移植中心报道的各种气道并发症的发病率仍有7%~18%，其相应的死亡率为2%~4%。

支气管缺血在气道并发症的发病中起主要作用，供者获取时支气管动脉循环丢失，支气管吻合处血供中断造成局部组织缺血，手术创伤、排斥反应和感染等因素进一步加重了局部缺血。术后早期支气管主要依靠压力较低的肺动脉逆行供血。另外，有研究认为在供者获取时，采取双正向及逆向灌注，可保护支气管循环，有利于支气管血供恢复，从而降低吻合口并发症的发生率。术后支气管吻合口感染，如曲霉菌感染、耐甲氧西林金黄色葡萄球菌感染是支气管吻合口并发症的重要因素。良好的支气管吻合技术也是预防肺移植术后发生吻合口并发症的重要措施，尽可能缩短供者支气管长度以及套入式吻合对于预防气道并发症有效。

肺移植术后气道并发症分类较为复杂，至今还没有一种方法能够被广泛接受。一般认为，肺移植术后气道并发症有六种基本类型：吻合口狭窄、裂开、肉芽增生、气管支气管软化、吻合口瘘和吻合口感染。有报道将气道并发症分为早期（<3 个月）和晚期（>3 个月）。吻合口黏膜坏死裂开一般发生于早期；支气管狭窄和软化则一般发生于晚期。局部表现呈现多样性，如局部黏膜出血、坏死、肉芽增生，以及气道吻合口狭窄、气管裂开等。临床上表现为不同程度的咳嗽、咯血、呼吸困难及肺内感染等；气管裂开者可出现气胸、纵隔气肿及急性大咯血；严重者可发生急性呼吸衰竭，通过纤维支气管镜可确诊。

一旦出现吻合口并发症需要立即治疗，治疗措施主要包括：①全身治疗。改善一般状况，控制气管吻合口局部及肺内炎症，加强抗炎治疗的同时应考虑气管吻合口局部并发症的发生是否与排斥反应相关，酌情加强抗排斥反应治疗。②局部治疗。加强气管雾化及支气管镜吸痰，保持气道通畅。③腔内治疗。早期气管吻合口狭窄可行反复球囊扩张，而顽固性狭窄和气管软化病例则需放置气管内支架，肉芽组织增生引起吻合口狭窄可以行硬式支气管镜治疗，必要时行激光清创。④吻合口开裂患者的治疗，部分受者通过保持通畅的胸腔引流维持肺的良好膨胀，早期可考虑手术修补或局部切除再吻合术，而完全裂开后果严重，修复失败最终行移植肺叶切除、全肺切除或再移植。

预防吻合口并发症主要从以下几点着手：①尽量多地保留受者支气管及周围组织，以保护受者支气管的血供，改进支气管吻合技术。②合理应用免疫抑制药物。③加强术后抗感染和支持对症治疗，避免感染、低血压、低蛋白血症等影响吻合口愈合的因素。

血管吻合口并发症 病因尚不明确，可能与供受者血管直径不匹配、吻合技术有关。当受者术后出现呼吸困难、干咳、需氧量增加、移植肺水肿、肺动脉高压、机械通气时间延长等，需考虑血管吻合口并发症。血管吻合口狭窄通过以下检查可以协助诊断。①同位素灌注扫描：放射性核素灌注扫描能发现移植肺低血流灌注，但结果仅作为血管狭窄的参考而不作为诊断依据。②超声心动图：经胸腔超声心动图不能提供满意的吻合口附近的肺动静脉图像，而经食管超声心动图能精确判断吻合口形态及功能情况。③血管造影：是血管吻合口狭窄影像学诊断的金标准。导管插入可以精确测量吻合口压力梯度从而指导其功能评估，早期移植肺失功要考虑对该病的鉴别诊断，先行同位素灌注扫描，怀疑有血管狭窄可能，再行肺血管造影。治疗包括保守治疗，再手术、血管成形术、支架植入。再手术时，肺动脉夹闭后，移植肺血供中断处于缺血状态，采用稀释冷血灌注避免移植肺热缺血损伤。建议体外循环下手术，冷血灌注血供中断的移植肺。因此尽可能使供受者血管直径相匹配，改进手术技术是预防肺移植血管吻合口并发症的主要措施。

原发性移植物功能障碍 缺血再灌注损伤引起非心源性肺水肿，临床上表现为原发性移植物功能障碍（primary graft dysfunction，PGD），是移植后早期死亡的首要原因，PGD 占早期死亡的28.9%［国际心肺移植学会（ISHLT）资料］，常发生在术后72 小时内，高峰可延迟至术后第4 天，大部分受者在术后1 周开始明显缓解。水肿可能会持续到术后6 个月，但大多数肺移植受者，术后2 个月左右完全消除。缺血再灌注损伤原因很多，包括手术创伤、供肺缺血、支气管动脉循环中断、淋巴循环中断以及供肺失神经支配等。病理机制为肺血管内皮细胞和上皮细胞的活性氧直接损伤、产生炎症级联反应、黏附分子表达上调。缺血再灌注损伤的治疗包括采用保护性呼吸机支持、积极利尿、严格控制补液量等，大剂量激素应用，如治疗有效，24~48 小时后症状缓解。吸入一氧化氮对于预防和治疗PGD 有一定作用，可保护肺毛细血管完整性和预防白细胞和血小板黏附聚集，紧急性情况下可用体外膜肺氧合（ECMO）支持。

（王兴安 朱 珉）

fèi yízhí shùhòu guǎnlǐ

肺移植术后管理

（postoperative management of lung transplantation） 肺移植术后对受者护理和治疗的措施。肺移植的术后管理需要多学科共同合作。成功的ICU 治疗可提高肺移植后受者的存活率和生活质量。免疫抑制方案的合理使用是术后获得长期生存的关键，通过免疫抑制药物的使用，尽可能减少术后排斥反应的发生，并应及时处理各种因免疫抑制药物引起的不良反应。此外完善的术后随访和管理是受者获得长期存活的保障。

早期管理 肺移植术后早期（0~30天）的监测与治疗是影响受者能否长期存活的关键。术后受者带气管插管持续监测下转送ICU。一旦病情稳定，逐步脱离呼吸机，一般可在48小时内脱机。术后早期血气分析只要 PaO_2 >70mmHg和/或 SaO_2 >90%，就逐渐降低吸氧浓度，及时监测动脉血气，减小氧中毒的风险。大多数没有再灌注肺水肿的受者，在移植后的第1个24小时内吸入氧浓度（FiO_2）可降至30%甚至更低。术后常用肺灌注扫描的方法来评估移植肺的血流通畅程度。如果发现有一个肺叶或更大灌注的缺损，就应当通过导管或手术的方法来明确其原因。

单肺移植治疗慢性阻塞性肺病的受者，运用0或最小的呼气末正压（PEEP），适当延长呼气时间，减少自体肺的气体潴留，可通过呼气暂停的方法来测定内源性PEEP。限制液体输注防止移植肺水肿非常重要，通常在48小时内要尽量负平衡。联合输血、输胶体和利尿来维持适当的尿量。过度的利尿可导致肾灌注不足，如术后环孢素A（CsA）和他克莫司（Tac）血药浓度过高可能损害肾功能，因此术后应立刻监测免疫抑制剂的血药浓度和肾功能。

拔管前，可用纤支镜清除呼吸道内分泌物，拔管后，如果没有漏气，通常在术后48小时内拔除上胸引流管。术后肋胸膜反复有渗出，尤其是双肺移植者，下胸引流管通常5~7天拔除（引流量<200ml/24h）。

胸部的理疗、体位引流、吸入支气管扩张药和气道清理都非常重要。较早并坚持理疗，鼓励受者早期下床活动，应尽早使用踏车和健身车，甚至对于气管插管但神志清醒的受者也应如此。对于早期移植肺功能恢复延迟的受者，气管插管时间应延长，此时早期行气管切开有利于受者术后恢复。

适当的镇痛可以预防由于胸廓运动减小而引起的肺不张，也可预防伤口疼痛引起抑制咳嗽。硬膜外镇痛效果较好，且全身反应轻。有研究认为硬膜外插管镇痛与静脉内吗啡镇痛相比，更能更快地拔管，减少受者在ICU停留时间。

术后早期应每天检测肝肾功能、电解质、血常规、血气分析、胸片、心电图等，每周两次检测细菌、真菌培养（痰、咽拭子、中段尿），每周两次测定免疫抑制剂血药浓度，直至药物浓度调整稳定。术后使用广谱抗生素预防细菌感染，根据细菌培养和药敏试验结果及时调整用药。对囊性纤维化的受者，抗生素的抗菌谱需包含抗假单胞杆菌，并应用更昔洛韦预防巨细胞病毒（CMV）感染，应用制霉菌素、氟康唑、伊曲康唑等防治真菌感染。

免疫抑制剂治疗 肺移植术后传统的免疫抑制维持方案包括钙调磷酸酶抑制剂、抗代谢药以及糖皮质激素组成的三联方案。钙调磷酸酶抑制剂包括环孢素A和他克莫司，抗代谢药包括硫唑嘌呤和吗替麦考酚酯。三联免疫抑制方案的维持治疗能有效预防术后急性排斥反应的发生，近年来新型的免疫抑制措施包括西罗莫司和依维莫司以及生物制剂免疫诱导等。常用的免疫诱导剂包括多克隆抗体，抗胸腺细胞球蛋白（ATG）、抗淋巴细胞球蛋白（ALG）等；阿仑珠单抗、达珠单抗和巴利昔单抗等在临床上有较好的效果。

诱导期免疫抑制剂 ①肾上腺皮质类固醇：术后早期使用激素仍有争议，大多数医疗中心选择中等剂量甲泼尼龙，逐渐过渡到口服泼尼龙。②抗体诱导治疗：对高危和高致敏因素的受者，排斥反应发生的概率高。如高群体反应性抗体（PRA）水平、再次移植、移植物功能延迟恢复等，常建议应用抗体诱导治疗，可以显著地降低排斥反应的发生率，改善受者的预后。

维持期治疗 在预防急性排斥反应、慢性排斥反应和防治药物副作用之间取得平衡的个体化治疗过程。维持期治疗的任何时间均可以发生急性排斥反应，发生的急性排斥反应的强度和频度是影响移植肺长期存活的重要因素。未被发现和治疗的亚临床急性排斥反应同样是影响移植肺长期存活的重要因素。维持期的治疗方案是关系到提高长期存活率和提高受者生活质量的重要措施。国际上肺移植术后免疫抑制方案的选择没有统一的标准，最常使用的免疫抑制方案为：他克莫司+吗替麦考酚酯+肾上腺皮质激素的三联免疫抑制方案。术后应监测全血药物浓度。如果受者出现急性排斥反应，可以用大剂量甲泼尼龙冲击治疗，无效者可以改用抗淋巴细胞制剂，也可以调整基本的免疫抑制方案等。

长期随访 肺移植应该有严格的术后随访制度，要求受者自觉遵守。所有移植单位都应建立供、受者档案。出院前应给予肺移植受者术后康复、自我护理、合理用药、身体锻炼、饮食、生活习惯等指导，以及相关移植科普知识和依从性教育，交代出院后注意事项和随访计划，督促受者定期随访。并通过随访系统指导各种用药及生活、工作情况。

肺移植后1年之内，随访时需要排除是否并发感染（病毒、细菌、真菌等）、急慢性排斥反应，胃肠道并发症如胃食管反流等。一旦发现需及时处理，改善受者生活质量。行气管镜检查判断受者是否存在气道狭窄，一旦发现气道狭窄影响通气，及时行无创呼吸机辅助呼吸，气管镜下介入治疗。术后1~3年需要及时发现慢性排斥反应，大多表现为闭塞性细支气管炎（bronchiolitis obliterans，BOS），临床表现不典型，较难鉴别，也需要排除感染的可能，代谢相关疾病如糖尿病、高脂血症需及时处理。术后存活3年及以上的受者，发生BOS概率较高，病理确诊后需及时对症处理，对于严重影响生活质量的受者可考虑再次肺移植。

（王兴安　朱　珉）

yízhífèi páichì fǎnyìng

移植肺排斥反应（lung graft rejection）　受者接受同种肺移植后，供受者遗传背景差异导致供受者免疫系统识别和攻击携带有移植抗原的移植肺导致的移植肺的免疫损伤。肺移植后受者对同种异体移植肺内所携带的移植抗原发生的T细胞介导性排斥反应和抗体介导性排斥反应，是导致移植肺失功的主要原因。按照国际心肺移植术后排斥反应的分类，通常肺移植排斥有三种形式，超急性排斥反应、急性排斥反应和慢性排斥反应。超急性排斥临床极为少见。

急性排斥反应　肺移植术后第1年约有36%的受者发生至少一次急性排斥反应。急性排斥反应通常由T细胞介导性排斥反应所致，但随着对移植肺急性抗体介导性排斥反应的认识逐渐增加，且急性抗体介导性排斥反应是导致移植肺慢性排斥反应的重要因素之一。反复发作的急性排斥反应被认为是移植肺慢性排斥反应的特征性病变——闭塞性细支气管炎的诱发因素，急性排斥反应术后早期即可发生，3个月后逐渐减少。

临床表现　为感觉不适、疲劳、发热、胸闷、气短、胸痛或胸片有浸润阴影、胸腔积液等。典型的患者白细胞中等增多、PaO_2下降、FEV_1减低。CT对肺移植急性排斥反应的诊断作用有限，有时胸部X线平片、临床症状、生理变化不能区别术后早期排斥与感染。有时胸部X线平片改变早于症状的出现和肺功能的改变，肺门周围常出现间质浸润阴影，肺毛玻璃样变。出现毛玻璃样变可考虑行支气管镜，进一步明确诊断。如临床高度怀疑存在排斥反应，而无法确诊时，予甲泼尼龙冲击治疗，临床症状、胸部X线平片、SaO_2常在8~12小时内改善。因使用强效免疫抑制剂，急性排斥反应的临床表现不典型，急性排斥反应时典型的临床表现已很少出现，症状表现较平缓、隐蔽，可能只表现为肺功能的减退，需结合各项辅助检查综合分析。

诊断　发生急性排斥反应时，胸部高分辨率CT表现为小叶间隔增厚、胸腔积液和毛玻璃样影，在急性排斥反应的诊断中具有35%~65%的敏感性。尤其在甲泼尼龙治疗后，48小时内影像学明显改善者考虑为急性排斥反应。经纤维支气管镜肺活检，明确血管、气管周围炎症或淋巴细胞浸润是诊断的金标准，同时对移植肺活检组织进行补体片段4d的免疫组织化学染色和外周血抗体的检测，有利于诊断急性抗体介导性排斥反应。但有些患者术后无法获取病理，可行纤维支气管镜肺灌洗（BAL）检查，有研究显示通过检测BAL中的淋巴细胞亚群，急性排斥反应和增加的$CD8^+$ T细胞有关。对难于诊断的急性排斥反应，可以考虑胸腔镜或小切口开胸肺活检。

治疗　常规静脉应用大剂量甲泼尼龙冲击治疗，随后根据临床情况逐渐减量。对耐激素型或强烈的急性排斥反应，尽早使用抗淋巴细胞球蛋白。更改免疫抑制方案，加用免疫诱导剂，全淋巴放疗和体外光化学治疗等；对急性抗体介导性排斥反应的治疗原则包括清除受者外周循环中的抗体、阻断抗体对移植器官的损伤、抑制B细胞的活化及生成抗体的能力、清除B细胞四个方面，其对应的治疗方案包括血浆置换或免疫吸附清除循环中的抗体、静脉注射大剂量免疫球蛋白以中合抗体而减少抗体对组织的损伤、应用抗淋巴细胞球蛋白（ALG）、抗胸腺细胞球蛋白（ATG）清除T细胞、应用抗CD20单克隆抗体清除B细胞。

慢性排斥反应　通常发生在肺移植约6个月后，5年和10年发病率分别为49%和75%，占晚期死亡原因的30%，是影响患者长期生存的主要因素。闭塞性细支气管炎综合征（bronchiolitis obliterans syndrome，BOS）是移植肺排斥反应特征性的临床表现，主要表现为肺功能的下降（FEV_1下降），移植肺功能逐渐丧失，出现胸闷、气短，呈进行性的、不可逆的阻塞性通气功能障碍，直接影响患者的生活质量和长期生存。其明确诊断需要行移植肺纤维支气管镜肺活检。闭塞性细支气管炎的病理变化为小气道上皮细胞损伤、上皮基底膜增厚、气道炎性细胞浸润、进行性纤维化和胶原组织沉积导致小气道闭塞。导致BOS的原因包括急性排斥、巨细胞病毒感染、人类白细胞抗原（HLA）错配等。BOS没有确切的治疗方案，治疗方法有吸入环孢素A（CsA）局部气道抗炎，口服他克莫司（Tac）替代CsA，稳定肺功能，阿奇霉素抑制炎症介质，他汀类药物免疫调节，减轻BOS的严重程度（改善肺功能），提高生存率。因此早期诊断BOS、延缓病程是改善预后最主要的措施，对于终末期BOS可考虑再次肺移植。

（姜格宁　郭　晖）

yízhífèi bìnglǐxué zhěnduàn biāozhǔn

移植肺病理学诊断标准（schema and classification on lung allograft pathology）用于移植肺活检后的病理学诊断及其病变分级的诊断体系。是国际上主要采用的移植肺活检病理学诊断标准，其主要针对移植肺排斥反应的病理学诊断。其将移植肺的排斥反应分为以T细胞介导性排斥反应为主的急性排斥反应、急性抗体介导性排斥反应、包括慢性支气管排斥反应和慢性血管性排斥反应在内的慢性排斥反应和非排斥反应病变。其中急性排斥反应的病变特征为移植肺细微血管周围的围管状淋巴细胞浸润和细支气管周围的围管状淋巴细胞浸润；急性抗体介导性排斥反应的病变特征尚未得到广泛认可，主要表现包括肺泡间隔毛细血管内炎性细胞淤积和补体成分4d（C4d）免疫组化染色阳性；慢性排斥反应的特征性病变包括移植肺闭塞性细支气管炎和慢性移植物动脉血管病两个方面。

（郭　晖）

xiānwéi zhīqìguǎnjìng fèi huójiǎn

纤维支气管镜肺活检（transbronchial lung biopsy，TBLB）将活检钳通过纤维支气管镜吸引管伸入支气管、细支气管并达到肺泡、钳取肺组织进行的活检病理学诊断。该技术使得纤维支气管镜检查的范围不再局限于气道，而且可以进入肺组织，扩大了纤支镜检查的范围，对肺的各种周围病变、弥漫性病变有良好的诊断意义。1968年艾克达（Ikeda）将可弯曲的光学纤维支气管镜应用于人体肺脏疾病的诊断，随着设备与技术的日益改进以及现代医学影像学技术的迅速发展，现代的纤维支气管镜已经成为非常清晰、精细、安全舒适的检查设备，在支气管与肺部疾病的诊断中具有重要作用。在肺移植中，TBLB是公认的肺移植术后判断移植肺功能最为可信且安全有效的监测手段，其对移植肺各种并发症诊断的阳性率可以达到85%以上。移植肺TBLB的适应证主要为经临床各种功能性检查等仍难以明确诊断的肺移植术后并发症，包括移植肺缺血再灌注损伤、各种类型的排斥反应以及感染等，同时移植受者应无出血倾向，无明显的心肺功能不全；其禁忌证主要为心功能不全以及严重的呼吸功能不全者、强烈咳嗽而难以应用药物抑制而无法配合检查者、出血倾向明显者等。TBLB检查的内容主要包括检查移植肺气管吻合口，移植肺主支气管、叶支气管、段和亚段各级支气管的黏膜、炎症表现等，并在这一检查过程中获取病变组织进行病理学检查。其方法包括应用活检钳取得组织标本，以及应用顶端由尼龙丝制成的毛刷刷取远端气管的脱落细胞进行细胞学涂片检查。对不同的肺段或亚段支气管取肺组织3~5块，其深度一般可以从段支气管开口计算，深入约4cm的深度为佳。对于局限性病变，在仔细研究胸部正位、侧位X线平片以及CT的基础上，预先设计进钳的深度，以避免进钳过深或过浅而无法取到病变部位甚至引起严重并发症的可能。为了确定活检钳应进入哪一支段甚至亚段支气管，可以依据管口的异常改变如是否有充血、水肿、分泌物增多、管口变形甚至狭窄等，选择进入有异常表现的管口可以增加活检的准确性。国际心脏和肺移植学会（ISHLT）肺移植研究组推荐在活检组织中至少应钳取5块肺实质组织，其钳取组织的质量好坏对于诊断具有决定性意义。取材部位不当、标本钳夹变形等人为因素均可以严重干扰镜下的诊断。TBB活检标本应立即置10%缓冲福尔马林液中固定，石蜡包埋、切片厚度3~4μm，可进行HE染色、马森（Masson）三色染色以及弹力纤维染色。

（姜格宁　郭　晖）

yízhífèi bìsèxìng xìzhīqìguǎnyán

移植肺闭塞性细支气管炎（lung graft bronchiolitis obliterans）移植肺慢性排斥反应损伤所致的细支气管病变。也是导致移植肺慢性失功能及受者死亡的主要原因。表现为移植肺内细小气管如呼吸性细支气管和/或终末分缺失穆特（Mut）1型，其中最严重的是穆特（Mut）0型。根据治疗效果可分为维生素 B_{12} 治疗有效和无效两种。这些患儿的临床表现多有呕吐、脱水、嗜睡、智力低下、体格发育滞后。患儿抵抗力低下，常易患各种感染性疾病，而感染常诱发酸中毒。内科治疗无效可以考虑早期肝移植，以改善受者的生活质量。

早期发病对钴胺素治疗无反应的患者病情最严重，少数存活下来的患者代谢失代偿和许多并发症，特别是进展性肾衰竭和严重的神经损伤。肝移植是选择性代谢性肝病患者的首选治疗。肝移植虽然不能治愈疾病，但可以降低疾病的严重程度。移植肝产生缺乏的酶，但由于酶在大多数细胞中表达，整体生化缺陷仅得到部分纠正，也可能无法阻止肾脏和神经系统的进展性恶化。但肝移植能改善受者的生活质量，移植术后血氨水平下降，蛋白饮食摄入控制减少。对治疗无反应考虑早期肝移植（理想的是在出生后的第1年）。然而，在评估风险时应谨慎权衡局部因素，即使在肝移植后也应保持密切的长期随访。肝移植后维持适当的蛋白质限制和肉碱的摄入，以预防代谢失代偿和可能的晚期并发症。并发终末期肾功能不全时可考虑肾移植。由于数据的限制，肝移植在甲基丙二酸血症治疗中的最终作用要到移植受者成年后才能明确，那时肝移植对肾脏和神经系统症状等晚期并发症的影响也才会变得清晰。为了更好地了解这种肝移植治疗方式的长期适用性以及移植后不良风险和最佳适应证，需要对所有考虑接受肝移植的受者进行登记和持续评估。

（陈　栋）

yuánfāxìng gāocǎosuānniàozhèng gān yízhí

原发性高草酸尿症肝移植（liver transplantation for primary hyperoxaluria）　原发性高草酸尿症（PH）是患者肝脏代谢异常导致内源性草酸盐产生过多，过量的尿草酸盐从肾脏排泄，以显著的高草酸尿、早期而反复发生的尿石症、进行性发展的肾钙质沉着症为特征性表现的常染色体隐性遗传病。由于血浆草酸浓度升高，易在钙浓度高的区域如肾脏、骨骼、心脏、血管、神经等全身器官中沉积，造成相应的器官损害。

原发性高草酸盐尿引起肾衰竭，但由于肾移植术后受者仍存在草酸代谢障碍，移植肾原病复发率极高。原发性高草酸盐尿症的临床进程差异很大，有些小儿在婴儿期就表现为肾衰竭，而一些病情很轻的病例仅表现为成年阶段的肾结石。甚至具有相同基因型的同胞的临床进程也会有很大差异。原发性高草酸盐尿症的酶的缺陷位于肝脏。同期肝肾联合移植可以逆转这种酶缺陷。在肾脏损害变得严重之前，是否应该首先施行肝移植的问题，应该根据原发性高草酸尿症患者发病年龄、肾结石、全身草酸症征象和肾功能储备等因素考虑。目前尚存在不同的观点。在肾脏功能几乎正常的小儿中，疾病的发展是很慢的，对于这些病例，必须仔细地衡量肝移植和长期免疫抑制所带来的风险。先期肝移植受者肾小球滤过率一般得到改善，肾功能持续恢复。因此对于计划进行肾脏移植的患者，可以先采用先期肝移植，阻止他们全身性的草酸盐聚集。由于对移植后高草酸尿对肾功能的担忧，先行肝移植在清除草酸盐过量的来源后，再行肾移植，以保护移植肾。但是同期肝肾联合移植时，肝移植物对于同一供者肾脏移植物具有免疫保护作用，先后分期行肝移植、肾移植，则消除了这种免疫学上的优势。对于肝肾联合移植治疗Ⅰ型草酸尿症，欧洲的经验如下。①当肾小球滤过分数小于25ml/(min·1.73m^2)时，同期肝肾联合移植是治疗方法的首选。②如果肾小球滤过分数处于25～60ml/(min·1.73m^2)，并且疾病处于进展期时应该考虑行肝移植。③移植后，由于要减轻全身性草酸盐负荷需要进行一段时间的透析，尽量减少透析的时间有助于保护肾脏移植物的功能。④若考虑行肝移植，必须在移植前进行肝脏活检来测定丙氨酸乙醛酸氨基转移酶的活性，以明确诊断。

（陈　栋）

nángxìng xiānwéihuà gān yízhí

囊性纤维化肝移植（liver transplantation for cystic fibrosis）　囊性纤维化（CF）主要影响胃肠道和呼吸系统，以慢性梗阻性肺部病变、胰腺外分泌功能不良和汗液电解质异常升高为特点的遗传性外分泌腺疾病。

肝移植治疗主要用于囊性纤维化病伴有肝硬化、门静脉高压和静脉曲张出血的囊性纤维化患者。20世纪90年代初，肝移植治疗囊性纤维化的5年存活率就已达到62%。囊性纤维化是多器官受累，单纯的肝移植不能完全治愈囊性纤维化病。因此，多器官联合移植的病例数越来越多，包括肺肝联合移植、心肺肝联合移植、胰肝肾联合移植等。若要为囊性纤维化患者实施肝移植时，应考虑到肺疾病的严重程度和感染的危险。如果患儿的肺部疾病轻微，肝移植术后肺功能可以改善，感染也不足以威胁生命，如果患儿的肺部疾病较重，肝肺联合移植的效果还不肯定。由于囊性纤维化病是多器官受累，单纯的肝移植不能完全治愈囊性纤维化病，如合并其他实体器官衰竭常行多器官联合移植，如肝肺联合移植、心肺肝联合移植等。

（陈　栋）

yíchuánxìng xuèsèsù chénjīzhèng gān yízhí

遗传性血色素沉积症肝移植（liver transplantation for hereditary haemochromatosis）　遗传性血色素沉积症（HH）是铁异常沉积性的常染色体隐性遗传性病。主要导致胃肠道铁吸收增加，多余铁在体内沉积，数年后可导致器官损害，包括肝硬化、糖尿病、皮肤黑色素沉着过多及肝脏功能异常、心脏停搏等严重并发症。但只要早期治疗，可以有效防止多余铁沉积，预防并发症，尤其是在肝硬化发生前治疗可防止肝癌发生。遗传性血色素沉积症合并慢性肝衰竭或肝细胞癌（HCC）患者可采用肝移植治疗。由于移植后死亡率和心脏病及感染性并发症的发病率高，仔细选择患者非常重要。

患者的选择、移植前治疗和免疫抑制治疗的改善可能会提高患者的存活率。采用抗氧化剂和螯合剂的“鸡尾酒”的治疗有一定的疗效，虽结果并不乐观，但可作为肝脏移植术前的辅助治疗，以帮助患者度过肝移植术前准备阶段。肝移植治疗血色素沉积症成功的关键在于能否彻底解决疾病的根本病因。在继发性血色素沉积症患者，接受肝移植术后病情仅可获得暂时缓解，是由于发病的根本原因并未得到根除，移植术后仍会出现铁在移植肝内再次沉积而致病。而遗传性血色素沉积症患者接受肝移植术后的转归和预后取决于遗传缺陷是影响了肝脏，还是肝外其他器官血色素沉积症蛋白（HFE）的合成。

赖希林（Raichlin）等 2009 年报道了 15 例心肝联合移植受者，其中 1 例为遗传性血色素沉积症。1 个月、1 年、5 年和 10 年存活时间分别为 100%、100%、75% 和 60%，与单个心脏移植受者相似。值得提出的是，心肝联合移植组发生急性移植心的细胞排斥反应的次数较少。这可能是由于同期移植的肝脏起到免疫保护的作用。心肝联合移植治疗遗传性血色素沉积症的效果与其他疾病接受心肝联合移植治疗结果相同。结果提示，心肝双器官移植有利于遗传性血色素沉积症患者，否则心脏手术风险较高。

（陈　栋）

tángyuán zhùjībìng gān yízhí

糖原贮积病肝移植（liver transplantation for glycogen storage disease）　糖原贮积病是不能正常代谢糖原，使糖原合成或分解发生障碍，糖原大量沉积于组织中的常染色体隐性遗传病。发病因种族而异。糖原合成和分解代谢中所必需的各种酶至少有 8 种，由于这些酶缺陷所造成的临床疾病有 12 型，其中Ⅰ、Ⅲ、Ⅵ、Ⅸ型以肝脏病变为主，Ⅱ、Ⅴ、Ⅶ型以肌肉组织受损为主。最严重的糖原贮积病是糖原贮积病Ⅱ型，通常在 1 岁内发病，避免运动可使症状消退。肌肉损害导致肌球蛋白释放入血，肌球蛋白对肾有害，限制运动可降低肌球蛋白水平。大量饮水，尤其在运动后，可稀释肌球蛋白。这类疾病有一个共同生化特征，即糖原贮存异常，绝大多数表现为糖原在肝、肌肉、肾等贮积量增加。仅少数病种的糖原贮积量正常，而糖原的分子结构异常。

1993 年斯塔泽（Starzl）等首次报道 2 例为Ⅳ型糖原贮积病，1 例为Ⅰ型糖原贮积病肝移植。2014 年荷兰苏珊娜（Susanna）研究显示，所有 80 例Ⅰ型糖原贮积病在肝移植后受者均表现出较好的代谢改善，空腹耐受性正常，这极大地改善了这些患者的生活质量。此外考虑到Ⅰ型糖原贮积病患者经良好的治疗后，可存活足够长的时间，但并发的肝腺瘤病有可能恶性变，肝移植是一种治疗选择，不仅切除所有潜在的恶性组织并纠正潜在的代谢缺陷。糖原贮积病酶缺乏不局限于肝脏，肝外病变仍可能发展。其他类型也有肝移植的报道如Ⅳ型糖原贮积病和Ⅲa 型糖原贮积病［福布斯（Forbes）病或科里（Cori）病］。虽然肝移植术后并发症可能是术前疾病进展引起的，但大多数并发症似乎与肝移植和随后的免疫抑制有关。因此在肝移植时需要选择合适的手术时机和患者全身状况。

（陈　栋）

bǔlínbìng gān yízhí

卟啉病肝移植（liver transplantation for porphyria）　卟啉病是血红素生物合成通路中酶的缺乏，以红细胞和血浆中原卟啉水平增高为特征的常染色体显性遗传病。有家族发病史。因血红素生物合成通路中酶的缺乏。这些缺乏使血红素的前体在体内堆积，产生毒性。由于卟啉沉积，也经常发生肝脏损害并可能进展为肝硬化，如药物治疗无效，可行肝移植，移植后效果良好。

肝移植治疗卟啉症的基本原理是将肝病作为卟啉症的并发症进行治疗，如红细胞生成的粪卟代谢的需要。此类疾病的患者一般都是年龄小的小儿，ALT保留了原有的肝脏，为今后基因治疗提供了可能和机会。但需要指出的是，并非所有非硬化性先天性代谢性肝病都是ALT的适应证，当肝脏产生非正常蛋白质或酶损伤其他靶器官时，如家族性淀粉样多神经病合并心脏病变和高草尿酸盐尿症合并受者病变，则需切除全肝行原位肝移植。

良性终末期肝病　包括晚期实质性疾病和胆汁淤积性疾病，前者如肝硬化晚期所致门静脉高压症，后者如先天性胆道闭锁症。对于病情危重不能耐受OLT者实施损伤较小的HALT成为治疗终末期肝病的一种尝试性治疗手段。在活体肝移植治疗良性终末期肝病过程中，ALT可作为解决移植物过小的一种理想的过渡方法，并可以扩大供肝来源。随着活体肝移植的广泛开展，移植物过小的情况会越来越多，手术过程中不切除或只切除部分病肝，过小的移植肝可在过渡期生长到足够代偿机体需要，之后再切除原有病肝，以防止受者原发病的复发。

手术方法　包括以下几种。

辅助性异位肝移植（HALT）　供肝可采用全肝或部分肝脏（图1，图2）。供肝置于右结肠旁沟，因腹腔移植空间有限、血管易扭曲成角以及肝静脉流出压差不足等原因，异位辅助性肝移植常不被首选。供肝置于右结肠旁沟：①供肝肝上下腔静脉或供肝肝下下腔静脉与受者肾平面以上下腔静脉行端侧吻合，缩短了吻合口到右心房的距离，降低了供肝的流出道压力。②供肝肝动脉与受者腹腔干或腹主动脉行端侧吻合。③供肝门静脉与受者门静脉主干行端侧吻合，同时采用部分结扎门静脉人为调节门静脉血流到两个肝之间的分配，防止移植肝因门静脉血流不足而萎缩。辅助性部分异位肝移植（HAPLT）还可采用门静脉动脉化（portal vein arterialization，PVA）的方法，取供者髂动脉的内外两个分支分别与供肝的门静脉和肝动脉吻合，另一端的髂总动脉与受者肾下腹主动脉行端侧吻合。此术式一方面保证了受者肝完整的血供，不存在两个肝脏竞争门静脉血流的问题；另一方面，来自腹主动脉的充足血供克服了流出道压力高的缺点。④供肝胆总管与受者空肠行Roux-en-Y胆肠吻合。

辅助性部分原位肝移植（APOLT）　①将受者肝部分切除（右半肝或左半肝或左外叶），留出空间植入部分供肝（右半肝或左半肝或左外叶）。②获取和修整供肝，供肝既可以使用活体供肝也可以选择经减体积或劈离的尸体供肝。③供肝肝静脉成形后与受者相对应的肝静脉吻合重建。③供肝的门静脉支和肝动脉分别于受者相对应的门静脉和动脉吻合重建。④供肝肝管与受者空肠行Roux-en-Y胆肠吻合，胆管引流管经空肠袢引出（图3）。APOLT较HAPLT所用供肝段小，但可承担足够的功能，又不会与受者肝脏竞争门静脉血流，流出道压力也较小，解剖结构更符合肝脏的生理。APOLT技术复杂，耗时长，需要切除部分病肝，增加术中失血量的缺点，对病情严重的患者打击比较大；对术者的

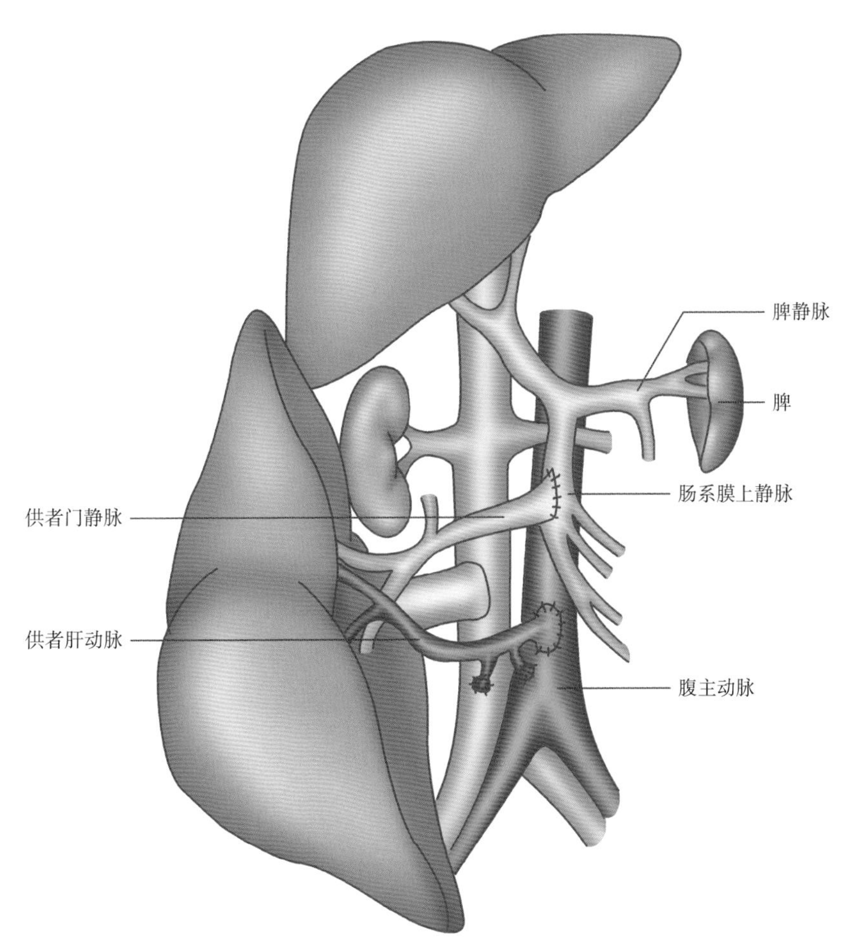

图1　辅助性异位全肝移植

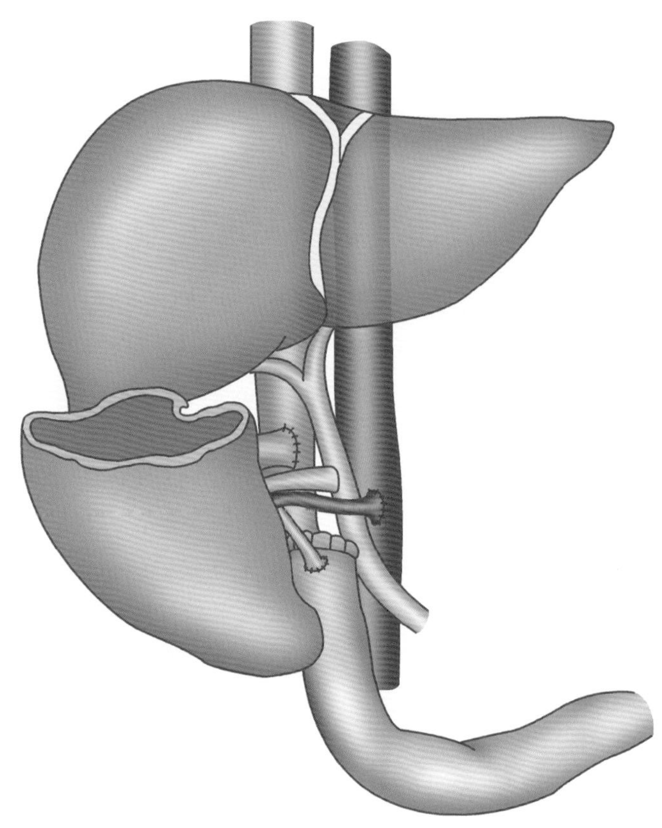

图 2　辅助性部分异位肝移植

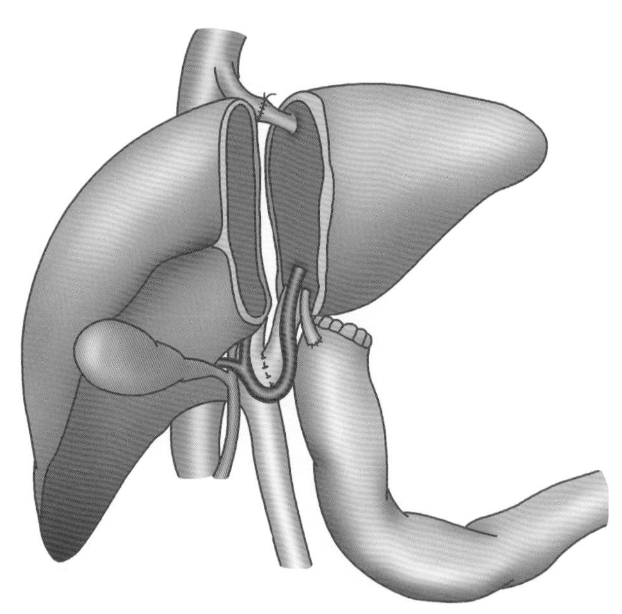

图 3　辅助性部分原位肝移植

手术技术要求高，特别是吻合技术，术后血管吻合口狭窄及栓塞的并发症发生率高；而且术后也避免不了移植肝的萎缩。

术后问题　ALT 成功的标准是受者长期存活、完全停用免疫抑制剂以及自身肝脏功能完全恢复正常。

原肝和移植肝功能的评价　ALT 术后由于移植肝和残留病肝共存，常规的血生化检测不能准确反映各自肝功能的变化，主要依赖于超声、CT、MRI 以及肝脏穿刺病理检查。病理活检是最直观的检测手段，移植后连续组织活检可准确提示肝再生情况。再生肝组织学检查可显示肝细胞再生活跃，出现较多的多核细胞，肝脏无细胞坏死，由正常肝细胞取而代之。

原肝和移植肝的功能竞争　ALT 发展至今最为困惑和最关键的就是受者原肝和移植肝之间的功能竞争问题。早期的动物实验就发现移植肝的萎缩现象，最初考虑血流量不足，特别是门静脉血流不足，认为门静脉血中含有肝细胞生长因子（HGF）。动物实验中人为缩窄受者门静脉主干，将更多门静脉血流引入移植肝门静脉内，移植肝萎缩现象仍然存在。移植术后早期移植肝增生明显，待受者肝渡过坏死期并开始增生时，移植肝便开始逐渐萎缩；如果受者肝纤维化明显时，移植肝则不萎缩。对于这种功能竞争的解释有以下几种。①门静脉血供因素：早期的研究发现，若无门静脉血供，则移植肝很快萎缩，若以受者门静脉重建供肝门静脉循环可保持移植肝组织结构的完整性。②肝增生因子学说：认为门静脉血中含有肝细胞生长因子，这些因子与受者肝及移植肝细胞表面某些受者结合维持肝细胞的正常代谢。有些学者认为，肝细胞生长因子就是胰岛分泌的胰岛素和胰高血糖素；同时，认为移植肝的门静脉血只要含有来自受者胰腺的静脉血，就可保持肝细胞结构和功能的完整。另有学者认为，肝细胞生长因子可能来源

供肝。因此，植入方法和经典式原位肝移植相同。其主要的缺点为供者、受者下腔静脉的口径相差悬殊。②不保留供肝下腔静脉植入法，斯特朗（Strong）等报道的不带有供肝的肝后下腔静脉，而需保留受者的肝后下腔静脉，以供肝的肝左静脉与受者口径适宜的肝静脉开口吻合，即以背驮式植入供肝。

肝上下腔静脉或肝静脉流出道的重建 减体积供肝植入的难点仍是肝静脉或肝上下腔静脉的重建。右半肝移植时肝上下腔静脉的重建相对容易，供肝位置的摆放也无困难。但左半肝移植或左外叶移植必须同时考虑到肝静脉或肝上下腔静脉重建与供肝位置的恰当摆放。①肝上下腔静脉的重建：减体积供肝为右半肝和左半肝时，带有肝后下腔静脉，则供肝与受者肝上下腔静脉端端吻合即可。②供肝肝左静脉与受者肝左静脉、肝中静脉的共同开口端端吻合：适合于供肝为左外叶，手术方法难度不大者，但供肝恰当摆放是必须注意的问题。③供肝肝左静脉与肝后下腔静脉前壁吻合：也适合供肝为左外叶，多由于受者肝静脉太短或其他变异需缝闭受者肝静脉开口，这个方法可保证肝静脉出口的通畅，但也未解决供肝的恰当摆放问题。④三角吻合法：其用于肝移植能同时较好解决吻合口的通畅与供肝位置的恰当摆放这两个问题。具体做法是剪开肝静脉之间的间隔，用6-0聚丙烯线间断缝合把3支静脉整形成一个单口，并在其下边向肝后下腔静脉做纵行切口，使整个开口成一个尖朝下的三角形；在供肝的肝左静脉壁也做纵行切口直至进入肝组织处，使之与下腔静脉的三角形开口相对应。连续缝合法做供、受者开口的吻合。这个吻合口很宽大，且供者肝左静脉与受者肝后下腔静脉在同一平面，当供肝向右旋转至右膈下时，也不会引起吻合口的扭曲和梗阻。也可在活体左肝移植与劈离式肝移植中应用。

门静脉、肝动脉和胆道的重建 若供受者门静脉、肝动脉直径相匹配且长度也合适时，则稍修整后即可吻合。但若口径不匹配，或长度不合适，都需经过适当整形或做一段移植血管间置后即能完成门静脉和肝动脉较满意的重建。供肝为左叶肝脏时，左肝管直径多仅为3~4mm，长度也极为有限，因此行端端吻合的条件多不具备。受者又多为已施行过葛西（Kasai）手术的先天性胆管闭锁患儿，因此也只有行胆管空肠吻合的条件。若原有肠袢长度足够以保证吻合无张力，血供尚良好，且确定通畅性无问题，可利用原有肠袢行胆肠吻合。用与胆管大小相当的导管经距吻合口15cm处的肠袢戳孔引入置于胆管后，再行前壁间断缝合。此引流管可支撑吻合口，防止胆漏并有助于观察胆汁量。若为右侧供肝，胆管较粗大，可考虑行胆管端端吻合重建胆道通畅性。

减体积左肝位置的摆放 左供肝移植，关腹前需妥善固定肝脏，一般将供肝的镰状韧带或圆韧带缝合至受者上腹前壁或膈肌，防止左肝向右滑入右膈下造成肝静脉扭曲。右侧供肝视情况可不做固定。

（刘永峰　吴　刚）

pīlíshì gān yízhí

劈离式肝移植（splitting liver transplantation，SLT） 按供肝实质、血管及胆道结构将其劈离一分为二植入两个不同受者体内的手术。劈离式肝移植是随着减体积肝移植和活体肝移植的逐步发展而提出来的，是两者的综合。将一个供肝按肝脏分段切割成两部分，成为两个具有独立功能的移植物，分别移植给两个受者，故亦有学者称为“一肝二受”。这一术式不仅克服了减体积肝移植和活体肝移植的缺点，而且最大程度地利用了供肝，增加了供肝的总数，这无疑可缓解供肝数量有限而受者数量不断上升之间的矛盾，对小儿肝移植意义尤其重大，大大缓解了小儿供肝短缺，甚至在小儿肝移植中几乎可以不再需要减体积肝移植或活体供肝移植。1988年德国皮希尔迈尔（Pichlmayr）首例报道，将一个供肝劈离成较小的左外叶和较大的右半肝分别移植给一个小儿受者和一个成人受者。在活体肝移植开始就采用了左肝供肝和右肝供肝的成人间活体肝移植方式，这些预示了成人间共享劈离式肝移植的可能。理论上讲，两部分供肝都必须有足够的功能性肝组织在移植肝再生前维持受者的生理需要。1989年法国比斯莫斯（Bismuth）等首次报道两个成人间共享劈离式肝移植。1990年意大利科莱丹（Colledan）又系列报道了成功的两个成人间共享劈离式肝移植，采用活体右肝供肝切取方式劈离供肝，但肝中静脉保留在左侧供肝。该术提高了尸体供肝的利用率，但以下几个方面因素限制了这种劈离方式的广泛应用：①供者体型和全身状况与两位受者条件（体型小及病情轻）适当相配的要求。②劈离技术的难度使得难以达到标准化的劈离术式。③在不同的移植中心难以共享这些复杂的供肝。④很难寻找两位合适的受者。然而，这种劈离方式仍是可行的。

供者选择 供者的合理选择及其与受者的恰当匹配是劈离式肝移植成功的重要前提。劈离式肝移植对于供者有严格的特殊要求，只限于年龄、肝脏体积、肝脏功能、血循环等方面条件均理想的供肝：①年龄小于50岁，对于小儿受者，供者年龄尤需严格限制。②肝功能基本正常，没有或仅有轻度脂肪肝。③供肝切取前供者血流动力学稳定，无须大量血管活性药物的支持。④供者在ICU时间少于5天。⑤血钠最好低于150mmol/L，至少不超过170mmol/L。尽管以上量化指标具有重要参考价值，但并不是供肝取舍的绝对标准，经验丰富的外科医师常以大体观察作为供肝取舍的重要依据。从外科学的角度考虑几乎所有的供肝均适合劈离，供肝血管和胆管的变异可能会影响供肝劈离的方式，增加供肝劈离和脉管重建的难度，但一般不构成劈离式肝移植的技术障碍。

受者选择 正确估算受者的肝需求量对于供受者的恰当匹配非常重要。受者的选择毫无疑问是影响供肝及患者预后的重要因素。早期劈离式肝移植经验表明在肝脏疾病进展期患者中结果较差。手术难度难以估计的患者也不宜作为劈离式肝移植受者，如门静脉血栓和腹部多次手术史。受者的体重更是重要的考虑因素，因为即使原位劈离也需要更长的缺血时间操作及后台修整，缺血再灌注损伤较重，所以要求劈离肝移植物质量与受者体重之比（graft weight to recipient body weight ratio，GW/RBW）必须达到1.0%以上。劈离式肝移植不同于活体供肝，无法在手术前测量移植肝的体积，因此在劈离式肝移植决定前应仔细选择好两个适合的受者。完整的右半肝和左半肝分别相当于肝脏体积的60%和40%，所以原则上要求两个受者的最大体重分别不能超过供者体重的100%和66%。在成人和小儿分享劈离式肝移植比较容易满足这个要求，在成人间分享则必须强调应用于体型相对小的两个成人受者。如70kg的供者肝脏只能劈离成右、左侧供肝，分别提供给一个70kg以下和一个46kg以下的受者。对于小儿，不能植入一个过大的移植肝。相反，对于成人则要警惕小肝综合征，必须保证足够的供肝体积。

GW/RBW和标准肝脏体积（standard liver volume，SLV）是临床上最常用的指标。一般认为GW/RBW最低限量为0.8%～1.0%，SLV（706.2×体表面积+2.4）最低限量为40%，移植肝体积低于以上标准容易出现移植物功能不全。功能性肝体积（functional graft size，FGS）的概念日渐受到重视，FGS是反映移植肝在受体内所表现出的实际功能，受病情危重程度、门静脉高压状态、供肝的原发病变、供肝缺血再灌注损伤及移植物静脉流出道不畅等多种因素的影响。无论移植物实际体积多大，决定移植肝的肝功能更重要的因素是FGS，即使GW/RBW适当，若FGS不足，仍可发生小肝综合征。因此术前充分评估受者的整体状况，如终末期肝病模型（model for end-stage liver disease，MELD）评分和门静脉高压严重程度是十分重要的。对于高风险的受者要求GW/RBW≥1.5%以保证安全；对于接受低值GW/RBW的SLV的门静脉高压患者，可考虑加做部分门体分流术以减轻过高流量的入肝血流造成的对移植物过度灌流性损伤。

供肝劈离技术 肝脏是由解剖和功能相对独立的多个部分组成，每个部分都有独立而完整的血管-胆管及引流静脉。只要技术条件允许，肝脏的任何一个肝段均可用作分割移植。在当前的临床实践中，最常用的供肝分配方式沿镰状韧带将肝脏分割成左外叶和扩大右半肝（图1），分别移植给小儿和成人；或沿肝中裂将肝脏分割成左半肝和右半肝，分别移植给青少年/体积小成人或成人。对于两个成人分享一个供肝的劈离式肝移植，按常规方法劈离得到的左半肝仅占全肝的40%，相应的GW/RBW只有0.9%（图2）。若将Ⅰ段和Ⅳ段腔静脉周围部分连同下腔静脉（inferior vena cava，IVC）保留至左半肝则可增加10%的左侧供肝体积；若同时将肝中静脉保留至左半肝，可保证Ⅳ段静脉回流以增加左半肝功能性体积，如此可望解决左半肝移植可能带来的小肝综合征问题。劈离式肝移植供肝切取可分割分为体外劈离和原位劈离技术两大类。

供肝体外劈离技术 在体外供肝分离技术中，首先按标准的多器官切取技术获取供肝并将其置于威斯康星大学液（UW液）中保存。供肝劈离手术包括供肝的准备、劈离可行性的评估、血管和胆管的分割、肝实质的分割以及肝断面的处理。劈离前胆管造影确认左、右肝管汇合部解剖关系，在肝动脉解剖关系不明确时做动脉造影，对于出入肝血管和胆管的分割方法、肝脏离断层面具有重要的解剖导向作用。由于右肝管较短且变异较多，胆总

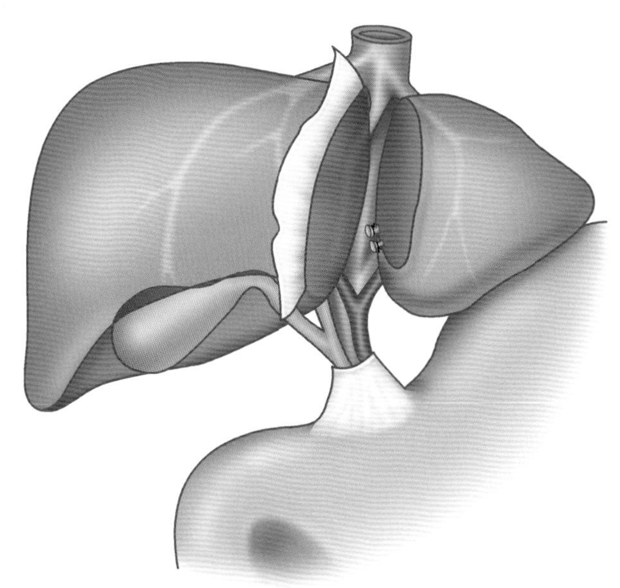

图 1 左外叶和扩大的右半肝劈离

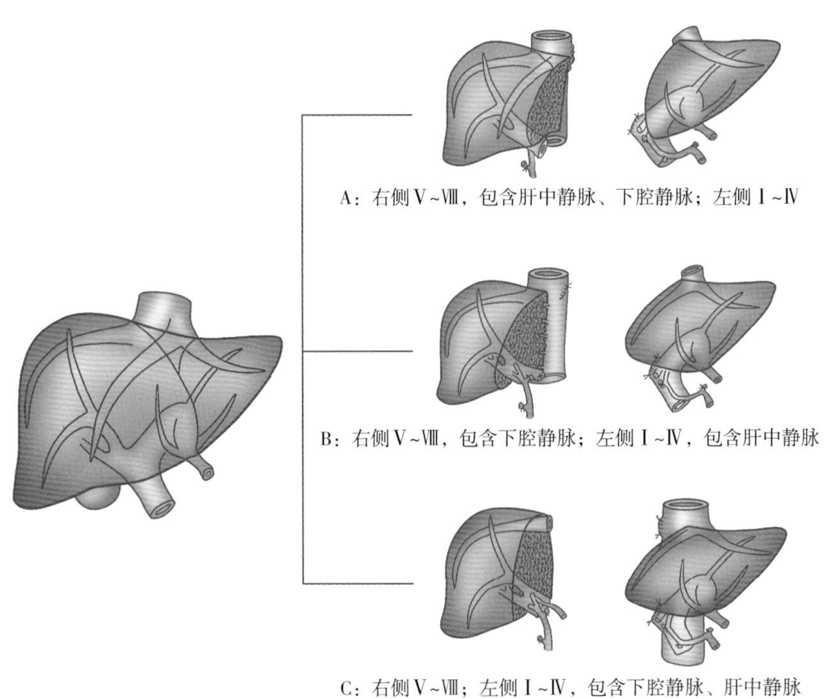
A：右侧Ⅴ~Ⅷ，包含肝中静脉、下腔静脉；左侧Ⅰ~Ⅳ
B：右侧Ⅴ~Ⅷ，包含下腔静脉；左侧Ⅰ~Ⅳ，包含肝中静脉
C：右侧Ⅴ~Ⅷ；左侧Ⅰ~Ⅳ，包含下腔静脉、肝中静脉

图 2 两个成人共享的劈离模式

管一般保留于右侧供肝。下腔静脉、肝静脉、门静脉和肝动脉分离视供肝的血管解剖变异、供肝分配方式和受者具体情况而定，一般右侧供肝保留下腔静脉、门静脉主干和肝右动脉，左侧供肝保留肝左静脉、门静脉左支、左肝管和肝总动脉。在技术上特别强调，在肝实质分割前只在肝十二指肠韧带的后方和左侧解剖门静脉左支和肝动脉，不在肝门部做左、右肝管及其汇合部的解剖，在分离肝实质至肝门处时再离断肝门及一级肝管。体外劈离技术是应用广泛的劈离技术，但存在一些缺点：①体外劈离方式局限性在于供肝的后台劈离耗时较长，供肝冷缺血时间明显延长，将会导致供肝缺血再灌注损伤加重，增加术后血管、胆管并发症以及移植物功能不全的发生率增高。②在劈离过程中，供肝可能复温与移植肝缺血再灌注损伤有一定相关性。③难以觉察和处理供肝断面的胆漏及出血。对于选择性病例，尤其在成人受者中，可以尽量不采用体外劈离技术。相对于原位劈离法，体外劈离法的优点是：①减少对捐献医院的依赖，因为体外劈离法可以在传统的器官摘取后再回到移植医院进行。②供肝可经由动脉及胆道造影，更容易在劈离前清楚的显示解剖变异。随着对体外肝脏劈离方式的改良和技术的进步，血管、胆管并发症和移植物功能不全的发生率显著降低，尤其是心脏死亡供者的供肝只能采用体外劈离分割供肝。

供肝原位劈离技术　原位供肝劈离是借鉴了活体部分肝移植的供肝切取而发展起来的技术。在血流动力学稳定的脑死亡供者上完成劈离过程，更有效地分配人力及减少冷缺血时间。但是与体外劈离技术相比，原位劈离技术手术时间更长（通常需要比体外劈离延长 2~3 小时）、外科技术要求更高。但与体外劈离方式相比，原位劈离方式具有以下优点：①整个劈离过程是在不断阻断肝脏血供的情况下完成，大大缩短了供肝的冷缺血时间，术后减少移植物功能不全的发生率。②在供肝获取时能更确切地处理劈离肝断面，将肝实质离断面彻底止血，供肝切面始终处于灌流状态，胆漏更容易发现，减少了移植后断面出血及胆漏的发生率，胆道并发症比体外劈离技术少。③有助于辨识血管和胆管结构，明确肝脏劈离后各肝段的供血及回流情况，以便及时确定处理对策。④供肝后台修整时间缩短，使不同移植中心间共享供肝成为可能。因为冷缺血期的缩短，减少了原发性失功能及无功能的发生率，增加了对高危受者行劈离式肝移植的机会。原位劈离需要血流动力学稳定的供者，供者很难维持稳定的血流动力学状态，因此在原位劈离前预先分离上腹腔主动脉及肾下主动脉，随时准备好，一旦在供者血流动力学不稳时停止原位劈离肝脏，快速主动脉插管及灌流器官，在肝脏摘取后，再行体外劈离方式。

劈离式供肝的植入 根据不同劈离获取的肝脏结构选择合适的植入方式。如右侧移植肝如果保留供者肝后下腔静脉，因此，移植方法和原位全肝移植相同，左侧移植肝以背驮式方法植入到受者的肝左、中静脉汇合处。如果需要，供者的髂血管可用做肝动脉或门静脉的架桥血管。胆汁引流经常采用肝管-空肠 Roux-en-Y 吻合，也可采用胆总管的端端吻合。

（刘永峰　吴　刚）

duōmǐnuò gān yízhí

多米诺肝移植（domino liver transplantation，DLT） 受者所切除的肝脏作为供肝再植入另一个受者的手术。如同多米诺骨牌一样连续地进行移植因此得名（见*多米诺器官移植*）。多米诺肝移植的首位受者主要是因存在肝脏遗传或者体内生化代谢紊乱而需要接受肝移植治疗，这类受者的病肝除了某种遗传或代谢紊乱导致的全身性疾病外，肝脏其他功能如解毒、合成功能基本正常，因此可以被利用移植给其他急需肝移植的受者，如暴发性肝衰竭患者或按器官分配原则很难得到供肝的恶性肿瘤患者。也就是说多米诺肝移植的第一个患者既是肝移植受者，又是第二个患者肝移植供肝的供者。1995 年葡萄牙富尔塔多（Furtado）最早报道 1 例家族性淀粉样多神经病变（familial amyloidotic polyneuropathy，FAP）患者接受了尸体肝移植，同时将切除的病肝移植给 1 例乙状结肠癌肝转移的患者。1999 年日本成功实施了首例 FAP 接受活体供肝肝移植，同时又将其病肝移植给另外一个受者。1999 年葡萄牙富尔塔多又将多米诺肝移植和劈离式肝移植的概念相结合扩展到在首先使用一个尸体肝移植给患肝代谢疾病的受者，然后将该受者的肝作为供肝劈离一分为二，再供给其他两位患者，做到了“一肝三用”。由于多米诺肝移植具有扩大供移植器官来源，接受供肝的受者类似活体肝移植，缩短热缺血时间等优点，多米诺肝移植开展的数目也逐年渐增多。根据世界多米诺肝移植世界登记处（the domino liver transplant registry，DLTR）报道截至 2017 年 12 月 31 日全球 21 个国家和地区 66 家医院 1 234 例患者总共实施 1 254 例多米诺肝移植。多米诺肝移植取得了良好的效果对于选择的部分患者是一种有效的可以考虑的方法。

适应证 多米诺肝移植涉及第一个患者即供肝供者的选择以及第二个受者的选择。

多米诺肝移植供肝的选择 必须满足以下条件：①存在由于肝脏功能缺陷而引起肝外其他脏器的病变。②所要切除的肝脏除了存在某种功能方面的唯一缺陷以外，肝脏其他方面的功能和肝脏的形态解剖均正常。③对植入切除肝脏的多米诺肝移植受者，由于植入多米诺肝移植供肝而引起的代谢缺陷性疾病的发生必须有足够长的潜伏期。研究发现家族性淀粉样多神经病变（FAP）符合以上的条件，成为实施多米诺肝移植供肝的绝大部分来源。据 DLTR 统计还包括：纤维蛋白原 A-α 链状淀粉样变性（fibrinogen A -αchain amyloidosis），高草酸盐贮积症、枫糖尿症（maple syrup urine disease，MSUD）、高胆固醇血症、血色素沉积症、威尔逊病（Wilsons disease，WD）、高同型半胱氨酸血症、鸟氨酸氨甲酰转移酶缺乏症、甲基丙二酸尿症等。

多米诺肝移植受者的选择 主要包括长期等待供肝需要肝移植的患者，或者寿命预期低于 DLT 供肝移植物而发展为具有临床症状所需时间的患者，或者需要姑息治疗而不是长期治疗的疾病，而肝移植仍为唯一治疗方法的患者。这些包括肝恶性肿瘤，非恶性肿瘤患者接受 DLT 的比例也逐渐增加，移植后寿命预期低于疾病复发的时间以及其他潜在的患者主要为乙肝或者丙肝所致的肝硬化患者，也包括暴发性肝衰竭的患者，因为代谢性疾病症状发生的风险低于肝炎复发的风险。受者疾病的诊断、病史、临床情况和免疫抑制治疗也至关重要。多米诺肝移植供肝也可以作为暂时性、过渡性的肝移植以维持患者的生命，直到可以接受一个正常功能的肝脏。

据世界多米诺肝移植世界登

记处统计受者适应证包括原发性肝恶性肿瘤如原发性肝细胞癌和肝胚细胞瘤；转移性肝恶性肿瘤多为结肠癌、类癌和神经内分泌肿瘤的肝转移；乙型和丙型肝炎后肝硬化；酒精性肝硬化；再次肝移植以及其他混合疾病等。

供肝植入术 取自供者供肝的植入可以按经典式原位肝移植或背驮式肝移植的方法植入。对于肿瘤患者，特别是肿瘤部位靠近下腔静脉，最好采用原位全肝移植。对良性终末期肝病的患者，可采用背驮式肝移植。另外，采用背驮式肝移植的方法可以解决由于供肝肝上下腔静脉过短所造成的吻合困难。对于供肝已劈离成两部分肝脏分别植入时，右半肝则采用右肝静脉与受者的下腔静脉直接吻合，门静脉右支与受者的门静脉右支吻合，右肝动脉与受者的右肝动脉吻合，右肝管与空肠行 Roux-en-Y 吻合。左半肝则用肝中、左静脉共干与受者的下腔静脉吻合，左肝动脉与受者的左肝动脉吻合，门静脉左支与受者的门静脉左支吻合，左肝管与受者空肠 Roux-en-Y 吻合。

如果多米诺肝移植供肝需要吻合的血管过短或缺如，特别是肝脏劈离成两部分时，可移植一段血管加以延长。如将一段髂静脉将过短的肝上下腔静脉延长以供吻合。植入劈离部分肝脏时，还要根据受者体重选择供肝大小，以保证移植的肝脏有足够的体积维持受者需要。

伦理学问题 多米诺肝移植第二位受者毕竟接受的是一个不正常的肝脏，所以不可避免地引发供者、受者的伦理学问题。需要考虑的重要伦理问题，主要由临床接受多米诺供肝的受者的必要性和紧迫性所决定，而且必须对捐献者和接受者的利弊进行彻底权衡。只有对于预期寿命短于疾病风险的终末期肝病患者，使用多米诺供者肝脏进行移植才是合理的；在供者问题上涉及手术技术和选择合适的移植时机。多米诺供肝的切取需要特别注意，因为它不同于常规肝移植患者的病肝切除，而是作为供肝切取，所遭受的手术创伤较大；而且多米诺供肝的切取要避免对供受者太大风险，必须保证多米诺肝移植供者和受者的安全性。多米诺肝移植受者术前必须知情同意，即告知接受肝移植后必须终身服用免疫抑制剂，而且免疫抑制剂有可能改变潜在肝脏代谢紊乱疾病的自然发展进程，导致比预期过早的出现疾病症状。在某些移植中心，如果接受代谢功能紊乱的多米诺肝移植受者存活超过 5 年，可以优先接受正常肝脏行再次肝移植。

（刘永峰　成东华）

wǎnjiùxìng gān yízhí

挽救性肝移植（salvage liver transplantation） 肝脏恶性肿瘤患者先手术切除肿瘤，将肝移植作为后备的治疗方案，即当患者术后提示有复发的高危因素再行肝移植的手术。米兰标准是国际广泛应用的肝癌肝移植选择标准，肝移植是治疗早期肝细胞癌的理想方案，肝移植不仅能彻底去除原发肿瘤，也解决了潜在的肝硬化。但是患者即使符合肝移植标准，由于可供移植肝的严重短缺，很难及时分配得到合适的供肝，在长时间等待后有机会分配得到供肝时，可能由于患者肿瘤超出了肝移植标准，最终失去了肝移植的机会。2000 年法国马伊诺（Majno）等提出了挽救性肝移植（salvage liver transplantation）的概念，即对符合的米兰肝功能处于代偿期的肝癌患者，首先行肝部分切除的方式切除肿瘤病灶，术后通过密切随访，将肝移植作为后备的治疗方案，当患者出现肝癌复发或者肝功能恶化时再行肝移植。反之亦然，如果肝切除后肿瘤未见复发，也就没有必要行肝移植。挽救性肝移植入选标准是：①符合米兰标准。②当肝切除后肝癌复发但仍符合米兰标准或出现肝衰竭时。③年龄小于 65 岁的。如果肝切除术后一旦发现肿瘤复发超出米兰标准，就没有必要考虑肝移植，只能采用其他控制肿瘤的措施。因此肝脏肿瘤切除后，密切随访和监测肿瘤复发极其重要，争取在肿瘤早期复发在不超过米兰标准前施行挽救性肝移植。

肝癌患者肿瘤切除后需再行挽救性肝移植的最主要原因是出现了肝癌的复发，而肝肿瘤切除后的早期复发和复发时已经超过移植标准是影响预后的重要因素，所以预先判断肿瘤复发的部位和时间，能够更加准确地指导肝肿瘤切除前患者的筛选和治疗方案的调整，实现疗效的最优化。肝癌的复发来源于两种途径：手术前已有的播散和原有肝脏中未被完全清除的微型肿瘤灶。大多数的复发源于前者，但这种患者因易合并肝外复发而不适合进行挽救性肝移植；相对的，由于肝内未清除的原发癌灶导致的复发，癌灶更多的是单一病灶，挽救性肝移植对这些患者疗效会更好。借助术前临床资料和术后病理报告可以对肝切后肿瘤的行为进行预测。在米兰标准下，被切除肝组织中发现小血管侵袭，肿瘤分化度低，癌灶过于分散，存在肝癌卫星灶或额外的肝内异型结节等均提示肝癌可能存在未知的转移，即这类患者属于术后早期肝癌复发的高危组，复发后易产生肝外转移从而超过移植标准。对于此类患者，应在肝肿瘤切除手术后尽快列入肝移植名单并尽早进行移植手术以防止肿瘤复发时恶性度过高丧失移植的机会。而没有上述表现的患者属于肝癌复发的低危组，其复发率只有较少，这些患者术后可进行常规随访，当发现肿瘤复发时，大部分患者仍然符合挽救性肝移植的标准。

因为挽救性肝移植的患者在移植手术前已行肝切术，腹腔内易出现粘连和解剖结构的改变，这不仅增加了移植手术的难度，移植后感染等术后并发症也更易发生。通过术前详细了解既往手术的方式和重要的组织解剖异常，术中仔细进行解剖学分离并控制出血，随着经验的丰富，外科手术技术的提高和术后护理的完善，挽救性肝移植的术后并发症和围术期死亡率也可以控制在与直接肝移植相同的水平。同时，随着微创外科的发展，肝切除造成的腹腔内粘连等问题显著减少，受者术后恢复期得以缩短，术后并发症的发生率也明显降低。

随着肝脏外科手术技术的发展，术前肝功能和肿瘤情况评估水平的提高以及术后随访的完善，挽救性肝移植的手术方案逐渐成熟，受者长期预后也不断得到改善。与在发现肝癌后直接行肝移植治疗相比，接受挽救性肝移植的患者可及时通过外科手术祛除病灶，从而一定程度上降低了患者对于供者器官的依赖，推迟了免疫抑制剂的使用，受者的生活质量得以提高。而根据肿瘤病理学表现，并辅助以基因组学分析技术，临床医师有望在未来实现肝切后患者个体化的治疗，甚至有一部分患者肿瘤切除后不需要肝移植，这样不仅可以显著改善患者的总体预后，也同时实现了供者器官的最优化分配。

（陈　实）

értóng gān yízhí

儿童肝移植（pediatric liver transplantation）　使用健康供者肝脏置换儿童终末期肝病的手术。儿童肝移植是临床肝移植的重要组成部分。自 1963 年美国斯塔泽（Starzl）实施世界首例儿童肝移植手术以来，经过半个世纪的发展，儿童肝移植的术后生存率已得到极大提高。在美国、日本和中国台湾等国家和地区，儿童肝移植比例均超过肝移植总例数的 10%，术后 5 年生存率约为 80%，肝移植已成为儿童终末期肝病的常规治疗手段，儿童肝移植术后生活质量与同龄儿相仿。中国大陆地区儿童肝移植的开展起步较晚，1996 年成功实施了首例儿童肝移植，但小儿肝移植发展迅速，进入 21 世纪儿童肝移植已逐渐在全国范围内广泛实施。

适应证　儿童肝移植的适应证（表 1）与成人有很大区别主要是先天性和代谢性肝脏疾病，肝脏肿瘤类型也有区别。儿童肝移植的适应证应结合患儿的临床表现、疾病严重程度、肝外器官受累情况以及其他治疗手段的疗效综合判定是否适合肝移植。

禁忌证　除了与成人肝移植类似的禁忌证如感染、恶性肿瘤转移、心肺脑等严重病变一样外，还有一些儿童肝移植常见的禁忌证，如 C 型尼曼匹克病、严重的多器官受累的线粒体病［如阿尔珀斯（Alpers）病、丙戊酸钠诱导的肝衰竭］以及经多学科干预仍无法控制的高度不依从性。

术前评估　包括以下几方面。

儿童终末期肝病计分系统　12 岁及以下儿童终末期肝病（pediatric end-stage liver disease，PELD）严重程度根据儿童终末期肝病评分系统的参数评定。评分计算公式：PELD 评分 = 0.48×Loge（总胆红素，mg/dl）+1.857×Loge（国际标准化比值，INR）-0.687×Loge（白蛋白，g/dl）+0.667（生长发育不良）+0.436（年龄小于1岁）。

①若血清白蛋白（g/dl）、总胆红素（mg/dl）或 INR 的数值

表 1　儿童肝移植适应证

儿童肝移植适应证
胆汁淤积性肝病
胆道闭锁、阿拉吉耶（Alagille）综合征、进行性家族性肝内胆汁淤积症、原发性硬化性胆管炎等
遗传代谢性疾病
合并器质性肝损伤
威尔逊（Wilson）病、酪氨酸血症 I 型、糖原贮积症、α_1-抗胰蛋白酶缺乏症、囊性纤维化、尼曼匹克病、胆汁酸合成障碍、线粒体病等
无器质性肝损伤
尿素循环障碍性疾病、家族性淀粉样多发性神经病变、原发性高草酸尿症、克里格勒-纳贾尔（Crigler-Najjar）综合征、枫糖尿症、纯合子家族性高胆固醇血症等
暴发性肝衰竭
肝脏肿瘤
肝母细胞瘤、肝细胞肝癌、婴儿型肝脏血管内皮瘤等
其他
病毒性肝炎肝硬化、自身免疫性肝炎、隐源性肝硬化、巴德-基亚里综合征、门脉性肺动脉高压、卡罗利（Caroli）病、先天性肝纤维化

小于1，则直接将其设为1后进行计算。②若患儿在登记肝移植时未满1周岁，则其在2周岁以前的PELD评分均需加上0.436。③生长发育不良是指身高低于相同年龄、性别的儿童身高中位数的2倍标准差以下。④计算所得的PELD评分需以整数表示。

PELD评分系统可以较好地反映患儿肝脏疾病的严重程度，能较准确预测终末期肝病的婴幼儿在等待供肝的期间病死率，已被国内外广泛用于婴幼儿肝移植的器官分配体系。PELD评分也不仅用于指导器官分配，同时还被作为多种婴幼儿肝病及其他手术预后评价指标。12岁以上儿童采用终末期肝病的严重程度评估采用成人肝病患者的疾病严重程度评估的终末期肝病模型（model for end-stage liver disease，MELD）评分。

重要脏器功能评估　移植前应对患儿的心肺功能、肾脏功能、营养状态、神经认知发育等情况进行综合评估。在心肺功能评估中，应重视对门-体循环分流患儿的门脉性肺动脉高压或肝肺综合征的评估，以及对囊性纤维化患儿的呼吸功能评估。另外，术前应该合理地评估与纠正患儿的营养不良，对患儿进行神经认知发育测试，对于神经认知发育不良的患儿应该查明原因并尽早接受治疗。

手术时机　包括以下几方面。

胆道闭锁与其他胆汁淤积性肝病　①肝硬化导致肝功能失代偿。②胆道闭锁葛西手术（Kasai operation）后3～6个月血清胆红素仍高于34μmol/L。③胆道闭锁葛西手术后门脉高压导致难以控制的反复消化道出血或顽固性腹水等并发症。④未行葛西手术的患儿若出现肝硬化失代偿可直接行肝移植。⑤胆道闭锁葛西手术后无法控制的反复胆管炎发作。⑥门静脉高压症状难以控制或胆管炎反复发作。⑦严重的生长发育障碍，体重与身高低于同龄、同性别儿童的第3百分位水平。

代谢性疾病　①预期将出现危及生命或严重影响生活质量的并发症，且经饮食与药物无法控制或得不到有效治疗。②代谢紊乱引起严重的神经系统并发症，且无其他有效治疗手段。③经内科治疗无效的肝硬化失代偿。代谢性疾病常合并肝外器官病变，其肝移植时机应根据不同疾病的特点进行个体化判断。

暴发性肝衰竭　肝脏损伤单元（liver injury units，LIU）评分可用于指导儿童暴发性肝衰竭的手术时机选择，LIU评分计算可以依据凝血酶原时间（PT）或国际标准化比值（INR）计算。公式如下：①PT＝ 3.584×总胆红素峰值(mg/dl)+1.809×>凝血酶原时间峰值(S)+0.307×血氨峰值(μmol/L)。②INR＝3.507×总胆红素峰值(mg/dl)+54.51×INR峰值+ 0.254×血氨峰值(μmol/L)。暴发性肝衰竭时可考虑使用LIU评分系统考虑手术时机，如PT超过100或INR超过300，应及时联系儿童肝移植中心行多学科评估，并在暴发性肝衰竭的病因明确后充分评估肝移植的必要性及是否存在肝移植的禁忌证。

肝脏肿瘤　①术前评估显示手术无法根治切除但无明显血管侵犯的非转移性肝细胞癌。②无法手术切除、其他治疗方式亦无效的非转移性的其他肝脏肿瘤。成人肝癌肝移植的米兰标准不适用于儿童肝癌肝移植，故儿童肝癌行肝移植的指征不应受限于肿瘤的大小或数目。

手术方式　儿童肝移植的手术方式分为全肝移植和部分肝移植。

全肝移植　包括经典式原位肝移植与背驮式原位肝移植，在全肝移植中，若供者、受者的下腔静脉管径不匹配，则应优先考虑行背驮式肝移植。全肝移植需要获得体积大小相符的儿童供者肝脏，儿童肝移植极少数受者有机会获得体积匹配的供肝。大部分儿童肝移植均是经手术修整后的活体成人供肝。

部分肝移植　因为儿童肝移植获得体积大小相符的全肝的机会很少，所以儿童肝移植绝大部分是部分肝移植。如采用成人尸体供肝，则需要根据受者的需要行减体积肝移植或劈离式肝移植。因供肝短缺施行减体积肝移植，导致浪费了部分的供肝，除特殊情况一般不采用减体积肝移植。儿童采用尸体供肝，可将肝脏尸体供肝劈裂后分别用于两个儿童或一个儿童和另外一个成人。劈裂式肝移植在离体状态下的供肝劈离可能对供肝质量造成一定损害。此类供肝的冷缺血时间应尽量控制在10小时以内，移植物重量与受者体重之比应尽量达到1.2%以上。实际上儿童大部分是活体肝移植，部分肝移植根据受者大小可选择的供肝类型有左外叶、带或不带尾状叶的左半肝、带或不带肝中静脉的左半肝、带或不带肝中静脉的右半肝、右后叶、减体积的左外叶或肝单段移植物（Ⅰ段或Ⅲ段）甚至亚肝段移植。儿童部分肝移植大多行原位部分辅助性肝移植，主要适应证为非肝硬化性代谢性疾病与暴发性肝衰竭。

多米诺肝移植　供肝本身存在病变，因此将其移植给其他受者时应谨慎评估供肝病变可能产生的不利影响，如果两个患儿患有不同类型的代谢性肝脏疾病，可以互换部分肝脏的移植，互为供受者，代谢缺陷得到互补的治疗目的。

手术并发症 包括以下几方面。

血管并发症 ①动脉并发症：最常见的动脉并发症为肝动脉血栓，常引起缺血性胆道并发症，后者是术后移植物失功的主要原因之一。肝动脉血栓的治疗方式包括急诊手术取栓、药物溶栓治疗、介入下溶栓治疗、再次肝移植等。其他的动脉并发症包括肝动脉狭窄、肝动脉假性动脉瘤等。②门静脉并发症：门静脉血栓形成为肝移植术后的严重并发症，术后早期的门静脉血栓形成可导致急性肝功能恶化，后期的门静脉血栓因侧支循环的建立通常以门静脉高压症状为主要表现。多普勒超声是首选的诊断方法，常用的治疗手段包括手术取栓、血管架桥、溶栓治疗、介入下支架置入等。门静脉狭窄常发生于门静脉吻合口处，多与吻合缝线收缩过紧、门静脉扭曲或成角等技术性因素有关。③流出道梗阻：包括下腔静脉梗阻、肝静脉回流障碍、架桥血管回流障碍等。梗阻的发生常与流出道狭窄、扭曲成角、血栓形成等因素有关。临床表现为腹水增多、低蛋白血症、腹泻等。由于移植物位置不佳导致肝静脉扭曲可重建镰状韧带和圆韧带固定移植物（左叶供肝）；术后发现的肝静脉吻合口狭窄可通过介入治疗置入金属支架扩张并支撑。

胆道并发症 ①胆漏：主要包括胆道吻合口漏与肝切面胆漏，一般发生于术后早期，在肝部分移植中的发生率高于全肝移植。胆漏发生时，腹腔引流管常可见胆汁样液体流出，如胆汁引流不畅或引流管已拔除，则可出现腹肌紧张、腹痛、发热等临床表现。大多数胆漏可通过腹腔引流或经内镜放置鼻胆管引流等方法予以治愈。非手术治疗无效者需接受手术治疗。②胆道狭窄：包括吻合口狭窄与非吻合口狭窄，相较于胆管-空肠吻合，胆管端端吻合术后胆道狭窄发生风险较高。置入支架内支撑治疗可获得较好的疗效。由于肝内胆管缺血引起的弥漫性非吻合口狭窄需行再次肝移植。

非手术并发症 儿童肝移植术后非手术并发症与成人类似主要包括感染、免疫排斥反应并发症，处理原则基本相同。儿童肝移植术后与成人不同的主要问题是：生长发育、神经认知发育与社会心理学发育和依从性。

生长发育 肝病患儿的生长发育常落后于同龄正常儿童，但成功的肝移植和术后适当的营养纠正能使大部分患儿实现“追赶生长”。移植后尽量减少糖皮质激素用量或早期撤除糖皮质激素有助于改善患儿的生长发育状态。然而，术后长期的肝功能异常或肾功能损伤则不利于肝移植术后的“追赶生长”。术后身高和/或体重发育明显滞后、肥胖或骨质疏松的患儿应接受适当的干预治疗。

神经认知发育与社会心理学发育 神经认知发育评估内容包括学习、记忆、语言功能、执行能力等。肝移植术前的生长发育情况与术后的免疫抑制剂药物是影响移植后神经认知发育的主要因素。另外，部分患儿在肝移植后可出现大量缺课、创伤后应激障碍、抑郁、自卑心理等社会心理学问题。评估与纠正儿童肝移植术后的神经认知发育障碍或心理学问题是移植后随访中的重要内容之一。对于移植后神经认知发育障碍的患儿应给必要的康复治疗，并定期评估其恢复情况，所以应重视儿童肝移植术后的社会心理学发育，学龄期儿童应积极接受学龄期教育。

依从性 肝移植受者通常需接受终身的免疫抑制剂治疗，稳定的移植物功能有赖于良好的依从性。移植后的不依从在青春期受者中较为常见，多与服药责任从监护人到受者本人的过渡有关，其他的危险因素还包括抑郁、经济条件差、特殊的社会状态、创伤后应激障碍等。对于反复免疫抑制剂浓度异常的患儿应作依从性评估，必要时增加随访频率或给予其他干预。

（陈　实）

huótǐ gān yízhí

活体肝移植

（living donor liver transplantation，LDLT） 切取健康活体供者的部分肝脏植入另一个受者体内的手术。活体肝移植是因尸体供肝移植严重短缺而出现的，也是一种不得已的解决供肝短缺的手段之一。如果供肝供者和受者之间有血缘关系，称活体亲属肝移植。活体肝移植成为肝移植的其中一个新术式，属于减体积肝部分移植的一种特殊形式。

发展历程 20世纪60年代由于肝脏外科肝叶切除技术的不断成熟，1969年美国斯坦福史密斯（Smith）在讨论活体左外叶作为儿童肝移植供器官的可能性时，提出活体供肝节段移植（segmental liver transplantation from living donor）的设想，就预见到了亲属活体肝移植的可能性。尽管移植界早就提出开展部分肝脏移植的可行性，但直到1984年才由法国乌桑（Houssin）等完成首例成功的部分肝移植，术式是成人尸体供肝在体外减体积移植给小儿。首例活体供肝肝移植在1988年12月8日由巴西圣保罗医科大学的拉亚（Raia）完成。受者为原发病为先天性胆道闭锁的4岁半的女童，供者为患儿23岁的母亲，手术历时18小时，术后因出现严重的溶血反应，受者于术后第6天死于肾衰竭，但供者恢复良好，术后第8天顺利出院。1989年7月21日雷亚又实施世界上第2例活体部分肝移植，受者为19个月的女性患儿，原发病为先天性肝内胆管扩张症和肝纤维化症，供者为42岁的男性志愿者，手术历时16小时，术后第4天出现严重的急性排斥反应，术后第24天胆汁完全消失，受者不久后死于移植肝衰竭。随后，1989年7月澳大利亚斯特朗（Strong）开展了全球第3例活体肝移植，接受手术者为一对日本的母子，将29岁的母亲的肝左外叶移植给其1岁6个月的先天性胆道闭锁的儿子，并获得活体亲属肝移植首例成功，从此开启了活体肝移植的新篇章。

1993年以前活体供肝的获取仅限于左半肝及左外叶，受者多半限于儿童。直到1993年，日本藤田（Fujita，音译）才报道首例成人间右半肝活体肝移植即成人-成人活体肝移植（adult-adult living donor liver transplantation，A-A LDLT）。成人间的活体肝移植大多需要供者切取右半肝作为移植物，右半肝移植物对成人受者还是存在体积偏小及肝中静脉引流的问题。1997年中国香港范上达组报道了首例包括肝中静脉的扩大右半肝活体肝移植。进入21世纪后，由于采用右半肝作为移植物的A-ALDLT的前期成功经验、技术的改进以及仍然严重的供肝短缺状况，使该术式在世界范围内，主要在亚洲得到应用。2001年韩国李氏（Lee，音译）首先报道为解决活体供肝体积不能满足受者的需要，施行来自两个供者各提供相对较少的部分肝脏分别植入同一个受者的双肝移植。这种术式即可减低由于过多切取供者肝对供者造成的风险，又可以提供足够体积的移植肝来满足受者的需要，使肝脏外科的领域和范畴得到了进一步扩展。

中国的活体肝移植起步稍晚，1995年，南京医学院的王学浩尝试了中国首例妻子供肝给丈夫的活体亲属肝移植；1997年西安西京医院窦科峰等实施切取父亲左半肝移植给9岁的女儿，完成中国首例成功活体亲属原位肝移植。2002年，四川大学华西医院严律南成功施行了中国首例成人间活体肝移植。

活体肝移植具有供肝活力强、供肝缺血时间短、如亲属供肝配型好、可选择最适宜的手术时机等尸体肝移植所没有的优势，使得该术式逐步地在全世界许多国家和地区的移植中心开展起来，尤其是在脑死亡供者缺乏的国家和地区，如日本、韩国以及中国台湾和香港地区。并从成人供肝移植给小儿发展到成人供肝移植给成人活体部分肝移植。

但是活体供者由于是完全健康的人，供者需要经历一个复杂而大型的手术，而这个手术对供者的健康没有任何好处，因此医师的责任是在获得理想移植效果的同时保证供者的安全，应尽可能避免任何可能的风险，而且对手术技术和设备条件的要求很高。根据目前的经验，国际上供者手术仍有10%～30%的并发症及0.1%～0.3%死亡风险。移植外科医师始终需要努力使这些风险降至最低。由于活体供肝大量开展出现的不良事件增多，在北美和欧洲对活体肝移植越来越谨慎，有下降的趋势，努力增加其他供肝来源如心脏死亡供者和扩大标准供者。活体肝移植涉及伦理、社会以及法律等相关的一系列问题需要探讨和规范。

适应证 见肝移植适应证。

供者的选择 活体肝移植者作为一个健康人要经历一次肝叶切除手术的风险，有可能出现并发症甚至死亡。供者承受的手术对供者本人身体并无好处，驱使其愿意承受手术的唯一动机是可以挽救另一个人的生命。为此医师在手术前必须反复向其说明下列情况：首先了解供者手术过程中以及手术后可能出的危险及对身体健康状况和日常生活的影响，其次是受者目前的病情以及接受活体肝移植的需要及风险，与此同时受者也需要了解供者将承受的风险，并同意接受供者提供的肝脏。

活体肝移植供者选择程序 ①第一阶段：了解供者与受者的关系（亲属、非亲属）自愿健康；年龄为18～60岁；身高、体重与受者基本相符；血液检查ABO（相合或相容）。②第二阶段：由肝病医师及精神科医师进行常规评价。收集完整病史、体检及实验室检查资料，实验室检查包括全血图、电解质、肝功能、肝炎全套等；同时行心电图及胸部X线平片检查。③第三阶段：三维CT测量肝体积，近年来多用MRI测定，MRI不但可测定肝体积，还可同时评价肝动脉、门静脉及胆道的解剖变异。疑有脂肪肝者应做肝穿刺活检，评价其严重程度。供肝的体积不足可导致移植物功能不良、肝衰竭，甚至受者死亡。切取的供肝体积过大则威胁供者生命安全。④第四阶段：精神、心理医师评估，排除胁迫捐献和经济交易。⑤第五阶段：外科医师、麻醉科医师及相关科室进行术前讨论，确定手术方案及注意事项，并报请医院伦理委员会批准。

手术的相关风险　要注意对供者的告知义务，需告知供者手术的相关风险，包括以下几方面。

总的风险　①成人为小儿提供左叶或左外叶供肝导致术后死亡的危险为0.01%~0.03%，而成人提供右半肝的死亡危险为0.1%~0.3%。②麻醉相关并发症。③输血感染及输血相关并发症。④感染及插管、机械通气、侵入性监测导管等相关并发症。

术前风险　①可能诊断出过去未发现的疾病。②肝穿刺活检导致出血或其他并发症。③内镜逆行胰胆管造影（ERCP）可能导致胰腺炎。④造影剂所致过敏反应。

术后风险　①术后并发症发生率为10%~30%。②腹部手术的并发症。③肝切除术的并发症，包括胆漏、胆管狭窄、胆道出血、肝动脉或门静脉血栓、肝静脉狭窄等。④切口疼痛及切口疝。⑤生活质量降低。⑥术后长期或短期可能的不适甚至影响今后生活和工作。

移植肝体积测定与评价　供肝的体积不足可导致移植物功能不良、肝衰竭，甚至受者死亡。切取的供肝体积过大则威胁供者生命安全。移植肝体积通常用三维CT测定，近年则多用MRI测定，MRI不但可测定肝体积，还可同时评价肝动脉、门静脉及胆道的解剖变异。东京大学报道了1996~2000年共79例LDLT，采用移植物体积与标准肝体积之比（graft volume to standard liver volume，GV/SLV）来评价供肝体积。将全部病例分为两组，GV/SLV ≤ 40%为小移植物组（n=24），而GV/SLV>40%为大移植物组（n=56），两组的生存率分别为80%和96%，且小移植物组的高胆红素血症及PT延长恢复期均明显长于大移植物组。另一评价指标为移植物质量与受者体重之比（graft weight to recipient body weight ratio，GW/RBW），通常认为GW/RBW必须大于1%，受者较为安全，至少应>0.8%，若<0.8%，则易发生小肝综合征（small-for-size syndrome）。但近年来也有一些<0.8%取得成功的病例。有学者报道了受者术前状态与GW/RBW的关系，发现术前受者具有正常肝合成功能或属蔡尔德（Child）A级肝功者，术后小肝组（GW/RBW≤0.85）和大肝组（GW/RBW>0.85%）的存活率分别为83%和88%，无明显差异。而术前为蔡尔德B或C级肝功者，大肝组存活率为74%，小肝组为33%，差异明显。在小肝组发生小肝综合征5例，其中2例死亡，3例存活（其中2例施行了再移植）。上述结果表明：移植肝的功能和存活取决于移植肝的大小和受者术前状态的严重性，如果GW/RBW低于0.85%，仍可以安全用于蔡尔德A级肝功的肝硬化患者及代谢性肝病不伴肝硬化的患者；对于肝功蔡尔德B或C级的肝硬化患者，则要求GW/RBW大于0.85%，才能防止小肝综合征及其他相关并发症。

活体供肝种类　活体供肝切取根据受者需要以及供者剩余肝脏的情况，可分为A肝左外叶（Ⅱ，Ⅲ段）包括肝左静脉、门静脉左支、肝左动脉和左肝管；B左半肝（包括Ⅰ~Ⅳ段，或Ⅱ~Ⅳ段），包括肝左静脉和肝中静脉、门静脉左支、肝左动脉和左肝管；C右半肝（Ⅴ~Ⅷ段）包括肝右静脉、门静脉右支、右肝动脉和右肝管；D扩大的右半肝（Ⅳ~Ⅷ段）肝右静脉和肝中静脉、门静脉右支、肝右动脉和右肝管（图1）。

活体供肝切取术　①以双肋缘下斜切口结合上腹部正中切口进腹腔。②进腹腔后进一步检查肝质地，有无包块及脂肪肝等情况，怀疑时可取供肝活检。③术中超声检查肝血管的结构，特别是肝左静脉和肝中静脉的关系和肝左、中静脉合干汇入下腔静脉主干处的解剖，决定肝切取量后，在肝表面沿切除线做标记。④解剖第一肝门，游离拟切除侧动脉及静脉，同时分离结扎至肝尾叶的血管，分别解剖至其主干处。胆管根据情况决定是否分离。⑤离断肝周韧带及第二肝门的解剖。分离肝中静脉、肝左静脉及肝右静脉的纤维组织。⑥获取供肝时应该尽一切努力维持移植物活力和供者残余肝的功能。肝实质切取过程中，应行不阻断入肝血流的切取供肝术。同时术中对肝叶、肝血管的解剖等操作尽量轻柔对维持，这对保持术后供肝较高活力至关重要。⑦同时利用超声吸引手术刀（cavitron ultrasonic aspiration，CUSA）进行供肝切取。先用电刀沿预切线切开肝包膜，再以CUSA边切割，边吸引，使肝内结构骨骼化。双极电凝凝固肝断面的出血点。⑧全身肝素化后离断供肝血管。切取供

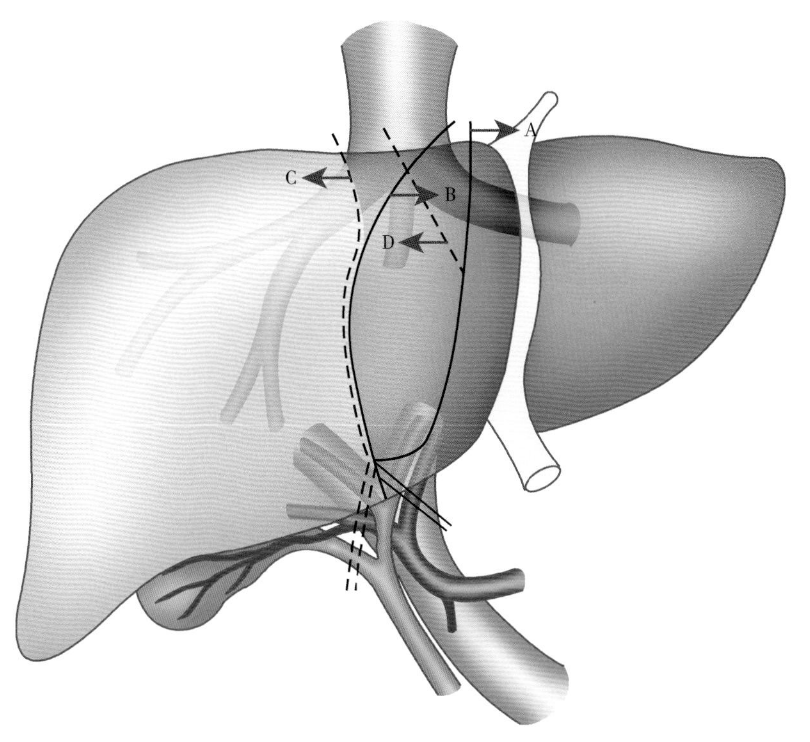

A为肝左外叶（Ⅱ，Ⅲ段）包括肝左静脉、门静脉左支、肝左动脉和左肝管；B为左半肝（包括Ⅰ~Ⅳ段，或Ⅱ~Ⅳ段），包括肝左和肝中静脉、门静脉左支、肝左动脉和左肝管；C为右半肝（Ⅴ~Ⅷ段）包括肝右静脉、门静脉右支、右肝动脉和右肝管；D为扩大的右半肝（Ⅳ~Ⅷ段）肝右和肝中静脉、门静脉右支、肝右动脉和右肝管。

图1 供肝移植物切取

肝后，供者端肝静脉，门静脉断端和左肝管断端分别连续缝合，肝动脉用丝线双重结扎。⑨供者各管道断端妥善处理。检查肝断面有无出血和胆汁漏，在肝断面充分止血之后，可以喷洒生物蛋白胶、于温氏孔放置血浆引流管，将镰状韧带重新间断缝合固定移植物以防错位。肝断面和温氏孔常规放置引流管。⑩行供肝原位灌注，并同时切断第一、二肝门，切取供肝，称重后立即移入准备好的“后台”中，以备修整。仔细闭合所有管道残端，并行胆道造影，检查有无胆漏发生。放置腹腔引流，关腹，供者手术结束。

注意事项 在获取供肝肝实质切割过程中应尽量减少术中出血。①肝实质切割面必须保持光滑。如果切面不光滑，肝实质很容易被撕裂导致肝切面出血。②肝实质的小静脉很容易回缩，一旦发生，止血就相当困难。这主要发生在肝静脉主干周围的一些小肝静脉分支。③电刀只能用来切断CUSA操作之后所剩余的纤维组织。术中中心静脉压应始终保持低于正常水平，中心静脉压较高容易导致肝切面出血，而术中视野不清晰可导致切面进一步出血。在供者手术中，必须依据受者血管解剖来决定血管的拟切断线。如果受者的肝动脉损坏特别严重，那么要求供肝需要带蒂的肝动脉。因此，在不损伤供者残余肝功能的情况下，尽可能获得较长的肝动脉。由于肝动脉壁很容易遭受内膜损伤或分离的影响，分离肝动脉时应特别小心。

（刘永峰　成东华）

huótǐ gān yízhí gōngzhě xuǎnzé

活体肝移植供者选择（donor selection of living liver transplantation） 在尸体来源供肝严重缺乏或患者病情需要难以获得尸体供者时可以选择活体捐献者获取部分肝脏用于肝移植。活体肝移植的供者作为一个健康人要经历一次肝叶切除手术的风险，有可能出现并发症甚至死亡。供者承受的手术对供者本人身体并无好处，驱使其愿意承受手术的唯一动机是可以挽救另一个人的生命。为此医师在手术前必须反复向其说明下列情况：首先了解供肝者在供肝手术过程中以及手术后可能出的危险及对身体健康状况和日常生活的影响，其次是受者目前的病情以及接受活体肝移植的需要及风险，与此同时受者也需要了解供者将承受的风险，并同意接受其供者提供的肝脏行肝移植。从健康人上获取即使是部分肝脏，也是违反“不损害”的医学伦理学的基本原则，经历一次切取部分肝脏不是为自身的健康，而是对健康有一定程度的伤害，术后并发症严重者极个别还会导致伤残甚至死亡。所以在考虑活体肝移植前需要全面考虑和选择。

知情同意 在自愿作为供者的健康成人身上施行肝叶切取术，首先考虑的问题是手术的安全性。手术及其有关的问题必须向自愿者本人、直系亲属进行如实详细的说明。说明的主要内容包括：①受者的病情、治疗方法和预后。②活体部分肝移植的现状。③活体肝部分移植的手术过程。④须告知供者供肝切取手术的相关风险、手术可能出现的危险以及术后并发症。a. 总的风险。成年人为小儿提供左叶或左外叶供肝导致术后死亡的危险概率为0.01%~0.03%，而成年人提供右半肝导致术后死亡的危险概率为0.1%~0.3%。b. 术前风险。可能诊断出过去未发现的疾病；肝穿刺活检导致出血或其他并发症；内镜逆行胰胆管造影（endoscopic retrograde cholangiopancreatography，ERCP）可能导致胰腺炎以及造影剂所致的过敏反应。c. 手术相关风险。麻醉相关并发症、输血感染及输血相关并发症、感染及插管、机械通气、侵入性监测导管等相关并发症。d. 术后风险。术后并发症的发生率为10%~30%。如腹部手术的并发症，肝切除术的并发症包括胆漏、胆管狭窄、胆道出血、肝动脉或门静脉血栓、肝静脉狭窄等，切口疼痛及切口疝术等。e. 术后生活质量降低。长期或短期可能的不适甚至影响今后生活和工作。⑤受者也需要了解供者将承受的风险，并同意接受其供者提供的肝脏行肝移植。⑥精神、心理医师评估。供者及其家属有足够的心理和经济承担能力，无强迫捐献和经济利益瓜葛。⑦医院伦理学委员会讨论批准。若仍同意捐献，供者与直系亲属当面签署知情同意书。

供者指征 活体部分肝移植能够施行的基本前提是手术对供者打击小，能恢复健康，剩余肝和移植部分肝均足够供者和受者代谢需要，且能再生，供者肝可分离成两部分，这不仅包括肝组织（重量或体积），也包括肝的胆管系统和血管系统，分离后供者剩余肝的血流和胆汁引流都能保持通畅，移植肝能在受者体内重建完好的血流和胆汁引流。由于外科技术的进步，特别是显微外科技术的应用，肝血管和胆管重建，甚至是多支重建，似乎都不再是难题，但确实增加了手术难度和发生术后并发症的风险。有因右肝动脉变异太大，及术中胆管造影显示左右胆管变异太大的右半肝供者的候选者被排除。另外，难度大、争议也颇多的是成人右半肝移植中肝中静脉的去留问题。取者可能影响剩余肝SⅣ段的回流，留者可能影响移植肝SⅤ段和SⅧ段的回流，实难两全其美。活体部分肝供体指征见表1。

选择程序 供者选择按程序进行，检查方法从价廉无创到昂贵有创逐步进行，最后确定供者。在这个过程中，供者还有时间再考虑他（她）捐肝的决定，可随时撤销其决定，肝移植小组也有很多机会对患者进行社会心理学评估。按下列阶段逐步进行，避免不必要的检查和费用，只有通过前一个阶段后再行下一个阶段进一步检查，只有五个阶段全部通过后才考虑活体捐献供肝。

第一阶段 ①了解供者与受者的关系（亲属、非亲属）或与受者的情感关系，且供者是否完全自愿。②了解年龄：18~60岁。③血液检查：ABO（相合或相容）及无HBV和HIV。

第二阶段 病史采集与体格检查。排除可引起手术风险的急性或慢性疾病。实验室评估包括正常的血细胞学、血生物化学和肝、肾功能检查结果，正常的胸部X线平片和心电图。

第三阶段 通过了上述两个阶段评估，再行三维CT测量肝体积或用MRI测定，MRI不但可测定分叶肝体积测定和肝血管与胆管解剖学，部分供肝≥50%受者标准肝体积，供肝的体积不足可导致移植物功能不良、肝衰竭，甚至受者死亡。切取的供肝体积过大则威胁供者生命安全，还可同时评价肝动脉、门静脉及胆道的解剖变异。必要时行供肝动脉造影。影响供肝质量的主要因素是肝大泡性脂肪变，疑有脂肪肝者应行肝穿刺活检，评价其严重程度。

第四阶段 精神、心理医师评估及社会支持，排除胁迫捐献和经济交易。

第五阶段 外科医师、麻醉科医师及相关科室进行术前讨论，确定手术方案及注意事项，并报请医院伦理委员会批准。

通过详尽评估，候选者中有些会因携带HBV、血型不相容、伴基础疾病、肝胆管系统和血管系统变异太大等原因不适合作为供者，而相应受者也可能因为已等到了尸体供肝，或病情恶化甚至于病故而没有接受到活体部分供肝。因此有资料显示，筛选到

表1 活体肝移植肝供者及供肝指征

供者	供肝
18~60岁	部分供肝≥50%受者标准肝体积
自愿捐献	肝大泡性脂肪变<30%
有足够心理、社会支持	肝动脉、门静脉、肝静脉无重大变异分离成两部分并保证剩余肝、移植肝的需要，胆管无重大变异，可分离成两部分并保证剩余肝、移植肝需要
无HBV与HIV	
ABO相容或相合	
无增加手术风险的急、慢性疾病	

最后只有15%～20%真正实现捐肝愿望。

（陈 实）

huótǐ gānzàng juānxiànzhě yīxué píngjià

活体肝脏捐献者医学评价（medical evaluation of living liver donation） 活体肝移植术后临床效果良好，是等待移植患者众多治疗手段的重要选择之一。基于平衡双方利益的原则，评估捐献者风险的同时也要考虑到受者的获益。但是，在考虑活体捐献的时候，捐献者安全是其中最重要的考虑因素。捐献者选择标准的优化、外科团队在肝胆和移植手术的经验及精细化术后管理是保证捐献者安全、减少术后并发症的关键。一旦患者进入肝移植等待名单，已经开展活体肝脏移植手术的中心可以为这些患者提供活体肝移植的选择。如有人知情同意自愿活体肝脏捐献，即可开始潜在捐献者的评估。评估之前，捐献者必须满足以下标准：年龄不超过60岁，血型必须与受者血型相同或相容，健康状态良好且没有相关疾病。如果满足道德和法律标准，则可进入后续的肝病学家、外科医师和心理医师的评估（见活体肝移植供者选择）。必须对潜在活体肝脏捐献者的健康状况进行全面评估，以尽可能减少供肝切取手术对捐献者的影响。排除肝脏疾病、感染性或肿瘤性疾病也非常重要。此外，还必须对捐献者进行心理评估。

肝脏捐献者的评估包括两个方面，一方面必须确保获得足够大小的供肝；另一方面还必须确保剩余肝脏不受损伤并且能够维持足够的肝功能。就这一点而言，肝脏体积及详细的血管和胆管解剖对于确定捐献者是否适合捐肝非常重要。供肝切取以前，了解以上信息对于确保供受者安全及手术成功非常重要。如今，非侵入性影像学检查，如由经验丰富的放射科医师进行的血管CT和胆道MRI，是获得捐献者解剖学信息所必需的手段。这些检查提供的信息非常有用，可以计算潜在捐献者的总肝体积和切取后的残肝体积。如果肝脏体积不足，对受者和捐献者都可能致命。如术后肝功能不全，导致后果严重的小体积综合征。这两种检查都能够有效地评估肝脏的血管分布，但MRI还可以有效地评估肝脏的胆道解剖，因此是目前评价潜在捐献者的金标准。在某些情况下，复杂的门静脉或肝动脉解剖结构可能是捐献的禁忌。术前必须了解肝静脉的变异，以便制订手术方案，以防止由于静脉引流不畅而导致的移植物和残余肝脏的淤血。胆管变异最多，但通常不是捐献的禁忌证。必须根据每个捐献者的情况个体化的选择右半肝切取术或左半肝切取术，并根据捐献者和受者的特点选择最佳的手术方式。

（陈 实）

biāozhǔn gāntǐjī

标准肝体积（standard liver volume，SLV） 根据人体某些参数估算出不受个体肝脏疾病的影响，正常状况下实际肝脏的体积。正常成人的标准肝体积为体质量的2%～3%，肝脏慢性病变常导致肝体积的变化，标准肝体积是一个相对个体化概念，主要用于估计肝脏切除术后残余肝脏能否代偿。在活体供肝的肝移植术前评估时，要充分考虑供者的安全和受者移植后的效果。一般要求供者供肝后剩余肝要大于30%，而移植肝要大于受者标准肝的40%。因此术前对供者和受者的标准肝进行准确评估显得尤为重要。实时影像学测定的肝脏体积不能代表标准肝体积，因此各地根据各人种和收集的资料推算出标准肝体积的估算公式也不一。如日本浦田（Urata，音译）等建立了用CT估计供肝体积的计算机模型和根据体表面积计算受者标准肝体积（SLV）的公式：标准肝体积＝706.2×体表面积(cm^2)＋2.4；而中国黎一鸣推算出来的标准肝体积＝613×体表面积(cm^2)＋162.8。可用来估算人类标准肝体积的可用数据也还很少，现有数据主要来源于小样本研究，相比之下，评估小儿标准肝体积的难度较大，因为肝体积占体质量的百分比会随着年龄的增长而发生变化，而且涉及小儿标准肝体积的数据几乎没有。

（陈 实）

yízhíwù tǐjī yǔ biāozhǔn gāntǐjī zhībǐ

移植物体积与标准肝体积之比（graft volume to standard liver volume ratio，GV/SLV） 在肝移植中特指移植的供肝体积与受者标准肝体积之比。活体供肝移植通常要求供肝体积与受者标准肝体积之比在40%～50%，GV/SLV不应低于40%。活体肝移植术前肝脏体积的评估对保证供者和受者手术成功，两者均安全非常重要，活体供者如果切取供肝过大，剩余肝组织太小威胁供者安全，切取过小如GV/SLV小于40%，受者术后又可能发生小体积综合征，不足达到移植的效果。因此术前精确评估GV/SLV，对设计手术方案获得满意的移植效果极其重要。香港玛丽医院报道采用活体肝移植治疗的25例急、慢性肝衰竭患者，术后随访29个月，GV/SLV>40%组，受者存活率为95%；而GV/SLV<40%组，存活率仅为40%。

肝脏体积（liver volume，LV）测量不仅可以定量评价肝脏大小，还能间接反映肝功能情况，具有广泛而重要的临床应用价值。肝体积测量选择CT或MRI横断面图像进行测量，均可获得肝脏体积。可根据手术需要分别测量肝脏总体积、各叶体积，包括、不包括肝中静脉相应肝脏体积，按照手术计划切取肝叶后剩余肝叶的体积等，适合于活体供者供肝前评估。但影像检查不适合受者标准肝脏体积评估，受者肝脏形态大小因肝脏疾病发生改变，上述影像手段无法测出其标准肝体积。一般采用体表面积估算受者标准肝体积，数据比较接近实际受者标准肝脏体积大小。国内外各单位采用体表面积推算标准肝脏体积的公式为：肝脏体积（LV）＝参数×体表面积（BSA）+系数，只是参数和系数因人种、区域以及统计样本数量不同而有区别。中国报道国人使用体表面积推算标准肝脏体积计算公式，如LV（cm^3）=613×BSA（m^2）+162.8和LV（cm^3）=570.1×BSA（m^2）+168.8。

（陈　实）

gōnggān zhòngliàng tǐjī pínggū

供肝重量体积评估（donor liver weight and volume evaluation）　肝移植前对供肝大小的测定。活体肝移植术前必须对供者进行全面评估，既要首先切取供肝后确保供者的安全，又要用于移植的肝有足够体积或重量以满足受者需要。一般要求供者供肝后剩余肝脏的体积至少要大于30%，而供肝要大于受者标准肝体积（standard liver volume，SLV），即患病前受者健康肝脏体积的40%，也就是说，术前精确计算移植物体积与受者标准肝体积之比（graft volume to standardize liver volume ratio，GV/SLV）极其重要。其中供肝体积（GV）可以采用CT断层显像方法测量肝脏的体积，结合摄像系统经烦琐的计算得到肝脏的体积值。而受者标准肝体积因为是受者患病前健康肝脏的体积，所以移植前的影像学检查就无能为力了。受者SLV一般是通过患者体表面积或体重来推算，东、西方人种以及各地区的差别，因此计算标准肝体积的参数各异。另一种评估供肝切取的大小的方法是通过计算移植物质量与受者体重之比（graft weigh to recipient body weigh ratio，GW/RBW）来评估供肝切取的大小。通常认为GW/RWR必须大于1%，受者较为安全，至少应>0.8%，若<0.8%，则易发生移植小肝综合征。但GW过大威胁受者术后安全。由于东、西方人种体格上的差异，计算出来的数值会有差异。移植肝的功能和存活取决于移植肝的大小和受者术前状态的严重性，当GW/RBW低于0.85%时，仍可安全用于肝功能蔡尔德（Child）A级的肝硬化患者及代谢性肝病不伴肝硬化的患者；对于肝功蔡尔德B或者C级的肝硬化患者，则要求GW/RBW大于0.85%，才能防止小肝综合征及其他相关并发症。活体供肝的切取首要问题是保证供者安全，除了上述提及的剩余肝体积与全肝体积之比不得小于30%，要控制在30%以上。另外也可测算残余肝体积与受者体重比（remnant liver volume to body weight ratio，RLV/BW），当RLV/BW≥0.5%时供者术后预后较好。

（陈　实）

yízhíwùzhìliàng yǔ shòuzhětǐzhòng zhībǐ

移植物质量与受者体重之比（graft weight to recipient body weight ratio，GW/RBW）　在肝移植临床实践中大多是特指供移植肝质量与受者体重之比，是用于术前估计供肝大小是否足够适合受者的需要的主要参考指标。活体供肝移植通常要求供肝质量与受者体重之比至少要达到0.8%~1.0%，低于此标准的小体积供肝常难以满足受者对肝功能的需求，并且易因门静脉血流高灌注而造成门静脉高压和肝动脉血流减少，进而导致肝损伤，出现相应的临床和病理异常，从而发生小肝综合征。对于受者所需移植物大小的评价，不能单从GW/RBW做出判断，在临床应用中应充分考虑人种、地域以及受者病情等因素的影响，需要综合分析。如由于东、西方人种体格上的差异，计算出来的数值也会有差异。在临床实践中，对肝功能蔡尔德（Child）B、C级的患者，GW/RBW≥0.8%，较为理想；对肝功能蔡尔德A级的患者，GW/RBW的最低限度0.6%。对门静脉高压的受者GW/RBW需求也会相应增大。李（Lee，音译）等报道活体肝移植GW/RBW>0.8%组的68例受者的1年，2年存活率分别为77.9%和70.7%，明显高于GW/RBW<0.8%组的11例受体的存活率（54.6%，40.9%）。测定肝脏的体积，可以通过CT 3D模式处理后，即可计算出来，其他方式还有三维超声显像、MRI等。GW/RBW有时也用于供肾质量与受者体重之比，同样用于估算供肾是否足够受者需要。

（陈　实）

chéngrénjiān huótǐ gān yízhí

成人间活体肝移植（adult-to-adult living donor liver transplantation，A-A-LDLT） 活体成人供者切取部分肝脏置换另一个成人病肝的手术。在活体成人供肝移植给小儿成功的基础上，又因成人终末期肝病患者远多于小儿需要肝移植患者，尤其在成人患者病情危急或没有合适供移植的肝脏来源时，开始尝试切取活体成人供肝移植给成人。由于成人受者的体重较大，为获取足够的供肝，通常需要供者提供右半肝甚至右三叶的肝脏，或者由 2 个供者各提供一部分肝脏给 1 个受者，这样可以使供者的肝脏损失最小，手术风险降低，但增加了手术的复杂性。

发展历程 1991 年安卡拉土耳其移植和烧伤基金会医院哈贝拉尔（Haberral）最初尝试使用成人左半肝移植给成人患者，但未能成功。1993 年日本幕内（Makuuchi，音译）使用受者儿子的左半肝移植给他母亲，首次获得成人间活体肝移植的成功。1994 年中国香港范上达使用大体重（82kg）丈夫的左半肝移植，给小体重（57kg）妻子也获得成功，供肝是受者标准肝体积的 42%。上述 2 例虽然成功，但活体成人左半肝用于成人肝移植受到限制，只有供者体重远高于受者体重时才可能使用左半肝移植行成人间活体肝移植。直到 1994 年才开始切取活体右半肝用于移植。1994 年日本山冈（Yamaoka，音译）报道了第 1 例活体亲属右半肝移植，但这 1 例并非术前计划安排的，是因原计划切取左半肝，结果术中发现左半肝动脉异常不可能用于移植，被迫改为切取右半肝移植给小儿。虽然这例活体右半肝移植受者是小儿，至少提示右半肝可以切取用于肝移植。1996 年范上达报道首例计划性切取成人右半肝供成人移植获得成功。切取含肝中静脉的右半肝体积虽然较小，但能满足受者需要，即使受者体重大于供者依旧可行，随后右半肝成人间肝移植得到较广泛应用。

成人间的活体肝移植大多需要供者切取右半肝作为移植物，由于右半肝移植物对成人受者还是存在体积偏小及肝中静脉引流的问题，1997 年范上达组报道了首例包括肝中静脉的扩大右半肝活体肝移植。进入 21 世纪后，由于采用右半肝作为移植物的 A-A-LDLT 的前期成功经验及技术的改进，在供肝严重短缺的日本、韩国等亚洲国家和地区得到推广应用。切取供者右半肝虽然能够基本满足成人受者肝移植的需要，但应用受到限制，例如供者右半肝体积不足以满足受者需要，而且对受者的手术打击较大，安全性受到影响。为了解决活体切取供肝左半肝比较安全，但又不能满足受者的需要的问题，2001 年韩国李氏（Lee，音译）首先报道分别切取 2 个成人供者相对较少的部分肝脏分别植入 1 个受者的双肝移植术式。这种术式即可减低由于过多切取供者肝对供者造成的风险，又可以提供足够体积的供肝来满足受者的需要。

存在问题 虽然成人间活体肝移植，为一部分亟待肝移植的患者解决了供肝来源，但涉及供、受者 2 个人的安全，由于开展 A-A-LDLT 单位有限，加上手术难度及风险极大，临床应用上仍存在技术、伦理和社会问题需要研究考虑。

供者安全性问题 基于亲情关系，1 位健康人自愿捐献部分肝脏，他希望能保证自己的安全并救治他的亲人，因此外科医师承担了供、受者两者安全的压力。小儿肝移植的供者安全较易保证，而成人右半肝移植，供者需捐献 60%左右的肝脏，风险明显加大，国际上已有 14 例活体切取供肝后供者死亡的报道。对于移植医师来讲，切取供者多大容量的肝脏是一个关键的决定。切取过大，供者保留的残肝太小，则不能保证供者充分的肝功能，供者风险增大；切取过小，则不能保证受者有足够的肝脏来维持代谢，受者的治疗效果得不到保障。由于影像学的发展，通过三维 CT 来重建肝脏的管道系统，包括门静脉、肝动脉、肝静脉及胆管，通过重建可充分了解供肝管道系统存在的变异，从而可做好充分的术前评估及准备，同时三维 CT 可计算出全肝的体积及拟切取肝脏的体积，让手术者有可能在术前充分估计供者残肝的体积及计算出提供的右半肝是否能满足受者代谢的需要，从而保证了供、受者的安全。

肝静脉流出道的重建 供肝右肝静脉（RHV）的重建通常采用与受者 RHV 残端行端端吻合，但由于右肝移植物的再生通常导致右肝向左侧生长，造成吻合口的受压和扭曲形成肝静脉流出道狭窄甚至梗阻，马科斯（Marcos）创用了用静脉补片来扩大吻合口的直径，随后有学者提出右肝静脉直接吻合到下腔静脉（IVC）上，还有学者提出将 IVC 上的吻合口做成三角形；可以将 IVC 上的右肝静脉残端切除，在其根部 IVC 上形成开口并将其扩大，然后与右肝移植物的 RHV 行侧端吻合，这样既形成了较大的吻合口，以避免肝再生后造成的压迫和扭曲，取得满意的效果。当采用不含肝中静脉（MHV）的右半肝移植物时，右肝Ⅴ、Ⅷ段的肝中静脉属支缝闭后会造成肝Ⅴ、Ⅷ段淤血，从而使这部分肝组织失去功能，使得整个移植肝的功能体积缩小，造成小肝移植物及肝小体积综合征，受者由于肝功能不足最终导致死亡，因此肝中静脉属支的重建非常重要。一般来说，约50%的病例需行肝中静脉属支的重建，而重建的血管约50%在3个月之后会发生闭塞，由于已形成肝内侧支循环，因此对肝功能没有损害。

异常门静脉的重建　门静脉的变异右肝较左肝多见，同时也增加了重建的难度，常见的变异是门静脉右前支和右后支分别汇入主干，因此在右肝移植物上出现2个门静脉开口，处理的办法是将2个开口进行整形，形成一个开口或是采用一段Y形移植血管进行架桥。也可采用一段尸体或自体血管的两端与2个开口吻合，于其中部重新开口与受者门静脉主干吻合，称为U形移植物，此法优于Y形移植物。

肝动脉变异　肝移植变异较多，通过术前肝动脉造影可以发现，右肝动脉可起源于肠系膜上动脉。由于右肝动脉较细而短，肝动脉重建有一定困难，可采用自体大隐静脉进行搭桥，以延长右肝动脉。术后肝动脉血栓形成是严重并发症，术后如及时发现，再次手术取栓后可痊愈。

胆道重建　常出现胆道变异及右肝管较细，因此A-A-LDLT的胆道并发症高于尸体肝移植（15%～30%比5%～20%），且主要表现为胆漏（7.3%～13.5%）及胆道狭窄（6.8%～24.3%）。减少A-A-LDLT的胆道并发症关键在于精细的手术操作，需要重视以下几点：①供者手术中要获得清晰可靠的术中胆道造影，并仔细分析其变异及处理预案。②尽可能采用胆道对端吻合进行重建，即使有多支肝管，也要尽可能用一支较粗的肝管做胆道对端吻合，其余肝管行胆肠吻合，胆道对端吻合安全、可靠，当出现胆漏或狭窄后也便于使用内镜的方法进行处理。③切取受者供肝时采用高位肝管解剖技术，有助于胆道重建时保证血供和张力。④由专业胆道外科医师进行胆道重建，可保证精细准确的吻合和技术的可靠。⑤对直径等于或小于2mm的肝管，采用手术显微镜下吻合，以保证成功。

小肝综合征　又称小体积综合征。是成人间活体肝移植难以避免的严重并发症，其表现为持续性黄疸、凝血障碍、顽固性腹水，死亡率达50%以上，其原因一方面是移植物过小；另一方面是门静脉压力高，产生过度灌注造成肝窦内皮细胞坏死而致。脾动脉结扎和门体分流已成为治疗和预防小肝综合征的两种经典手术方式。

双供肝肝移植　韩国李氏（Lee，音译）于2001年首先报道了成人双供肝肝移植，用2个供者各捐一个左半肝，左半肝体积小、供者残肝大，因此保证了供者的安全，而受者获得两个左半肝，功能肝体积大，因此不会发生小肝综合征。但欧美专家认为需要2个供者，医疗资源耗费大，且将左半肝置入受者右膈下，手术难度增大，潜在的并发症增多，因此一直并未能在国际上广泛应用。

（刘永峰　成东华）

zuǒbàngān gān yízhí

左半肝肝移植（left hemiliver transplantation）　使用肝脏左半肝部分置换患者病肝的手术。左半肝肝移植多见于小儿肝移植，通常供肝取自活体捐献的左半肝或由尸体供肝劈离获得的左半肝。

适应证　见小儿肝移植。

病肝切除　仰卧位，用带有循环温水的垫子垫于身体下，以防长时间平卧压迫导致压疮和便于受者保暖。手术方法：①切口。对既往曾有手术史的受者尽可能采用原切口，否则一般选双肋缘下向剑突延伸的“奔驰”切口。切口出血予以缝扎止血。切口皮肤与腹膜间断缝合缩小创面，减少渗血。用双侧框架拉钩拉起肋弓，显露手术野。②解剖第一肝门。对无手术史受者，第一肝门的解剖同经典式原位肝移植。已行葛西（Kasai）术者，常需从肝的膈面开始分离，延伸到肝的两侧和后面，最后是肝的脏面与肝门。再从肝前缘向肝门游离空肠袢，保留空肠血供，避免损伤肠壁。在紧贴肝门处切断空肠后，分别取肠内容物和胆汁送细菌培养。然后用细丝线间断缝合肠断端。将切断的空肠残端逐渐向下掀起，手指触摸肝动脉的走向后尽量不直接钳夹或牵动肝动脉，不紧贴肝动脉，用直角钳逐一分离和结扎肝动脉周围的组织，向上达左、右肝动脉分叉处以上，向下至肝总动脉发出肝固有动脉的分叉部。逐渐分离、结扎门静脉主干周围组织。对于反复发生门静脉炎致门静脉狭窄的受者，应进一步向下游离门静脉主干至肠系膜上静脉与脾静脉汇合处，为门静脉重建创造条件。③肝周韧带的游离。肝硬化受者肝周韧带里有较多侧支循环形成。因此多以电刀或电剪切断，出血点进行缝扎止血。依次分离切断左三角韧带、冠状韧带、右三角韧带、肝结肠韧带、肝肾韧带和右肾上腺静脉，随后是左侧的肝胃韧带和腔静脉与腹膜之间的反折，最后游离出肝上下腔静脉与肝下下腔静脉并以橡胶带标识。④离断肝短静脉与肝静脉。将右肝向左掀起或牵向左上方，从右侧依次分离、结扎和切断肝短静脉；然后翻起左肝，逐一处理肝短静脉，直到肝后腔静脉完全游离，再用超声手术刀分别游离肝右静脉、肝左静脉和肝中静脉。⑤切除病肝。完成上述步骤后，病肝仅以门静脉、肝动脉和肝静脉与受者相连，等待供肝后台修整供肝即将完成时，分别切断结扎门静脉与肝动脉，并分别用肝静脉钳夹住肝右、中和左静脉后切断，切除病肝，尽量缩短无肝期。⑥肝床止血。病肝切除后的肝床出血点应彻底缝扎，并尽可能重建后腹膜，缩小创面、减少渗血。

供肝植入 由于左半肝肝移植多见于小儿肝移植，通常供肝取自活体或由尸体供肝劈离而得，通常不具有下腔静脉。其供肝植入与采用背驮式肝移植相近。

肝静脉重建 ①修整受者肝静脉残端：依据供肝的肝静脉和受者肝静脉情况，可以选择受者肝静脉残端的修整方式。供肝为左叶肝时，肝静脉的吻合多用肝左静脉和肝中静脉残端整形而成的单口血管进行。较少部分受者单独用肝左静脉做吻合。若肝静脉口径过细或过短难以满足整形时，可另做下腔静脉切口行肝静脉与下腔静脉的端侧吻合。②肝静脉的吻合：供肝移入肝床放置妥善后，供肝前后分别置冰袋，并以5%的蛋白液经门静脉插管灌注肝，以维持供肝低温状态。供肝肝静脉断端要与受者肝静脉走向在同一轴线上，吻合后不成角避免扭曲，可用双针5-0聚丙烯线缝合固定肝静脉的左、右两侧各1针，进而先后连续外翻缝合后壁和前壁，如果是小儿肝移植，考虑到小儿生长问题，可用可吸收缝线缝合。

门静脉重建 ①受者静脉修整：若受者门静脉左干或主干与供肝门静脉口径相配且长度合适时，则稍修整后即可吻合。但如口径不匹配，或长度不合适，均需经过适当整形或用一段移植血管间置后完成门静脉重建。若门静脉管壁正常，长度合适，留有左、右分支残端，仅口径较供肝门静脉稍小，可把其分叉部修剪成斜形或喇叭口状再做吻合。若修剪成斜口状，倾斜角度一般不超过30°。若门静脉管壁增厚瘢痕化、管径狭小，应切除门静脉主干至肠系膜上静脉与脾静脉汇合处，长度足够时直接做吻合；长度不够时，则取一段供者卵巢静脉或肠系膜下静脉移植于供肝与受者门静脉之间完成门静脉重建。对较小的患儿门静脉管径较小，管壁正常，留有门静脉左、右分支残端时，可纵行剪开左、右支上壁，再分别缝合后壁和前壁即成1支较大口径门静脉，将供肝门静脉长度修剪合适即可行满意的门静脉重建。②门静脉吻合：调整供肝在适当位置和门静脉处于自然状态，保证供、受者门静脉正确对位，用6-0至8-0聚丙烯线或可吸收线首先缝合固定两侧，再分别缝合后壁和前壁。随后在吻合口的肝侧以血管夹阻断门静脉，血流充盈吻合口即可显示有无漏血、扭曲和狭窄。门静脉吻合完毕后，即可先后开放肝静脉和门静脉。并用彩色多普勒检查了解门静脉和肝静脉血流情况并做记录，便于以后动态观察和比较。

肝动脉重建 ①受者肝动脉修整：在左半肝移植中，通常供肝的动脉较受者肝动脉为小，且有时供肝还不止1根肝动脉，常需用显微外科技术才能进行较满意的肝动脉重建。吻合前动脉的修整仍是必不可少的准备。修剪或成形的方法与肝静脉或门静脉有相似，如可把受者左、右肝动脉分叉部修剪成喇叭状，或把供、受者肝动脉都修剪成45°斜面等方法扩大口径，便于吻合。②肝动脉吻合：多在放大镜或手术显微镜下吻合。先在拟吻合的两支动脉断端左、右侧，以8-0聚丙烯线各吻合1针。翻转动脉使后壁转向前方，在其中间缝合1针，然后在这针的两边加针，共间断缝合4针左右。再把前壁翻转回来，同法间断缝合前壁。有少数病例需吻合2支动脉。开放肝动脉血流后，移植肝色泽变得鲜艳，且胆管周围会有出血，并行彩色超声波扫描检查和记录肝动脉血流情况，便于术后比较。

胆道重建 供肝为肝左叶时，肝左管直径多为3~4mm，长度也极为有限，多不具备行端端吻合的条件。受者又多为已施行过葛西（Kasai）手术的先天性胆管闭锁患儿，因此也只有行胆管空肠吻合。若原有肠袢长度足够以保证吻合无张力，血供尚良好，且确定无通畅性问题，可利用原有肠袢行胆肠吻合。肠壁上吻合口多设置在距空肠袢盲端3~4cm的对系膜缘，电烙戳开肠壁，用5-0 PDS针线先间断缝合后壁，用与胆管大小相当的剪有多个侧孔的软质壁薄导管经距吻合口15 cm

处的肠袢戳孔引入置于胆管后，再行前壁间断缝合。此引流管可支撑吻合口，防止胆漏并有助于观察胆汁量。约有30%的供肝因有多个胆管断端需行两个胆管空肠吻合。若胆管较粗大，可考虑行胆管端端吻合重建胆道通畅性。

移植肝固定和腹腔引流设置 左半肝肝移植，关腹前需妥善固定肝，一般将供肝的镰状韧带或圆韧带与受者上腹前壁或膈缝合，防止移植肝扭转进入右膈下腔隙。腹腔引流管两根，一般分别安置在右膈下和肝下方，分别与右腹壁戳孔引出并固定。

注意事项 ①在半肝移植及其他部分肝移植的受者病肝切除中与全肝移植的受者肝切除有所不同的是：受者肝切除中离断肝动脉、门静脉和胆管时应尽可能靠近肝门部位，最好左右分支上切断，已保留足够的长度做吻合。②受者病肝切除中离断肝短静脉时，对肝衰竭、凝血功能差的受者，可在静脉-静脉转流下或临时门腔分流后行肝周韧带的切断，紧靠肝门处切断肝动脉和门静脉后，向上翻起肝行肝短静脉的分离，而后在直视下用5-0聚丙烯线缝闭腔静脉上的肝短静脉汇入口。③病肝切除时需要注意的是，与尸体供肝不同，活体部分肝移植供肝所能提供的肝动脉、门静脉、肝静脉的长度相对较短，因此保留尽可能长的受者肝动脉、门静脉和肝静脉极其重要。受者的左、右肝动脉和门静脉需尽可能向第一肝门分离。其中门静脉需达门静脉左、右分叉处以上，而受者肝动脉的选择则取决于供肝动脉的大小和长度，可以在肝固有动脉分叉处、肝总动脉分出胃十二指肠动脉处及其他。肝中、肝左静脉的切断需紧贴肝进行，以尽可能保留肝静脉长度，以备进一步修整、吻合之用。

（陈　实　陈　栋）

yòubàngān gān yízhí

右半肝肝移植（right liver transplantation）

使用供者右半肝部分置换患者病肝的手术。右半肝移植的供肝有两种来源，一种自尸体供肝经劈离或减体积后取得，保留了下腔静脉，多采用经典原位移植；另一种自活体供肝取得，其移植方式只能采用原位背驮式移植，并且因供肝是否保留肝中静脉，而在肝静脉的重建方式上有所区别。

适应证与禁忌证 见*肝移植适应证*和*肝移植禁忌证*。

尸体右半肝移植 移植方法与*经典式原位全肝移植*的手术方法基本相同。右半肝体积相对较大，原位植入右上腹腔后位置较固定，就如同切除左外侧叶的正常肝，且肝残面暴露较好，因此再灌注后若发生断面出血则止血较为方便。由于供肝不包含左外侧叶或左半肝，使肝上下腔静脉的重建较全肝移植更为方便。供肝的下腔静脉、肝左静脉虽然缝闭，但一般不会造成狭窄及血液流出道障碍。第一肝门的血管重建时，若门静脉主干或肝固有动脉/腹腔干保留于右侧，则方法与全肝置入一样；若门静脉主干保留于左侧，则直接吻合多有困难，常需间置同种血管来保证血管吻合无张力，如行动脉“架桥”首选尸体供者口径相似的髂动脉、脾动脉等，也可应用自体大隐静脉。右半肝的胆道重建多采用供肝与受者胆总管端端吻合，并放置T管减压，如在显微外科技术下稳妥吻合，也可不放置T管。对于两个以上肝管开口者可将其整形成单一吻合后再与受者胆管做端端吻合。极少数情况（如胆道变异）也可采用肝管空肠Roux-en-Y吻合，但同时应在胆肠吻合口放置支架管，并通过Roux空肠袢引出体外。由于右肝体积较大，可不固定移植肝。分别在右膈下和肝下方安置引流管经右腹壁引出并固定。如果采用背驮式肝移植，首先应将受者的肝静脉开口修整，使肝右、中和左静脉开口形成一个开口，或封闭肝右静脉开口保留肝中、肝左静脉共同开口后，再将供肝与受者肝上下腔静脉吻合，并结扎供肝肝下下腔静脉远端，门静脉、肝动脉以及胆道的重建与经典式原位肝移植相同。

活体右半肝移植 为了保证供者的安全，目前世界上绝大多数移植中心采用不带肝中静脉活体右半肝移植，但也有少数移植中心采用带肝中静脉活体右半肝移植。

不带肝中静脉右半肝移植 ①受者病肝切除：采用双侧肋缘下人字形切口，进入腹后解剖肝十二指肠韧带，尽可能保留肝动脉及门静脉分支的长度，游离出肝上、肝下下腔静脉，离断肝周韧带，于肝后切断结扎肝短静脉，将肝与肝后下腔静脉游离。阻断肝上、肝下下腔静脉，保留肝后下腔静脉的完整，切除病肝。②受者血管准备：用5-0聚丙烯缝扎肝后下腔静脉的肝短静脉开口及肝左、中静脉开口，紧贴下腔静脉将肝右静脉离断，仅保留肝右静脉的开口，将肝右静脉开口向下扩大进行整形，以便与供肝之肝右静脉进行吻合。③血管重建：供肝肝静脉与受者下腔静脉吻合，肝静脉吻合完毕后，立即开放下腔静脉后再吻合门静脉，可缩短下腔静脉阻断时间，减轻下肢及肾静脉淤血，供肝门静脉

右支与受者门静脉端端吻合，完成后开放门静脉血流，供肝恢复血流灌注，结束无肝期。使用手术放大镜用 8-0 聚丙烯行供肝肝右动脉与受者肝固有动脉断端吻合。④供肝右肝管与受者肝总管端端吻合或与受者 Roux-en-Y 空肠袢吻合。⑤仔细止血后于右膈下、肝十二指肠韧带下及左肝下置放引流管，关闭腹腔。

带肝中静脉右半肝移植　以中国香港范上达为代表认为含肝中静脉的右叶移植物能保证肝Ⅴ、Ⅷ段的静脉回流，减轻高流量门静脉血流灌注而导致的肝窦损伤，移植肝的功能恢复快，甚至能满足慢性肝衰竭急性恶化，需要发挥最大代谢功能肝脏的受者。对供者而言，剩余肝Ⅰ、Ⅱ、Ⅲ段的代偿性增生完全能满足代谢需要。范上达所在中心，初期将移植肝的肝右静脉和肝中静脉分别与受者的肝右静脉和肝中静脉开口吻合。从第 85 例开始，在修肝台上将移植肝的肝右静脉开口和肝中静脉用 6-0 聚丙烯线缝合，合并成一个宽大的三角形开口，肝中静脉开口的左缘中点为三角形的顶点，肝右静脉口的右缘为三角形底边。而肝右下静脉与肝右静脉相距较远，只能单独重建。在病肝切除后，分别阻断肝上下腔静脉和肝下下腔静脉，在腔静脉前壁肝静脉开口位置剪开，并修剪成底、高尺寸与供肝静脉口相当的三角形，用 5-0 聚丙烯线连续外翻吻合两个三角形开口，右肝下静脉与腔静脉前壁相应位置吻合，完成肝静脉重建。将供肝门静脉注满肝素盐水后用血管夹阻断，开放下腔静脉血流。整个过程不用静脉转流，可以避免静脉转流引起的严重并发症。供肝肝右静脉与肝中静脉成形后直接与受者下腔静脉吻合，可以明显改善移植肝流出道的血流，避免肝静脉吻合口因过长扭曲而导致的血栓形成。

胆道并发症　除一般肝脏外科和肝移植手术并发症如血管并发症等外，活体右半肝肝移植主要突出的并发症是胆道并发症。活体右半肝移植术后胆道并发症发生率为 10 %～20 %。主要原因为：①为防供者肝左管损伤或狭窄，供肝切取手术中常在距汇合部一定距离，靠近右肝门处切断右肝管，常导致右前支与右后支被分别断开形成两个开口，增加了胆肠吻合的手术难度。②有时会误认为右前支为右肝管，而结扎或遗漏右后支。③解剖变异会导致形成 3～4 支胆管。为了减少或避免术后胆道并发症，在游离出供肝肝动脉及门静脉后，顺肝门向肝内解剖，游离出格利森（Glisson）鞘的肝内分支，因此可尽量游离出较长的右肝管用于吻合。一方面保证没有张力；另一方面保证血供，对预防吻合口漏有较大好处。

注意事项　①如果受者膈下间隙过大，为防止肝向左摆动而影响血供和静脉回流，可适当将右三角韧带和右冠状韧带固定于膈。②如供肝粗大的肝右静脉或粗大的肝中静脉分支开口，需要用大隐静脉搭桥时，则在肝后下腔静脉适当的部位做椭圆形开口与之吻合。③不含肝中静脉最大的问题是肝Ⅴ、Ⅷ段的回流障碍，通过术前的三维 CT 模拟肝静脉重建及术中断肝时仔细解剖，保留 5 mm 以上的肝右静脉及肝中静脉分支进行重建，可使移植肝再灌注后肝静脉回流充分，保证移植肝的存活及功能。④采用供肝肝右静脉与下腔静脉的肝右静脉开口处直接吻合，不保留肝右静脉残段，可以防止右肝与下腔静脉之间存在一段血管所造成的压迫及扭曲，有效地保证了肝右静脉的回流。⑤肝中静脉分支搭桥时，采用自体大隐静脉在后台上先与肝中静脉分支开口吻合，可以减少在手术台上吻合时的无肝期时间，大隐静脉另一端在手术台上与下腔静脉吻合时，注意尽可能缩短距离，并选择适当位置吻合，防止扭曲，以保证流出道通畅。⑥肝静脉吻合完毕后，立即开放下腔静脉后再吻合门静脉，可缩短下腔静脉阻断时间，减轻下肢及肾静脉淤血，特别在紧急肝移植及黄疸较重的患者，对预防术后肾功能不全有较大好处，同时避免了静脉转流及其可能导致的并发症。⑦供肝右半肝如果存在两个门静脉开口，最好整形后与受者门静脉右支吻合，无法整形可分别与受者门静脉左右支吻合。⑧为了减少或避免术后胆道并发症，术前需要高质量的胆道造影，并仔细分析、阅读以发现胆道变异；尽可能既保证供者剩余肝左肝管通畅，在供肝上又能获得右肝管单一分支；解剖肝门时，避免用电灼及结扎，宜用手术剪仔细直接剪开，以防漏掉任何变异的肝管，由于肝管细小，若盲目结扎肝门组织，则可能遗漏。因肝右管血供来自胆管周围血管丛，其下方来自胃十二指肠动脉，上方来自肝右动脉分支及尾叶动脉分支。切取右肝时，切断了下方来的胃十二指肠动脉分支，从上方来的尾叶动脉分支在切断左右肝门时也切断，则主要的血供系来自尾叶右部的小动脉分支，因此术中应尽可能注意保留胆管血供，以防缺血坏死。

（陈　实　陈　栋）

zuǒwàiyè gān yízhí

左外叶肝移植（left lateral liver transplantation） 使用供者左外叶肝脏置换受者病肝的手术。儿童作为一个特殊群体是供肝匮乏的最大受害者，由于供肝大部分来源于成人，供肝体积过大，有时试图将成人全肝植入受者有限的腹腔空间几乎是不可能的。为了解决儿童合适供肝匮乏的矛盾，出现了减体积肝移植、劈离式或活体供肝肝移植等，使供肝体积适合儿童腹腔的容积，其中左外叶肝移植是儿童肝移植常见的术Ⅱ+Ⅲ段供肝，主要用于当供者与受者体重比（DW/RW）>10时，取供者的左外侧叶肝移植给受者，在保证供肝的体积同时，防止供肝体积过大，对于活体供肝者来说更安全。

适应证与禁忌证 见儿童肝移植。

受者全肝切除术 肋缘下“人”字形切开腹壁，行全肝切除术。①游离肝的膈面，松解左右三角纽带，暴露肝裸区，然后游离肝的脏面，为了避免周围组织损伤，使用电刀在肝被膜下分离肝。②游离肝门部门静脉和肝动脉。如受者肝良性疾病，为了保留较长的肝动脉和门静脉，尽量向肝内游离，在左、右肝动脉及门静脉分叉处以远断离血管、结扎远端。③断离肝短静脉，保留肝后下腔静脉完整。受者一般情况下应保留肝后下腔静脉，即行背驮式原位肝移植，对于保留下腔静脉的受者，将移植肝的肝静脉与受者扩大开口相吻合；在某些情况下，如果受者无法保留肝后下腔静脉（如肿瘤侵及或肝后严密粘连无法分离），则保留的供肝下腔静脉与受者的肝上和肝下的下腔静脉行端端吻合（非活体肝移植）。为增加受者门脉吻合端的直径，在其左右分叉处切断，然后修剪成喇叭状。受者门静脉的口径在4mm以上，均可与移植肝的门静脉直接吻合。④切除肝。

供肝植入术 包括以下几方面。

肝静脉重建 一般来说，肝静脉重建要根据供肝肝静脉的解剖形态和供肝肝段的数目来选择肝静脉与腔静脉吻合的部位。在行受者全肝切除时，要尽量保留肝静脉的残端，以便于吻合。常见的流出道重建有以下几种方式。①供肝肝左静脉与受者肝左、中静脉之共干或肝左、中、右静脉之共干端端吻合。②缝合受者肝静脉共同开口，在肝后下腔静脉前壁另做切口与供肝肝静脉吻合。③三角吻合法。保留受者肝后下腔静脉后，修整与供肝肝左静脉相对应的吻合口，在受者上剪开3支肝静脉之间间隔的血管壁和结缔组织，用5-0的聚丙烯线做间断缝合，将3支肝静脉修整形成一个开口；在供肝的肝左静脉后壁做一纵行切口直至肝左静脉入肝处，以便与受者下腔静脉上的吻合口相对应。供受者之间的三角吻合可通过连续缝合完成。

门静脉重建 供受者门静脉口径的差异可通过对供受者肝门静脉进行整形后再做吻合。为了增加受者门静脉吻合口端的直径，在其分叉处切断，然后修剪成喇叭状，再做吻合。受者门静脉的口径在4mm以上，均可与移植肝的门静脉直接行端端吻合。儿童受者的肝血管细小、壁薄，常用6-0可吸收线吻合肝静脉和门静脉。在使用成人供肝门静脉主干与儿童受者的门静脉做吻合时，后者需要做相应的扩大成形使两者的口径相吻合，防止口径相差悬殊，避免门静脉血流注入粗大受者血管后产生涡流，导致血栓形成。

肝动脉重建 左外叶供肝移植术中，难度最大及问题最多且最重要是肝动脉的重建。如果肝左动脉直径小和长度短，一旦吻合失败出现栓塞就会导致急性移植肝缺血坏死或肝管缺血引发的一系列并发症，其发生率约占总移植肝丧失率的10%。为了保障肝动脉吻合的成功，应采用显微手术放大镜下行血管吻合，通常用8-0的尼龙线吻合。术中需要肝素抗凝，预防血栓形成。

胆管重建 若供肝与受者双方的胆管均粗且足够长，能确保吻合口无张力，而且供肝质量好，胆管的重建采用胆总管-胆总管端端吻合，一般可用6-0或7-0的缝线间断缝合；因小儿肝移植受者多有先天性胆道闭锁，很多情况下，以供肝胆总管或左肝管与受者空肠行Roux-en-Y肝管空肠吻合术式。

注意事项 ①在使用成人供肝门静脉主干与儿童受者的门静脉做吻合时，后者需要做相应的扩大成形使两者的口径相吻合，防止口径相差悬殊，避免门静脉血流注入粗大受者血管后产生涡流，导致血栓形成。②儿童肝动脉较细，为了预防术后狭窄和血栓形成，在肝动脉吻合中选择粗大的动脉分支或主干做吻合。尽量选择与移植肝动脉直径相同的受者肝动脉主干或分支。受者可供选择的血管有肝右动脉，肝中动脉及肝固有动脉。在血管分叉处，采用分支补片技术可以大大增加吻合口的直径。如果供肝和受者的动脉管径仍有差异，可将小口径血管修建成斜面、劈开吻合。移植肝段如果有两个肝动脉开口，尽管肝实质内两者间有交通支，但是为了增加手术安全，两个主要动脉均要与供体肝动脉做吻合。另外，在完成供肝血管重建后，有条件时，最好用彩色多普勒检查了解肝血流情况。③在行供肝胆总管或肝左管与受者空肠行 Roux-en-Y 肝管空肠吻合术式时，为了避免术后发生胆漏，可用电凝在空肠袢侧壁上切一小孔，因为移植肝管的口径通常很小，此孔要尽量地小些，以恰好容纳肝管为度，使用 6-0 无损伤可吸收缝合线间断缝合胆管或胆管空肠吻合口。④供受者血管口径常不一致，因此缝合时必须注意，通常供肝侧血管的针距要大于受者血管侧，以保证吻合口的完整缝合，同时使吻合血管不会发生扭曲。另外要考虑到儿童小血管的生长发育，血管一部分吻合需采用间断缝合。⑤在左外叶肝移植中，注意供肝的正确摆放和供受者血管口径吻合的问题。供肝位置的正确摆放对于防止流出道梗阻、门静脉扭曲及关腹时腹壁压迫等并发症关系密切。一般认为供肝最理想的位置是将供肝置于右上腹下腔静脉的右侧，供肝的断面靠近膈肌的背面。

（陈　实　陈　栋）

shuānggān yízhí

双肝移植（dual liver transplantation）　从两个供者分别获取部分肝组织植入一位受者体内的手术。活体肝移植的出现在一定程度上缓解了供肝匮乏的紧张局面，但一个活体成人供者能够捐献的供肝体积通常有限，时常无法满足成人受者肝移植的需要，而成为实施成人间活体肝移植困难原因之一。通常认为供肝体积达到受者标准肝体积的 40%～50% 是保证成人受者所需肝功能的最低标准，为了达到这一标准，右半肝通常被用做供肝，而剩余的左半肝体积又必须不低于供者原肝脏的 30% 才能够保证供者的安全，很多情况下这两个条件难以同时得到满足，造成单一供者捐献右半肝难以保证供者安全，捐献左半肝又难以满足成人受者所需两难局面。

为了保证供者安全又能提供足够的供肝体积，2001 年韩国李氏（Lee，音译）提出并成功实施世界首例两个供者分别提供左半肝移植给一个受者，即“双供一受”的肝移植创新术式。该术式既可为受者提供足够的肝体积，防止肝小体积综合征的发生，又减少了每一个供者切取的供肝体积，大大提高了供者的安全性，并在一定程度上增加了供肝来源。此后，世界各地的移植中心均陆续有报道，到 2015 年，全球报道的“双供一受”活体肝移植共计 367 例，其中韩国和日本因为很难获取尸体器官所以占绝大部分，而西方国家较少采用该术式。国内严律南采用从活体供者获取右半肝，从尸体劈裂肝获取左半肝施行双肝移植。

根据各中心的报道，“双供一受”活体肝移植受者的并发症发生率和生存率与单一供肝活体肝移植无明显差异，均取得了良好的预后。然而各中心对“双供一受”的实施均非常谨慎，一般在寻找单一供者失败的情况下才会选择双供者，并且多为活体肝移植经验丰富的较大中心。作为一项从传统活体肝移植基础上发展而来的高新技术手段，“双供一受”肝移植术式在临床应用中仍有很多问题值得探讨。

临床切取双供肝采用的类型主要有：双左半肝、右半肝+左半肝、右后叶+左半肝等，其中以双左半肝供肝最为常见（图 1）。双左半肝供肝成为最早也是最广泛应用的手术方式（图 2），其原因主要有：①左半肝切取的安全性要远高于右半肝切取，供者剩余肝体积得到充分保障。②成人两个左半肝的总体积基本可以满足大多数成人受者所需。③相对于右半肝活体肝移植，左半肝的切取难度较低。不足之处是左半肝移植到受者右侧时供肝须翻转 180°后植入原右半肝的位置，异于正常解剖位置，增加了血管吻合张力，并可导致胆道扭曲狭窄，大大增加了胆管重建的难度，因此常需要行胆肠吻合术。此外，移植到受者右侧的左半肝因其肝静脉较短，常需要通过血管架桥来重建流出道。右半肝+左半肝的手术方式更加符合肝脏的正常解剖位置，相当于常规的活体右半肝和活体左半肝植入过程，相对降低了血管和胆道的吻合难度（图 3）。不足之处为右半肝获取会加大供者的手术风险，大大延长了手术时间。尤其是双左半肝通常已能够满足受者所需，又能够缩短手术时间，提高供者手术安全性，因此该术式的应用少于双左半肝供肝的肝移植术式。其他较少应用的手术方式还包括肝脏右三叶+左半肝和活体来源左半肝+尸体供者来源左半肝。借鉴上述术式的基础上，加上劈离式肝移植技术，将活体“双供一受”术式进一步扩展到尸体供肝的应用，如将两个尸体供肝劈离为两个左半肝和两个右半肝，将两个左半肝采用上述“双供一受”的术式植入一位受者，与此同时将两个劈离所得的右半肝分别移植给另外两个受者，实现“两肝三受”，进一步扩大了供肝的利用率。

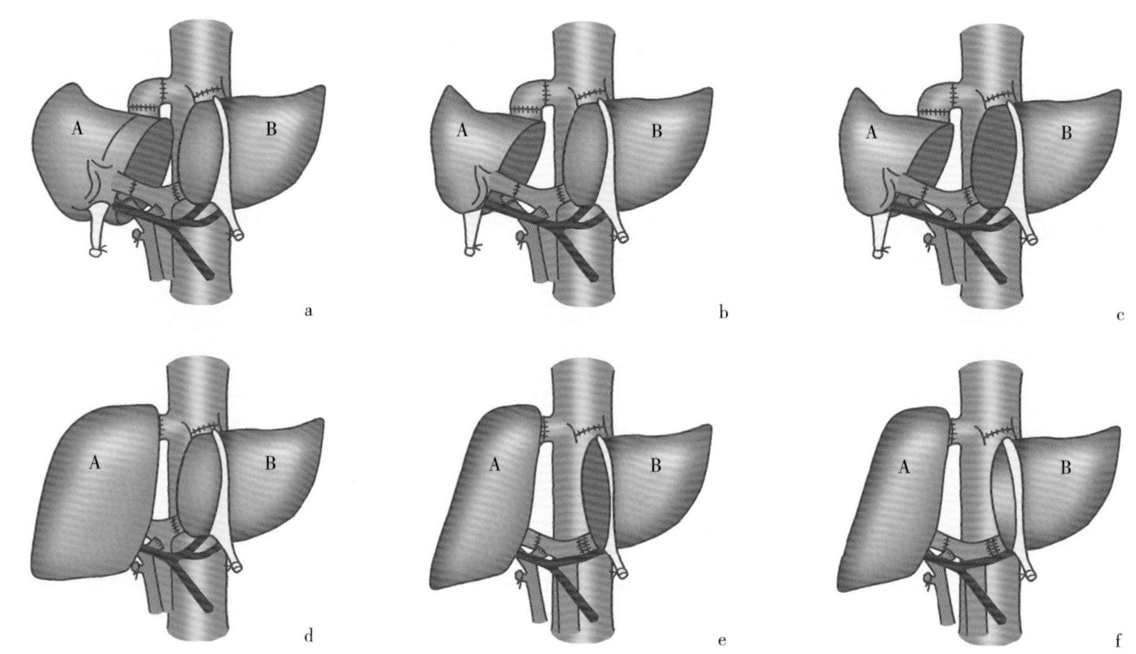

a. A，B 为左半肝（分别来自不同肝脏）；b. A 为左外叶，B 为左半肝；c. A，B 为左外叶（分别来自不同肝脏）；d. A 为右半肝，B 为左半肝；e. A 为右后叶，B 为左外叶；f. A 为右后叶，B 为左半肝。

图 1　多种双供肝肝移植的组合方式

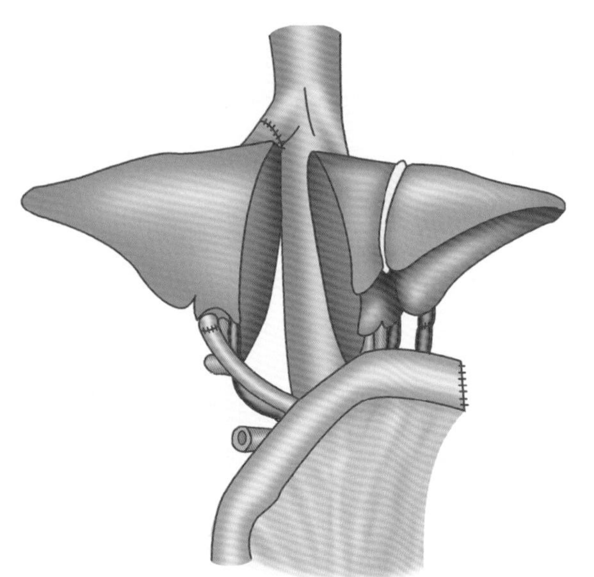

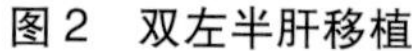

图 2　双左半肝移植

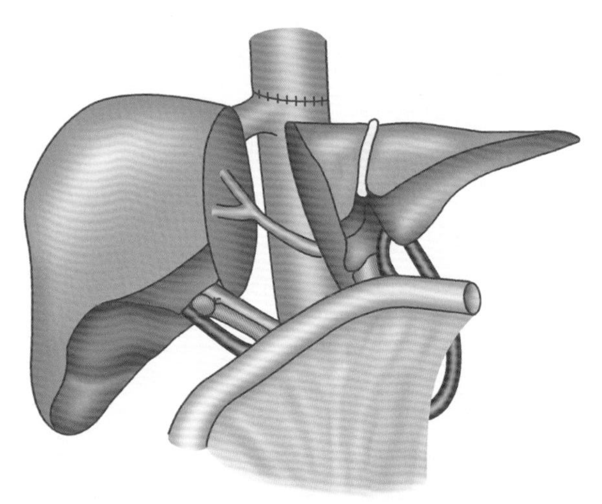

图 3　右半肝与左半肝双肝移植

尽管“双供一受”手术操作复杂，难度较大，但的确是一种有临床应用价值的手术方式，扩大了供肝来源，提高了供者安全性，为无合适供肝的患者提供了新的生机。但在供受者选择和评估过程中，务必慎之又慎，将供受者以及他们家庭利益和负担纳入评估中，在无法找到单一供者或者患者病情紧急的情况下再考虑“双供一受”，并且做到术前知情同意，同时需要移植团队在活体肝移植方面具备丰富的经验，充分进行伦理学讨论和医学评估，才能保证“双供一受”活体肝移植的成功。

（陈　实）

dānggānduàn yízhí

单肝段移植（mono-segmental liver transplantation，MLT）　使用供者的单个肝段植入受者体内的

手术。小儿供者供肝，肝左外侧叶曾经是肝脏移植的最小单位，由Ⅱ和Ⅲ两个肝段组成。但对新生儿或小婴儿需要肝移植，通常很难获得合适的如果仍选择成人的包含肝脏Ⅱ段和Ⅲ段的左外叶，将遇到下列问题：①受者腹腔容积小，容纳移植肝左外叶困难，甚至无法关腹。②过大的移植肝占据腹腔，导致通气功能受到限制，并可造成血流动力学失衡，甚至短期内出现流出道梗阻及门静脉血栓。③植入后的新肝由于灌注不足出现无功能或功能不全，在挤压下发生肝组织大片坏死。④与成人的部分肝移植相反不是发生小体积综合征，新生儿和小婴儿肝移植常要预防的是移植肝组织相对于受者体积过大，发生大体积综合征。⑤大的移植物植入后还会带来更多的血管并发症和急性排斥反应可能。为了克服上述问题，随着手术技术的提高和计算机辅助的影像学技术的进步，对肝解剖的认识也在不断深化（图1），在左外叶上进一步减小体积的单肝段肝移植技术应运而生。

单肝段肝移植受者通常为婴幼儿，因为腹腔容积有限只能接受成人单个肝段的供肝，单个肝段移植物可取自活体也可从尸体供肝减体积或肝脏劈裂后获得的移植物。肝脏解剖的研究证明Ⅱ、Ⅶ和Ⅷ肝段能独立分离出来供移植用，Ⅱ段的分离不仅比Ⅶ和Ⅷ段简单，而且更容易保证出入肝段管道的完整性。Ⅱ段比Ⅲ段更小，作为供肝能更好地达到减小体积的目的。但Ⅲ段比Ⅱ段的切取更简便、安全，不需要过多地解剖脐裂基底部，更容易保持供肝三管系统的完整性。究竟选择Ⅱ段和Ⅲ段用于移植，应根据供体肝脏的具体情况而定，并将不同形状的左外叶做了形象的比喻，瘦长形状即所谓“比目鱼形（flatfish type）”的左外叶Ⅲ段更适合移植；如果左外叶形状短厚，呈“河豚鱼形（blowfish type）”，那么Ⅱ段更适合作为供肝。

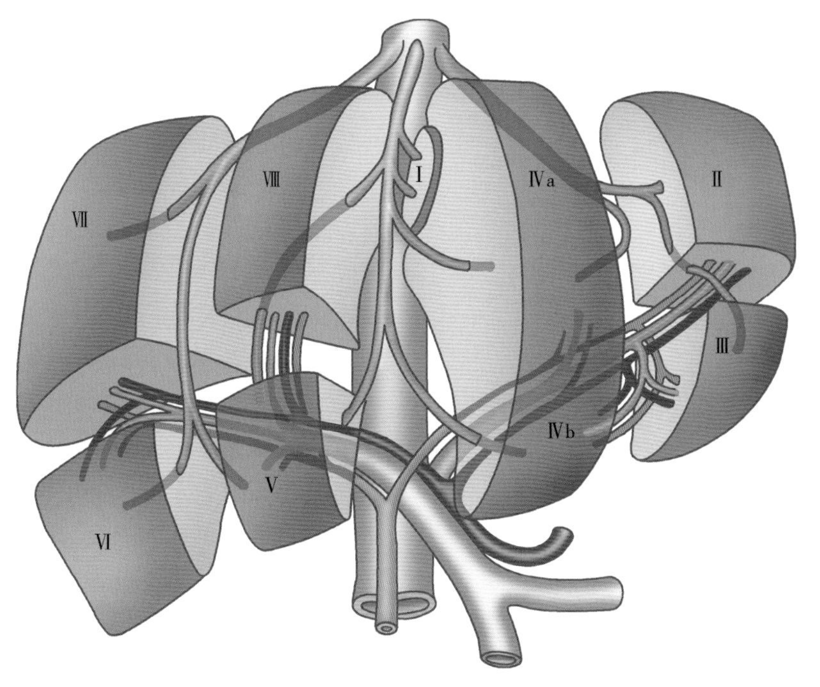

图1 肝脏的分段

单肝段肝移植最早是在1992年法国巴黎（Cochin）医院里1个病婴植入尸体肝脏左外叶后无法关腹，只好被动切除了Ⅲ段后才得以完成手术。虽然移植后恢复血供肝脏创面止血非常困难，但这毕竟是一种前所未有的肝Ⅱ段移植方式。澳大利亚昆士兰大学医院做了改进，供肝在修肝台上先将Ⅲ段肝脏减体积后再用于移植，肝脏断面在体外预先处理后移植后出血并不严重。到20世纪末这种尸体供肝减体积的肝段移植的术式不断取得成功。当时就预言这种MLT技术可以扩展到活体肝移植。2000年阿根廷的桑蒂巴涅斯（Santibanes）报道2例胆道闭锁婴儿接受了亲属供肝MLT，切取Ⅲ段后移植肝分别减少到原左外侧叶的50%和55%，Ⅰ期关腹且移植物及受者均健康存活。随后日本、巴西陆续都有亲属供者切取左外侧叶再次分割的亚肝段肝移植的成功报道。桑蒂巴涅斯等在活体内利用超声连续引导，术中方便指示出肝内血管和胆道的分叉处，他们强调原位减体积能清楚显示出切面附近的缺血区域，这一点在修肝台上不可能做到。而且体外分割延长了缺血时间，低温下修整后复温也会导致总缺血再灌注损伤，因此影响移植肝功能的恢复。

（刘永峰　成东华）

yàgānduàn yízhí

亚肝段移植（reduced mono-segmental liver transplantation）

单个肝段进一步减体积为适合幼小受者肝移植。更小体积的供肝是在单肝段仍然过大的情况下出现的，肝脏外科发展至今，单个肝段也不是肝移植最小的单位了，如果肝脏Ⅱ段或Ⅲ段的移植物质量与受者体重之比（GW/RBW）仍然>4%，那么为了避免大肝综合征的发生，就必须将供肝进一步减少至比单个肝段更小的体积，即亚肝段肝移植。自2002年来英国阿蒂亚（Attia）等实施了4例尸肝的亚肝段移植，都是由于受者体重<10kg、病情不允许等待更适合的肝源并且估计供左外叶肝移植物质量与受者体重比（GW/RBW）>6。在亚肝段供肝的切取时，在修肝台上第二次切割尸肝左外叶时，先用探针指示门静脉通向Ⅲ段主干，在保护脐裂基底部的同时先切除尾端部分，然后在不损伤Ⅱ段主要血管胆管的情况下再切除外侧部分，于是经过三次切割得到一个方形的功能性亚肝段（图1）。2007年日本小川（Ogawa，音译）等对亲属供肝Ⅲ段的尾端进行再一次分割进行亚肝段的移植，可以将这种小体积的肝块理解为减小体积的Ⅲ段，保持左外侧叶内肝左静脉中央属支完整的前提下先切除外侧部分，称重后如果需要进一步减小，再切除Ⅲ段尾端。用这种不规则的方形肝组织来达到理想的GW/RBW，9例存活6例，术后早期转氨酶比左外叶移植者明显升高，但都于1周内降至正常范围，其余3例的死因均与外科技术性并发症无关。英国阿蒂亚等认为对于体重特别小的受者，只要保证流入和流出道完整，能满足受者肝功能及代谢需要的肝组织块就能作为移植物。

（陈　实）

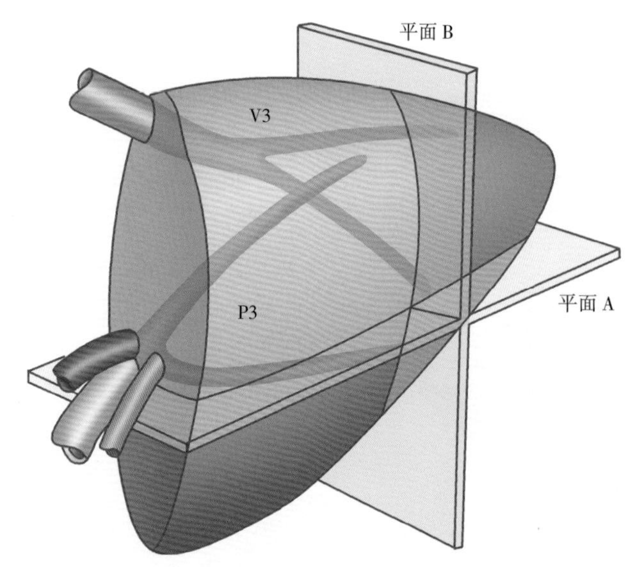

平面A为横切面沿第三段门静脉，保留到第三段门静脉；平面B为纵切面进一步减少第二段肝组织但不影响血管和胆管的主要进出道；V3肝左静脉；P3是到Ⅲ段的门静脉，阴影示切除部分。

图1　亚肝段肝实质的切割的面

gānzàng zàishēng

肝脏再生（liver regeneration follow transplantation）　部分肝脏被切取后残存的肝脏组织或用于移植的部分肝脏组织通过细胞增殖的现象。肝脏不但能再生，而且是体内再生力最强的器官，这种再生是在肝脏损伤（包括部分切除和肝病损害）后发生的一种复杂的修复和代偿反应。正常的肝细胞更新很慢，但当肝脏受到损伤、部分手术切除或部分肝移植时，成熟的肝细胞可迅速进入细胞周期，通过再生以代偿肝功能。2/3肝切除术后肝功能可在2周时完全恢复，其体积和重量最后也能恢复到同术前相仿的程度。但是，已经发生肝硬化的异常肝脏不能再生出完全正常的肝细胞。在所有实质器官中，肝脏是唯一能在实质细胞减少后通过细胞增殖再生的器官，造成肝脏实质减少的常见原因为切除、中毒以及感染。肝脏再生在肝移植中的作用极其重要，在正常人中，肝脏的主要功能是维持代谢需要而非组织修复，而切取供肝后剩余肝脏的主要功能则转为组织修复，肝实质的再生即组织修复和消除炎症的成功与否直接决定了移植的成败。

影响肝脏再生因素　肝脏再生受到供受者因素的影响，在部分肝移植后，肝脏再生与正常代谢维持之间存在精细平衡。任何影响到这一平衡的因素都可能导致移植物失功、衰竭甚至死亡。供者年龄。肝脏脂肪变性程度、缺血损伤都已在临床及基础实验中被证实可以影响肝脏再生。而供者移植物大小及病毒感染情况的影响尚不明确。①供者年龄：年长者的肝脏比年轻的肝脏再生能力下降，损伤后修复的能力也相应下降。年轻肝脏与中老年肝脏相比具有更大的肝脏体积/标准肝比值。供者年龄对肝脏再生及术后恢复有明确的影响，尽管没有统一的标准，许多移植中心都限制供者年龄不大于55岁，但有移植中心根据供者身体状况扩大到不超过60岁。②肝脏脂肪变性：在尸体肝移植中认为，超过30%的大泡性脂肪变性的肝脏不合适进行肝移植，而<30%的大泡性脂肪变性及小泡性脂肪变性的

肝脏在远期移植效果上与正常肝脏无明显差别。但多数移植中心认为右半肝移植物脂肪变性上限应该在10%，但有的中心上限放宽到20%，一些中心甚至将肝脂肪变性作为活体供肝的禁忌证。脂肪浸润性肝炎与单纯肝脏脂肪变性相比对供肝影响更大，应作为供肝禁忌。③缺血再灌注损伤：在尸体全肝移植时，肝实质的丢失主要原因是缺血再灌注损伤，缺血再灌注损伤主要发生于器官切取和保存过程，肝脏创伤及脑死亡或心脏死亡也是其重要原因。肝脏再生的程度取决于肝脏保存的缺血再灌注损伤和免疫因素造成的肝细胞损害严重程度。尽管在活体肝移植中热缺血时间可以控制，但在肝移植中缺血损害不可能完全避免。临床活体肝移植已经证实了缺血时间的重要性，缺血时间延长与移植物丢失之间存在明确相关性。④移植物大小：植入的移植物大小是肝移植中的重要参数，早期研究虽然表明小移植物在移植后会适应性增生到受者原有肝脏大小，但必须强调的是，移植受者的基本状况是决定“合适大小”程度的重要指标。受者的不利因素，如败血症、肾衰竭均可导致小移植物的衰竭。暴发性肝衰竭或存在不利代谢因素的受者可能需要更大体积的移植物。在部分肝移植中，移植物再生均存在上限，小于体重0.8%的移植物可导致小体积综合征，增加并发症发生率和死亡率。⑤肝炎病毒因素：病毒复制、免疫反应、代谢功能及肿瘤复发都与细胞复制相关。部分肝移植移植物再生过程是否伴发病毒复制增加也是一个重要问题。肝细胞是肝炎病毒在体内最主要的靶细胞，因此活跃增殖的肝细胞可能提高肝炎病毒复制的活跃程度。反过来肝炎病毒由于其核心蛋白与促细胞增殖因子与调节因子存在相互作用而影响到肝脏再生。⑥全身状况：合并有肝硬化的患者，由于大量的增生结节减慢门静脉的血流速度，影响肝内血液循环，加上肝细胞对细胞再生因子反应减弱，手术后肝脏再生修复能力也会减慢。肝脏再生是有多种细胞因子、激素参与调节的精确而有序的过程，肝细胞生长因子作为其中一种强大的促肝细胞分裂原可启动肝脏再生；胰岛素与之有协同作用，因此，合并有糖尿病的患者行肝脏手术后肝脏修复能力和速度会减慢。⑦其他因素：肝脏的供血、营养、受者年龄和药物等影响肝脏再生的因素。在小儿肝移植中，肝脏也可随着小儿身体的不断发育而适应性再生。当一个较小肝脏移植物移植到受者体内时，肝脏再生的意义就显得尤为重要。成人间活体肝移植即属于这种情况。尽管移植物的保存时间缩短可以显著改善移植物的缺血再灌注损伤，但由于移植物体积过小，肝细胞的是否能迅速增殖显得尤为重要。在植入仅占标准肝体积50%～60%的移植物后，受者便处于维持机体基本代谢需要和亟需供者迅速再生的矛盾之中。在受者处于全身情况较差的状况下时，在部分肝移植后，肝脏再生与正常代谢维持之间存在精细平衡，由于机体本身代谢需要的增加，供肝的再生常受到影响。任何影响到这一平衡的因素都可能导致移植物失功、衰竭甚至死亡。

肝脏再生特点 动物实验证明切除2/3的正常肝脏，残余肝脏可在5～7天内增生到原来肝脏的体积。肝脏切除后再生是通过成熟的肝内细胞增殖而实现的，这些细胞包括肝细胞、胆管及穿孔内皮细胞、肝巨噬细胞以及星形细胞。肝细胞在其中起到始动作用，肝细胞的增殖的程度直接与供者受损的程度相关。在供者切除后，肝细胞核酸合成立即增加，同时退出 G_0 期，进入 G_1 期及DNA合成期（S期），最终进入有丝分裂期（M期）。理论上讲，在70%的供者切除后，供者恢复到原有体积至少需要每个细胞完成1.66次周期，事实上，大多数肝细胞在此情况下至少完成1~2个组织周期，因此供者几乎具有无限的再生潜能。肝体积由机体大小决定，肝体积不会无限增殖，抗增殖因子中最广为人知的是转化生长因子-β（TGF-β）以及其相关家族成员活化素等。在肝脏实质恢复后，抑制TGF-β复合物水平下降，肝细胞对TGF-β的敏感性回升，肝脏重新回到静息状态。此外，活化素A具有抑制肝细胞有丝分裂的作用，在肝脏再生时受体数量减少，抑制作用减弱，而肝脏再生结束其受体数量逐渐恢复正常。

临床意义 小儿活体或尸体部分肝移植后，移植肝随着年龄增长而增长，而在成人间活体或部分肝移植，供者的残存肝和受者移植肝均在几周内快速再生。胡马尔（Humar）观察到，劈离式左肝移植，右肝移植和活体右肝移植术后肝脏体积分别可以最多恢复到术前肝体积的120%，114%和104%。直到术后3个月，活体右半肝移植物仅能恢复到理想质量的79%，而供者肝功能在约术后1周恢复正常。一般来说部分肝移植受者术后肝功能恢复比全肝移植要慢，可以解释部分肝脏再生过程中代谢功能相应受损。常规的实验室检查和肝脏活检无法准确评估肝脏再生程度，一些生化指标仅在肝功能严重失代偿时才会出现异常。而吲哚氰绿排泄试验、甲硫氨酸呼吸试验、胆盐清除试验及 PET 等检查由于与对肝脏功能损害程度和储备功能的判断及供受者相关的其他指标具有良好的相关性，可用于早期移植物再生障碍的监测。寻找准确反映肝脏再生的血清学指标将是临床研究的努力方向。

（陈　实）

yízhígān páichì fǎnyìng

移植肝排斥反应（hepatic graft rejection）　由于供受者间组织相容性不合，导致移植肝遭受到受者免疫攻击而出现损伤的现象。尽管肝移植受者 1 年和 5 年生存率分别达到 90% 和 75%。但移植肝排斥反应目前仍是影响肝移植后受者存活的主要问题，此外因免疫抑制剂所引起的并发症也是影响受者长期存活的一个不可回避的问题。尽管急性细胞性排斥反应的发生率仍然为 40%～50%，但是直接与慢性排斥反应相关的移植物丧失已经减少为 3%～5%。甚至最近的研究证明，单次的排斥反应实际上可能对移植物的长期存活有益。

超急性排斥反应　在肝移植中罕见，认为是预先存在的抗体和移植肝相互作用的结果。这种抗体或是有足够量的滴度，而引起了广泛的坏死，或是在供者抗原短暂的刺激下使 B 细胞产生抗体并迅速增多。当出现超急性排斥反应后，在移植术后数小时到几天内越来越明显，最终会导致肝细胞坏死，引起移植物迅速失功。一旦超急性排斥发生，意味移植失败，唯一有效的治疗手段就是再次肝移植。

急性排斥反应　肝移植排斥反应中最常见的一种，最常发生于术后 5～15 天移植肝功能逐渐恢复时，大部分发生在移植后 90 天以内，约 75% 的受者至少发生 1 次以上的排斥反应。术后 6 周内移植肝急性排斥反应的发生率为 50%。发生第一次排斥反应的中位时间为 8 天。20% 的患者可能会发生第二次排斥反应，有 4% 患者发生三次排斥反应，监测排斥反应的方法及免疫抑制剂方案各异，因此各中心报道的排斥反应发生率不同，这取决于是否常规进行移植肝活检。

危险因素　包括受者年龄较轻、相对较为健康、无肾衰竭的患者容易发生排斥反应。其他危险因素还包括 HLA-DR 错配、冷缺血时间较长和老年供者。大部分迟发的急性排斥反应的病例是由于低免疫抑制状态诱发的。可能的原因有：服药的依从性差（通常在此阶段，患者感觉良好，可能疏忽而忘记了服药）或者是为了减轻免疫抑制剂毒副作用而减少了服药的剂量，环孢素 A 或他克莫司的谷浓度可能由于药物吸收减少、代谢加快或生物利用度的变化而下降。有些药物如尼莫地平可使他克莫司的血药浓度下降，利福平、红霉素、酮康唑和氯沙坦都能影响环孢素 A 的血药浓度。迟发性急性排斥反应的受者，很大一部分同时感染病毒（巨细胞病毒为 30%，单纯疱疹病毒为 5%，EB 病毒为 3%，水痘带状疱疹病毒为 3%）。大多数迟发性排斥反应难以逆转，因此查明感染的病毒，在加强免疫抑制的基础上给予恰当的抗病毒药物如阿昔洛韦和更昔洛韦就显得尤其重要。

临床表现　主要有发热、肝大、压痛、黄疸出现或加深，胆汁分泌减少，胆汁稀薄、色淡，肝功能损害其特征是代表胆小管损伤的碱性磷酸酶，γ-谷氨酰转肽酶和胆红素升高。但由于使用新型免疫抑制剂发生排斥反应时常并无症状或仅为酶学指标升高。只要血清转氨酶水平升高，尤其是伴有免疫抑制剂血药浓度低于治疗水平者都应考虑急性排斥反应的可能。为确定诊断，必须进行肝活检才能予以确诊。急性排斥反应的类型包括急性细胞性排斥反应和急性抗体介导性排斥反应两个方面，必须通过活检予以明确诊断。

临床诊断　肝功能的生化检查不具有特异性，确诊必须依据移植肝穿刺活检病理学诊断。活检的病理学特征包括门静脉系统混合性细胞浸润，包括淋巴细胞、多形核细胞、浆细胞、单核细胞、嗜酸性细胞。胆管上皮炎和中央静脉炎。

治疗　包括激素冲击疗法、应用抗淋巴细胞球蛋白（ALG）、抗胸腺细胞球蛋白（ATG）、增加免疫抑制剂量等。辅助性应用熊去氧胆酸可以降低排斥反应的风险。对于急性抗体介导性排斥反应，治疗原则包括清除受者外周循环中的抗体、阻断抗体对移植器官的损伤、抑制 B 细胞的活化及生成抗体的能力、清除 B 细胞四个方面，其对应的治疗方案包括血浆置换或者免疫吸附清除循环中的抗体、静脉注射大剂量免疫球蛋白以中合抗体从而减少抗体对组织的损伤、应用 ALG、ATG 清除 T 细胞、应用抗 CD20 单克隆抗体清除 B 细胞。与其他实质脏器移植不同，肝移植物对排斥反应具有短期和长期的保护作用，一般情况下应用目前的治

疗方法即可满意的控制排斥反应，由于排斥反应而导致的移植失败很少见。仅发生一次排斥反应的病例其移植物和受者生存率要高于未发生排斥反应的病例。

慢性排斥反应 在移植术后最初3个月内很少发生慢性排斥反应，通常在原位肝移植后6个月才发生。早期研究发现，慢性排斥反应发生的平均时间是移植术后496天，在移植物功能丧失原因中，慢性排斥反应占11.3%。但此数字已逐渐改善。在一个研究1174例初次移植组织学检查中发现慢性排斥反应的发生率约为1.3%。随着免疫抑制剂的改进和供肝保存技术的提高，这些数据定会持续下降。

致病因素 主要为免疫因素，常有一次或者多次的急性排斥反应，HLA-DR配型不佳与胆管缺失性排斥反应密切相关。其次为感染因素，如巨细胞病毒、慢性丙型肝炎等，也与慢性肝失功能相关。

临床症状 表现为移植肝慢性损害，症状体征不明显但缓慢发展，慢性排斥反应较少见，发生时间不定，可以在移植后几周内发生，也可以在数年后才诊断。在发生胆汁淤积前，慢性排斥反应通常是没有症状的。随访时发现肝功能逐渐恶化时，就应想到慢性排斥反应的可能。提示慢性排斥反应肝功能化验结果的典型表现为碱性磷酸酶升高，血清转氨酶也升高，但升高的比例较碱性磷酸酶小。此阶段鉴别诊断要根据术后的时间而定。伴或不伴胆管炎的狭窄（通常发病更急，伴发全身的不适或发热），可在移植后数月或数年内发生。同时也要考虑到那些渐进的胆汁淤积的潜在疾病复发的可能。

诊断 需要肝活检，对移植肝慢性排斥反应的病理学诊断提倡多次活检连续动态观察。慢性排斥反应有两个特征性的组织学表现即小胆管缺失和*慢性移植物动脉血管病*。其者的特征为由于胆管的缺血损伤导致肝活检组织的门管区内的胆管数目逐渐减少，又*胆管缺失性排斥反应*。后者可见肝动脉分支内膜增生导致管腔狭窄。血管造影可显示移植物血管丛末梢剪枝样改变到明显的血管硬化等许多改变。动脉造影若有改变则预示慢性排斥反应。慢性移植物抗宿主病（GVHD）通常在术后3个月发生，其发生率在30%以上。胆管组织学改变与慢性排斥反应不易区分，然而移植物抗宿主病（GVHD）血管造影没有改变。早期发现可以防止长期损害。

治疗 慢性排斥反应免疫抑制剂治疗无效，疾病会不断进展，经常是缓慢地进展为移植物失功，目前无有效的治疗方法，而需要再次肝移植。

（郭 晖 陈 实）

Bānfū yízhí gānbìnglǐxué zhěnduàn biāozhǔn

班夫移植肝病理学诊断标准（Banff schema and classification on hepatic allograft pathology）

用于移植肝活检后的病理学诊断及其病变分级的诊断体系，是目前国际上主要采用的移植肝活检病理学诊断标准，其主要针对移植肝脏排斥反应的病理学诊断。其将移植肝排斥反应分为急性T细胞介导性排斥反应、急性抗体介导性排斥反应和慢性排斥反应。急性T细胞介导性排斥反应的特征性病变包括移植肝门管区炎症、移植肝小叶间胆管炎和血管内皮炎三个方面，并分别予以程度计分分为轻、中和重度三个级别；急性抗体介导性排斥反应的病变主要包括门管区水肿、门管区内毛细血管扩张即炎性细胞淤积、动脉内膜炎、门管区内毛细血管内皮上补体成分4d（C4d）免疫组化染色阳性。其中也分别对门管区内毛细血管扩张、毛细血管炎和补体成分4d（C4d）免疫组化染色分别予以轻、中、重的程度计分；慢性排斥反应的特征性病变包括移植肝门管区内小叶间胆管萎缩及消失、门管区内小叶间动脉和/或肝内动脉分支的慢性移植物动脉血管病所致的内膜增厚及管腔狭窄。

（郭 晖）

xiǎoyèjiān dǎnguǎnyán

小叶间胆管炎（interlobular bile duct inflammation）

移植肝急性排斥反应主要的病理组织学特征之一。在移植肝活检组织学诊断中，活检组织常难以穿刺取得动脉血管分支，因此判断胆管上皮炎成为诊断移植肝急性排斥反应的重要依据。其病理学特征为在移植肝活检组织的门管区内淋巴细胞浸润的基础上，多数（50%以上）门管区内的小叶间胆管上皮被数量不等的淋巴细胞浸润形成小叶间胆管炎（图1），浸润的小叶间胆管上皮细胞出现空泡变性、气球样变或胞质嗜酸性变（嗜酸性坏死）以及因再生而出现核分裂相等损伤表现。

（郭 晖）

zhōngyāng jìngmàiyán

中央静脉炎（central veinulitis）

移植肝急性排斥反应特征性的组织学表现之一。可见肝小叶中央静脉内皮下以及管周以淋巴细胞为主的单个核炎性细胞浸润，中央静脉内膜可水肿增厚，中央静脉周围水肿及管周少数肝细胞坏死消失，严重者可见中央静脉管周明显出血和大量肝细胞坏死脱失（图1）。

（郭　晖　陈　实）

dǎnguǎn quēshīxìng páichì fǎnyìng

胆管缺失性排斥反应（ductopenic rejection）　移植肝慢性排斥反应在胆管上的特征性表现。由于反复的急性排斥反应等损伤，移植肝组织内广泛的小叶间胆管逐渐萎缩并最终消失，形成临床的胆管缺失综合征（vanishing bile duct syndrome，VBDS）。在活检组织中，合格的标本应至少含有10个门管区，而胆管消失性排斥反应的诊断应在上述活检组织内有50%以上的门管区出现小叶间胆管的消失。此外，连续多次的活检以动态观察小叶间胆管的病变对于诊断移植肝胆管缺失性排斥反应/慢性排斥反应也是非常有帮助的。

（郭　晖）

gān yízhí shùhòu dǎndào bìngfāzhèng

肝移植术后胆道并发症（biliary complication after liver transplantation）　肝移植术后胆道并发症是肝移植后严重并发症。在肝移植的初期阶段，国际肝移植的开创者斯塔泽（Starzl）和卡恩（Calne）胆道并发症分别高达34%～50%和25%～30%。尽管随着外科手术技术、麻醉和新型免疫抑制剂的发展胆道并发症有所减少，但肝移植术后胆道并发症仍然是早期主要的并发症，发生率仍为10%～40%，一旦发生死亡率则达10%。

类型　随着部分肝移植如劈离式肝移植和活体肝移植渐成为常规手术，其最常见的并发症仍是胆道并发症如胆漏、胆道吻合口狭窄、胆管缺血性改变、胆管结石形成及乳头括约肌功能紊乱等（表1）。其中早期胆道并发症（术后3个月内发生）后果较为严重，需及时诊断和处理。随着手术技术的提高，诊断手段的进步和认识的加深，胆道并发症的发生率在成熟的肝移植中心逐渐减少。而且，胆道并发症常能够早期发现并有效地处理，已经不是肝移植受者常见的致死性原因，但常影响受者生活质量，部分最终导致移植肝失功，影响受者的存活，因此胆道并发症仍是较棘手的肝移植术后并发症。

影响因素　发生胆道并发症的主要原因包括胆道动脉血供受损、供肝保存损伤、免疫因素（胆管上皮排斥反应，ABO血型不符）和感染等导致胆道系统损伤，以及T管相关并发症和部分肝移植切面胆漏。胆道手术重建方式和技术也是重要影响因素。①胆道血供受损：胆道系统血供来源于胃十二指肠动脉（GDA）和肝右动脉，而在移植手术过程中肝动脉重建常在GDA水平，即常切断GDA，因此肝动脉吻合质量就极其重要；供肝或受者肝外毛细血管网因任何原因导致肝动脉血供不足，均可导致胆管血供减少而使胆管黏膜出现缺血性损伤，从而发生胆瘘或胆道狭窄。②胆汁对胆管黏膜的自溶作用：供肝残留胆汁引起胆管黏膜破坏和胆泥沉积，导致胆管阻塞，损伤肝脏；在供肝切取时，有效的冲洗胆道系统已被确认为一种有效降低胆道并发症的方法。③保存损伤：一般认为肝脏冷缺血时间大于12小时将明显增加术后肝内胆管狭窄的可能性，这可能与

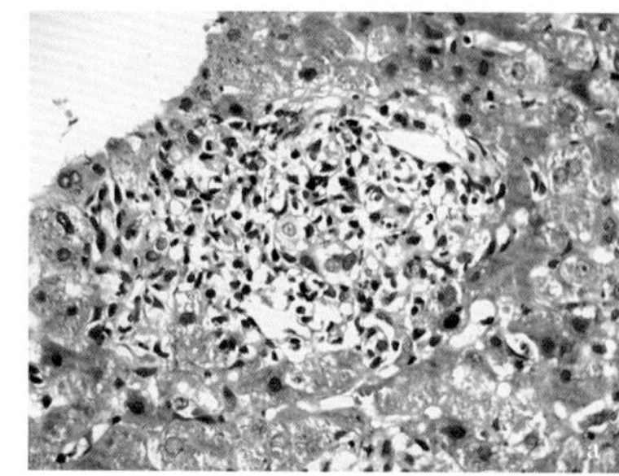

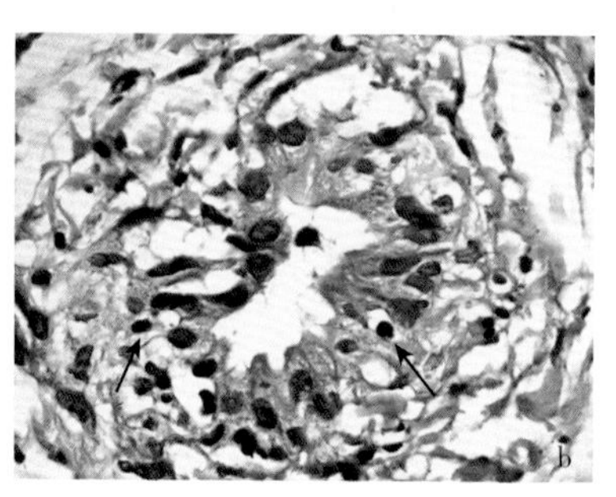

a. 移植肝活检组织内门管区内淋巴细胞浸润，HE染色×200；b. 门管区内小叶间胆管上皮内淋巴细胞浸润，损伤的胆管上皮细胞空泡变（↑），HE染色×1000。

图1　移植肝急性排斥反应的小叶间胆管炎

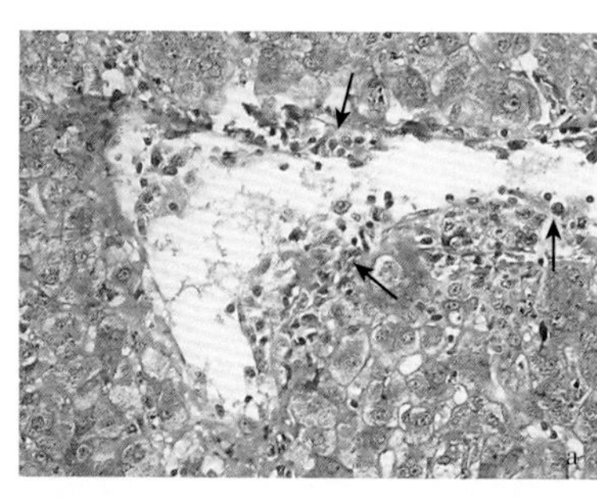

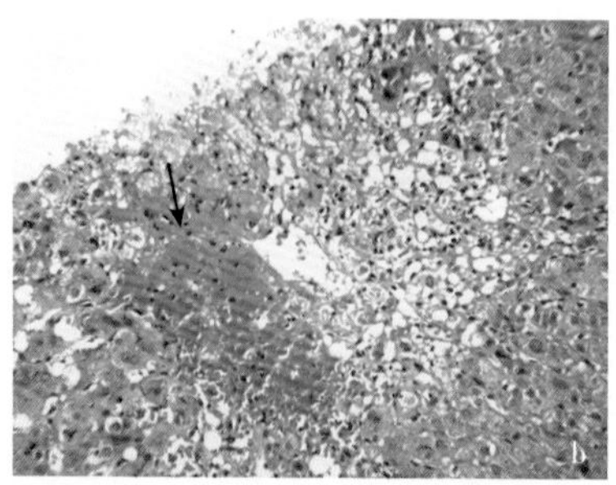

a. 移植干活检组织内中央静脉内皮上淋巴细胞浸润（↑），HE染色×200；b. 中央静脉周围出血及肝细胞坏死脱失（↑）HE染色×200。

图1　移植肝急性排斥反应的中央静脉炎

总结合率可达到95%，IgM约30%，可特异性清除免疫球蛋白，不需要大量白蛋白或新鲜血浆做置换液，可有效防止肝炎等血行传播的传染病，不影响或很少影响其他血液成分和药物代谢，吸附柱还可重复使用。因此免疫吸附是肾移植术前高敏患者的有效预处理手段。部分患者吸附后可出现凝血功能障碍，应注意治疗后凝血相关指标的检查。免疫吸附治疗一般每周2~3次。由于个体差异，每个患者的吸附次数差别较大。应根据每次吸附治疗前后血浆IgG、IgM和PRA水平决定患者的吸附治疗次数。④注射静脉免疫球蛋白（intravenous immune globulin，IVIG）：不论血浆置换还是免疫吸附，对清除患者体内预存细胞毒抗体虽然有一定的作用，但可能只是在短时间内降低抗体效价，不能从根本解除抗体升高的原因。因此血浆置换或免疫吸附结合静脉注射高效价IVIG效果更好。

纠正贫血 贫血是终末期肾病患者死亡、心力衰竭、左心室肥厚的独立危险因素。贫血可使组织缺氧，可导致左室肥厚、充血性心力衰竭和心绞痛加重。贫血与死亡率、住院日和充血性心力衰竭严重程度密切相关。重组人促红细胞生成素（recombinant human erythropoietin，rHuEPO）问世以来，维持性血液透析患者已经基本不再依赖输血作为纠正贫血的治疗手段。使用促红细胞生成素前，应常规检测患者的铁代谢状况，根据检查结果计算促红素的使用剂量和补充铁剂、叶酸及维生素 B_{12} 等，可以更科学更高效地纠正贫血。铁剂的补充对使用促红细胞生成素纠正贫血的疗效非常重要。血清铁蛋白<10μg/L或转铁蛋白饱和度维持<20%为绝对铁缺乏，应考虑静脉使用铁剂，以保证促红细胞生成素达到纠正贫血的最佳作用。肾移植患者的目标血红蛋白是>90g/L，血清铁蛋白保持在200~500μg/L高于正常值水平，铁蛋白饱和度在30%~40%。

肝功能异常处理 血透患者乙型肝炎病毒（HBV）感染发生率可高达20%，并且约30%患者转为慢性活动性肝炎。肾移植术后由于长期应用大量免疫抑制剂几乎100%患者转为慢性肝炎。长期应用激素可增加HBV复制，同时肝毒性药物加重肝功能损害，因此肾移植受者慢性肝炎患者死亡率较高，HBeAg和HBV-DNA阳性（活动性复制）患者的发生率远高于阴性者。另外，肝炎还可诱发排斥反应和乙肝相关性肾病。目前主要采用抗病毒药物、提高机体免疫力及改善肝功能的药物联合治疗。拉米夫定能抑制HBV反转录酶活性，是一种有效抗HBV药物，需长期使用，停药常反跳，另外拉米夫定单独应用易引起病毒变异。新一代抗乙肝药物有阿德福韦、恩替卡韦等，联合用药可以减轻肾毒性并相对减少病毒株变异的概率。

血透患者丙型肝炎发生率较正常人群高。由于对血液透析中心的防止交叉感染的重视，丙肝在血透患者中的发生率自1995年起逐渐下降。总的来说移植后的丙肝患者的长期存活率要高于维持性透析的丙肝患者，因此这些患者可以考虑肾移植。但对于术前已经感染丙肝的患者，应定期进行病毒复制的检测。丙肝病毒是RNA病毒，对终末期肾病患者丙肝的治疗可采用干扰素联合低剂量利巴韦林。利巴韦林经肾脏排泄，尿毒症患者易造成体内蓄积，因此使用时对终末期肾病患者应监测药物浓度防止中毒。与HBV一样，激素是肝炎病毒复制强有力的激活剂，术后大剂量激素冲击治疗可以诱发病毒的复制，甚至发生急性重型肝炎。因此，对于病毒性肝炎患者（包括乙型、丙型肝炎病毒携带者）应慎重移植，对于肝炎活动期、肝脏功能异常者近期应禁忌肾移植，待肝脏功能恢复正常后再行肾移植。

控制感染 终末期肾病患者由于体质弱、抵抗力低，容易并发各种感染。术前的感染是发生移植肾延迟复功和急性排斥的独立危险因素。术前需清除潜在感染病灶，包括皮肤、口腔牙齿、耳鼻咽喉、肝胆、胃肠、呼吸系统及泌尿生殖道等。致病菌可以为普通细菌，还可为结核、真菌和病毒等，因此可行痰、咽拭子、中段尿、腹膜透析液及阴道分泌物的细菌及真菌培养，加强血液病毒学的实验室监测。长期低热患者应定期胸片检查，同时做结核菌PCR检测以排除肺部及肺外结核。要做到早期诊断，及早采取相应措施加以控制，减少移植术后感染的发生。可于术前选用广谱抗生素预防，如头孢菌素类。对受者或供肾有巨细胞病毒（CMV）感染者，可用更昔洛韦静脉注射，或更昔洛韦口服。

间质性肾炎和肾盂肾炎主要是由下尿路解剖异常或尿路感染引起，术前应通过检查确定其间质性肾炎和感染原因，予相应抗感染治疗，必须彻底控制感染后方可施行手术，以防移植肾感染的发生。对于肾盂肾炎反复发作和感染不能有效控制的患者，应在肾移植术前切除无功能的病肾。

对有明确结核病史的患者施

行肾移植手术应慎重，由于术后大量应用免疫抑制药物，机体的免疫能力显著降低，结核病灶可由稳定变为活动甚至出现血行播散现象，这是造成肾移植患者死亡的重要原因之一。因此有活动性结核病灶者禁忌行肾移植，最少要经过6个月的正规、有效的抗结核治疗，并经检查证实结核病灶已稳定，方可考虑行肾移植手术，移植术后还应给予1~2年的抗结核药物治疗。

纠正心血管异常 慢性肾病患者心血管疾病（CVD）主要表现为左心室肥厚、动脉粥样硬化和动脉硬化，其次为充血性心力衰竭、缺血性心脏病、心肌梗死、心绞痛和心瓣膜钙化等。其中在慢性肾病4期和5期的患者中CVD的发生率可高达86%。其传统的危险因素有高血压、糖尿病、血脂异常、吸烟、超重和高同型半胱氨酸血症。特征性危险因素包括血流动力学异常（容量负荷增加、动静脉内瘘）、贫血、钙磷代谢异常、电解质紊乱、慢性炎症状态、氧化应激、高分解代谢、尿毒症状态。透析期间的危险因素包括心脏充盈变化、血压波动、血电解质水平变化、透析膜的生物相容性、透析液不纯等。纠正心血管异常主要就是针对各种危险因素的治疗。治疗目标为：①控制血压。在维持性血液透析前患者BP < 130/80mmHg或 < 125/75mmHg（蛋白尿 > 1g/d），维持性透析患者血压<140/90 mmHg。②应用血管紧张素转换酶抑制剂（ACEI）或血管紧张素Ⅱ受体阻断剂（ARB）阻断肾素-血管紧张素系统（RAS），减少心血管事件发生率。③使用他汀类药物，低密度脂蛋白<2.6mmol/L。④纠正贫血，维持血红蛋白在100~120g/L。⑤控制钙、磷代谢紊乱。⑥CVD和糖尿病患者应用阿司匹林。⑦心肌梗死后或心力衰竭者用β受体阻断剂；⑧控制糖尿病，使HbA1c<7.5%。⑨禁烟。⑩纠正酸中毒，维持透析前HCO_3^-在22mmol/L以上。

（田普训）

shèn yízhí shùqián shǒushù chǔlǐ

肾移植术前手术处理（preoperative surgical management of kidney transplantation）

准备肾移植的患者常存在某些合并的病变需要在移植术前施行必要的手术。

泌尿系手术 下尿路梗阻的处理——尿路重建术：约2%的肾移植受者可能存在下尿路梗阻（lower urinary tract obstruction，LUTO），下尿路梗阻引起的梗阻性肾病也是其中部分患者肾衰竭的原因。正常情况下，肾移植手术是将移植肾输尿管与受者膀胱吻合。在受者存在下尿路梗阻时，如果在肾移植术前、术中和术后未对受者下尿路做相应处理，势必会造成肾后性移植肾功能障碍。膀胱和尿道的各种病变使尿液的引流和排出受到影响，都会造成下尿路的梗阻。在肾移植受者中常见的下尿路梗阻原因有尿道狭窄、后尿道瓣膜、前列腺增生症、神经源性膀胱和由于泌尿系统结核等引起的膀胱挛缩等。对于有下尿路梗阻病史的患者和存在下尿路症状的患者需要做全面的泌尿系统检查，包括泌尿系统超声、膀胱尿道造影、膀胱镜检以及尿流动力学检查等。①尿道狭窄和后尿道瓣膜（posterior urethral valve，PUV）：尿道狭窄的原因有先天性、外伤性和炎症性。炎症性尿道狭窄在术前必须抗生素治疗彻底控制感染。后尿道瓣膜为先天性病变，是儿童最常见的下尿路梗阻的原因，仅发生于男性患儿。瓣膜通常位于前列腺尿道的远端，瓣膜为黏膜皱褶形成。尿道狭窄和PUV应该在肾移植术前得到处理。根据尿道狭窄的部位、长度和原因可以行直视下尿道内切开术、尿道狭窄段切除尿道吻合术和各种方式的尿道成形术。后尿道瓣膜可行经尿道瓣膜切开（或切除）术。②良性前列腺增生症（benign prostatic hyperplasia，BPH）：BPH是老年男性下尿路梗阻的最常见原因。大部分患者不需要手术治疗。如果患者排尿困难症状明显、有过急性尿潴留史、排尿后残余尿量大于50ml或出现膀胱结石、尿路感染、肾积水等并发症，应该在移植前行经尿道前列腺切除术。如果受者前列腺增生引起的下尿路梗阻严重并且在移植前未能得到前列腺手术治疗，需要在肾移植术后留置尿管至移植肾功能稳定后行经尿道前列腺切除术。③神经源性膀胱：控制排尿功能的中枢神经系统或周围神经受到损害而引起的膀胱尿道功能障碍称为神经源性膀胱。约40%神经源性膀胱患者最终出现肾衰竭。依据膀胱充盈时逼尿肌有否无抑制性收缩将神经源性膀胱分成两类：逼尿肌反射亢进型（高张性膀胱）和逼尿肌无反射型（低张性膀胱）。前者逼尿肌对刺激的反应有反射亢进现象，在尿动力学检查测量膀胱内压时显示逼尿肌无抑制性收缩。后者逼尿肌对刺激无反射或反射减退，在测量膀胱内压时不出现无抑制性收缩。低张性膀胱可在肾移植时将移植肾输尿管与受者膀胱直接行抗反流吻合，术后患者应间歇自家导尿（每天4~6次）。高张性膀胱可以在肾移植术前6周行肠扩大膀胱术，肾移植术中和术后处理同低张性膀胱。对于各种原因不能自行导尿的患者，可在移植术前6周行回肠膀胱术，移植术中将移植肾输尿管吻合于回肠通道近端；对于这类患者的另外一个选择是在移植手术时直接行移植肾输尿管皮肤造口。④膀胱挛缩：各种原因导致膀胱壁坏死、纤维化使膀胱容量小于50ml，称为膀胱挛缩。见于泌尿系统结核和间质性膀胱炎等。泌尿系统结核引起的膀胱挛缩，若不伴有膀胱颈挛缩和尿道狭窄（前列腺结核），可在抗结核治疗半年以后，在移植术前6周行肠扩大膀胱术，肾移植时将移植肾输尿管吻合于扩大后膀胱的肠壁部分。若膀胱挛缩同时合并膀胱颈挛缩或尿道狭窄，应放弃使用受者膀胱，可在肾移植时直接行移植肾输尿管皮肤造口术。

原病肾切除　原病肾切除手术可能会给患者造成明显的并发症，因此目前不常规在移植前行原病肾的受者肾切除术。只有在患者有持续性严重尿路感染（通常伴有膀胱输尿管反流、上尿路梗阻和结石），肾癌，慢性肾实质感染如肾结核，重度蛋白尿或药物难以控制的高血压获得性肾囊性病变怀疑有肾癌时等情况下才需要移植前将病肾切除。对双肾患同一种疾患以及虽经合理治疗仍持续存在病变的患者应双肾切除。对于巨大多囊肾，为了给移植肾提供空间，可能有必要事先切除准备要进行移植侧的多囊肾。多囊肾如果有严重出血和反复感染也应该行单侧或双侧肾切除。实际中大部分多囊肾患者并不存在以上情况，无须在移植前行多囊肾切除。移植前病肾切除手术时间为移植前6周到3个月。一般情况下，再次移植术前不需要常规切除失功的原移植肾。在下列情况下应考虑切除移植肾：当移植肾丧失功能合并慢性感染或在维持免疫抑制治疗时出现以下情况。①移植肾肿胀疼痛，血尿、贫血。②移植肾失功拟行第3次肾移植，需切除移植肾提供移植部位。③即使移植肾有功能但存在与移植肾有关的严重蛋白尿且药物治疗无效。④降压药难以控制的移植肾动脉狭窄有关的高血压。⑤尿路梗阻及尿瘘并发严重的感染经治疗无效。⑥移植肾结核或肿瘤，应该尽早切除移植肾。⑦如果前次亲属肾移植移植肾在早期失功（3个月内），准备再次行亲属肾移植时；或者移植肾失功伴有群体反应性抗体（PRA）升高，应该至少在再次肾移植术前6个月切除原移植肾。

其他手术　包括以下几方面。

消化道疾病的处理　①消化性溃疡：活动性消化性溃疡患者，移植术后早期使用大剂量糖皮质激素可能使溃疡发生出血和穿孔这样严重的致命并发症。因此要求移植术前详细询问患者有无消化性溃疡病史和上消化症状，对有消化性溃疡病史或有上消化道症状的患者应行胃镜检查。活动性消化溃疡在应用组胺 H_2 受体阻断剂、抗酸剂以及质子泵抑制剂治疗后，出血和穿孔的发病率已明显下降，绝大部分患者溃疡愈合，可以安全地接受肾移植。极少数药物治疗无效的消化性溃疡可在移植术前4～12周考虑行选择性迷走神经切除加幽门成形术。②憩室炎：导致肾移植患者结肠穿孔最常见的原因，这可能是由于憩室炎在透析患者，特别是在成年多囊肾的患者中发病率较高。肾移植后发生结肠穿孔的死亡率很高，对于有憩室炎病史的患者需要钡剂灌肠或结肠镜检查。如果患者憩室炎症状持续存在，并且病变广泛，应该在肾移植术前行预防性结肠切除术。如果患者无症状且病变较为局限，可不必在移植术前行结肠切除术，但是在移植术后要注意加强憩室炎检查随访，警惕在肾移植术后发生结肠穿孔的可能。

胆囊结石的处理　有胆囊结石和胆囊炎病史的患者在移植术前需超声检查了解是否存在胆囊结石。对有急性胆囊炎发作史，或有慢性胆囊炎表现的胆囊结石患者，应该在肾移植术前行腹腔镜胆囊切除术。单纯无症状胆囊结石可观察，不必在移植术前手术处理。

脾切除术　脾切除具有非特异性的免疫抑制作用，脾切除曾经广泛地应用。虽然在环孢素A应用前时代的一项前瞻性研究显示这一措施能够改善移植肾存活率，但是其后的回顾性研究发现脾切除后移植受者发生致命性感染的可能性增加。很多新型有效的免疫抑制剂普遍应用于临床肾移植后，脾切除在器官移植中的非特异性的免疫抑制作用已变得微不足道，通常情况下肾移植术前无脾切除指征。少部分受者有脾功能亢进，血白细胞、血小板减少及脾大，在排除骨髓造血功能异常后才考虑脾切除。另外，有些移植中心对ABO血型不合和高致敏的肾移植受者行脾切除术，配合其他措施达到控制血型抗体和HLA抗体的目的。

甲状旁腺次全切除术　终末期肾病患者存在多种骨代谢紊乱性疾患，包括继发甲状旁腺功能亢进、骨软化症、透析相关性淀粉样骨病。肾移植可有效治愈多

数患者的骨软化症和透析相关性淀粉样骨病。肾移植术后常见持续性甲状旁腺功能亢进，多数患者在移植时甲状旁腺激素水平偏高，其中30%患者可保持激素高水平至移植后3年。移植术前透析持续时间及甲状旁腺功能亢进程度与移植术后甲状旁腺功能亢进程度相关。高钙血症是移植术后甲状旁腺功能亢进的主要临床表现，应采取多种措施降低钙代谢紊乱、酸中毒以及继发甲状旁腺功能亢进的后果。对药物治疗无效，持续甲状旁腺功能亢进的患者在移植术前应行甲状旁腺切除。

术前输血 在环孢素A使用前的时代，输血的尸体肾移植受者的移植肾的存活率比未接受输血者高10%~20%，但是近年来，输血对于移植效果的作用具有争论性。随着重组促红细胞生成素的广泛应用，终末期肾病患者输血的必要性也在降低。输血的两个主要问题是可能诱导细胞毒抗体的产生和病毒感染的危险性增加。

供者特异性输血（donor specific transfusion，DST） 器官移植术前、术中或术后向受者输注供者的全血、血液成分或骨髓细胞、免疫细胞等，以延长同种移植物存活时间的一种干预策略。临床研究表明，DST可通过诱导免疫耐受而提高移植成功率，但其机制尚未完全阐明。已提出如下解释：①促进Th2细胞活化，抑制Th1细胞功能。②诱导受者产生抗供者组织抗原的特异性封闭抗体。③刺激机体产生抗同种反应性T细胞受体的独特型抗体。④供者淋巴细胞在受者体内产生移植物抗宿主样反应，可杀伤受者同种反应性T细胞。

（田普训）

gōngyízhíshèn xuǎnzé biāozhǔn

供移植肾选择标准（selection criteria of donated kidney）

供肾可用于肾移植的接受标准。主要基于捐献者肾脏功能和形态的评估。这些标准可能在不同移植团队之间存在差异，并且还可因受者状态所影响。①年龄：一般无严格限制，但估计移植肾预计的存活时间可能有限，高龄捐献者器官多移植给高龄受者。许多研究指出，随着捐献者年龄的增加，移植物失功的风险也相应增加，特别是捐献者年龄超过70岁时。在一些国家，器官移植讲究年龄匹配，若是年轻的捐献者移植给年轻受者，移植物存活期更长。通常，各移植单位有各自的操作流程，根据受者具体情况来处理这类匹配的问题。②临床病史：慢性高血压、糖尿病、蛋白尿和慢性肾脏疾病通常被认为是影响肾移植预后的不利因素。③肾脏的功能和形态：考虑因素包括尿量、当前和既往血清肌酐水平、估算肾小球滤过率或肌酐清除率、住院前基础水平的尿素氮、尿常规、泌尿系超声结果。若怀疑肾脏慢性疾病，可行活检以确定。晚期、不可逆的慢性肾衰竭是供肾捐献的禁忌证。根据改善肾脏疾病预后的全球大行动（kidney disease-improving global outcomes，KDIGO）指南，在前3个月内，若肾功能出现显著损害或蛋白尿明显加重，或肾功能中度损害合并蛋白尿中度升高，应该考虑肾脏慢性病变的可能性。不幸的是，大多数捐献者很难获得类似信息。供肾急性损伤并不一定是禁忌证，因为它是可逆的。如在急性肾小管坏死而没有皮质坏死的情况下，供肾预后还不错。④肾脏肉眼观和灌注情况：考虑因素包括供肾肉眼观（表面是否光滑，是否有瘢痕或囊肿，肾周脂肪与肾包膜是否有粘连），灌注后的肾脏颜色，有无血管解剖变异和供肾动脉是否有粥样硬化等。肾脏可接受一定的热缺血时间。肾脏占位若排除了正常肾实质或囊肿，应考虑恶性肿瘤的可能性；占位需完整切除（R0切除，即病检提示切缘阴性），并保留足够的残余肾单位，以供移植及组织病理学检查。⑤活检：有助于评估老年捐献者，或者高血压、糖尿病，或不明原因脑出血捐献者的供肾质量。轻度肾小球硬化、轻度间质纤维化、轻度动脉硬化或轻度肾小管萎缩都是可以接受的。一些移植组选用雷穆齐（Remuzzi）等描述的组织学评分标准，将供肾分类为不适合或适合作为单肾移植或双肾移植。其他移植组则采用供肾再灌注后活检的班夫（Banff）分级，为术后活检结果提供基准参考。并非所有欧洲国家在再灌注前进行供肾活检，因为大家普遍认为，对于预测供肾移植后的中、长期预后，常规活检的价值有限。因此，供肾不应该仅根据活检结果而轻易丢弃。儿童捐献者（体重<10 kg）双肾和单肾移植已被证实是可行并且成功的。这样的肾脏可以分配给2个不同的合适受者。2个供肾可以整块或单独获取，获取及移植团队应熟悉小儿移植及显微外科技术。

（张　雷）

shèn yízhí gōngzhě miǎnyìxué xuǎnzé

肾移植供者免疫学选择（immunological evaluation of kidney transplant donor）

根据对术后免疫反应发生的重要性分为四个层面：第一要求血型相同或相合；第二要求HLA错配位点较少；第

三要求PRA为阴性；第四要求淋巴细胞毒交叉配型为阴性。肾移植供者和受者间存在着抗原的差别，是肾移植后排斥反应发生的基础。人类与移植免疫相关的主要有红细胞ABO血型抗原系统和人类白细胞抗原系统（HLA系统）。为了避免或减少肾移植后排斥反应，促进移植肾长期存活，肾移植术前必须进行多种相关配型，包括血型、淋巴细胞毒试验和HLA系统等，并选择性进行群体反应性抗体检查。

ABO血型系统 包括A、B、AB和O血型，血型不合可立即引发红细胞聚集和早期移植肾血管内血栓形成。因此，肾移植首先要求供者和受者间的血型要符合输血原则：O型允许给O型、A型、B型及AB型，A型允许给A型或AB型，B型允许给B型或AB型，AB型只允许给AB型。在各类血型系统中，以A、B抗原的抗原性最强，D抗原（Rh抗原）次之。当受者接受了所缺少的A、B抗原后，几乎每个人都产生特异性的同种抗体。而约2/3的D抗原阴性的人，接受了D抗原阳性血液后可产生D抗体，因此每一个受者除A和B抗原定型外，在条件允许的情况下做D抗原定型，然后选择合适的供者。

人类白细胞抗原（human leucocyte antigen，HLA） 人类主要组织相容性复合体（major histocompatibility complex，MHC）基因编码的抗原。HLA是调节人体免疫反应包括同种移植排斥反应的一组基因，位于第六号染色体的短臂上。HLA可根据不同基因位点的产物和它们的功能加以分类，目前研究较充分的有HLA-A、B、C、DR、DQ和DP等。随着大量器官移植临床随访资料的逐渐积累分析，HLA配型在活体亲属肾移植中的重要意义为大家所公认。在非亲属肾移植、尸体肾移植中HLA配型的临床价值已逐渐统一认识：HLA配型在器官移植中是必要的，HLA的匹配程度仍然是影响移植物长期存活的主要因素之一。HLA分型方法包括血清学分型、细胞学分型和基因学分型。血清学和细胞学分型技术主要侧重于分析HLA的特异性，基因分型方法则侧重于分析基因本身的多态性。细胞学分型技术由于分型标准细胞来源困难，且方法烦琐，不适于常规检测使用，已被淘汰。

利用HLA具有相同的抗原决定簇进行归类，称为交叉反应组配型。临床上将常规检测的HLA分为若干个交叉反应组，在同一组中，即便供者和受者的HLA不同，其发生排斥反应的概率明显低于非同一组中的抗原错配。而器官移植存活率也明显高于随机HLA错配的患者。因此，有学者称为可接受错配。临床研究证明，按HLA交叉反应组配型选择供受者可以获得较理想的移植效果。随着免疫机制研究的深入，不同人种的HLA交叉反应组配型标准的确立，以及在各种组织和器官移植中的临床应用，进一步完善交叉反应组配型标准，显示出越来越重要的临床价值。

群体反应性抗体（panel reactive antibody，PRA） PRA检测的是患者血清中针对HLA所产生的一系列抗体，PRA是检测一组特定HLA反应抗体。临床HLA配型和PRA百分比是影响肾移植存活率的主要因素。用于判断肾移植受者的免疫状态和致敏程度。致敏程度分别为：无致敏PRA=0～10%；中度致敏PRA=11%～50%；高致敏PRA>50%。移植肾存活率依次下降。特别是如果PRA>80%，一般认为是移植的禁忌证，除非找到HLA相配的供肾。对于抗体阳性的患者，需采取适当的治疗方法，待抗体水平降到允许范围后再考虑移植。移植术前一定要行交叉配型，确定抗体的特异性，避免应用具有相应靶抗原的供者器官。

针对致敏的主要原因，采取相应的预防措施，最大限度地减少致敏的发生是最根本、最有效的途径。如无特殊需要，应避免移植术前任何时间输血或输入血液成分。严格掌握首次移植的适应证，特别是免疫学方面的筛选应引起移植医师的高度重视。目前引起致敏的首要原因是曾有移植史，尤其是移植物免疫失功史，两次以上移植的免疫学方面的筛选同样应受到重视。应避免HLA的重复错配，尤其是HLA-DR抗原的重复错配。筛选出抗HLA-IgG抗体并确定其特异性具有重要意义。

随着临床器官移植的进展，处理抗体的技术方法有多种：两次血浆分离和蛋白A免疫吸附直接清除抗体、丙种球蛋白静脉输注、受者脾脏、移植物切除、抗CD25单克隆抗体、抗CD20单克隆抗体等单克隆抗体的应用，以及移植前吗替麦考酚酯、西罗莫司等免疫抑制剂的应用，都提供了清除抗体的不同有效方法。

淋巴细胞毒试验 即补体依赖性细胞毒（complement dependent cytotoxicity，CDC）试验，采用供者活淋巴细胞（外周血或脾脏来源）作为抗原，与等待移植受者的血清共同孵育，如存在相应抗体，在补体的作用下，发生抗原抗体反应导致淋巴细胞死亡。

根据淋巴细胞死亡数量百分比判断交叉配型结果。PRA 试验是大多数人类的 HLA 与受者血清反应的结果，检测的是受者体内有无针对 HLA 的抗体，反应具有广泛性。而 CDC 试验是供者的 HLA 与受者血清的直接反应结果，其反应具有针对性、直接性的优点，但 CDC 试验反应的敏感性较 HLA 试验弱，建议移植术前将 HLA、CDC 试验联合共同检测作为必查项目，以避免超急性排斥反应的发生。其正常值小于 10%。大于 15%者为阳性。此试验是现有试验中最重要的参考指标。一般条件下，尽量选择数值最低的受者接受肾移植。

有学者认为 PRA 结果阴性者可以不做 CDC，此种观点有失全面。因为 PRA 检测是采用常规抗原以检测常见抗体，许多稀有抗原或人种特异性抗原并不包含其中。如中国人群常见的 B46 抗原，在白种人中非常稀有，因此在现有的 PRA 检测板中没有这种抗原。如果存在 B46 抗体，现有的 PRA 检测板结果为阴性。因此，CDC 是移植的免疫学筛选的必备步骤，PRA 结果阴性者亦不可省略 CDC。

（石炳毅　李州利）

gānyánbìngdú xuèqīngxué yángxìng shènzàng gōngzhě

肝炎病毒血清学阳性肾脏供者（kidney donor with hepatitis virus serological positive）　供肾来源缺乏时常切取肝炎病毒血清学阳性供者用于肾移植。乙型肝炎表面抗原（HBsAg）阳性者不能供肾。在肾移植术后服用免疫抑制剂受者免疫功能被抑制后残存的微量乙型肝炎 DNA 可扩增，故 HBsAg 阴性而乙型肝炎核心抗体（HBc）阳性供者有可能传播 HBV 感染。同其他类型的实体器官移植受者相比，此传播的比率在肝移植受者中发生的更高。与此相反，使用来自抗 HBc IgG 阳性人的供肾极少导致感染的传播，在受者进行了乙型肝炎病毒 HBV 疫苗免疫注射后这种情况尤其明显。因此此类人可作为供者。若供者抗 HBc IgM 阳性，即使 HBsAg 阴性亦提示近期有急性乙型肝炎病毒感染发生的可能，并将更易发生 HBV 的传播，因此不能使用此类移植物。

经肾移植后丙型肝炎病毒（HCV）的传播已得到明确论证，有时在感染后严重病例，急性 HCV 感染可引起致命的结果。HCV 传播的危险可能与多种因素有关，包括供者的病毒量和器官的保存方法。故 HCV 感染从抗 HCV 阳性供者传播的比率变化范围很大。肾脏保存于液体中与保存在脉冲灌注液中相比，前者 HCV 传播率更高。在抗 HCV 均阳性的供受者之间进行移植在短期内是安全的。但与接受抗 HCV 阴性供肾者相比，接受抗 HCV 阳性供肾受者的远期生存率较差。

HCV 感染在尸体供肾者中比普通人群更为普遍。对一个 HCV 阳性的移植受者来讲，接受来自 HCV 阳性供肾可以大大缩短等待移植的时间。同透析相比，移植后受者的生存率会得到提高，因此可能 HCV 阳性受者经过较短时间接受一个 HCV 阳性供肾要比经过很长时间等待 HCV 阴性供肾的益处大。

（田普训）

shītǐ gōngshèn qiēqǔshù

尸体供肾切取术（cadaveric donor nephrectomy）　获取尸体肾脏用于肾移植的手术。获取尸体供肾时切取的质量是保证肾移植成功的第一个关键手术。切取质量好不仅可提高供肾利用率，减少肾移植术后近期并发症，而且也会影响移植肾的长期存活。在供肾切取过程中应尽量缩短热缺血时间，避免过度牵拉，以减轻供肾损伤，保持供肾血管、肾脏、输尿管的完整性。根据尸体供者的不同来源和具体情况，采用不同的供肾切取方法，为了充分利用供移植的器官，供肾大多数都是与其他器官一起联合切取（见腹部脏器切取术）。

脑死亡供者供肾切取术　在有心跳和呼吸机维持呼吸状态下进行，其器官热缺血时间短，供肾质量类似于活体供肾。

术前准备　供肾切取前，维持好收缩期血压，避免使用强血管收缩药物（如多巴胺）；静脉给予呋塞米，维持好尿量。相反，脑死亡供者常出现尿崩症，需皮下注射抗利尿激素补充血容量。静脉注射肝素防止肾脏血管床凝血。供者置于仰卧位，聚维酮碘（碘伏）消毒，铺手术巾。采用腹部大“十”字切口：纵切口上自剑突，下达耻骨联合上方；横切口在脐水平至两侧腋后线。

手术方法　①进腹后将小肠推向头侧，在骶骨前切开后腹膜，找到并分离腹主动脉，远端用 7 号丝线结扎。在肠系膜下动脉水平的腹主动脉后穿 7 号丝线，切开腹主动脉前壁，插入改装的气囊导尿管约 15cm，气囊充气阻断腹主动脉近心端，插管处结扎腹主动脉；迅速打开灌注液开关快速灌注高渗枸橼酸腺嘌呤（HC-A 液）和威斯康星大学液（UW 液）。在腹主动脉插管处右侧分离下腔静脉，插入引流管引流血液和灌注液（图 1）。②先游离左肾和输尿管，将肠管推向右侧，将结肠脾曲和降结肠向内牵拉，在

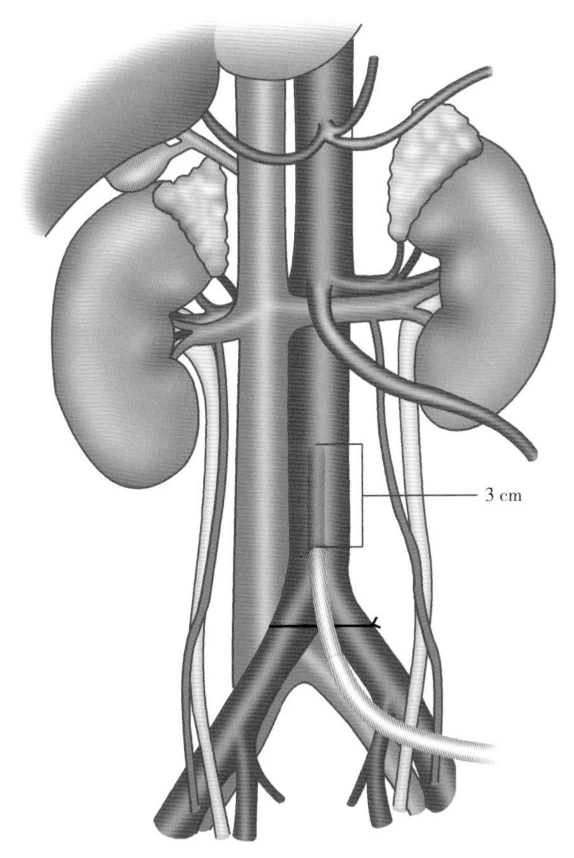

图 1 切开腹主动脉的前壁，插入带气囊的动脉灌注管

降结肠外侧切开后腹膜，向上切开结肠脾曲系膜和膈结肠韧带，暴露左肾。提起部分左肾筋膜囊，切开筋膜并向右推开胰腺尾部。术者用左手保护肾脏，右手剪开左肾旁筋膜和左肾头侧组织，游离左肾。向下切开降结肠系膜，向内侧推开肠管，暴露左侧输尿管，在髂血管以下用中弯钳夹住输尿管，远端剪断，提起输尿管，将其内、外侧系膜锐性剪开，尽量保留输尿管周围组织。③游离右肾和输尿管时，游离十二指肠、右半结肠和小肠肠系膜根部，将肠管推向左侧，在升结肠外侧切开后腹膜，向上切开至结肠肝曲，暴露右肾。游离十二指肠和胰腺头部，提起十二指肠，切开十二指肠右侧后腹膜，暴露出下腔静脉、腹主动脉、右肾门和左肾静脉；术者用左手保护肾脏，右手剪开右肾旁筋膜和肾后组织以及肝肾韧带。向左侧和头侧推开肠管，暴露并游离右侧输尿管。右输尿管与下腔静脉毗邻，游离右输尿管时注意勿损伤下腔静脉，以免血液外流使视野不清。④两侧肾脏和输尿管游离后，将小肠推向头侧，在骶骨前切开后腹膜，在腹主动脉远端和腹主动脉分出髂总动脉的分叉处放置两根结扎线，结扎腹主动脉远端，收紧腹主动脉近端的结扎线，切开腹主动脉的前壁，插入改制的带气囊的动脉灌注管，开始用冷器官灌注液或者保存液用于灌注冲洗血管内血液。在腹主动脉插管处右侧分离下腔静脉，插入引流管引流血液和灌注液。⑤灌注完毕后，整块切取双肾。将双肾放平，提起肠管，剪断小肠系膜根部组织(包括十二指肠悬韧带、腹腔干和肠系膜上动脉)，将小肠、结肠翻出腹腔外。将输尿管翻向头侧，助手轻托双肾，术者用中弯钳夹住腹主动脉和下腔静脉并切断，近心端提起并在脊柱前向上锐性游离腹主动脉和下腔静脉；将输尿管向下翻，术者左手抓住双肾，尽量靠近近心端剪断腹主动脉和下腔静脉，将双肾整块取出。

心脏死亡供者供肾切取术 与脑死亡供肾切取不同，前者是游离后再灌洗，心脏死亡供者供肾切取时是先灌洗再游离切取。在心跳停止后切取供肾要求尽可能迅速，因为心跳停止后肾脏开始处于热缺血状态，而肾耐受热缺血时间是非常有限的，一般应在心跳停止 10 分钟内开始低温灌注，迅速完成全部取肾过程。这种取肾的条件和时间的限制，要求切取肾手术步骤简单、快捷和可靠。因此，要求术者熟悉解剖、技术娴熟、动作准确迅速，且配合默契。

供肾原位灌注整块切取法是目前最常用的方法，灌注方法如脑死亡供者。灌注开始后，应首先检查两侧肾是否得到确切的灌注，分别检查供肾是否充分降温，颜色是否均匀变白。若有一侧或两侧肾灌洗不满意，应检查灌注系统有无问题，适当调整动脉灌注管位置，如插管太浅，气囊可能将肾血管开口阻塞，灌注管如折叠扭曲也会影响灌注。在两侧供肾灌注确实满意后，再行供肾的游离，千万不要急于游离双肾，因为只要开始灌注，肾脏冷却后，手术可以从容进行。关键是要尽快使肾脏得到满意的冷灌注，尽早结束热缺血时间。

开始游离双肾时，首先切开降结肠和乙状结肠外的腹膜，向内推开肠管，在腹膜后可见输尿管；在盆腔入口处切断输尿管后，将其断端用血管钳夹住并轻轻提起，沿输尿管后将其系膜剪至肾下极，注意保留输尿管系膜的完整。切开肾脂肪囊，游离肾脏至腹主动脉旁，先后游离左、右肾。双肾游离后，在腹主动脉前肠系膜根部剪断肠系膜。再将升结肠、小肠、降结肠一起向头侧上翻。此时两侧肾脏和输尿管已完全显露。助手用双手把两侧的肾脏和输尿管完全握住，并轻轻向上提起，目的是使肾动、静脉离开原来的水平位，而与腹主动脉和下腔静脉呈前后垂直。术者在腹主动脉和下腔静脉插管口的下方，横断两血管，连同血管内插管提起腹主动脉和下腔静脉，紧贴椎体前缘向上锐性分离，至肾动脉上方 3～5cm，剪断腹主动脉及下腔静脉近心端，即可将双肾，连同腹主动脉和下腔静脉整块取出。将供肾置入三层无菌塑料袋内，最内层袋内应装有 500ml 器官保存液，各层塑料袋口分别扎紧封闭后放入装有冰块的保温桶内，立即送至受者手术室。

原位隔离灌洗整块切取方法的优点在于：①能在最短的时间内开始低温灌注，大大缩短肾脏的热缺血时间（一般不超过 5 分钟），缩短取肾时间（10 分钟内完成全部手术）。②更重要的是肾脏一旦开始降温，术者可以从容细心操作，大大减少供肾以及血管、输尿管损伤的发生率。③如肾脏有多支血管时，不仅不影响肾脏的灌洗，在连同腹主动脉和下腔静脉整块切取时，也有利于移植时血管重建。④能够充分利用供者其他器官，用该法可同时切取肝脏、胰腺和小肠。临床应用证实原位灌注整块切取法切取供肾的质量、移植肾恢复效果明显优于左右分肾切取法。为了充分利用供者的多个器官，均采用原位整块切取，可以多器官一起切取。该方法的缺点是在切取过程中要持续灌注，因此灌洗液用量较大，一般需 3000～4000ml，当然如操作熟练用量相对就减少，反之亦然。

（陈　实）

gōngshèn xiūzhěngshù

供肾修整术（donor renal dissection）

切取的供肾低温保存后，需经仔细修整方可应用移植。其基本要求有：①修整时间应控制在 1 小时之内完成双肾修整。②再次灌洗量每只供肾以器官灌注液或保存液 250ml 为宜。③供肾血管变异或右肾静脉需要延长者，应在修整术中完成血管成形术。④保护好输尿管血供。⑤修整供肾过程中应始终在 2～4℃ 的器官灌注液或保存液中进行。

手术方法 如下所述。

修整程序 先修左肾后修右肾，先修静脉后修动脉为基本顺序。肾动静脉小分支应予以仔细结扎。肾动静脉修整完毕后，再修剪输尿管，最后将肾周脂肪组织剪除。

分离左右肾脏 先将腹主动脉后侧（背侧）壁正中纵行剪开，可见两个肾动脉开口（图 1）。沿腔静脉前壁左肾静脉根部剪断左肾静脉，再将腹主动脉前壁纵行正中线剪开，同时分离开其间结缔组织，从而将左右两肾分开。

肾动脉血管变异修整 肾动脉血管变异约为 25%，大多为两根血管，可采取以下修整方式（图 2）：①供肾动脉两支相距较近时，可利用含有两血管的腹主动脉片用于动脉重建（图 2a）。②两支肾动脉口径相似且相距较远时，可行双肾动脉并拢侧侧吻合（图 2b）。③两支肾动脉一粗一细，用较细的一支动脉与较粗的动脉做端侧吻合，移植时用较粗的动脉开口与受者髂动脉吻合（图 2c）。④如果供肾的多支肾动脉过短，不能用以上方法进行修复时，可采用自体的分支血管在

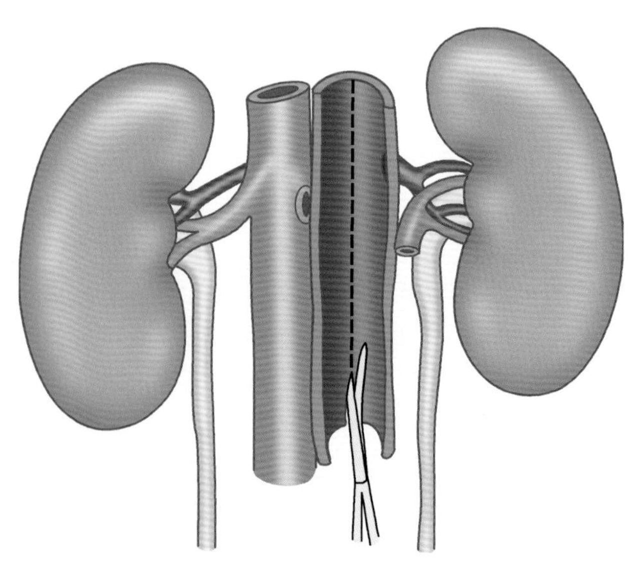

图 1　腹主动脉前壁纵行正中线剪开

体外修复做间置血管，使之成为单支动脉。常用的及比较容易得到的自体分支血管是分支的髂内动脉。如髂内动脉有明显的动脉硬化或广泛的钙化等病变，不适宜用作修补材料，可用受者分支的大隐静脉或供者的分支血管(图 2d)。⑤两支肾动脉口径相似，但距离较远，既不能利用腹主动脉片，又无法合并成一支血管，只能保留两支动脉开口，移植时分别与髂动脉或者与受者相当口径的其他动脉如腹壁下动脉做吻合，或与髂内动脉远端两分支做搭桥吻合。⑥供肾上极迷走血管分支小于 1.5mm 的小分支，若血供区域不足 1/5 者可予以结扎。下极支则可酌情保留，拟与腹壁下动脉端端吻合。

肾静脉的修整　左肾静脉较长，修整简单方便，右肾静脉短而变异多，在修整供肾过程中，对于短于 2cm 的右肾静脉或多支肾静脉需利用腔静脉延长，根据肾静脉的不同情况，采取以下不同的延长方式：①利用与肾静脉相连的腔静脉前后壁，自肾静脉开口起，沿腔静脉的前后壁，修剪时略呈喇叭形，保留两片腔静脉的宽度大于肾静脉周径。用 5-0 血管缝合线自肾静脉开口起连续缝合腔静脉片，针距为 2mm，延长的长度根据腔静脉的情况及手术需要而定。②利用与肾静脉相连的腔静脉上、下壁，纵行剪除多余的腔静脉前后壁，按需保留腔静脉的宽度及长度，然后将上、下端壁自肾静脉开口处上缘，采用 5-0 血管缝合线连续缝合。③利用腔静脉的一侧边作为肾静脉的延长边，自肾静脉开口的上缘起，按其口径保留一段腔静脉，余剪除，上缘剪开处用 5-0 血管缝合线连续缝合。④肾静脉开口处损伤，取一段腔静脉，按肾静脉口径卷成筒状，一侧与肾静脉吻合，另一侧为延长静脉的开口。

注意事项　①在分离左右肾时，辨清腹主动脉的后壁，务必从后壁剪开腹主动脉，反之易误伤左肾静脉。②保护好输尿管血供，切勿修剪过多。③整个修整全过程避免供肾升温，应在 2~4℃的器官灌注液或保存液中进行。

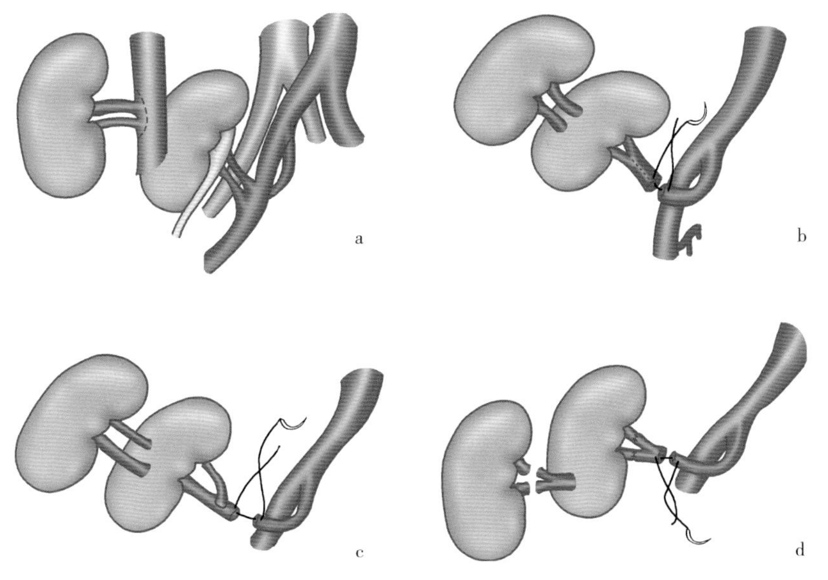

图2　供肾含有多支肾动脉的修整

（石炳毅　许　亮）

shèn zhírùshù

肾植入术（renal implantation）

供者捐献的供肾移植到受者的手术。供肾植入移植部位可分为原位和异位。原位肾移植因必须切除原肾，且手术和操作较难，很少采用。多囊肾受者病肾切除后，有学者采用原位肾移植。但现在最常采用的是异位肾移植。一般异位移植首选是右髂窝，其次为左髂窝，这部位手术操作简单而直接，术后便于观察。肾脏的触诊和活组织检查均较容易，一旦出现并发症，再次手术较为方便。成人供肾移植给小儿时，因髂窝容积有限，可在腹膜后下腰部位或者在下腹部腹腔内进行。常规是采用髂窝的异位肾移植。

手术方法　可分为三个步骤即：①移植部位的选择和准备即切口和血管的显露。②移植肾血管重建。③移植肾尿路的重建。

血管准备　一般取右侧右髂窝切口（图 1），髂血管显露比左侧表浅，容易操作。采用腹直肌旁弧形切口，依次切开皮肤、皮下组织、腹壁各层肌肉，在腹膜外显露，注意要仔细严密止血。剪开髂动脉鞘筋膜，显出髂内外动脉连接区，如果髂内动脉无明显硬化，可用作吻合，则予以游离，逐条结扎切断分支血管。如果受者髂内动脉严重粥样硬化，不能使用或供肾多条动脉，修肾时保存部分主动脉壁呈袖口状，供与受者髂外动脉做端侧吻合。然后游离髂外静脉，注意仔细结扎静脉表面的淋巴管，以防发生淋巴漏，或继发淋巴囊肿。钝性分离腹膜，牵向内侧，注意切开

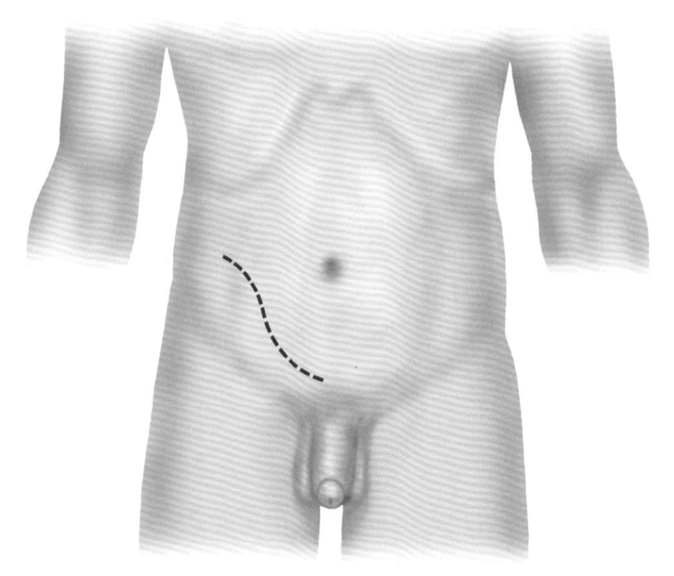
图1 右侧右髂窝切口

过程中避免损伤腹膜和腹腔内脏器。显出腹膜后区髂血管，女性充分游离子宫圆韧带，男性游离精索，不必切断，以防男性术后睾丸缺血或鞘膜积液。

血管重建 为了避免供肾在植入过程中二次复温，将供肾置入含碎冰的肾袋。将冷藏的肾袋包裹的肾脏移至手术台，分清上下，然后选择肾静脉与髂静脉剖开的对应部位，做静脉端侧吻合，即用尼龙单丝5-0无损伤血管吻合线在静脉上下端固定后，在静脉两侧连续外翻缝合，当最后一针缝线收紧前在供肾静脉内注入肝素生理盐水充盈后打结。用萨丁斯基（Satinsky）钳阻断髂外动脉，纵行切开动脉壁，肾动脉与髂外动脉端侧吻合时用6-0无损伤缝线做单纯连续缝合（图2）。此时供肾动脉最好带有腹主动脉袖片，避免吻合口狭窄。肾动脉也可与髂内动脉端端吻合，闭合吻合口前用肝素生理盐水冲洗灌入腔内，排除血块和空气。开放血流可遵循先静脉后动脉的顺序，先放开肾静脉阻断钳，以免肾内张力过高。再放开髂内动脉阻断钳，但夹在供肾动脉近肾门处的血管夹暂不除去，以彻底排除血管内残留的空气。若观察吻合口有明显漏血，可顺血管长轴方向缝合修补。确定无漏血后放开肾动脉夹，恢复血液灌流，肾脏可立即变为粉红色并触之有搏动感。之后可见输尿管开始蠕动，再过几分钟就有尿液排出。为帮助移植肾尽快复温，可以热盐水纱垫敷于肾脏表面；同时仔细检查肾门，若有活动性出血点，应予以结扎或缝扎。

输尿管膀胱吻合 移植肾开放血流后，移植肾色泽红润、张力良好，输尿管内有尿液流出或暂时虽无尿，但移植肾和输尿管血供良好，此时才可行尿路重建。最常用的是移植肾的输尿管膀胱吻合术。但也有其他各种输尿管与膀胱缝合法。无论哪一种吻合术，重建尿路的要求是保证尿流

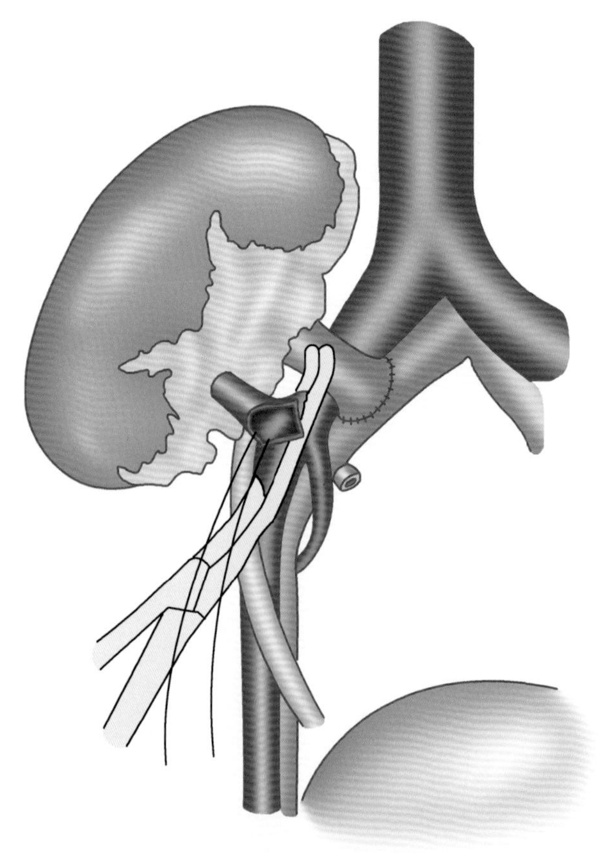
图2 肾移植

注：肾动脉与髂外动脉端侧吻合，肾静脉与髂外静脉端侧吻合。

位、程度和范围。

治疗 ①非手术治疗：抗高血压治疗，若移植肾功能稳定，彩超示狭窄并未严重影响移植肾的血流动力学，如峰收缩期速度<180cm/s、阻力指数>0.75，移植肾动脉狭窄<60%，则可采取保守治疗。应用血管紧张素转换酶抑制剂（ACEI）和血管紧张素Ⅱ受体阻断剂（ARB）类药物治疗可获得满意效果。②经皮穿刺血管腔内成形术：若肾功能有减退、移植肾动脉狭窄>70%或者狭窄进行性发展，则具备行经皮血管腔内成形术（percutaneous transluminal angioplasty，PTA）指征。多数学者认为，肾动脉主干局限性狭窄且距吻合口1cm以上，可以通过移植肾动脉造影时行球囊扩张治疗，症状立即改善率为70%~90%，这取决于医疗中心的经验以及肾动脉狭窄的类型。总的来说，PTA对于远离吻合口的小狭窄较有效。随访术后狭窄的复发率为10%~33%，如果成形的同时置入血管支架，则可降低复发率。③外科手术矫正或移植肾切除术：但因粘连严重，手术难度高、成功率低。一般行狭窄段切除、血管重新吻合，有作者报道手术成功率为33%~76%，术后复发率为12%。如果移植肾动脉狭窄引起严重的高血压，降压治疗不理想时，应行移植肾切除或移植肾动脉栓塞。现在技术上可行的经皮血管腔内成形术，通常同时放置动脉内支架，提供了最安全的治疗方式，成功率较高，但复发率高达20%。如血管成形术在技术上不可行，或作为最早的治疗失败后，则有必要进行外科手术。据报道，外科手术后移植肾丢失率高达30%，反映出如无侧支循环的移植肾，采用直视下手术修补血管吻合是有难度的。

对于移植肾动脉狭窄的最佳治疗方法仍然是积极预防其发生。在供肾切取和植入过程中，必须使供肾和受者血管的损伤最小化。尽量减少对血管不必要的钳夹，从而减少因钳夹导致的内膜损伤及其内膜瘢痕形成及增生。应该注意：①外科操作必须精细，以保持血管吻合口通畅，并使吻合口尽可能宽。避免移植肾动脉血管扭曲或成角。②针对发生的原因预防血管损伤，不要过分地剥离血管外膜。③血管吻合缝线选择合适，部分移植中心为了避免血管吻合技术性狭窄可选用可吸收血管缝合线。④控制心血管疾病的危险因素以减少动脉粥样硬化可能发展为移植肾动脉狭窄的机会。

（陈　松）

yízhíshèn dòngmài xuèshuān xíngchéng

移植肾动脉血栓形成（renal graft arterial thrombosis） 肾移植术后移植肾动脉内由于各种原因导致的血栓形成。其发生率为1%~2%，肾动脉血栓形成导致移植肾血液供应差，直接影响移植肾功能和预后。多见于术后1~2周，也可于数周后出现，但较少见。儿童供肾或受者是儿童更易发生移植肾动脉血栓形成，一般发生率高达12%左右。肾动脉血栓形成如果没有得到及时有效的处理，移植肾将丧失功能。

主要原因 ①供肾动脉内膜损伤，多由于取肾时过度牵拉肾蒂或供肾灌注插管时损伤肾动脉内膜。②血管吻合不良、吻合口扭曲或折叠。③移植肾安放位置欠佳或动脉过长，致使动脉扭曲、受压或折叠。④供肾血管多支或供受者动脉口径相差悬殊，血管吻合难度大，且吻合质量不满意。⑤受者处于高凝状态。在移植后期伴发红细胞增多症，尤其是血红蛋白（Hb）高达或>200g/L时。⑥急性排斥反应。⑦感染。

临床表现 发生肾动脉主干血栓时临床表现为尿量突然明显减少或无尿。动脉血栓形成影响移植肾血液供应的范围较大者，尿量减少。动脉分支的血栓相对常见，分支血栓影响肾脏血液供应的范围较小者，尿量可无明显减少，且多无特征性表现，肾脏内的血管交通支可建立部分侧支循环作为代偿。但未能建立侧支循环者，大多数逐渐发展成为瘢痕组织，严重者甚至发生组织坏死，造成尿漏和感染。肾下极的迷走血管常营养全段输尿管，一旦形成血栓可引起输尿管坏死，发生尿漏。

诊断与鉴别诊断 ①移植肾区压痛，肾脏体积明显缩小、质地变软，听诊血管杂音消失。②血尿素氮（BUN）、血清肌酐（SCr）升高，可出现高钾血症。③彩超显示肾动脉血流减弱或消失。肾动脉造影显示肾动脉完全或部分阻塞。放射性核素肾动态显像提示移植肾血流灌注减少或无功能。④应与加速性排斥反应、急性排斥反应和尿路梗阻相鉴别。

治疗 临床上一旦怀疑有移植肾动脉主干栓塞即应尽快手术探查。肾动脉血栓形成早期，可行溶栓或切开血管，取出血栓，并用低温肝素溶液进行灌洗血管腔，必要时可切除原吻合口，重新做血管吻合，无效者切除移植肾。临床上及时发现和紧急处理肾动脉栓塞，有可能挽救少数的移植肾。但通常由于时间延误而丧失挽救移植肾的最佳机会。肾动脉栓塞晚期，移植肾多因淤血呈紫褐色，此时肾功能已无挽回的可能，应予切除移植肾，恢复透析治疗。

预防 ①了解受者术前是否处于高凝状态，尽早纠正高凝状态以改善内环境。②切取供肾和供肾动脉插管灌注时，要避免损伤肾动脉内膜。③提高血管吻合技巧，尽量采用间断吻合，如选择受者髂外动脉用于吻合，勿游离过长的髂外动脉。④肾动脉放置的位置妥当，并予以固定。⑤预防急性排斥反应和感染。

（陈　松）

yízhíshèn dòngmàiliú

移植肾动脉瘤（renal graft aneurysm）

肾移植术后因移植肾动脉壁遭到破坏或结构本身异常而形成的一种梭状、囊状或多发性扩张性病变。动脉瘤壁由内膜、中膜、外模构成者为真性动脉瘤，而部分瘤壁由纤维组织构成者为假性动脉瘤。是肾移植术后少见的血管并发症，国外报道其发生率为0.14%～2.7%。该病危险性极高，常导致高血压、移植肾功能丧失，甚至发生动脉瘤破裂，危及患者生命。

主要原因 ①血管吻合技术因素：移植肾动脉瘤大部分是动脉吻合口部分裂开而引起的假性动脉瘤。②感染因素：也有部分病例是局部感染所致，特别是真菌感染。③创伤因素：临床上多见创伤导致肾实质内出现动静脉瘘，如由于反复的肾穿刺活检损伤血管壁而造成。

临床表现 不典型。可表现为进行性肾功能减退、突发少尿或无尿、顽固性高血压和肾区疼痛。①出现肾动脉瘤或肾内动静脉瘘，临床上一般可无症状，若动脉瘤增大或破裂，可出现局部疼痛、肿胀。②部分受者也可出现血压升高、移植肾功能减退等。

诊断与鉴别诊断 ①体征：移植肾区一般可闻及血管杂音，有时局部可触及震颤。肾内动静脉瘘很少出现进行性增大，这可能是由于肾周围纤维化限制了其增大。②彩超检查：可以明确肾动脉血管瘤或肾内动静脉瘘。③血管造影或计算机体层血管造影（CTA）：可以进一步明确动脉瘤的位置及大小。应与急性排斥反应相鉴别。

治疗 ①外科手术修补：移植肾动脉瘤已确诊，可以进行血管修补，但手术难度较大，易引起大出血，肾动脉及移植肾均很难保留。②移植肾切除术：如肾动脉瘤是由于毛霉菌等感染引起，应切除移植肾，防止吻合口反复感染破裂。③非手术治疗：如移植肾内动静脉瘘，大部分患者可以采取非手术治疗方案。④介入治疗：如合并有严重的血尿，可以采用选择性肾内动脉栓塞和堵片。但上述治疗一般预后不良，移植肾很难保留。

预防 ①供肾切取时动作轻柔，保护动脉内膜。②提高或改进血管吻合技术，供肾动脉与髂内动脉吻合时，吻合口口径应相匹配，如较小应剪成斜面。③积极预防真菌感染。④置入移植肾时避免血管扭曲成角。⑤控制血糖和血脂，可减缓动脉粥样硬化斑块形成。

（陈　松）

yízhíshèn jìngmài xuèshuān xíngchéng

移植肾静脉血栓形成（renal graft venous thrombosis）

肾移植术后移植肾静脉内由于各种原因导致的血栓形成。其发生率并不高，但使肾脏血液回流受阻，直接影响移植肾功能和预后，发生率为0.1%～4.2%。移植肾静脉血栓形成后主要危险是移植肾功能丧失，并可因血栓脱落导致肺栓塞或肾动脉阻力增大引起肾动脉栓塞。

主要原因 ①供肾静脉过长，肾静脉血管吻合后静脉血管扭曲、折叠，血流受阻。②深部近心端静脉血栓致肾静脉血流受阻。③移植肾置放位置欠佳或者扭转致肾静脉血流受阻。④受者的凝血功能障碍，或者呈高凝状态。⑤肾静脉吻合口狭窄，血流不畅。⑥肾周血肿压迫或者感染因素等所致。⑦下肢静脉炎向上累及肾静脉。

临床表现 移植肾静脉血栓形成多见于术后早期2～3天内。临床表现为移植肾术后排尿恢复后，突然出现无尿、少尿或血尿，特别是常伴有移植肾区疼痛和胀满感及同侧下肢肿胀，移植肾体积增大。

诊断与鉴别诊断 ①检查移植肾区疼痛和胀满感及同侧下肢肿胀，移植肾体积增大。②肾功能检查见血清肌酐（SCr）和尿素氮（BUN）升高。③多普勒彩超示血管阻力指数升高，肾静脉内有血栓形成。经股静脉穿刺插管做选择性移植肾造影，可显示静脉栓塞部位和程度。应与加速性和急性排斥反应鉴别，影像学检查和血管造影有助于鉴别诊断。

治疗 早期明确诊断是挽救移植肾的先决条件，及时溶栓或手术治疗。①早期部分栓塞形成可在严密观察的前提下，静脉内注射肝素和尿激酶溶栓，无效时及时手术探查。②早期手术探查移植肾静脉血栓的溶栓治疗效果受制因素较多，效果不定。因此，应争取时间早期手术探查，切开及冠状动脉是否有异常。手术前1天透析后的体重一般要大于干体重1kg，以便于术中进行扩容治疗。如果术前怀疑患者存在慢性充血性心力衰竭，最好能放置斯旺-甘兹（Swan-Ganz）导管，以便术中和术后行血流动力学监测，进行恰当的容量治疗。及早发现、补充血容量和采取其他相应措施，少尿通常可以转变为多尿。

肾源性因素 由肾脏内在因素引起的DGF，包括急性肾小管坏死、急性加速性排斥反应或急性体液性排斥反应、血栓性微血管病变和原发性肾小球病复发等。从供者到受者之间一系列原因均可以导致DGF（表2）。

（田普训）

yízhíshèn páichì fǎnyìng

移植肾排斥反应（renal graft rejection） 当终末期肾病受者接受了同种异体肾移植后，由于供受者遗传背景的差异导致供受者的免疫系统识别和攻击携带有移植抗原的移植肾，导致的移植肾免疫损伤，即发生排斥反应。排斥反应根据发生的时间、机制和移植肾病理有不同的分类方法。经典的分类中根据排斥反应发生的时间和临床表现，将排斥反应分为超急性排斥反应、加速性急性排斥反应、急性排斥反应和慢性排斥反应；目前主要根据排斥反应发生的机制不同，分为T细胞介导性排斥反应和抗体介导性排斥反应；根据移植肾病理形态的不同，可分为小管间质性排斥反应和血管性排斥反应，不同的排斥反应的临床表现，治疗方法以及预后大不相同。

随着新型免疫抑制剂不断在临床应用，肾移植术后排斥发生率在逐年下降，国内外主要的移植中心急性排斥反应发生率10%~25%，但是排斥反应仍然是肾移植术后早期最主要的并发症之一，也是导致移植肾失功的主要原因。既往认为排斥反应主要由T细胞介导的免疫应答反应。近年来抗体介导的排斥反应越来越受到重视，不仅超急性和加速性急性排斥反应主要以抗体介导性免疫损伤为主，急性和慢性排斥反应除了细胞免疫以外，抗体介导性的排斥反应也起了重要的作用，尤其对于激素冲击治疗无效的急性排斥反应，抗体介导的排斥反应常起主要作用。

发病机制 已知的移植肾排斥反应的发生机制主要包括：移植肾损伤，抗原的提呈、识别和T细胞的活化，免疫应答。①移植肾损伤：在肾移植的过程中，无论肾脏的切取、灌注保存，还是移植手术，以及缺血、缺氧均不可避免地造成移植肾的损伤，为淋巴细胞的活化提供了有利的启动因子和局部环境，不仅可以诱导急性排斥反应，而且还与慢性排斥反应等慢性移植肾损伤密切相关。②抗原的提呈、识别和T细胞的活化：移植肾植入受者体内以后，受者T细胞通过直接识别，即识别供者的同种异基因MHC分子，以及经供者抗原提呈细胞加工处理并与MHC分子结合的多肽抗原。直接识别引起的淋巴细胞的活化主要导致移植后早期排斥反应的发生。间接识别是由受者的抗原提呈细胞随血液进入移植肾，或外周免疫器官将移植肾细胞表面脱落的MHC抗原分子捕获，经加工处理与受者的MHC分子结合表达于细胞膜表面，再由受者的淋巴细胞识别。间接识别与移植后期的慢性排斥反应密切相关。③免疫应答：包括细胞免疫应答和体液免疫应答。

表2 移植肾功能延迟恢复的影响因素

供者/移植肾因素	受者因素
供肾的质量问题	受者因素
供者年龄>50岁	钙调磷酸酶抑制剂中毒、西罗莫司
老化	前透析方式：血液透析或腹膜透析
高血压、糖尿病、动脉粥样硬化等影响	髂动脉粥样硬化或狭窄
边缘供者（高血压、糖尿病）	预存的抗供者抗体
女性	抗HLA抗体
高体重指数	抗A、B抗体（ABO不相容肾移植）
性别错配：女性肾脏给男性受者	血管紧张素抗体（AT1）
肾单位数量减少	抗内皮细胞抗体
肾脏切取和保存因素	MICA抗体
外科操作（肾动脉过度牵拉）	心力衰竭合并心排血量减少
冷缺血时间延长	有效循环血容量减少
冷保存或机器灌注	脑死亡及其相关的应激
热缺血时间、血管吻合时间	死亡原因
穿透性脑创伤和DIC	脑血管意外
再灌注损伤	免疫因素
灌注液类型	HLA错配
供者低血压	PRA抗体
心搏骤停、心脏死亡供者	输血
尿崩症	以往的移植
代谢变化	急性排斥反应
供者低血压	

T细胞经过抗原识别和活化，不断地分裂和增殖，除了细胞毒T细胞直接针对移植肾细胞产生破坏效应，活化的T细胞还通过分泌免疫因子介导非抗原特异性的免疫应答。具备抗原特异性的细胞毒T细胞直接与移植肾细胞表面的MHC-Ⅰ类分子结合，通过分泌穿孔素和颗粒酶B，造成移植肾细胞破裂和溶解。体液免疫应答通过预存的和新产生的抗体介导。超急性和加速性排斥反应主要由预存抗体引起，而急性和慢性排斥反应中的体液免疫应答则由移植术后新生的抗体所致，依赖T细胞的协同作用，在病理上，肾组织补体片段4d阳性是抗体介导的体液免疫应答的一个主要的病理组织学标志物。

超急性排斥反应（HAR） 急性抗体介导的排斥反应的一种特殊类型，是受者对移植肾发生迅速和剧烈的免疫应答，其发生的主要原因是肾移植术前多次妊娠、反复输血、再次移植、长期透析以及与肾移植抗原有交叉反应的微生物感染等原因诱导受者体内预先存在针对供者的特异性抗体（如ABO血型抗体，HLA相关抗体及抗供者血管内皮抗体），通过攻击移植肾内皮细胞以及补体系统的活化来损伤移植肾，属于Ⅱ型变态反应，发生率为1%~3%。随着术前完善的免疫学检查和配型技术，超急性排斥反应发生已经罕见。超急性排斥反应一般发生在移植肾手术血管开放后即刻至24小时内，也有延迟到48小时发生的报道，供肾血供恢复后数分钟内移植肾从开始充盈饱满、色泽红润、输尿管间歇性蠕动逐渐变软，移植肾可呈现暗红色至紫色，颜色逐渐加深，并出现花斑，肾动脉搏动会减弱甚至搏动完全消失，移植肾呈现高度肿胀，甚至会出现破裂，肾表面可见细小血栓形成，输尿管蠕动消失，尿液呈明显血尿且分泌减少直到停止。其病理表现为肾内大量中性粒细胞弥漫浸润，肾小球毛细血管和微小动脉血栓形成，肾小球及间质血管坏死，随后发生广泛肾皮质坏死，最终供肾动脉、静脉内均有血栓形成，在免疫组化中可见管周毛细血管C4d染色阳性，电镜下可见肾小球毛细血管内皮细胞脱落，血栓形成，上述病理改变可见于同一个肾脏中，不同活检区域其病变程度也不尽相同。根据术后早期突发血尿、少尿或无尿，移植肾超声显示皮质血流无灌注且伴有明显肿胀，在除外移植肾急性肾小管坏死、移植肾动静脉栓塞及输尿管梗阻外，肾活检显示典型改变者可明确诊断。对于超急性排斥反应目前尚无有效的治疗，一旦发生多数都不可逆，确诊后就应行移植肾切除术。对于超急性排斥反应关键在预防。移植术前要对供、受者进行良好组织配型，包括ABO血型、HLA配型、淋巴细胞毒试验、淋巴细胞交叉配型以及群体反应性抗体的检测，可以检出受者体内预存的抗供者的抗体，预测体内HLA抗体和致敏程度，从而最大限度地避免超急性排斥反应的发生。一般认为群体反应性抗体大于20%，是高敏受者，需要通过多种方法预处理，包括全身淋巴组织照射、血浆置换、免疫吸附、特异性的单克隆抗体、大剂量丙种球蛋白输注以及供肾体外循环等，清除和消耗受者体内预存的抗体，降低超急性排斥反应的发生。当然避免术前反复大量输血、多次妊娠、长期的血液透析以及微生物的感染，也是预防抗体产生的有效手段。

加速性急性排斥反应（AAR） 通常发生在移植术后24小时至7天内，其反应剧烈，进展快，移植肾功能常迅速丧失，其发生机制和病理改变与超急性排斥反应相似，多由于体内预存较低滴度的HLA抗体或预先有致敏因素存在。有学者把加速性排斥反应称为延迟性超急性排斥反应。抗体与移植肾抗原结合引起细胞浸润，导致T细胞介导的由相同抗原再次刺激引起的再次免疫应答，诱导新的抗体产生并攻击血管内皮细胞，表现为小血管炎症和纤维素样坏死。因此，除了体液性因素以外，细胞性因素也在加速性排斥反应中起了重要的作用。移植肾加速性排斥反应的临床表现为肾移植术后肾功能在恢复过程中尿量突然减少，移植肾功能迅速丧失，移植肾肿胀、压痛，常伴有体温及血压升高，同时还可以出现恶心、腹胀等消化道症状。该类排斥反应较剧烈，病程进展快，血肌酐急速升高。发生时间越早，排斥反应程度就越重，全身症状越明显。发生加速性排斥反应时彩色多普勒超声一般提示移植肾血管阻力指数增高，肾脏体积明显增大。病理上该类排斥反应以肾小球和间质小动脉的血管病变为主，表现为坏死性血管炎，淋巴细胞浸润血管内皮细胞，血栓形成。重者可发生血管壁纤维素样坏死，间质出血有肾皮质坏死。免疫组化可发现肾小管周围毛细血管C4d沉积，电镜下可见小动脉内膜有纤维蛋白及电子致密物的沉积。加速性排斥反应的诊断还需与急性肾小管坏死、肾动脉栓塞、肾静脉血栓形成等鉴别。移植肾活检有助于明确诊断。加速性排斥反应总体治疗困难，效果较差。临床上常用的治疗方法有：①尽早使用抗胸腺细胞球蛋白（ATG）、抗淋巴细胞球蛋白（ALG）或抗 CD3 单克隆抗体（OKT_3）等，疗程一般 5~10 天。②大剂量丙种球蛋白，0.4mg/(kg·d)，一般使用 7~10 天。③血浆置换、免疫吸附去除抗体。虽经积极治疗仍有大部分加速性排斥反应无法得到缓解，对治疗无反应或有短暂反应。如果加速性排斥反应治疗无效时应尽早切除移植肾，恢复透析状态，以避免感染、充血性心力衰竭和消化道出血等并发症发生。

急性排斥反应（AR） 临床最常见的排斥反应，发生率 10%~30%。可发生在移植后任何阶段，但多发生在肾移植术后 1~3 个月内，随着移植术后时间延长，其发生率逐渐下降。对急性排斥反应进行有效的预防、准确的诊断和及时的治疗是延长人/肾长期存活的关键。急性排斥反应危险因素包括以下几种。①供者因素：供者年龄大，肾脏缺血时间长，HLA-DR 不匹配，边缘供肾等。②受者因素：青少年、病毒感染、某些基因多态性。③移植肾功能恢复延迟。④免疫抑制药物的选择：围术期采用抗体诱导治疗和新型免疫抑制剂他克莫司（Tac）+吗替麦考酚酯（MMF）+激素的联合治疗，更有利于预防早期急性排斥反应的发生。急性排斥反应主要表现为尿量减少，体重增加，轻、中度发热，血压上升，可伴有移植肾肿胀，并有移植肾压痛，还可以伴有乏力、腹部不适、食欲减退等症状，近年来随着新型免疫抑制剂的大量运用，典型的排斥反应已不多见。发生急性排斥反应时受者血肌酐会显著上升，尿液中蛋白及红细胞也会显著增多，彩色多普勒超声常提示移植肾胀大，皮髓质交界不清，移植肾动脉阻力系数明显升高等，血常规中有时可见中性粒细胞升高、贫血及血小板减少，近年来血氧水平依赖的功能磁共振成像（blood oxygenation level dependent magnetic resonance imaging，BOLD MRI）等也开始用于无创性急性排斥反应的诊断。急性排斥反应病理穿刺提示间质和肾小管上皮细胞单核细胞浸润（小管炎），在较为严重的急性血管性排斥中亦也见单核细胞在血管内皮细胞浸润（血管内膜炎），伴有间质水肿等。1991 年由肾脏病理学家、肾脏病学家和肾移植外科学家在加拿大的班夫（Banff）首次提出了移植肾排斥反应的诊断标准（班夫标准），为临床诊断、治疗、估计预后提供了重要依据，在国际上已被广泛接受，最新修订的是班夫 2017 标准。临床上诊断急性排斥反应虽然不是很复杂，但是还需排除急性肾小管坏死、肾后性梗阻、肾动脉狭窄、肾静脉栓塞、环孢素 A（CsA）肾毒性、多瘤病毒感染、移植肾肾盂肾炎等情况，尽早行移植肾活检有助于鉴别。急性排斥反应根据发生机制的不同，可分为急性 T 细胞介导性排斥反应和急性抗体介导性排斥反应两种类型。前者与 T 细胞的活化增殖有关，而后者主要为 B 细胞的作用。两者在发生机制、病理表现、免疫检测和治疗方法上均存在较大差异。

急性 T 细胞介导性排斥反应（aTCMR） 包括以下几方面。

免疫学机制 aTCMR 发生的主要免疫学机制包括 T 细胞通过直接和间接途径，依赖于 T 细胞受体（TCR）和共刺激双信号，同时在细胞因子和黏附分子的参与下进行活化与增殖。

组织病理学改变 ACR 的病理表现以移植肾组织内炎症细胞浸润、肾小管炎和动脉内膜炎为主要表现。

治疗 ①皮质类固醇冲击治疗：大剂量皮质类固醇冲击是治疗急性排斥反应首选和最常用的方法，一般应用甲泼尼龙（MP）静脉滴注，连用 3 天，可根据排斥反应的程度适当增减剂量，也可一次或分次注射。对于排斥反应较轻的患者也有使用较小剂量的冲击治疗。也有文献报道大剂量和小剂量皮质类固醇冲击治疗效果无明显的差别。②抗体治疗：对皮质类固醇冲击治疗无效的急性排斥反应称为耐皮质类固醇的急性排斥反应，占急性排斥反应的 20%~40%。对于激素治疗不敏感的急性细胞性排斥反应需要使用单克隆或多克隆抗体。常用主要有 ALG、ATG 和 OKT3 三种。ALG 作用机制在于抑制经抗原识别后的淋巴细胞激活过程，从而特异性地破坏淋巴细胞，其使淋巴细胞耗竭的机制包括直接的淋巴细胞毒性、补体依赖性的细胞溶解、调理素作用等。ALG 为异种血清产品，具有强烈的抗原性，应用前应该使用皮质类固醇和抗组胺类药物预防过敏反应。ATG 是一种主要作用于 T 细胞的选择性免疫抑制剂，可以识别排斥反应时出现的绝大多数种类的 T 细胞表面的活性物质如 CD2、CD3、CD4、CD8、CD11a、CD25、HLA-DR 等，通过补体依赖的细胞溶解和 FC 依赖的调理素作用使 T 细胞耗竭。应用前也应使用皮质类固醇和抗组胺类药物预防过敏反应。OKT3 是一种针对人体 T 细胞表面

T3 抗原的鼠源性抗体，其通过作用于 T 细胞表面的 T3 抗原识别结构，不仅能清除 $CD3^+$ 细胞，阻断 T 细胞识别抗原的功能，还能阻断已产生的杀伤性 T 细胞的功能和细胞介导的细胞毒性。

对于反复发作的急性排斥反应，是否再次使用皮质类固醇冲击治疗，应根据情况而定。如果排斥反应程度较轻，或是首次急性排斥反应数周后再次发生的急性排斥反应，可以考虑再次皮质类固醇冲击治疗。如果发生耐皮质类固醇的排斥反应，或在使用皮质类固醇治疗的同时肾功能急剧恶化，建议尽早改用单克隆或多克隆抗体治疗。

急性抗体介导性排斥反应（aAMR） 包括以下几方面。

免疫学机制 同种异型抗体主要通过四条不同途径损伤移植物血管内皮细胞。①通过激活补体经典途径，形成膜攻击复合体。②通过可溶性补体片段募集炎症细胞产生炎症反应。③通过补体裂解片段与移植物内皮细胞表面受体作用激活吞噬细胞的吞噬作用。④通过抗体依赖的细胞介导的细胞毒作用（ADCC）。前三条途径均依赖补体，补体片段 C4d 在肾小管周围毛细血管上的沉积是非常有力的证据。检测 C4d 的存在已经成为诊断急性体液性排斥的重要手段。

继发于血管内皮损伤的体液性排斥机制 包括血小板的活化和血栓形成，移植物血管内皮细胞和成纤维细胞增生，细胞性和/或体液性应答引起的免疫细胞浸润。急性体液性排斥反应中并不发生血栓形成，而是一个渐进性的移植物损伤-修复-损伤的过程。

组织病理学改变 aAMR 的病理表现除可见急性 T 细胞介导性排斥反应的相应病理学表现以外，还包括以肾小管周毛细血管炎和肾小球炎为特征的微血管炎。进一步就移植肾活检组织的补体片段 4d（C4d）免疫荧光和免疫酶组织化学染色呈阳性。

治疗 抑制和清除产生同种异型抗体的免疫细胞：B 细胞（更确切应为浆细胞）是最主要的分泌抗体的细胞，因此在治疗体液性排斥反应过程中，抑制或清除 B 细胞以阻止和减少同种异型抗体的产生非常重要。目前相关的治疗药物和方法有静脉注射免疫球蛋白（IVIG）、抗淋巴细胞抗体、血浆置换和免疫吸附。①静脉注射免疫球蛋白（IVIG）：IVIG 能迅速降低肾移植受者外周血中同种异型抗体水平，其抑制体液性排斥反应的作用机制包括阻断巨噬细胞表面的 FC 受体；通过 IgG 与 C3b 和 C4b 结合，抑制补体介导的移植物血管内皮的损伤；调节细胞因子及细胞因子拮抗剂的产生；IVIG（即抗独特型抗体）可中和循环自身抗体；选择性刺激某些表达抗原受体的 B 细胞克隆或 T 细胞，对免疫系统进行整体上的调节；通过阻断 T 细胞受体/抗原提呈细胞的相互作用而抑制 T 细胞激活。IVIG 同时联合血浆置换或免疫吸附治疗。②抗淋巴细胞抗体：单克隆抗体通过结合淋巴细胞表面受体清除特定的淋巴细胞亚群和抑制淋巴细胞功能。利妥昔单抗可特异性靶向作用于 B 细胞表面 CD20 分子的单克隆抗体。越来越多的证据表明利妥昔单抗能明显延长发生了严重的、激素抵抗的体液性排斥反应的移植肾功能。③血浆置换（PE）：将血浆中的异常成分去除分离，然后将细胞成分加入置换液共同输回体内，以清除体内致病物质（自身抗体、同种异型抗原、免疫复合物等）。PE 可有效清除受者血液中同种异型抗体和其他因子，可有效治疗体液性排斥反应。血浆置换应每天或隔天一次，可结合 IVIG 同时应用，血浆置换至少 4 次，治疗效果评估应以供者特异性抗体降至控制水平以下和/或血清肌酐与治疗前相比降低 20%～30% 为标准。④免疫吸附（IA）：在血浆置换的基础上发展而来的，是通过免疫手段高度选择性地吸附某种物质的血浆置换方式。是将抗原、抗体或某些具有特定物理化学亲和力的物质作为配基与载体结合，制成吸附柱，利用其特异性吸附性能，选择性或特异性地清除患者血中内源性致病因子，从而达到净化血液、缓解病情的目的。在肾移植受者中，IA 作为一种体外特异性清除受者外周血中免疫球蛋白的方法，最初用来预防和治疗 ABO 血型不相符或高致敏受者的体液性排斥反应，近年来则越来越多地应用于治疗和逆转抗 HLA 抗体引起的体液性排斥反应。

慢性排斥反应（CR） 一般发生在移植 3～6 个月以后。据报道慢性排斥反应以每年 3%～5% 的速度增加，肾移植术后 10 年约 50% 的受者发生慢性排斥反应，是影响移植肾长期存活的主要因素。慢性排斥反应主要是由体液免疫和细胞免疫共同介导的慢性进行性免疫损伤，大多数因急性排斥反应未有效逆转进展所致。其病因主要为免疫因素，如供受者 HLA 匹配不佳、免疫抑制剂不足、供肾缺血再灌注损伤、急性排斥反应的程度等，同时多种非免疫因素如病毒感染、高血压、高血脂等也共同促进慢性排斥反应的进展。临床表现为蛋白尿、高血压、移植肾功能逐渐减退及贫血等，彩色多普勒超声可表现为移植肾体积变小，皮质回声增强，移植肾动脉阻力指数增高。慢性排斥反应主要通过移植肾穿刺活检病理诊断，其病理表现为间质广泛纤维化、肾小管萎缩、肾小球基底膜增厚硬化并逐渐透明样变最终肾小球硬化，同时伴有小动脉内膜增厚，狭窄直至闭塞。在诊断慢性排斥反应时，同时应排除急性排斥反应、免疫抑制剂毒性损伤、肾动脉狭窄及移植肾复发性/新发肾炎等情况。对慢性排斥反应的诊断必须进行移植肾活检病理学诊断，其特征性的病变不仅包括慢性移植物动脉血管病，也包括慢性抗体介导性排斥反应所致的慢性移植肾肾小球病和肾小管周毛细血管基膜多层。对于慢性排斥反应无特别有效的治疗方法，处理原则为早期预防慢性排斥反应的发生及保护残存肾功能。在预防方面，应尽量减少肾脏缺血时间、减少 HLA 错配、减少边缘供肾的利用、避免免疫抑制剂中毒发生、积极预防 CMV 或 BKV 感染等；在减慢肾功能损害的进展速度方面，应积极对症处理高血压、高脂血症及蛋白尿，使用血管紧张素转换酶抑制剂（ACEI）或血管紧张素受体Ⅱ阻断剂（ARB）、他汀类药物、冬虫夏草制剂等，此外可根据移植肾的病理情况，如果免疫活动明显的，可适当增加免疫抑制剂，转换为 MMF 治疗和优化其剂量，如无明显的蛋白尿，还可考虑引入西罗莫司治疗，而对于 C4d 阳性诊断抗体介导的慢性排斥反应可考虑强化免疫抑制治疗，包括血浆置换、免疫吸附和使用丙种球蛋白。

（郭　晖）

Bānfū yízhíshèn bìnglǐxué zhěnduàn biāozhǔn

班夫移植肾病理学诊断标准（Banff schema and classification on renal allograft patology） 用于移植肾活检后的病理学诊断及其病变分级的诊断体系。是目前国际上主要采用的移植肾活检病理学诊断标准，其主要是针对移植肾排斥反应的病理学诊断。最初的移植肾活检病理学诊断标准于 1993 年发布，随后不断更新，目前采用的为 2017 年班夫（Banff）移植病理学会议发布的诊断标准。其病理诊断类型包括正常、疑为急性 T 细胞介导性排斥反应、活动性 T 细胞介导性排斥反应、慢性/活动性 T 细胞介导性排斥反应、活动性抗体介导性排斥反应、慢性/活动性抗体介导性排斥反应。活动性 T 细胞介导性排斥反应的病变特征为肾组织间质内单个核炎性细胞的浸润、移植肾肾小管炎以及动脉内膜炎；活动性抗体介导性排斥反应的病变特征为肾小球炎和肾小管管周毛细血管炎；慢性/活动性 T 细胞介导性排斥反应的病变特征为慢性移植物动脉血管病和肾间质纤维化区域内的炎性浸润及萎缩肾小管炎，慢性/活动性抗体介导性排斥反应的病变特征为慢性移植肾肾小球病、肾小管管周毛细血管多层以及慢性移植物动脉血管病。同时，各种排斥反应病变可予以程度的计分分级。

（郭　晖）

yízhíshèn jiānzhì-xiǎoguǎnxíng páichì fǎnyìng

移植肾间质-小管型排斥反应（interstitial-tubular rejection of renal graft） 移植肾急性 T 细胞介导性排斥反应的一种病理形态学描述，是相对于移植肾的血管型排斥反应而言的，尤其是相对于由急性抗体介导性排斥反应所致的血管型排斥反应而言的一种急性排斥反应的病理学表现类型。其主要的病理学特征为，移植肾组织间质内出现以淋巴细胞为主的炎细胞浸润，以及浸润的炎细胞进一步累及肾小管上皮形成的移植肾肾小管炎，而此时常没有急性排斥反应动脉内膜炎的表现。单纯的间质-小管型排斥反应常表示排斥反应程度较轻，经及时、有效的抗排斥反应治疗后比较容易逆转。

（郭　晖）

yízhíshèn shènxiǎoguǎn

移植肾肾小管炎（renal graft tubulitis） 移植肾急性排斥反应组织学表现中除动脉血管炎外，另一个主要的病理组织学特征，是移植肾急性 T 细胞介导性排斥反应所致的、间质-小管性炎症的主要表现。形态学上表现为在间质炎性浸润的基础上，淋巴细胞浸润于肾小管上皮层内（图 1，图 2），随着小管上皮层内浸润的淋巴细胞的数量逐渐增多，其排斥反应的程度也逐渐加重。在移植肾活检中，有时由于穿刺标本

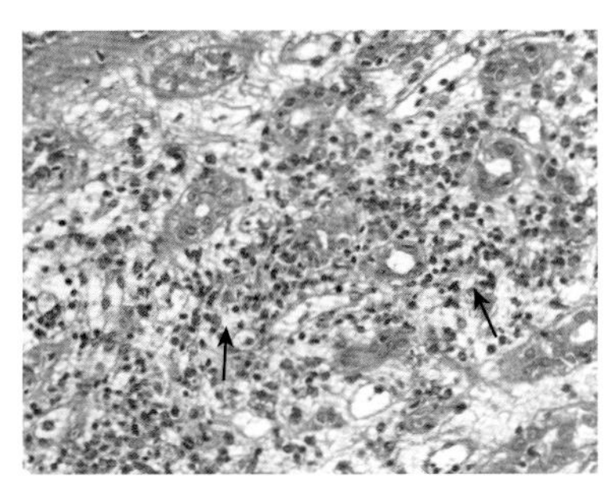

图 1　移植肾间质-小管型排斥反应

注：移植肾急性 T 细胞介导性排斥反应的移植肾穿刺活检组织内肾间质水肿、间质大量内淋巴细胞浸润（↑）HE 染色×200。

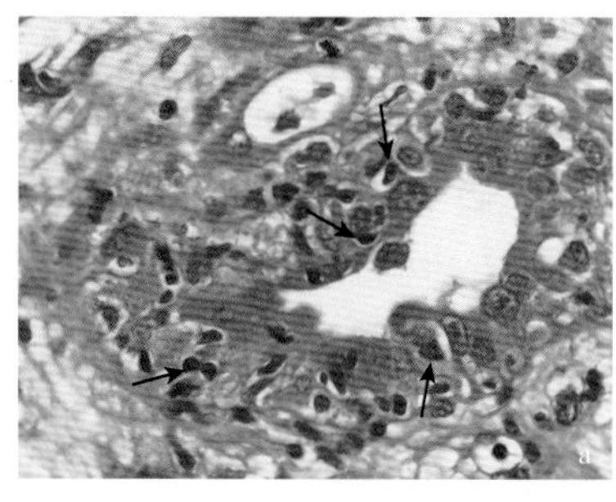
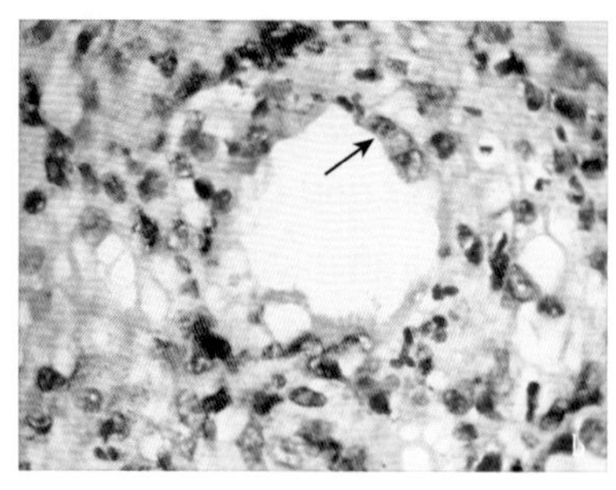

a. 移植肾急性T细胞介导性排斥反应的同时，肾小管上皮内多个淋巴细胞浸润呈肾小管炎（↑）HE染色×400；b. 肾小管炎时浸润的炎性细胞经免疫酶组织化学染色呈 $CD8^+$（↑）CD8免疫组化染色×1000。

图2 移植肾肾小管炎

的局限性或者排斥反应程度轻，可以没有穿刺取得动脉血管分支或动脉血管分支表现正常，而此时肾小管炎的特征成为诊断急性排斥反应的关键。

（郭　晖）

yízhíshèn jíxìng shènxiǎoguǎn huàisǐ

移植肾急性肾小管坏死（renal graft acute tubular necrosis）　肾移植术后肾缺血或肾毒物等导致肾小管上皮细胞损伤并伴移植肾泌尿功能急剧障碍的严重病理状态。急性肾小管坏死是导致移植肾功能延迟恢复的主要原因。移植肾急性肾小管坏死其原因目前认为主要是缺血再灌注损伤。再灌注损伤涉及氧自由基损伤、细胞凋亡和炎症反应等病理生理过程，导致移植物黏附分子和同种抗原表达增加和炎症细胞浸润。其最终的结果是移植肾少尿或无尿、免疫原性增加、急性排斥反应发生率升高和长期存活率下降。

临床特点　肾移植术中开放移植肾血流后，一般可见立刻泌尿。如因血压偏低或肾动脉痉挛等因素影响，移植肾泌尿延迟，一般经处理后均可在4小时内尿量逐渐增多。尿量仍无增加时应行移植肾彩色超声多普勒检查，如移植肾血流灌注良好，无外科并发症，可初步诊断为急性肾小管坏死（ATN）。ATN的彩超检查一般特点是：肾脏大小正常，皮质水肿，血流灌注丰富，阻力指数可以正常，也可以升高。阻力指数对于ATN和排斥反应的鉴别并无太大的作用。ATN的诊断是一种排除诊断，只有排除其他可能的各种原因后才能诊断为ATN，具体的鉴别诊断流程见图1。尸体肾脏移植，供者年龄、供肾热缺血时间（WIT）、冷缺血时间（CIT）和血管吻合时间是ATN的几个主要影响因素。WIT尤为重要，WIT在3~10分钟的条件下，ATN发病率为5%~10%；日本无心跳供者的肾脏移植中，WIT平均为18.6分钟，ATN发生率高达86%。供者年龄越大、CIT和血管吻合时间越长，术后ATN发生率越高。

组织病理学　其可以形成不同程度的组织病理学表现，包括肾小管上皮细胞的刷状缘消失、细胞空泡变、上皮细胞核消失等；严重的ATN可见在移植肾活检组织内，肾小管横断面内的小管上皮细胞核完全消失，上皮细胞崩解并全部脱落入肾小管管腔内（图2），形成细胞管型导致管腔阻塞，肾小管上皮的基膜裸露，同时可见肾组织间质内不同程度水肿，在不伴有急性排斥反应时，淋巴细胞浸润不明显。多数肾小球正常，少数情况下呈肾小球、肾小球毛细血管内微血栓或肾小球囊内蛋白渗出物。

治疗　确定发生ATN后，常规采用血液透析治疗过渡，较轻的ATN一般在术后2~3周恢复，较严重的ATN一般在术后4周恢复。发生ATN后应调整免疫抑制剂的用法。鉴于钙调磷酸酶抑制剂（CNI）的肾毒性，对于ATN的病例暂时撤减环孢素A（CsA）或他克莫司（Tac）。可采用抗淋巴细胞多克隆抗体诱导治疗，维持免疫抑制剂先采用吗替麦考酚酯（MMF）和类固醇激素，等待移植肾功能恢复后再加用Tac。在已发生ATN的受者中，Tac+MMF治疗组3年移植肾存活率优于CsA+MMF组。由于西罗莫司可以抑制肾小管上皮细胞的生长，一般不主张在ATN状态下应用。

预防　ATN的治疗措施并无特殊，预防其发生很重要。

改进器官切取和保存技术　由于器官切取方法多数为肝肾等多个器官联合切取，在保证供肝质量的同时应注意保护肾脏的质量，尤其注意避免对肾动脉的过度牵拉。在使用腹腔镜切取活体供肾时，在肾动脉周围注射罂粟碱可以改善早期的移植肾功能。在预防移植肾ATN方面，威斯康星大学液（UW液）的效果较好。在采用机器脉冲式灌注保存供肾时，改良的Vasosol MPS低温脉冲式机器保存液（添加血管扩张剂和抗氧化剂）与Belzer MPS液比较，可以显著减少术后ATN的发生率。

理学诊断是及时早期诊断 CAN 最有效的方法，其中移植肾计划性穿刺活检发现有亚临床急性排斥反应并给予早期治疗，是临床预防 CAN 的有效手段。

预防和治疗 为减少慢性移植肾失功能的发生，针对各种可能引起慢性移植肾肾病发生的免疫因素和非免疫因素，其中尤其是免疫学因素即排斥反应需要以予以高度的重视并采取相对应的预防措施：应尽可能选择 HLA 组织配型好的供者，防止各种围术期的损伤，提高供肾质量，减少移植肾功能延迟恢复的发生；应用强有力而毒性反应相对少的免疫抑制剂，并尽可能做到免疫抑制方案的个体化和合理化，以提高移植肾的长期存活。对因应用免疫抑制剂药物量不足或移植肾穿刺活检病理明确为慢性抗体介导性排斥反应者，应调整和优化免疫抑制方案，针对 PRA 阳性者推荐他克莫司+吗替麦考酚酸酯+泼尼松三联免疫抑制治疗方案。可给予大剂量激素冲击治疗或静脉滴注入源性抗 CD20 单克隆抗体以抑制体内 B 细胞活性，也可静脉输注免疫球蛋白或进行免疫吸附与血浆置换治疗，以清除体内产生的供者特异性抗体，减轻抗体介导性排斥反应对移植肾的损害。因慢性移植肾肾病而失去功能的移植肾则必须考虑再次移植。

（郭　晖）

shèn yízhí shùhòu báixìbāo jiǎnshǎozhèng

肾移植术后白细胞减少症

（leucopenia after kidney transplantation） 肾移植术后白细胞减少的病理状态。肾移植术后白细胞减少是常见的血液并发症，凡外周血液中白细胞数持续低于 4×10^9/L 时，统称为白细胞减少症，若白细胞总数明显减少，低于 2×10^9/L，中性粒细胞绝对值低于 0.5×10^9/L，甚至消失者，称为粒细胞缺乏症。该症于肾移植术后任何时间均可罹患。粒细胞缺乏症为白细胞减少症发展至严重阶段的表现，两者病因和发病机制基本相同。

病因及发病机制 肾移植术后白细胞减少的主要原因是肾移植受者应用细胞毒性免疫抑制剂药物如吗替麦考酚酯（MMF）、硫唑嘌呤（Aza）、环磷酰胺、西罗莫司以及抗病毒药物（如更昔洛韦）等而引起骨髓抑制。此外，临床很多药物都能诱导白细胞减少症，这些药物中有许多被用于治疗肾移植受者。联合应用别嘌呤醇和硫唑嘌呤会使受者发生严重粒细胞减少症的危险增加，因为别嘌呤醇阻断了黄嘌呤氧化酶，导致 6-巯基嘌呤活性代谢产物的积聚，应避免别嘌呤醇和硫唑嘌呤合用。

临床表现 一般无特异性，多为并发症的表现，乏力、低热，可伴有口腔炎、中耳炎、支气管炎、肺炎等继发感染表现。

诊断 如果肾移植术后应用单克隆或多克隆抗体可导致快速的、剧烈的中性粒细胞减少。服用细胞毒类药物，如 Aza、MMF、环磷酰胺以及抗病毒的更昔洛韦，出现白细胞减少时，一般即可诊断。

治疗 ①一般治疗：首先停用或减量对骨髓有明显抑制作用的药物如 MMF、Aza、西罗莫司和环磷酰胺等；在应用单抗或多克隆抗体期间，适时检测血象和 T 亚群；尽量避免易引起白细胞减少的某些药物如更昔洛韦等。②升白细胞药物：维生素 B_4、鲨肝醇、利血生、碳酸锂、盐酸小檗胺片（升白安片）、地榆升白片等。③刺激骨髓增生、升高外周血白细胞：可应用重组粒细胞集落刺激因子（G-CSF）或粒-巨噬细胞集落刺激因子（GM-CSF）。一般处理及时，预后均较好。若出现严重感染等并发症时，可危及生命。

为了预防肾移植术后白细胞减少应：①根据肾移植受者的个体情况，优化免疫抑制剂方案，减少骨髓抑制方面的毒副作用。②肾移植术后早期的受者，根据具体情况，可常规给予一定量的升白细胞药物。

（陈　松）

shèn yízhí shùhòu hóngxìbāo zēngduōzhèng

肾移植术后红细胞增多症

（erythrocytosis after kidney transplantation） 肾移植术后受者单位体积内的外周血液中红细胞数、血红蛋白与血细胞比容高于正常的病理状态。为一种较常见的肾移植术后并发症，1965 年尼斯（Nies）首次报道。好发于肾移植后 1~2 年内。据统计，在肾移植后 1 年内发病率为 10%~15%，其中 30%~40%的患者能在 18~24 个月内自然缓解。

病因及发病机制 一般认为是多种因素的综合作用结果，可能与以下因素有关：①移植前血红蛋白（Hb）、血细胞比容（HCT）相对高者，自体肾有一定的产生促红细胞生成素（EPO）功能，骨髓造血功能也较强，故肾移植后随着移植肾 EPO 产生的增多及毒素对骨髓抑制作用的减少，Hb、HCT 迅速上升。②雄激素可使原始红细胞对 EPO 的敏感性增高，促使红细胞生成增加，故男性发病率高于女性。③移植前高血压可引起全身血管的反射性收缩，导致有效血容量的减少；移植后高血压则通过自发的增加液体排出以缓解高血压状态，也可导致血浆容量减少；高血压时移植肾及自体肾供血也相应减少，局部缺氧造成EPO分泌增多，这些因素均可导致红细胞增多症的发生。④肾移植后骨髓造血功能增强，体内毒素对骨髓的抑制作用减少，致使骨髓产生红细胞，解除抑制的骨髓对EPO的敏感性增高；长期骨髓红细胞生成减少，造成骨髓内造血干细胞聚集，一旦抑制解除，红细胞代偿性生成增多；长期血透及贫血使产红细胞的干细胞表面EPO受体增多，从而对EPO的敏感性提高。⑤免疫抑制剂的影响。CsA和Aza对红细胞增多症的发生有影响，尤其是前者，产生机制可能是通过阻断、抑制细胞产生的细胞因子生成，而引起红细胞生成增加，却不影响血EPO浓度。

临床表现 常有头晕、头痛、头胀、耳鸣、眩晕、视物模糊、疲乏等神经系统和血液循环障碍症状；部分患者有出汗、体重减轻、血栓形成等表现。除了一些非特异性的临床症状，还可能会出现一些非特异性的体征，如多血质外貌、高血压、皮下瘀点、瘀斑及肝脾大等。

诊断 红细胞增多症的诊断标准目前仍未统一。但多数学者主张临床标准为HCT持续≥0.51即可诊断，而无须鉴别其真、假性红细胞增多症。国际血液学标准化委员会制定的标准，为连续两次测定男性患者HCT≥0.51及Hb>170g/L，女性患者HCT≥0.47及Hb>150g/L。

治疗 以往曾认为肾移植术后红细胞增多症呈自限性，可自行减轻或消退，但目前认为此现象仅发生于少数受者，现多数学者主张为防止症状加重而导致的不良后果，应积极治疗。治疗的目标是将HCT降至45%，该水平时，高黏滞度和高血容量引发的并发症能被控制在最小程度。①放血疗法：此疗法虽经典，易接受，较安全，但不能完全消除血栓栓塞的可能。因此，目前已基本弃用。②茶碱类药物治疗：茶碱类药物（如氨茶碱、葆乐辉等）为非选择性腺苷拮抗剂，可减少血细胞比容及EPO合成，而对肾功能无影响。③血管紧张素转换酶抑制剂（ACEI）：通常选用贝那普利或依那普利。在应用1周后即有效。不良反应极少，但少数受者有干咳、高血钾、低血压和白细胞减少等。值得注意的是ACEI类中的卡托普利由于对肾功能有影响应避免应用。④试验性调整免疫抑制剂：停用硫唑嘌呤（Aza）或减少环孢素A（CsA）用量或换用其他药物，有时在个别受者中似乎有一定疗效。一般处理及时，预后均较好。极少数会因血液黏滞度增高引发血栓并发症，从而导致动静脉的闭塞性病变。

预防 ①根据受者的个体情况，优化免疫抑制剂方案。②若受者合并高血压，且移植肾功能良好，可考虑合用ACEI类药物。

（陈　松）

shèn yízhí shùhòu pínxuè

肾移植术后贫血（anemia after kidney transplantation） 肾移植术后受者外周血红细胞容量减少，低于正常范围下限的一种常见的临床症状。由于红细胞容量测定较复杂，临床上常以血红蛋白（Hb）浓度来代替。成年男性Hb<120g/L，成年女性（非妊娠）Hb<110g/L就有贫血。肾移植后在许多受者中已证实这样一种推论，即新移植的肾可产生足够的促红细胞生成素，大多数尿毒症患者肾移植前的贫血现象在肾移植术后均会缓解或纠正。但仍有12%~20%的受者在不同阶段会发生贫血。

病因及发病机制 肾移植后贫血其主要原因有：①铁剂缺乏。②免疫抑制剂或感染对骨髓的抑制作用。③促红细胞生成素（EPO）分泌不足。④溶血。⑤微小病毒感染等。

临床表现 最早出现的症状有头晕、乏力、困倦，而最常见、最突出的体征是面色苍白。症状的轻重取决于贫血的速度、贫血的程度和机体的代偿能力。肾移植术后受者一般均是在常规复诊、复查时，发现血红蛋白偏低。

诊断 综合分析肾移植受者贫血的病史、体格检查和实验室检查结果，即可明确贫血的病因或发病机制，从而做出贫血的疾病诊断。但对于一些肾移植术后顽固性贫血，通常很难做出准确的病因诊断，应详细询问现病史和既往史、家族史、营养史、月经生育史及危险因素暴露史等，耐心寻找贫血的原发病线索或发生贫血的遗传背景，结合肾移植手术史，服用免疫抑制剂的情况，综合考虑贫血可能的病因。肾移植受者的营养史和月经生育史，对铁、叶酸或维生素B_{12}等造血原料缺乏所致的贫血有辅助诊断价值。

治疗 移植术后贫血的治疗首先应明确贫血产生的原因，治疗感染及急、慢性排斥反应，选择合适的免疫抑制方案以及改善肾功能均有利于贫血的纠正。补充足够的造血原料如铁剂、叶酸、

维生素 B_{12} 也能提高纠正贫血的速度。微小病毒感染在使用他克莫司的受者中可引起顽固性贫血，静脉注射免疫球蛋白可能有效。若原因不明，尤其是移植肾功能不良，可考虑皮下注射 EPO。伴有移植物功能衰竭的受者治疗时应尽量不用侵入性治疗。一般处理及时，预后均较好。极少数顽固性贫血，需间断输血治疗。

预防 ①肾移植术后早期受者根据具体情况，可常规给予一定量的铁剂、叶酸、维生素 B_{12}。②根据受者的个体情况，优化免疫抑制剂方案，减少骨髓抑制方面的毒副作用。③必要时，定期、间断的给予 EPO。

（陈　松）

shèn yízhí shùhòu jiǎzhuàngpángxiàn gōngnéng kàngjìnzhèng

肾移植术后甲状旁腺功能亢进症（hyperparathyroidism after kidney transplantation） 尿毒症患者肥大的甲状旁腺在肾移植术后未能及时萎缩而引起的甲状旁腺激素分泌过多所致的临床综合征。肾移植术后甲状旁腺功能亢进发生率为 33%，表现为高钙血症，常发生于移植后的第 1 周，也可延迟至移植术后 6 个月或更长时间出现。高钙血症与甲状旁腺腺体大小相关。

病因及临床表现 尿毒症患者肾移植前因严重肾功能不全、维生素 D 缺乏、骨病变、胃肠道吸收不良等原因引起的低血钙所致的甲状旁腺代偿性肥大和功能亢进，为继发性甲状旁腺功能亢进。肾移植成功后，肾功能接近正常，大多数受者的甲状腺腺体开始缩小，增多的细胞不再分泌激素。但如果腺体很大，而甲状旁腺细胞代谢率低，缺乏细胞清除机制，腺体缩小至正常大小需几个月或几年时间。短暂的高钙血症通常在肾移植后 1 年内缓解，血钙浓度一般为 2.6～3.1mmol/L。一些受者可持续较长时间。大多数情况下高钙血症和低磷血症无并发症，自行缓解率高。可出现精神症状，常见为类似抑郁的表现：情绪低落、乏力、缺乏主动性和易激惹等，也可出现记忆减退和思维迟缓。甲状旁腺危象可出现急性器质性精神障碍，表现为意识不清、幻觉妄想和攻击行为等。患者可反复抽搐、出现昏睡和昏迷。

诊断 ①实验室检查：血清甲状旁腺激素水平升高、血钙升高、血磷降低、血清碱性磷酸酶升高、尿钙显著增高等。②颈部 B 型超声检查，在甲状旁腺的常见部位出现占位性改变。该检查具有无创、经济、易重复的特点，是目前首选的影像学检查方法。③颈部 CT 或 MRI：对于发现纵隔内异位甲状旁腺有较大意义。④^{99m}TcMIBI 甲状旁腺显像：是敏感性比较高的检查方法，尤其是对发现多发性、异位性或转移性病变有重要意义。除了上述常用方法外，尚有静脉分段取血，高选择性血管造影等，但由于其有创性，费用也较高，一般不作为一线检查方法。

治疗 轻度甲状旁腺功能亢进症者应控制血磷至正常，通常足以防止症状性高钙血症，直至腺体恢复。持续高钙血症或血钙无法降至 3.1mmol/L 以下，可考虑切除甲状旁腺。出现骨质脱钙，骨痛和移植肾丧失功能时，应行甲状旁腺切除术。肾移植术后早期严重的症状性高钙血症，对非手术治疗无反应时亦应考虑甲状旁腺切除术。甲状旁腺功能亢进的预后与其病因、程度、合并疾病等患者的内在因素有关，也与治疗方法是否科学有关。绝大多数受者在甲状旁腺腺体缩小后，腺体功能恢复正常。尿毒症患者肾移植前在规律透析期间，应给与适当的维生素 D 等，有可能预防肾移植术后甲状旁腺功能亢进。

（陈　松）

shèn yízhí shùhòu shènbìng fùfā

肾移植术后肾病复发（nephropathy recurrent after kidney transplant） 肾移植受者在移植术后原有肾脏疾病复发。中国尿毒症患者中 70%以上原发病为肾小球肾炎，除了多囊肾、慢性肾盂肾炎和慢性间质性肾炎以外，大部分肾脏疾病均有可能在肾移植术后复发。既往认为移植肾肾病复发对移植肾功能丢失影响很小，但由于免疫抑制剂的进步，新型免疫抑制药物大大减少了急性排斥反应所致的直接移植肾功能丢失，因此移植肾肾病的复发对移植肾长期功能的影响显得越来越重要。研究移植术后肾病复发比较困难，并不是所有的原发肾病患者都接受过肾脏活检的病理诊断，大部分移植中心并不是对所有移植肾都进行计划性的肾活检。由于通常合并的钙调磷酸酶抑制剂（CNI）类药物肾毒性和慢性移植肾肾病（CAN）组织学特征并不是十分明确，精确地判断复发肾病对移植肾功能的影响同样是困难的，需要联合病理学光镜、免疫荧光、免疫组织化学和电镜等方法仔细观察病理学特征。不同肾炎类型的复发率、临床过程、对移植肾失功的影响程度各不相同。在肾移植术后较易复发的是以下几种。

局灶性节段性肾小球硬化症（FSGS） 原发性 FSGS 的复发率为 20%～50%，且约 50%的肾病复发者移植肾会丧失功能，10年内移植物失功的比例为13%~20%。FSGS复发的病因尚不明确。复发的危险因素包括年轻患者、快速进展的原发疾病（3年内进展为终末期肾衰竭）、自体肾系膜细胞增生、高加索人种族、已发生过复发FSGS的再次移植肾。早期进行血浆置换以期减少硬化肾小球数量是有效的重要措施，环孢素A或环磷酰胺也有效。FSGS复发会影响移植肾的存活时间，患者5年生存率相对于未复发者显著下降。术前检测可溶性尿激酶纤溶酶原活化受体（suPAR）和载脂蛋白A-1B等复发相关致病因子，对于预测FSGS的复发具有一定的价值。

IgA肾病 肾移植后IgA肾病复发率很高，80%的受者移植肾系膜区有IgA的沉积，肾活检发现IgA肾病复发率为21%~58%。复发率虽高，但复发者移植肾功能丧失不到10%。临床表现与原有的IgA肾病基本一致，包括血尿蛋白尿和缓慢的肾功能进行性下降。IgA肾病的复发所致移植肾失功率在前5年明显低于其他原发病，但长期如10年的随访提示，IgA肾病的复发对移植肾失功影响明显增大。移植肾IgA肾病复发尚无有效的预防和治疗措施，与原发IgA肾病治疗相似。目前没有发现某种免疫抑制剂可以阻止IgA肾病的复发，不用激素或快速撤减激素对IgA肾病的复发也无明显疗效，血管紧张素转换酶抑制剂（ACEI）和血管紧张素受体阻断剂（ARB）类药物则可以减少蛋白尿和延缓肾功能恶化（见IgA肾病肾移植）。

膜增生性肾小球肾炎 目前均无有效治疗方法。Ⅰ型和Ⅱ型原发性膜增生性肾小球肾炎在肾移植术后复发率很高。Ⅰ型膜增生性肾小球肾炎的复发率为20%~50%，临床表现为蛋白尿和肾功能损害。Ⅱ型膜增生性肾小球肾炎的复发更为常见，为80%~100%，表现为移植后1年内出现蛋白尿，肾功能缓慢下降。移植术后5年移植肾丢失的比例为15%~30%。Ⅲ型膜增生性肾小球肾炎被认为是Ⅰ型的变异，对其移植后复发的研究资料几乎没有。复发性膜性肾病的临床表现特征为肾病范围内的蛋白尿。平均起病时间为移植术后10个月，和新生膜性肾病相比，其症状更为隐匿，起病时间更晚。移植术后10年复发性膜性肾病所致移植肾衰竭的概率为5%。

狼疮肾小球肾炎 移植肾狼疮肾炎（LN）复发率为2%~11%，肾移植术后SLE临床表现复发率约为6%。疾病活动期行肾移植的死亡率高，一般情况差，因此许多移植中心会在疾病静止6~9个月后才施行手术。一般在肾移植术前要采用小剂量皮质激素，使临床表现趋于静止，血清学指标恢复正常或基本正常后再行移植。有些无对照研究显示，吗替麦考酚酯对复发性狼疮肾小球肾炎的治疗有效。由于狼疮肾小球肾炎复发而导致移植物丢失并不常见（2%~4%）。

抗肾小球基底膜抗体肾炎 当循环血清中抗肾小球基底膜抗体仍然存在时，从组织学观察其复发率可达50%。但是若待疾病静止且循环血清中抗肾小球基底膜抗体消失12个月后再行手术，则极少临床复发。

C3肾小球病（C3G） 包括C3肾小球肾炎（C3GN）和致密物沉积病（DDD），补体功能异常是主要的发病机制。DDD复发特征性的病理表现是C3沉积在肾小球毛细血管上，免疫荧光检测其呈飘带样。C3肾小球病的治疗药物包括糖皮质激素、细胞毒性药物和免疫抑制剂等，然而这些药物治疗效果均无法控制疾病的进展。针对补体C5a的单克隆抗体（依库单抗）具有较好的治疗效果，但还需要进一步的临床研究支持。复发率较高，C3肾小球肾炎肾移植后复发风险为67%，肾移植后移植肾C3G复发可引起50%的受者移植肾失功能。尚无有效降低移植肾C3G复发风险的方法。

抗中性粒细胞胞质抗体（ANCA）相关性血管炎 ANCA相关性血管炎在肾移植后复发的概率近20%，复发比例与血管炎的类型、ACNA的种类和血液中抗体滴度水平均没有显著的相关性。ANCA相关性血管炎临床主要表现为急性肾功能不全，伴血尿和蛋白尿，部分患者可合并肺损伤等。诊断主要依据原发病病史，移植后出现相关症状，血液检测ANCA滴度阳性就可以确诊。ANCA相关性血管炎一旦发生，会引起急性移植肾功能不全，因此需要积极治疗，主要采用血浆置换或者免疫吸附清除体内致病性抗体，后续可采用环磷酰胺等药物。

（石炳毅　许　亮）

shèn yízhí shùhòu shēngzhí gōngnéng

肾移植术后生殖功能（reproductive function after kidney transplantation）

肾移植术后男性和女性受者生殖能力恢复的状态。肾移植术后男性和女性受者生殖功能常与移植术前状况有关。

男性生殖功能 成功移植后，2/3的男性有性欲增加，性活动增加到透析前水平。有的受者无性功能改善，偶尔有恶化。生殖能

协作可达到较好的治疗效果。尤其重要的是当准备给这类患儿移植时，移植和透析医师应保持紧密联系、发挥多学科联合的优势以保证移植的质量。

（田普训）

lǎonián shèn yízhí

老年肾移植（olderly kidney transplantation） 终末期肾病老年患者植入供肾的手术。高龄老年终末期肾病患者接受肾移植被认为是肾移植的一个危险因素。老年人肾移植后并发症的发生率和死亡率均较青壮年受者为高。随着透析技术的发展、外科技术的提高、新型免疫抑制剂的应用以及并发症防治经验的积累，不少老年尿毒症患者已通过成功的肾移植，从而得以摆脱透析给生活带来的各种限制，亦可避免因长期透析导致的相关并发症，进而提高了生活质量。老年肾移植的数量有逐年增加的趋势。由于老年肾移植有其特殊的情况，若能充分注意老年患者肾移植方面的特点，仍然可获得良好的移植效果。

生理特点 老年可以从生理年龄、生理特征变化和社会角色改变等不同角度进行定义，更多倾向于根据社会角色的改变定义“老年”。中年与老年界限模糊，世界卫生组织尚无统一标准，但接受年龄60岁以上定义为“老年”。多数发达国家采用的年龄界线是65岁，中国普遍采用60岁，而非洲国家则常定义“老年”为50岁或55岁以上的人群。老年肾移植是指移植受者年龄≥60岁。在美国，若供者年龄≥50岁时，受者也被纳入老年肾移植。

免疫学特点 老年透析患者的免疫系统功能改变以及炎性介质上调，可能会加快内皮细胞损害的发展，并且促进平滑肌细胞增生。年龄增长与免疫功能降低有关，老年患者T细胞增生性反应能力降低。而且随着年龄增长，细胞信号传导发生缺失，从而导致细胞对细胞因子的反应增殖活性降低。在老年人中观察到T细胞分泌IL-2和IL-2R的数量下降，对抗外来抗原反应较弱使急性排斥反应发生率较低，但周围淋巴器官的淋巴细胞克隆的功能仍然存在，仍会有急性排斥反应发生。

基于以上免疫学特点，通过较弱的免疫抑制措施使老年肾移植受者获益的想法符合逻辑。使免疫抑制程度最小化是关键，因此，尽量避免免疫抑制过度而增加感染危险性。

药代特点 老年人随着年龄的增加体内发生了许多生理改变，而这些改变可能影响其对免疫抑制药物的代谢过程（表1）。

当到65岁时，其肝脏的血流和肝酶活性（特别是细胞色素P450酶系）下降近40%。因此，随年龄增长肾脏清除能力减退，老年人肾移植术后的免疫抑制药物剂量需要调整，用量应取成人用药量的下限或进行药物浓度监测时采用治疗窗的下限。而且老年受者一般不宜用抗体诱导剂。老年患者的免疫状态较青壮年低，从移植的角度来讲，免疫状态低时肾移植术后急性排斥反应的发生机会少，有利于移植肾的长期存活。但免疫状态低下，术后易罹患各种感染和肿瘤，加之身体各器官较青壮年老化，为移植术后治疗增加了难度。因此，在选择老年患者行肾移植时，对心脏、肝脏等主要器官的功能和全身状况的认真评估是十分重要的。如果老年受者接受老年供肾移植时，肾单位减少对代谢变化的反应能力减退。更需要在维持适当免疫抑制效果和避免发生非免疫抑制毒性作用之间达到精细的平衡。老年供肾对钙调磷酸酶抑制剂（CNI）等肾毒性药物易感可能与同种移植肾丢失的危险增加相关，在临床表现为慢性移植物肾病。

受者的评估 年龄大于60岁不再被视为肾移植的禁忌证。但需特别注意其术前评估和合并疾病的处理。目的是精准医疗。避免外科手术对移植术中和术后的不利影响。①心血管疾病评估：动脉粥样硬化和心血管疾病在终末期肾病患者群中的发生率是普通人群的10~20倍，而老年人更是高发人群。加之肾移植术后需

表1 老龄化生理功能改变及其对免疫抑制剂药代动力学的影响

生理功能变化	药代动力学影响
胃肠道蠕动减弱，胃排空能力下降	可能改变药物吸收位点，影响药物口服生物利用度
内脏血流下降	可能降低环孢素A（CsA）等高膜通透性药物的吸收
肝脏血流下降	老年减少40%，CsA、他克莫司（Tac）等肝代谢明显降低
肾脏清除率下降（供者年龄较大或慢性肾功能不全）	麦考酚酸（MPA）蛋白结合减少，游离MPA浓度增加
蛋白结合降低	可能导致MPA蛋白结合减少、游离MPA浓度增加
	脂肪相对比例增加，CsA等高脂溶性药物分布容积可能增加

服用的免疫抑制药物如钙调磷酸酶抑制剂（CNI）和激素等药物会加重血脂水平的升高。因此，患者在原有疾病的基础上，增加了心血管疾病的发生率和死亡率。而高龄、高血压、高血脂和糖尿病等是发生心血管疾病的高危因素。对老龄患者术前应该重点评估心血管疾病，排除禁忌证。由于接受移植的受者可能等待器官的时间较长，移植前的再次评估也是十分必要的。②糖尿病评估：无论在发达国家还是在发展中国家，糖尿病患者逐年增加，其中2型糖尿病增加更为明显，这在很大程度上归因于人口老年化和肥胖等问题。同时，由于糖尿病治疗的进步，与其密切相关的心血管疾病死亡率降低，存活时间明显延长，因糖尿病肾损害而最终导致的终末期肾衰竭也逐渐增多。糖尿病患者如并发闭塞性血管疾病可降低移植后长期存活率。糖尿病直接或间接增加了外科和移植术后并发症的可能，因此对糖尿病患者进行移植术前的评估较非糖尿病患者更有必要。糖尿病患者脑卒中的风险要高出无糖尿病患者2~4倍。在移植术前患者足部所有活动性的溃疡和感染必须治愈。另外，对老龄患者术前应对髂血管情况进行彩色多普勒B超检查，了解血管是否通畅。此外，与普通人群术前评估一样需要排除感染和恶性肿瘤，给予相应处理。

适应证与禁忌证　肾移植并无一个绝对的年龄界限，年龄本身并不是绝对条件。关键要看患者的身体状况，通常来讲，年龄越大，其重要器官功能减退越显著，对手术的耐受能力越低，术后并发症和死亡率也越高。普遍认为，年龄>80岁的患者，肾移植要慎重考虑。但对于60~80岁的老年患者，要权衡肾移植与透析的利弊关系。若无严重的心脑血管疾病、肝功能异常及肺部慢性疾患者，均可接受肾移植。高龄尿毒症患者大多数合并有动脉硬化、心脏病、呼吸系统疾患及糖尿病等，术前应进行全面检查。对于合并慢性感染，尤其是肺部感染者应先彻底控制感染；心功能较差或近期发生过心力衰竭者应待心脏功能改善后方能手术；对于有明显心肌损害、脑梗死者，暂不宜手术；合并严重肝病、肝硬化以及严重的糖尿病者，由于术后难以耐受免疫抑制剂的不良反应，不宜行肾移植；严重肺气肿、肺功能较差的患者均不宜施行肾移植。

围术期处理　老年人对肾移植耐受力差，需采取合适的麻醉方式，术中密切监测，手术操作轻柔，尽量减少创面及缩短手术时间。①硬膜外麻醉：老年人肾移植硬膜外麻醉并无困难，但由于椎间孔狭窄、闭锁等原因，麻药用量和辅助用药量应适当减少。②全身麻醉：由于麻醉药物的发展，使用较安全有效，同时术中监测动脉压，及时准确了解血压变化，保证移植肾血流灌注，能有效预防低血压导致的DGF，更适合老年患者。

手术特点　供肾植入的术式与常规肾移植一样，但因为老年患者的血管均有不同程度的动脉粥样硬化，动脉壁增厚、变硬及内膜分离，可使血管腔狭窄，甚至闭塞，给动脉吻合带来困难。根据动脉粥样硬化情况，可采取髂内动脉斑块及内膜剥脱的方法，但一定要将斑块清理干净后，再行肾动脉与髂内动脉的端端吻合，以防止斑块脱落堵塞肾动脉的危险。如血管腔完全闭塞，则需要更换受者其他血管。在临床上对于老年受者，采用肾动脉与髂外动脉端侧吻合相对较多。其主要原因：①手术野髂外动脉部位表浅，游离和吻合方便，可以缩短手术时间。②动脉吻合口径大，供肾血流灌注充足。③漏血和血栓形成的机会少。④有利于多支动脉的处理。⑤远期发生吻合口狭窄较少。

术后并发症　是老年肾移植中最重要的一个问题，也是影响老年肾移植人/肾存活率的最重要的因素。老年肾移植的外科并发症和青壮年相同，并不比青壮年多。感染并发症和心、脑血管疾患以及移植后糖尿病是老年肾移植最主要的并发症。在老年肾移植术后死因中，心血管疾病占首位，其次为肺部感染。

免疫抑制治疗　老年肾移植的特殊性不仅在于手术本身，更重要的是术后管理。正确认识老年受者免疫状态，合理使用免疫抑制剂，正确预防和治疗感染、肿瘤和心血管疾病等并发症对于老年肾移植很重要，其中合理使用免疫抑制剂是关键。

环孢素A（CsA）和他克莫司（Tac）等免疫抑制剂主要在肝脏由P450酶系代谢，老年患者肝脏中P450酶活性降低，药物容易在体内蓄积，发生药物毒性反应，在同等剂量下，老年患者CsA血药浓度通常比青壮年患者高。因此，老年肾移植患者免疫抑制剂量要较青壮年适当减少。基于老年受者的P450酶代谢方面的特点，需定期监测药物的浓度给予及时的药物调整，应根据移植后的时间和相应的药物治疗窗，不宜采用治疗窗的上限，而应选择中位值或下限。

老年受者比青壮年受者更易

发生类固醇激素引起的并发症，尤其是药物性糖尿病。因此，老年患者采用甲泼尼龙的用量需适当减少，口服泼尼松亦应尽早减量或撤除。

对于老年肾移植受者的免疫抑制治疗方案，比较适用的原则为：免疫诱导治疗可首选抗 CD25 抗体；接受年轻供肾时，激素撤减要快、用量要低；接受老年供肾时，可考虑减少 CsA 或 Tac 的用量；另外，对老年受者来说，免疫抑制药物的治疗窗范围（指数）很窄，如移植术后 6 个月时 CsA 目标浓度是 150～250ng/ml，然后逐渐减至较低水平维持。

对于免疫风险较高的老年患者，需采用免疫诱导治疗和标准的三联免疫抑制治疗，即钙调磷酸酶抑制剂（CNI）联合吗替麦考酚酯（MMF）和类固醇激素；怀疑急性排斥反应时，尽量根据活检病理明确诊断后再做激素冲击治疗。

高龄终末期肾病患者逐渐增多，接受肾移植治疗的老年受者也不断增加。虽然老年受者肾移植术后的生存期比年轻受者短，但比等待肾移植的老年透析治疗者增加了 1 倍，并且移植物存活率与年轻受者相近。尽管全球供移植器官短缺，众多临床研究支持肾移植已无绝对的年龄限制。然而，与年轻患者相比，老年患者本身具有诸多影响肾移植效果的特点，如感染和肿瘤发生风险高、感染相关死亡率较高、虽然急性排斥反应发生率较低但后果较重且慢性排斥反应发生率较高等。

（朱有华）

xiānqī shèn yízhí

先期肾移植（preemptive kidney transplantation） 患者在终末期肾衰竭需要透析，如条件和供肾均合适，未行透析直接先行的肾移植。又称抢先肾移植。大部分的患者经过一段时间透析后才接受肾移植，但肾移植患者的存活率和存活时间与术前透析时间呈负相关，因此尽可能缩短术前透析时间对于提高肾移植的疗效十分重要。然而受限于供肾短缺等因素，先期肾移植在世界范围内仅占非常小的比例。先期肾移植具有明显的优势：①避免了透析过程和透析相应的并发症。②减少了慢性肾病严重后遗症。③明显提高了患者的生活质量。④由于透析早期可促进 T 细胞的增殖，未经透析的先期肾移植患者移植术后急性排斥反应相对于透析后肾移植受者发生率较低。⑤明显降低肾移植术后呼吸系统、心血管系统、消化系统、骨髓系统等方面的并发症。⑥减少透析的医疗费用。

适应证 先期肾移植适合慢性肾功能不全尿毒症期的患者，对于失代偿期患者并不建议进行该项移植；先期肾移植的优势非常明显，原则上在供肾保证的前提下应作为首选移植策略。对于高龄患者（>60 岁）和合并糖尿病者，由于预期生存期不长，并不建议行先期肾移植。

限制因素 ①由于供肾严重短缺，尸体供肾移植分配政策是限制先期肾移植发展的主要障碍。在欧洲、美国的器官分配机构要求肾小球滤过率<20ml/min，并开始行透析治疗的患者方可接受肾移植。因此，先期肾移植通常局限于活体供肾移植或供者意向性捐献。②肾脏病专科医师通常在患者开始透析后才去移植中心进行登记，相对滞后。③大多数患者未做好先期肾移植的思想准备，需要在透析过程中逐渐取得认识。

手术方法 先期肾移植手术方式同于常规尸体或活体供肾移植。将供肾放置于髂窝内，供肾动脉与髂外动脉行端侧吻合或与髂内动脉行端端吻合，肾静脉与髂外静脉吻合，供肾输尿管与膀胱行黏膜下隧道吻合（见供肾植入术）。先期肾移植免疫诱导及免疫抑制剂的使用遵循个体化治疗方案，常较常规尸体或活体供肾移植使用量偏低，免疫抑制剂血药浓度通常维持在目标浓度的下限。

先期肾移植不仅可延长移植受者寿命，更可明显提高受者生活治疗，移植肾近、远期受者和移植肾存活率均优于行透析后肾移植的受者。但先期肾移植受到器官分配政策，受者主观意愿及供肾分配等多方面的影响。

（石炳毅 王 强）

yízhíshèn qiēchúshù

移植肾切除术（transplant nephrectomy） 肾移植因技术原因或排斥反应失败而切除移植肾的手术。移植肾切除术是一项难度较大，具有一定风险的手术。移植肾切除作为处理失功移植肾的一种方法，仍存在争议。主要争议在于对晚期失功且无合并临床表现的移植肾是否需要切除。提倡保留移植肾的观点认为，移植肾切除术具有较高的并发症率和致死率，而且残留移植肾可能具备一些功能，如少量排尿功能可减轻体内水负荷，产生促红细胞生成素，1,25-二羟胆钙化醇的羟基化作用，降低两次移植的致敏风险。也有观点认为应常规切除，理由是失功的移植肾可成为感染源，引起慢性炎症，促红细胞生成素抵抗，面临仍需长期口服免疫抑制剂的风险，长期服药治疗有毒副作用且费用昂贵等。

适应证 比较统一的移植肾切除适应证包括：①超急性排斥反应、严重出血、移植肾破裂丧失功能、移植肾动脉或静脉血栓形成等应切除移植肾。②早期移植肾丧失功能者。③晚期移植肾丧失功能合并移植物不耐受综合征如发热、贫血、乏力、血尿、疼痛、移植肾肿胀、消瘦和腹泻。④有功能移植肾切除，如肾动脉狭窄致无法控制的严重高血压，尿路梗阻及尿瘘并发严重的感染经治疗无效。⑤移植肾或输尿管结核或肿瘤。⑥移植肾失功拟行第三次肾移植，需切除移植肾提供再移植部位。

围术期处理 ①术前准备：移植肾切除前1天要进行血液透析，宜行无肝素透析，以防止手术创面渗血；评估心、肺功能，纠正水、电解质以及酸碱平衡紊乱，积极进行支持疗法。②术后管理：密切观察病情变化，术后要控制补液量，以免因液体过多需急诊血液透析。术后2~3天内安排首次透析，不用或少用肝素，如果装有腹膜透析管，可在术后24~48小时开始透析。加强支持疗法，使用有效抗生素预防感染。③免疫抑制剂的调整：早期移植肾失功多数行移植肾切除，免疫抑制剂应立即停用。而晚期移植肾失功者，如决定行移植肾切除，可立即停用抗增殖类药物和钙调磷酸酶抑制剂，为避免发生肾上腺功能减低症状发生，激素应逐渐减量，减量时间尚无统一意见，有学者主张2~3周内停药，也有学者主张应大于6个月。但减量时间不宜过长，否则会增加感染风险。晚期移植肾失功无合并症，决定保留移植肾者，多数学者主张维持低剂量免疫抑制剂，但需密切随访，包括评价免疫抑制剂副作用，观察有无移植物不耐受综合征的发生。

手术方法 主要包括肾包膜外切除和肾包膜内切除两种方法，手术方式的选择最终需根据术中所见决定，无论采取哪种方法，术前都应了解供肾是左侧还是右侧，移植在受者的左侧还是右侧髂窝，移植肾动静脉血管吻合方式，以减少损伤髂血管机会。①肾包膜外移植肾切除术：适合移植术后2个月内移植肾切除，此时移植肾周粘连不紧密，可沿肾包膜表面分离，逐步达肾门处，如果是移植肾动脉与髂内动脉端端吻合时，需在近心侧（即髂内动脉侧）用丝线缝扎加结扎切断。如果移植肾动脉与髂外（或髂总）动脉端侧吻合时，应在吻合口的远心侧（即移植肾动脉侧）用丝线缝扎加结扎切断。静脉均为端侧吻合，因此应在吻合口的远侧用丝线双重结扎切断。不必完全切除供肾的血管。尽量切除移植肾输尿管。②肾包膜内移植肾切除术：移植术后2个月以上失功者，肾包膜与周围的肌肉、腹膜、腹腔脏器及髂血管粘连紧密，包膜外分离肾脏极为困难，且易误伤血管和肠管。因此，可采取包膜内移植肾切除。因肾周粘连严重，可切开肾包膜，沿肾包膜下小心分离移植肾，该平面容易分离，但渗血较多，分离至肾门处，小心弧形切开肾门处外翻的肾包膜，到达肾包膜外，尽量靠近肾脏用血管钳分束结扎加缝扎肾蒂组织，必要时可先切除大部分移植肾，残留近肾门少部分肾组织，在心耳钳保护下，再分束结扎加缝扎肾蒂组织。如能找到肾动静脉时，可分别结扎处理。处理肾蒂操作宜轻柔，避免撕裂肾蒂血管。肾盂、输尿管因粘连严重，不必完全切除，但末端需缝合关闭。肾窝创面要仔细止血，可折叠缝合以缩小创腔，避免渗血、血肿和继发感染。

手术并发症 文献报道移植肾切除的手术并发症发生率为4.3%~82.1%。其中出血、感染为主要手术并发症，其他并发症有淋巴瘘、尿瘘、髂血管损伤、闭孔神经损伤、肠道损伤等。移植肾切除使受者移植成功的期望破灭，这个过程对受者造成严重的心理创伤，部分受者会在移植肾切除后出现精神疾病，对于严重情绪焦虑的受者在术前行心理评估并疏导、在移植肾失功后需要心理支持治疗。这一点容易被忽视。

再次移植 根据美国肾脏数据系统统计，早期移植肾失功行移植肾切除，其二次移植后肾带功能死亡率相对降低，提示了失功移植肾保留与心血管病的发生存在一定关系。对晚期移植肾失功者行移植肾切除，其二次移植肾衰竭风险提高。这提示失功移植肾保留给二次移植肾存活带来一定益处。动物实验结果显示，供者抗原的存在提高了对二次移植物的免疫耐受，移植前输血可诱导抗原特异性低反应，这些机制可能同样存在于人体中。如果移植肾切除是因为排斥反应导致的，二次移植发生排斥反应的风险高。

移植肾切除与群体反应性抗体 资料显示，初次等待移植的患者中，群体反应性抗体（PRA）升高者占8%。而再移植受者中，高致敏性者明显增加，约65%的受者首次移植肾失功后成为高致敏者。针对再次移植前致敏状态，许多移植中心采用血浆置换法降低PRA水平，实践证明此法仅起到暂时性降低作用，4 周后 PRA 又恢复至原水平，且对预防移植后排斥反应无效。故有学者提出对等待再次移植的致敏患者应切除移植肾。理论上切除移植肾可去除外来抗原，有利于防止患者致敏。在移植肾切除术后，其血清中能检测到抗 HLA 抗体和供者特异性抗体，一些移植肾切除前 PRA 阴性的受者，在移植肾切除后几个月内可达到最高水平。而一些移植肾切除前高 PRA 水平患者移植肾切除后轻度或明显下降。血清反应性的变化有两种现象：PRA 持续阳性，和逐渐下降最后转为阴性。HLA 抗体的消失可能是因为抗原的去除中止了抗体的产生而转化为记忆细胞，一旦接触新抗原，会重新激活。移植肾切除后 PRA 水平升高的原因尚不明确，免疫抑制剂可能间接的抑制了同种移植的致敏。

移植肾动脉栓塞术 因为移植肾切除的高并发症率和致死率，动脉栓塞术成为一项移植肾失功合并临床不耐受手术的治疗选择。肾动脉栓塞术可使用酒精或聚乙烯醇微球体结合金属圈。作为一项微创的治疗方法，移植肾动脉栓塞相比移植肾切除，住院时间缩短，并发症减少。65%~91%受者栓塞后临床症状减轻，8%~22%受者仍需要行移植肾切除。最常见的并发症为栓塞后综合征，发生率为 54%~90%，表现为疼痛、发热、白细胞增多、恶心、呕吐和麻痹性肠梗阻，一般持续 48~72 小时。其他的并发症有栓塞后移植肾继发感染，推荐在栓塞前 72 小时开始使用广谱抗生素。移植肾动脉栓塞术禁忌证为移植肾合并感染、超急性排斥反应、移植肾破裂、肾结石、肾积水，不可修复的血管并发症以及移植肾肿瘤。

移植肾切除是处理失功移植肾的常用方法，应选择性切除失功的移植肾，严格掌握手术时机与适应证，需综合考虑手术结果能否延长受者生存期，减少并发症。

（田普训）

yíxiàn yízhí

胰腺移植（pancreas transplantation） 将带有血管并有活力的胰腺全部或节段体尾部移植给糖尿病受者，以替代糖尿病患者胰腺 B 细胞功能的手术。使用外源性胰岛素治疗已经取得很大的进步，但外源性胰岛素的应用仍然是不理想的。对于那些糖尿病病情较重或者外源性胰岛素应用受到限制，尽管应用个体化的治疗方案，仍然不能阻止糖尿病并发症的进展。对于这类不稳定型（脆型）糖尿病目前唯一可以获得稳定、正常血糖水平的方法是移植有功能的胰岛，如胰腺移植和胰岛细胞移植，从而避免胰岛素治疗剂量难以控制的问题。

成功的胰腺移植或胰岛移植能维持正常的血糖代谢功能并可以阻止，甚至可能逆转糖尿病并发症，胰肾联合移植则能同时治疗糖尿病及糖尿病性肾衰竭。绝大多数胰腺移植的目的是治疗糖尿病，仅只需补充胰岛细胞。但并不需要胰外分泌组织，胰腺外分泌的处理反而成为胰腺移植的难点，由于胰腺移植的胰腺外分泌处理的问题和移植胰腺排斥反应难以诊断的特殊性，胰腺移植在移植总数和移植效果上曾远远落后于肾脏、心脏和肝脏等实体器官移植。虽然随着新型强效免疫抑制剂的临床应用、器官保存技术的改进和移植手术方式的日趋成熟，胰腺移植的效果得到了明显改善，但随着内科治疗的进步，无论是哪种类型糖尿病，首选仍是药物治疗，包括口服降糖药和注射胰岛素。单纯胰腺移植虽可以提高生活质量，阻止或延缓糖尿病血管病变进程，但有手术风险较高，术后还需终身服用免疫抑制剂，增加治疗费用，承受药物毒副作用影响。胰腺移植要获得成功的首要环节是选择合适的供者和受者，胰腺移植与其他器官移植如心脏移植、肝移植和肾移植的区别是其他器官移植是挽救生命，而胰腺移植是以治疗和预防糖尿病的并发症为其目的，术后为预防排斥反应需长期服用免疫抑制剂。因此应权衡免疫抑制剂的毒副作用与糖尿病已有的并发症之间的危害。如果并发症严重威胁生命或生活质量，免疫抑制剂所付出的代价相对较小，才考虑胰腺移植。必须严格把握胰腺移植适应证，并依据糖尿病并发症的严重程度、血糖控制情况及肾功能状况选择胰腺移植手术类型，受者一般选择合并肾衰竭或者其他严重并发症者，超过 90% 的胰腺移植患者同时进行肾移植即胰肾联合移植。胰腺移植涉及供、受者的免疫学和非免疫学选择，供胰的切取、灌洗和保存，供胰的植入，排斥反应的诊断、鉴别诊断以及预防和治疗，免疫抑制剂的使用、监测和调整以及长期的随访和处理等，每个环节都会影响到移植的效果。

发展历程 1966 年 12 月 17 日，美国明尼苏达大学凯利（Kelly）和利勒海（Lillehei）为 1 例糖尿病晚期尿毒症患者施行了世界首例胰肾联合移植，揭开了人类通过胰腺移植治疗糖尿病的序幕。随后的十余年间，又有数个单位相继开展胰腺移植，但早期的胰腺移植生存率低，除手术技术等因素外，排斥反应也是导致胰腺移植物失功的重要原因。胰腺移植真正的转机来自于1978年免疫抑制剂环孢素A的临床应用。在环孢素A应用于胰腺移植后，1978～1982年胰腺移植物和患者的1年存活率分别提高到21%和72%，同一时期，器官保存方法和手术技术的进步，也大大提高了胰腺移植的成功率。胰腺移植的数量也因此稳步上升，2008～2018年美国开展胰腺移植累计8 713例，截至2013年，全球已经实施了超过42 000例胰腺移植。在胰肾联合移植中，受者及胰腺移植物的1年存活率达到96%和89%，5年存活率达到80%和71%。胰腺移植已经成为治疗糖尿病的有效手段。中国的胰腺和胰肾联合移植起步较晚，夏穗生、陈实在同济医科大学同济医院于1982年施行了亚太地区首例胰腺移植，1989年陈实施行了中国首例同期胰肾联合移植。中国第一阶段（1989～1999年）共施行胰腺移植和胰肾联合移植68例，此阶段主要探索胰腺移植术式、围术期处理等，长期存活率较低。第二阶段（2000～2009年）施行胰肾联合移植200余例，由于移植技术的逐渐成熟、强效免疫抑制剂的应用，在受者选择、移植胰外科并发症防治和免疫抑制方案的等方面取得了长足进步，胰肾联合移植的成功率显著提高，出现了一批长期存活病例。20世纪90年代近40家移植中心相继开展了胰肾联合移植，但整体进展缓慢，截至2016年底总移植例数不到500例。随着新型强效免疫抑制剂的临床应用、移植术式的日趋成熟，中国胰腺移植再度兴起，2017年、2018年连续2年移植例数超过100例。

胰腺解剖及生理 胰腺移植供胰的切取和修整较其他器官要困难。因为胰腺位于上腹部后下方腹膜后，毗邻较复杂。胰头位于十二指肠环内，上缘为十二指肠球部所覆盖。胰腺组织可稍微掩盖着相邻的十二指肠降部和水平部前后面。同时胰头与十二指肠降部借结缔组织紧密相连，之间又有供应胰腺与十二指肠的血管。胰十二指肠前动脉弓紧贴胰头或在胰十二指肠沟中，游离供胰胰头部时注意勿损伤该支动脉。胰头的后面还可见到胰头的左下部向左上突出形成钩突，其位置较深，将肠系膜上血管包绕起来。该血管是由胰颈之下缘下行，并跨过十二指肠水平部前面。切取供胰时，应游离这些血管，并分别予以结扎。胰颈是连接胰头和胰体的狭窄扁薄部分。其前方为幽门、十二指肠壶腹部的后下壁，其上后方有胆总管。胰颈后方为脾静脉与肠系膜上静脉汇合为门静脉处，门静脉出胰颈部上缘走向肝门，但无分支进入胰腺。因此在正常情况下从胰颈后方，沿肠系膜上血管的前面完全可以将胰颈与血管分离。在活体亲属胰体尾节段供胰的切取时，就选择在胰颈部横断胰。胰体尾节段约占全胰的50%，能满足受者内分泌的需要，而余下的胰头部也能维持供者正常的胰功能，所以可以切取活体供者的胰体尾用于活体节段移植。胰体是胰颈向左的延续部，横跨脊柱，逐渐移行至胰尾，胰尾部变窄，位于脾胃韧带内。胰尾部多伸向脾门，在脾门的下方与脾的脏面相接触。尸体供胰切取时，常连同脾一同切取。在整个手术中，包括切取胰、修整胰和移植胰的过程中可以脾为蒂搬动胰腺，避免握捏胰腺所造成的胰腺损伤。血管重建后再切除供者脾，尽量靠脾门结扎脾动、静脉，以免损伤胰尾部血供（图1）。

胰腺的血管 胰腺的动脉血液来源主要有三个，即来自胃十二指肠动脉的胰十二指肠上动脉；来自肠系膜上动脉的胰十二指肠下动脉；来自脾动脉的胰支，其中最大的一支为胰大动脉。这些

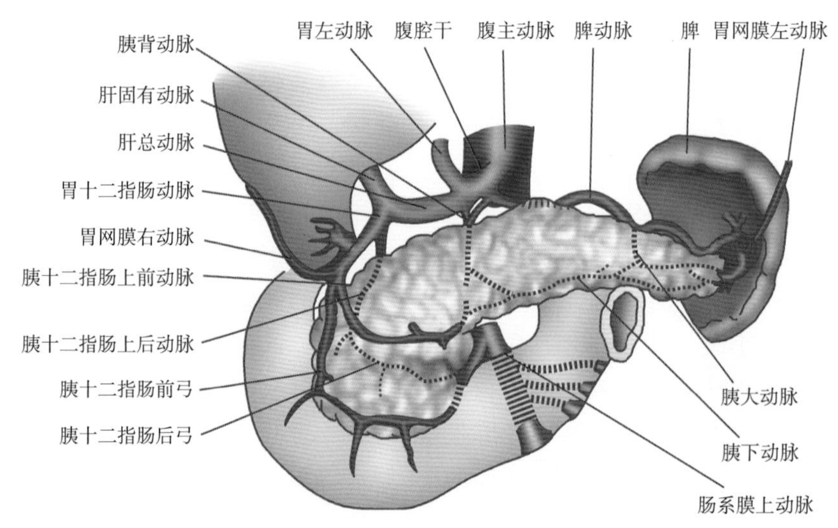

图1 胰腺局部解剖

动脉支吻合丰富，构成完整的动脉环，各动脉分支在胰实质内互相吻合形成梯形、节段性网。做尸体全胰移植术时，供胰动脉重建必须包括脾动脉和胰十二指肠上、下动脉。为了简化血管吻合操作，切取供胰时游离至上述血管的起始部，切取带腹腔动脉和肠系膜上动脉的腹主动脉片用于动脉血管的重建，结扎其他分支如肝固有动脉、胃网膜右动脉和肠系膜上动脉等。行胰体尾节段移植时，则仅需游离脾动脉，在脾动脉起始部横断脾动脉，用脾动脉做动脉吻合。

胰腺静脉均汇入门静脉系统。胰腺的静脉大多数与同名动脉伴行。门静脉由肠系膜上静脉及脾静脉在胰颈之后方汇合而成；门静脉、肠系膜上静脉及脾静脉均位于胰颈后面的深沟内，切取供胰时不得损伤。全胰移植采用门静脉做静脉吻合。为了便于吻合操作，应游离门静脉至肝门，保留尽量长的门静脉。节段胰体尾移植可仅游离至脾静脉汇入门静脉处，用脾静脉做静脉重建。

胰腺的生理　胰腺是包含有内、外分泌腺的混合腺体。散在于胰腺中的胰岛细胞是胰腺的内分泌细胞。内分泌细胞包括 B 细胞、A 细胞、D 细胞等多种细胞类型，分别分泌胰岛素、胰高血糖素、生长抑素、胰多肽、舒血管肠肽等。胰腺移植是治疗胰岛 B 细胞功能丧失的患者，通过胰腺移植补充胰岛细胞，以恢复正常调节糖代谢的功能。胰腺移植术后，有一点必须认识到即胰岛 B 细胞具有极大的代偿能力，即使 80% 的胰岛 B 细胞受到损害，剩余的极少量 B 细胞能代偿性地维持受者血糖正常。因此，术后仅测定血糖值并不能作为早期排斥的指征。一旦血糖升高，持续不降，则表明 B 细胞几乎全部遭损害，并且不可逆转和恢复。

胰腺腺泡细胞和小的导管管壁细胞分泌的胰液是胰腺的外分泌物，含有多种消化酶如胰淀粉酶、脂肪酶、蛋白酶等。除极少数因全胰切除患者需行胰腺移植以补充胰内、外分泌腺外，绝大多数胰腺移植的目的是治疗 1 型糖尿病，仅只需补充胰岛细胞。但并不需要的那部分胰外分泌组织却给胰移植术造成极大困难，术后与胰外分泌有关的并发症也较多，严重时可导致移植失败。因此，如何处理移植胰的外分泌反而成为胰腺移植成败的关键问题。

胰腺外分泌腺由腺泡、各级导管汇集到主胰管。主胰管从胰尾部开始，横贯胰腺实质全长，沿途收纳许多小支而渐变粗。在胰腺断面上，主胰管的位置约在中段偏后方，变异较多，胰节段移植术在断面上寻找和处理胰管时应予以注意。主胰管在穿过胰颈后转向后下，继续向右，在距离幽门 8～10cm 处，最后开口于十二指肠降部内侧壁的大乳头，引流胰液进入十二指肠。胰移植术处理胰管时，注意不得遗漏副胰管。胰液转流式全胰移植大多采用与胰相连的十二指肠节段用于吻合，则可将主、副胰管均包括在其中。

分类　①同期胰肾联合移植（simultaneous pancreas-kidney transplantation，SPK）：最常采用的术式，约占胰腺移植总数的 78%，即胰腺和肾脏同期移植。②肾移植后胰腺移植（pancreas after kidney transplantation，PAK）仅占 14%：糖尿病合并肾衰竭者，先行肾移植纠正尿毒症，待移植肾功能恢复，患者情况好转后，二期再行胰腺移植。③单纯胰腺移植（pancreas transplantation alone，PTA）。④胰腺移植后肾移植（kidney after pancreas transplantation，KAP）：胰腺移植后，因为受者肾衰竭，接受肾移植。

胰肾分期移植和同期移植各有利弊。胰肾同期移植可以一次纠正原发性糖尿病和尿毒症；胰肾取自同一供者，抗原性单一，移植肾比移植胰易于发生排斥反应或肾排斥反应出现较早，且移植肾排斥反应易于观察、诊断，在治疗肾排斥反应的同时常也预防或治疗了胰腺排斥反应，其移植效果明显好于分期移植。因此，绝大多数中心主张施行同期胰肾联合移植。分期移植时，尽管在肾移植后应用免疫抑制剂使受者免疫反应性降低，但胰、肾来源于不同供者，移植肾排斥反应征象不能作为胰腺排斥反应的标志。因此，移植胰存活率较同期移植低，而且受者要经历二次手术打击，经受二期手术后免疫抑制剂再次诱导治疗。而一些中心之所以采用肾移植后胰腺移植常因为供者缺乏，等待时间过长，或因受者糖尿病引起的全身血管病变明显，存在常先行活体亲属供者肾移植，再行尸体胰腺移植。

移植的胰腺和肾脏两个器官可以来源于同一供者，也可取自不同供者。胰腺和肾脏两个器官可以来自尸体供者，也可来自活体供者。从世界范围来讲，绝大多数的胰肾同期移植移植物取自同一尸体供者，在明尼苏达大学萨瑟兰（Sutherland），1994～2002 年有 10% 的 SPK 移植来自活体供者（见活体胰腺移植）。多数不同供者的胰肾分期移植其中一个器官取自尸体供者，另一个器官取自活体供者，但是也有时两个器官来源于不同的尸体供者，理论上也存在其他组合。

（陈　实）

yíxiàn yízhí shìyìngzhèng

胰腺移植适应证（indication of pancreas transplantation）　糖尿病是胰腺移植的主要适应证。胰腺移植可以生理性调节和维持受者血糖瞬间正常水平，是治疗糖尿病最有效的方法。但是与心脏移植、肺移植和肝移植不同的是，胰腺移植并不是抢救患者生命所必须的治疗方法，应该对其长期的治疗优势与手术、免疫抑制剂的毒副作用进行利益/风险的评估。

胰腺移植联合肾脏移植更为常见，用于治疗糖尿病合并肾衰竭或者肾功能不全的患者。对于这样的患者，决定进行胰腺移植手术并不困难，因为他们已经是肾移植的候选者，肾移植术后需要终身服用免疫抑制剂，而胰腺移植只是与外科手术相关的风险因素。糖尿病并发终末期肾病时，多伴有糖尿病其他并发症，如糖尿病视网膜病变和糖尿病神经病变。此时，胰腺移植不但是为了治疗预防晚期糖尿病综合征，而且更主要是为了治疗糖尿病性晚期肾病，但单纯肾移植的远期效果不佳，故需要做肾移植的糖尿病患者即是胰肾联合移植的受者。胰肾联合移植一般选择尿毒症已在透析的糖尿病患者，对于血清肌酐达 200~500μmol/L 的透析前期患者，尤其是出现合并下列情况时：①严重视网膜增殖病变，或激光治疗无效。②胰岛素治疗难以控制血糖。③需要超常规剂量胰岛素才能控制血糖。④严重神经性疼痛，也是胰肾联合移植的适合对象。这样的患者有两种选择：一是胰腺和肾脏同时移植；二是两种脏器先后分别移植（通常是先行肾移植，随后行胰腺移植）。选择何种方案应该根据患者的状态、供者来源情况和个人意愿决定。

对于肾功能正常或肾功能减退但尚未需要透析的糖尿病患者，在决定行胰腺移植前，应该对长期应用免疫抑制剂和胰岛素的危险性进行评估，权衡利弊。而对于那些糖尿病病情较重或者外源性胰岛素应用受到限制或者患者不能达到加强外源性胰岛素治疗的要求；尽管应用最大化的加强治疗方案，仍然不能阻止进展性和严重性并发症的发展；即使不断修改胰岛素治疗方案，血糖波动较大，患者还是反复出现低血糖症，甚至伴有严重的症状性昏迷，低血糖症的危险超过移植手术的潜在危险，对于这类不稳定型（脆型）糖尿病可行胰腺移植或胰岛细胞移植替代治疗，从而避免胰岛素剂量过大造成的后果。如果胰腺移植所带来的病情改善要远远优于免疫抑制剂的不良反应，糖尿病并发症进一步发展将导致失明、截肢和肾衰竭，它们对机体的危害程度要远远大于免疫抑制剂的不良反应。胰腺移植替代治疗越早实施效果越好。成功的胰腺移植是挽救患者生命的有效措施，因此做出胰腺移植的选择相对容易。

胰腺移植也可用于治疗 2 型糖尿病（患者成年时发病，在最初几年里不依赖胰岛素，通过口服降糖药血糖可得到部分缓解，但最终发展成胰岛素依赖，尽管此时体内仍有 C 肽提示机体至少还存在部分内源性胰岛 B 细胞功能）。由于 2 型糖尿病同时存在胰岛素阻抗和胰岛素相对不足，理论上，功能完全正常的胰腺能克服 2 型糖尿病的胰岛素阻抗。实践证实这类 2 型糖尿病患者胰腺移植术后可达到胰岛素不依赖。

单纯胰腺移植适应证　①1 型糖尿病伴有严重视网膜病变或激光治疗无效者、胰岛素抵抗状态及严重神经性疼痛。②“不稳定”性糖尿病，胰岛素治疗困难者。③2 型糖尿病：胰岛功能衰竭，需胰岛素治疗。④慢性胰腺炎或胰腺癌行全胰切除。⑤已施行肾移植的糖尿病患者，或肾移植后糖尿病，需用胰岛素的患者，如移植肾功能正常、稳定，术后无并发症，发生过至少 2 次严重低血糖，糖化血红蛋白>7%，可以再施行单纯胰腺移植（即 PAK）。一般应在移植肾出现继发糖尿病肾病病变的临床表现以前施行胰腺移植，间隔时间一般在 1~3 年。

胰肾联合移植适应证　①1 型糖尿病。并发终末期肾衰竭（尿毒症期）或单纯肾移植后移植肾衰竭。②2 型糖尿病：并发终末期肾衰竭（尿毒症期），需胰岛素治疗。③肾移植术后糖尿病伴移植肾衰竭。

（陈　实）

yíxiàn yízhí jìnjìzhèng

胰腺移植禁忌证（contraindication of pancreas transplantation）　胰腺移植有几个绝对禁忌证：未治愈的恶性肿瘤、活动性感染和明显的依从性不良行为。进入 21 世纪由于胰腺移植技术的发展以往所认为的绝对禁忌证现在可能不再是禁忌证，或者已成为相对禁忌证。

恶性肿瘤　免疫抑制剂能促进恶性肿瘤细胞的生长，因此未治愈的肿瘤是移植的禁忌证。移植术前评估可能会发现癌症，或者患者在以前就诊断为癌症。对一个未诊断或者未治疗的恶性肿瘤患者进行移植会产生致命性的危险，因此术前对移植患者进行癌症的筛查十分重要。这些筛查至少应该包括详细的病史、体格检查、胸部X线检查、骨盆检查、宫颈涂片检查（女性患者）、乳房X线检查（超过40岁的女性患者）、前列腺特异性抗原检查（超过55岁的男性患者）以及粪隐血检查。任何阳性的筛查结果都应该进一步的检查以排除或者确诊恶性肿瘤。如果恶性肿瘤得到确诊，必须在移植术前进行治疗。

一旦恶性肿瘤得以治愈，随后要考虑的一个很重要的问题是要在治愈后多长时间进行移植。或者，对于既往有恶性肿瘤病史并且已经治愈的患者，肿瘤不复发的期限是多久才可以进行移植。这个时间必须足够长以便排除移植术后患者恶性肿瘤会复发。这个时间越长，将来肿瘤复发的危险性就越低。但是，在某种意义上说，等多久都是不实际的。如等待5年会排除约90%的复发风险，但是对于大多数的移植候选者来说，这个时间太长了。不同的肿瘤具有不同的生物学行为、不同的发病率、不同的复发风险。关于癌症和移植的大多数数据都保存在美国国际移植肿瘤登记处（ITTR）。研究者根据这些数据，制订了肾移植候选者指南，并适用于胰腺移植候选者。对多数恶性肿瘤来说，移植候选者应至少保持术前2年无复发，这个期限约2/3的肿瘤会消除复发机会。然而，大多数的恶性黑色素瘤，部分乳腺肿瘤，结肠、直肠肿瘤（根据肿瘤分期），可能需要更长的等待时间。如果乳腺癌或者结肠直肠肿瘤伴有淋巴结受累，等待5年可能更加合适。然而，对于一些特定的肿瘤，如原位癌、基底细胞皮肤癌、偶然发现的小的肾细胞癌，可能不需要等待时间，因为这些肿瘤一旦治愈，复发的机会就会相当小。

感染 活动性感染也是移植手术的禁忌证，像恶性肿瘤一样，在应用免疫抑制剂之后，感染会变得无法控制。如糖尿病合并严重的足部骨髓炎，直到感染治愈后才能考虑进行移植。移植术前评估的一项重要工作是筛查隐性感染，包括龋齿、泌尿系感染、透析通路感染以及慢性肺部感染。这些感染或者可以治愈或者可能成为移植的绝对禁忌证。肺结核在术前可能不被发现，直到患者应用免疫抑制剂之后才暴发感染。在移植术前，应对所有的候选者详细询问病史以求发现危险因素，并行胸部放射学检查和结核菌素试验。根据这些检查结果，决定是否在移植前后应用抗结核药物。

术前还应对移植候选者进行HIV检测。在许多移植中心，HIV阳性仍然是移植的绝对禁忌证。然而，现在HART（高活性的抗反转录病毒治疗）的广泛应用使得HIV阳性患者的预后发生了戏剧性变化。部分临床医师认为HIV感染不会再有像以前一样的并发症，并因此计划为正在进行稳定抗反转录病毒治疗的HIV阳性患者进行移植。已有HIV阳性患者接受肾移植和肝移植的成功报道（数目极少），但还没有接受胰腺移植的报道。理论上，胰腺移植的转归与肾移植和肝移植的转归没有明显差异。毫无疑问，获得性免疫缺陷综合征（AIDS）是移植的绝对禁忌证，但HIV阳性患者是否可以进行移植还存在争议。

移植术前病毒检测评估应该包括疱疹病毒，如巨细胞病毒、EB病毒和单纯疱疹病毒。这些病毒的感染并不是禁忌证，但是术前筛查对移植术后病毒感染的预后和预防治疗很有帮助。巨细胞病毒感染是移植术后最常见的机会性感染。术前巨细胞病毒血清学检测阴性的患者若接受血清学检测阳性的供者器官，则术后最容易发生巨细胞病毒感染。同样，术前EB病毒血清学检测阴性的患者接受了阳性的供者器官，在移植术后最易发生移植术后淋巴细胞增生病。

移植术前还要检测肝炎病毒，特别是乙型肝炎和丙型肝炎病毒。长期透析的患者感染一种或两种肝炎病毒阳性的危险性较高，这部分人群在移植术后易发生进展迅速的肝脏疾病而导致死亡。因此在移植术前应对乙型肝炎和丙型肝炎患者进行谨慎评估，以确定发生进展性肝病的危险性。免疫抑制剂可以增加移植术后乙肝病毒的复制。即使术前已经清除病毒颗粒的患者在移植术后也可能出现乙型肝炎病毒表面抗原阳性。

详细询问移植候选者的全部免疫接种史是术前感染筛查的一部分，对任何遗漏的免疫疫苗都要给予补充。乙型肝炎病毒表面抗体阴性的候选者应该接种乙型肝炎疫苗。所有移植候选者都应该接种肺炎球菌疫苗（除非在过去的5年内接种过）。需要注意的是，肾衰竭患者接种的疫苗效价会降低。而且处于免疫抑制状态的患者（如以前接受过肾移植，现在准备行胰腺移植）不应该接种活疫苗。

依从性不良和心理社会问题 充分的心理社会评估也很重要。

确定移植手术精神方面的绝对禁忌证非常困难。对于精神不正常而不能给予知情同意的移植候选者，在移植术前应请心理医师进行会诊。而对那些患有主要认知障碍或精神疾病的患者应该进行精神心理学评估，以判定他们在移植术后能否进行长期随访治疗。应该制止患者滥用药物并进行治疗，在移植术前使其彻底戒瘾。

移植术后可能出现依从性不良的患者不应该进行手术。然而，进行这个评估是很困难的。提示将来依从性不良的一些危险因素包括明显的情绪不稳定或焦虑症状、药物滥用、严重的人格问题以及不健全的心理社会支持系统等。

根据胰腺移植的禁忌证严格筛选受者。如果存在绝对禁忌证（表1），绝不能贸然手术，否则，即使手术成功，也可能因非手术原因导致移植失败，或影响长期存活率。对某些禁忌证如活动性感染、溃疡病、心功能不全等，必须及时处理，必要时，请有关科室会诊，积极准备，仍然有移植的机会。

表1　胰肾联合移植禁忌证

绝对禁忌证	相对禁忌证
全身活动性感染（包括结核病）	年龄<18岁或>60岁
溃疡病未治愈	近期视网膜出血
活动性肝炎	有症状的脑血管或外周血管病变
恶性肿瘤未治疗或治愈后未满1年者	过度肥胖或超过标准体重150%
艾滋病病毒阳性者	乙型肝炎表面抗原阳性或丙型肝炎抗体阳性而肝功能正常者
难治性心力衰竭或左心室射血分数<40%	严重血管病变
近期心肌梗死	癌前病变
呼吸系统功能不全	
进行性周围肢端坏死、卧床不起	
严重胃肠免疫病、不能服用免疫抑制剂者	
伴有精神病或心理异常或依从性差者	
嗜烟者、酗酒或吸毒者	

如有下列情况应视为胰液膀胱引流术式胰腺移植禁忌证：①未治愈的尿道感染。②下尿道狭窄。③糖尿病晚期损害引起的神经源性膀胱排尿功能障碍、膀胱挛缩或膀胱扩张，膀胱残余尿测定大于100ml。

（陈　实）

yíxiàn yízhí gōngzhě xuǎnzé

胰腺移植供者选择（pancreas transplant donor selection）　选择一个健康、有活力有功能可用于胰腺移植的提供者。因此，必须重视移植前对供者的评估与选择，并做好充分的术前准备。绝大多数供胰来自脑死亡供者和心脏死亡供者，极少数来自活体亲属（见活体胰腺移植）。

绝对禁忌证　①有明确糖尿病。②严重高血压。③慢性胰腺炎。④恶性肿瘤（未转移的皮肤基底细胞癌、脑胶质瘤者除外）。⑤未治愈的严重感染。⑥HIV阳性。⑦活动期梅毒。

相对禁忌证　①年龄>50岁。②乙型和丙型肝炎病毒血清学阳性。③某些严重内科疾病，如系统性红斑狼疮等。④过度肥胖。⑤一般情况下，心脏停跳后，供胰和供肾热缺血时间不超过30分钟。如同一供者同时捐献肾脏，还应参考肾移植选择标准。

免疫学选择　确定无上述禁忌证的候选供者，进一步做免疫学检测，确定供者与候选受者匹配关系。①ABO血型与受者相同或相容。②淋巴细胞毒试验<10%；群体反应性抗体<20%。③HLA的6位点尽可能与候选受者少错配，尤其以DR位点相符者更佳。

（陈　实）

nǎosǐwáng gōngzhě yíxiàn qiēqǔshù

脑死亡供者胰腺切取术（pancreas procurement from brain dead donor）　从脑死亡尸体获取胰腺用于胰腺移植的手术。因可供移植的器官严重短缺，脑死亡尸体供者器官一般都是多器官联合切取，但由于肝脏与胰腺共用部分血管，两者同时切取曾被认为是不可能的，在对肝脏和胰腺解剖认识的深入并随着复杂的动脉重建技术（主要应用于胰腺）的发展，及20世纪80年代后期的大量实践表明肝胰同时联合切取并不会影响肝和胰腺移植的效果。有经验的外科医师常规行胰腺及肝脏的联合切取。除了节段胰腺移植外，胰腺移植胰液外引流都是使用与胰腺毗邻的十二指肠与膀胱或空肠吻合，胰腺移植时要用十二指肠所以胰腺切取时十二指肠要一并切取全称为胰十二指肠切取术。

应用解剖　胰腺的动脉血供主要来自3支动脉，肠系膜上动脉、胃十二指肠动脉及脾动脉。胰头部分则由两个动脉弓供血，前动脉弓（由胃十二指肠动脉发出的胰十二指肠上前动脉和肠系膜上动脉发出的胰十二指肠下前动脉组成）与后动脉弓（由胃十二指肠动脉发出的胰十二指肠上后动脉和肠系膜上动脉发出的胰十二指肠下后动脉组成）。这 2 个动脉弓供应胰头、钩突及与胰头相连的十二指肠部分。胰体、尾部由脾动脉及其分支供血，特别是胰背动脉与胰横动脉。最初全胰移植的供胰需保留腹腔干、脾动脉及肠系膜上动脉。肝移植也需要腹腔干和门静脉，在切取两个器官时需要兼顾或经血管重建完成移植。脑死亡供者依赖设备维持心肺功能和血液循环，器官切取过程与心脏死亡多器官切取关键区别是"先游离，再灌洗"，后者是"先灌注，再游离"。

供者选择 合法的脑死亡器官捐献者，符合脑死亡供者基本条件。

手术方法 ①脑死亡供者仰卧位，依赖设备维持心肺功能和血液循环。取上至胸骨切迹，下至耻骨联合的正中切口。用电锯劈开胸骨。切开心包，放置胸骨撑开器。于脐下约 5cm 处做横切口，从中线向两侧切开至腋中线。此交叉切口将腹壁分割为 4 块，分别向头侧与尾侧的两边翻开；将各块用固定针或巾钳固定于两侧腹壁，以完全暴露腹腔。切断镰状韧带以避免损伤肝脏。放置腹壁拉钩，全面探查腹腔有无异常。②结扎、切断从幽门至脾胃韧带的胃结肠韧带，打开网膜囊。将胃翻向头侧，横结肠向下牵引，暴露胰体、尾部的前面，触诊胰头，估计整个器官是否适合移植。如大体标本未发现异常，则开始切取。先解剖肝十二指肠韧带，确认并检查肝、胰共用血管的解剖学特点。如果解剖正常（即只有一条肝动脉），则先切断肝胃韧带的薄弱部分。然后在胰腺上缘约 1cm 处逐层解剖肝十二指肠韧带。远离胰腺游离、结扎胆总管，近端切断。用电刀切开胆囊底。用抗生素液彻底冲洗胆囊、胆囊管及近端胆总管，直至流出澄清液体。找出肝固有动脉，解剖其上端。沿肝固有动脉逆行而上寻找胃十二指肠动脉，结扎并切断。解剖肝总动脉至腹腔干。确认胃右动脉与冠状静脉并结扎、切断；用 4-0 线结扎肝动脉与胰腺上缘之间的所有淋巴管。确认腹腔干后，游离、捆扎脾动脉。结扎、切断胃左动脉。逆行解剖腹腔干至其腹主动脉起源处。切开肝左三角韧带，将食管推向左侧，切除膈肌脚和腹腔神经节，暴露出腹腔干上端的腹主动脉，用血管阻断带捆扎。在肝脏和胰腺之间游离、结扎走行于正中的门静脉之后，肝十二指肠韧带分离完毕。应避免损伤胰腺内缘或胰腺后部，并在肠系膜上静脉与脾静脉合干处游离门静脉。靠近胰腺上缘清除门静脉周围的淋巴组织。③解剖出肝门处肝动脉、门静脉和胆总管后，游离出十二指肠后面和胰头，直至腹主动脉和下腔静脉。结扎、切断胰腺前面的胃网膜右血管和幽门血管。此时则可根据其血管和大体形态，准确判断出供胰是否适合于移植。④轻轻剥离胰腺四周所有结构，完全游离结肠肝曲和脾曲间的横结肠，以更好地暴露术野，利于胰腺与其腹膜后毗邻结构的分离。结扎、切断所有胃短血管，将胃与脾分离。将胃向上牵拉，横结肠向下牵拉，游离脾脏。用电刀切断脾膈韧带、脾结肠韧带和脾肾韧带，以及所有脾与后腹膜之间的组织。这时除了脾门，脾脏已被完全游离。握持脾作为把手向上提起胰尾开始分离胰腺，以不接触胰的手法，确保对胰腺不被握捏挤压。切断胰体尾与后方结构的联系，使胰腺与左肾和左肾上腺分离。如果时间允许，应靠近胰腺结扎胰周淋巴管及淋巴组织，也可以将此步骤留在后期修整时进行。于距胰腺下缘约 5cm 处结扎肠系膜下静脉，以便于插管灌注门静脉。将胰腺的腹膜后部分解剖至腹主动脉水平。于此处切断腹腔神经节、淋巴结与淋巴管，暴露出腹腔干、肠系膜上动脉及左肾静脉。⑤将开腹前安置的鼻胃管进一步向下推进至十二指肠降部。注入约 200ml 抗真菌、抗细菌药物溶液（包括两性霉素、甲硝唑及庆大霉素）。于十二指肠与幽门交界处远端上胃肠吻合钳切断闭合十二指肠近端。于十二指肠悬韧带水平也用胃肠吻合钳切断闭合十二指肠升部，为了防止十二指肠腔内与胰腺分泌液潴留导致十二指肠过度扩张，此步操作也可于最后准备切取胰腺前进行。⑥胰腺解剖完成后，切断肝与膈的韧带，游离肝脏。切断三角韧带后，游离肝上下腔静脉并用血管阻断带将其捆扎。因为保留了部分与肝上下腔静脉相联系的膈肌，如果时间允许，可结扎各个静脉并分别切断。如果时间不允许，则此步骤留在后期修整工作中进行。将肝脏向上牵拉，将下腔静脉后外侧面从其近端向下解剖至肾静脉水平。确认并结扎、切断右肾上腺静脉。靠近肾静脉水平捆扎肝下下腔静脉。⑦确认各肾动脉出自腹主动脉位置及其与肠系膜上动脉的关系，确定与肠系膜上动脉一同保留的腹主动脉袖片的大小。一般而言，对肾脏与肾门结构先做简单的分离，具体细致的分离在后期进行。过度的原位分离肾脏可能导致肾动脉痉挛及技术性并发症。于十二指肠悬韧带韧带水平，用分别结扎的方法，远离胰腺钩突切断系膜根部。⑧胸腔器官切取组，在暴露时就检查心肺情况以确定是否适合移植，此时可以开始分离心肺器官，准备灌注。⑨供者腹腔、胸腔器官解剖游离完成后，经静脉给予肝素（≥70U/kg）。在威斯康星大学液（UW 液）灌注腹腔器官之前，结扎肾下腹主动脉与肠系膜下动脉。此时，检查是否有发自髂动脉的肾下极动脉。在腹主动脉远端靠近分叉处将其结扎（或者结扎双侧髂总动脉，也可在分叉处下方钳夹），用灌流管插入远端腹主动脉。灌注管的尖端应置于已结扎的肠系膜下动脉开口与肾动脉开口之间。用第二个灌注管由肠系膜下静脉插入，经脾静脉到达门静脉，用于门静脉灌注（图 1）。如果要切取胸腔器官，与胸腔器官切取组协商，于腹腔干上方的腹腔或胸腔内交叉钳夹腹主动脉。于膈上切断肝上下腔静脉，若胸腔器官切取组要求，也可暂时钳夹肝上下腔静脉（在这种情况下，于肾静脉下方，另插管至下腔静脉，以利引流出灌注液）。腹主动脉交叉钳夹后，即开始腹主动脉和门静脉的灌注。如果此时切断肝上下腔静脉，则所有静脉血和灌洗液都流至胸腔。用碎冰屑对胰腺、肝脏和肾脏进行表面冷却。经腹主动脉灌注约 2L 的冷 UW 液，经门静脉灌注 1L。保存液的用量由肝与肾变白的程度决定。但是，胰腺的灌注过多，即过度灌注，可能导致移植术后灌注性胰腺炎。为了避免胰腺的过度灌注，肝脏可以于后期修整时单独经门静脉补充灌注 UW 液，或者经腹主动脉灌注 1L UW 液后暂时钳夹肠系膜上动脉及脾动脉。⑩灌注完成后，胰腺与肝脏一般应原位分离，应先切取肝脏，但是两者也可以行体外分离。腹腔干通常应保留给肝脏，故脾动脉应于从腹腔干发出处远端切断。于腹腔干和肠系膜上动脉水平侧面切开腹主动脉，以避免损伤各肾动脉。切取主动脉袖片，腹腔干与肠系膜上动脉各保留一段主动脉袖片。膈肌边缘部分与肝上下腔静脉一同保留。靠近肾静脉开口处近端水平切断下腔静脉。于胰腺与肝门之间中部切断门静脉，使供肝与胰腺有足够长的门静脉。切断肝脏膈面及后面所有残留附着物。将肝脏移至无菌台，检查后保存于 4℃ UW 液中，装袋以便运输。供肝切除术完成。⑪随后切取胰腺，肠系膜上动脉连同其腹主动脉袖片一同保留给胰腺。脾动脉、门静脉、十二指肠两端及肠系膜根部此时已分离完毕。拔出门静脉插管，在远离肠系膜下静脉入脾静脉处双重结扎肠系膜下静脉。切取的胰腺移至后期工作台检查。用单股 7-0 不可吸收线标记脾动脉近端，以备脾动脉缩回胰腺组织时便于查找。如果十二指肠扩张，则松开吻合钳开放十二指肠远端，用 UW 液、抗生素液、抗真菌液灌洗，以排出残留的胆汁及十二指肠内容物。如果十二指肠不扩张，则保留吻合钳至受者血管再通时开放。⑫胰腺保存于 4℃ UW 液中，无菌包装于容器中，然后置于盛有碎冰的袋内。外面再套一袋，送至医院进行后期工作处理。整块切取法切取双肾。于后台分离双肾，分离腹主动脉的前壁与后壁，将一段腔静脉留给右肾静脉，腔静脉袖片留

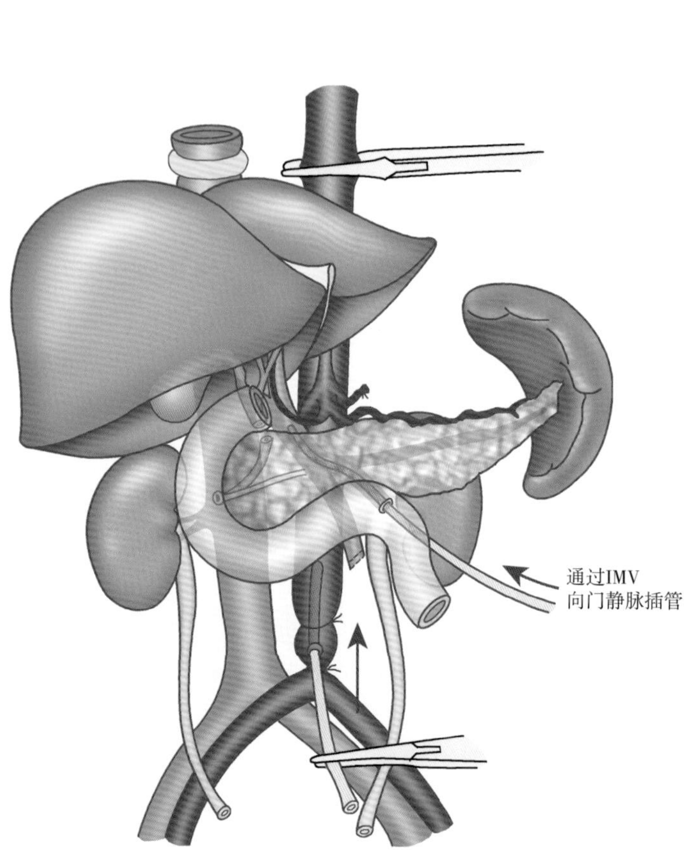

图 1　在腹主动脉远端靠近分叉处将其结扎，用灌流管插入远端腹主动脉灌注

糖波动较大、经常发生糖尿病酮症酸中毒或明显低血糖昏迷的患者，成功的胰腺移植是挽救患者生命的有效措施，因此做出胰腺移植的选择相对容易。即使对那些糖尿病并不是很严重的患者，胰腺移植也可以明显改善患者的生活质量，甚至在某种程度上阻止糖尿病并发症的发展。无论糖尿病病因为何，胰腺移植都能改善病情，但是需要接受免疫抑制治疗。对于已接受免疫抑制治疗的患者（糖尿病行单纯肾移植者），应该考虑进一步手术所致的风险。糖尿病并发症进一步发展将导致失明、截肢和肾衰竭，它们对机体的危害程度要远远大于免疫抑制剂不良反应。胰岛B细胞替代治疗越早实施效果越好。

适应证包括：①糖尿病尿毒症前期肾病（GFR＞30ml/min）。②糖尿病治疗和处理困难的问题。严重视网膜增殖病变，或激光治疗无效，高度不稳定性糖尿病，无法觉察的低血糖，耐受皮下注射胰岛素（需要超常规剂量胰岛素才能控制血糖）和严重神经性疼痛。

外科手术技术的改进，诊断移植胰排斥反应的手段增多以及新型免疫抑制剂的应用，大大减少了手术危险性，提高了胰腺移植的效果。因此，有些单位开始为非尿毒症糖尿病患者施行单纯胰腺移植。此外，患者发展到终末期肾病时血管损害已无法逆转了，胰腺移植后也不可能逆转。因此，在并发症还不十分严重时，施行单纯胰腺移植有助于阻止这些并发症的进一步恶化。单纯胰腺移植的主要适应证是尿毒症前期，进行性视网膜病以及糖尿病治疗困难者。已经有糖尿病肾损害，如出现蛋白尿，GFR下降，施行胰腺移植有可能阻止和逆转肾损害，如果肾损害到严重程度时，就难以耐受环孢素A的肾毒性副作用，一般以GFR在30～40ml/min作为分界点，如果GFR低于此点，需行胰肾联合移植。

眼科治疗有了很大进展，但仍有约20%的胰岛素依赖型糖尿病患者最终会失明。在发达国家糖尿病是成人失明的最常见原因。无可置疑，许多糖尿病患者预防和治疗失明的要求最为强烈，他们要求胰腺移植后能保存视力。因此，最好是在视网膜病变的增殖前期施行胰腺移植，或者经激光治疗和玻璃体切割术后仍无效时行胰腺移植。

对部分糖尿病治疗十分困难的患者也可考虑施行单纯胰腺移植。主要包括高度不稳定性患者，皮下注射胰岛素产生耐药性者以及神经损害并有不可忍受的疼痛者。

胰腺移植的禁忌证是受者患有不可根治的肿瘤和精神病。任何急性病无论与糖尿病是否有关，都应在移植术前治疗和处理，特别是注意治疗感染性疾病。因糖尿病引起的严重并发症如进行性四肢坏疽，严重冠心病伴有心绞痛或难治性心功能不全、难治性周围神经病变导致卧床不起以及严重神经损害出现胃麻痹或膀胱麻痹都属禁忌证。冠状动脉狭窄，在移植术前如行冠状动脉成形术或冠状动脉旁路移植术可纠正者，才可考虑行胰腺移植。为了确定患者是否有胰腺移植的适应证和禁忌证，应经移植外科、糖尿病、肾病和眼科医师会诊。

（陈　实）

jiéduàn yíxiàn yízhí

节段胰腺移植（segmental pancreatic transplantation）　胰腺切取或修整后使用部分胰腺（一般是体尾部）植入受者体内的手术。一个正常的胰腺至少含有100万个胰岛细胞。只需30万个胰岛细胞即可维持血糖正常。因此大多数糖尿病患者只需要移植半个胰腺即可以摆脱对外源性胰岛素的依赖。在20世纪60年代末期和70年代早期胰腺移植都采用全胰腺包括十二指肠，手术并发症多，成功率很低。到20世纪70年代末期和80年代逐渐被节段胰腺移植取代。这是因为节段移植的器官获取、移植和并发症管理等方面大大简化了。随着保存液、手术技术、免疫抑制和预防性应用抗生素的改进，20世纪80年代末期以来人们又将临床研究焦点移回全胰腺移植。根据国际胰腺移植登记处（IPTR）的数据，节段性移植从1980年超过40%，到1990年的3%，到2000年不到1%。此转变的发生是因为全器官移植的胰岛数量更多，与节段胰腺移植相比，功能保存更好也使得排斥反应的治疗更加成功。

节段性移植和全胰腺移植受者的结果不同，应归因于节段性移植的胰岛数量较少。因此，尽管节段性移植在技术上简单，但在代谢控制方面不能令人满意。对于活体供者，节段胰腺移植仍然是唯一的选择。技术成功的活体供者的长期效果良好要归因于HLA配型较好，排斥反应发生率较低，保存时间较短（见活体胰腺移植）。

节段胰腺移植中，脾血管通常直接与受者髂血管吻合。若使用尸体供者，可获得带脾动脉的腹腔干，而腹腔干可用于动脉吻合。节段胰腺移植很少需要用到延长的动脉移植物；若胰腺远端从尸体供者切取，则可用供者髂外动脉或髂内动脉与脾动脉端端吻合，供者髂血管分叉处的动脉袖片与受者髂动脉吻合。若从活体供者切取胰腺远端，则可用受者的髂内动脉或大隐静脉延长血管。

门静脉通常不需要后期血管重建。游离其周围并延伸至胰腺上缘。门静脉的游离经常包括结扎、切断胰十二指肠上静脉，它是引流胰头的小静脉支。偶见冠状静脉与脾静脉汇合连接的，同样结扎、切断。游离之后，必须保证门静脉有2~3cm长，才能进行无张力吻合。

劈离式胰腺移植也属于一种特殊类型的节段胰腺移植。同肝脏一样，胰腺的血管供应允许将一个胰腺分割成两个节段移植物（见劈离式胰腺移植）。

用相同技术，使用膀胱和肠内引流来引流胰腺外分泌液。对于膀胱和肠内引流，进行两层的吻合直接将胰管吻合到膀胱上皮（胰管膀胱吻合术）或吻合到空肠黏膜（胰管空肠吻合术）或将全部胰颈切面套入膀胱（胰膀胱吻合术）或套入空肠（胰空肠吻合术）。只有极少数情况使用胰管注射或输尿管引流（如胰管和同侧输尿管尺寸匹配，胰颈较短）。胰管内常放置1枚支架，并用6-0或7-0可吸收缝合线系于吻合口。支架或从尿道自行排出或移植后3~4周在膀胱镜下取出。

（陈　实）

yí-shèn liánhé yízhí

胰肾联合移植（combined pancreas and kidney transplantation）

胰腺和肾两个器官联合移植治疗糖尿病合并肾衰竭的手术。胰肾联合移植是最常见的胰腺移植方式，而同期胰肾联合移植是目前胰腺移植最常见的术式，一次进行两个器官的移植，能同时治疗糖尿病及糖尿病性肾病，同时摆脱透析和胰岛素，成为治疗1型糖尿病、部分2型糖尿病合并尿毒症的最有效方法。同期胰肾联合移植方式的移植肾和移植胰长期生存率都比较高，相对于单独胰腺移植，急性排斥反应的发生率明显低，但此种移植方式主要问题在于等待获得两个合适器官通常时间比较长。此外，除了胰肾同期移植外，也可以分期移植，肾移植可与胰移植先后植入。

适应证　糖尿病合并终末期肾衰竭是标准的胰肾联合移植适应证。胰肾联合移植一般选择尿毒症已在透析的糖尿病患者，对于血清肌酐达200~500μmol/L的透析前期患者，决定施行胰肾移植并不困难，因为他们已经是肾移植的候选者，肾移植术后需要终身服用免疫抑制剂，而再行胰腺移植只是增加了与外科手术相关的风险因素。一旦患者成为胰腺移植的候选者，没有明确的手术禁忌证，决定哪种移植类型对患者最合适是很重要的。首先，必须确定肾功能和是否需要做肾移植。肾功能稳定（肌酐清除率>60ml/min，肌酐<177μmol/L，尿液中蛋白很少）的患者适合于行单独胰腺移植。然而，具有中度肾功能不全的患者可能需要行肾移植，因为一旦术后应用钙调磷酸酶抑制剂，药物的肾毒性会使肾功能进一步恶化。

手术方式　对于既需要肾移植也需要胰腺移植的患者来说，可以有几种选择。选择何种方案应该根据患者的状态、供者来源和个人意愿决定。两个器官可以同时移植也可以序贯分期移植，供者既可以是活体也可以是尸体，或者两者联合。哪一种方案对患者来说是最合适的要根据肾功能不全的程度、供者的来源和个人的情况来决定。分期胰肾移植和同期胰肾移植各有利弊。分期移植与同期移植不一样，尽管在肾移植后应用免疫抑制剂使受者免疫反应性降低，但胰、肾来源于不同供者，移植肾排斥反应征象不能作为胰腺排斥反应的标志，二期移植胰存活率较同期移植低，而目前一些中心之所以采用肾移植后胰腺移植是因为分配不到合适的器官。通常先行活体亲属供者肾移植，再行尸体胰腺移植。1966年12月~2009年底，全球胰腺移植和胰肾联合移植已超过3万例，其中80%以上为同期胰肾联合移植，移植胰有功能存活最长者已逾26年。20世纪90年代中期以来，胰肾联合移植的受者及移植胰存活率稳步提高，已逐渐接近肾移植和肝移植，尤其是同期胰肾联合移植的存活率明显高于肾移植后胰腺移植。胰肾联合移植的受者和移植胰存活率不断提高，尤其在有经验的移植中心，胰腺移植已跨入与心、肝和肾等同种器官移植的同等行列。

同期胰肾联合移植（simultaneous pancreas-kidney transplantation，SPK）　胰腺和肾脏同时移植，绝大多数胰腺和肾脏移植物取自同一尸体供者，是最常见的移植方式。胰肾同期移植可以一次纠正原发性糖尿病和尿毒症；胰肾取自同一供者，抗原性单一，移植肾比移植胰易于发生排斥反应或肾排斥反应出现较早，且移植肾排斥反应易于观察、诊断，在治疗肾排斥反应的同时常也预防或治疗了胰腺排斥反应，其移植效果明显好于分期移植。因此，绝大多数中心主张施行同期胰肾联合移植。这种移植方式移植肾脏和移植胰腺的长期生存率都比较高。患者可以一次进行两种脏器的移植，并且因此而同时摆脱透析和胰岛素。免疫学方面，相对于单独胰腺移植，急性排斥反应的发生率明显低。此种移植方式主要的问题在于等待时间比较长，等待时间是 2~3 年。然而，对于没有活体供者的患者，同期尸体供者胰腺肾脏联合移植可能是最好的选择。虽然同期胰肾联合移植手术创伤较二期胰腺移植大，但总体效果优于分期移植，前者移植胰 1 年存活率达 83%~95%，后者仅为 74%。大多数学者主张同期胰肾联合移植，胰肾同期移植约占胰腺移植总数的 78%，肾移植后胰腺移植仅占 14%。

肾移植后胰腺移植（pancreas after kidney transplantation，PAK） 见肾移植后胰腺移植。

同期活体肾移植-尸体胰移植 可以行活体供者肾移植而且还没有进行透析的患者可以放在尸体供者胰腺移植的等待名单中。当可以利用尸体供者胰腺时，同时进行尸体胰腺移植和活体供肾移植。该移植方式的优点在于应用活体供肾，缩短等待时间，只进行一次手术。这种移植方式的好处在于应用活体供肾，也就缩短等待时间、一次手术移植两个器官。但这种方式难于组织和配合，因为它需要两个外科团体和两个手术室；有时候供者和受者还在不同的地区。对活体供者来说也存在着时间上的困难，一旦获得尸体供胰，活体供者则需急诊手术，因此这类手术虽有开展，但数量极少。

活体胰肾联合移植 如果有合适的活体供者可以提供一个肾脏和半个胰腺，那么可以进行活体供者同期胰肾联合移植，或者分期胰肾联合移植。该移植方式特别适合于抗体水平比较高、在尸体供者中很难发现合适供者的候选者。主要缺点是对于活体供者来说，需要经受长时间的外科手术，而且具有一定的手术风险和死亡率。

同期活体肾移植与尸体胰移植和活体胰肾联合移植这两种手术虽有开展但例数极少。

（陈　实）

shèn yízhí hòu yíxiàn yízhí

肾移植后胰腺移植（pancreas after kidney transplantation，PAK） 先行肾移植，随后二期行胰腺移植用于治疗糖尿病合并肾衰竭的手术。又称二期胰腺移植。糖尿病合并肾衰竭的患者因病情或供移植器官来源等原因可先行肾移植后，纠正尿毒症，待移植肾功能恢复，受者情况好转后，再行胰腺移植或者是肾移植后糖尿病需用外源胰岛素治疗的受者，如移植肾功能良好，术后无并发症，需要行胰腺移植来防止糖尿病并发症的发生，预防糖尿病影响移植肾。二期胰腺移植一般应在移植肾出现继发糖尿病肾病病变的临床表现以前施行。糖尿病合并肾衰竭的患者大多施行同期胰肾联合移植，约占胰腺移植总数的 78%，肾移植后胰腺移植仅占 14%。因胰和肾来自同一供者，同期胰肾联合移植的移植效果明显好于分期移植，前者移植胰 1 年存活率达 83%~95%，后者仅为 74%。

分期和同期胰肾移植各有利弊。分期移植时，尽管在肾移植后应用免疫抑制剂使受者免疫反应性降低，但胰、肾来源于不同尸体供者（除极少数供胰和供肾来自同一活体供者），移植肾排斥反应征象不能作为胰腺排斥反应的标志。因此，移植胰存活率较同期胰肾联合移植低，同期而胰肾移植可以一次纠正原发性糖尿病和尿毒症；胰肾取自同一供者，抗原性单一，移植肾比移植胰易于发生排斥反应或肾排斥反应出现较早，且移植肾排斥反应易于观察、诊断，在治疗肾排斥反应的同时常也预防或治疗了胰腺排斥反应，其移植效果明显好于分期移植。因此，绝大多数中心主张施行同期胰肾联合移植。一些中心之所以采用肾移植后胰腺移植是因为供者缺乏，等待时间过长，或因受者糖尿病引起的全身血管病变明显，常选择先行活体亲属供者肾移植，再行尸体胰腺移植。

在 PAK 中，只有极少数胰肾均来自活体供者，一般说来供移植的肾和胰先后取自同一供者。1978~1993 年，明尼苏达大学有 20%的 PAK 受者从同一供者接受了活体肾移植和活体胰腺移植。自 1994 年他克莫司问世和 1995 年吗替麦考酚酯问世以后，尸体 PAK 移植物排斥反应发生率下降，这就使活体 PAK 明显减少。博曼（Bohman）等的研究发现胰腺移植在肾移植后 1~7 年进行，在胰腺移植术前和术后 4 年进行肾活检，与那些在同一时间进行单纯肾移植的糖尿病受者比较，由糖尿病导致的肾小球病变是可逆的，在肾移植后最初几年内施行的胰腺移植阻碍了糖尿病肾小球病变的进展。

（陈　实）

yízhíyí xuèguǎn chóngjiànshù

移植胰血管重建术（vessel reconstruction of pancreas transplantation） 移植胰动脉和静脉与受者动脉和静脉分别吻合的手术。移植胰血管重建的方式取决于：①移植胰胰液转流的术式。

②移植胰静脉回流的途径。胰腺植入时血管重建根据移植胰静脉的回流部位不同，分为静脉血汇入体循环和汇入门静脉两大类。动脉重建的方式和位置依据静脉回流术式。动脉的重建依据静脉吻合的部位，选择就近或适当的动脉做吻合。

进入21世纪美国部分移植中心极力倡导移植胰门静脉回流途径，其优点是：①可以避免移植胰腺分泌的胰岛素直接进入体循环导致的高胰岛素血症、脂质代谢紊乱，以及由此引起的动脉硬化。②胰岛素直接进入肝脏，更有利于胰岛素发挥作用，促进糖代谢，以免引起胰岛素抵抗。③由于移植胰腺的静脉血直接进入肝脏，抗原或抗原抗体复合物等在肝脏内得到处理，有利于减少排斥反应的发生。理论上，移植胰门静脉回流途径是最理想的术式，门静脉回流组发生排斥反应的程度可能轻于体循环静脉回流组。两种方式相比，差异均无统计学意义。因此，有关移植胰腺静脉回流方式对免疫排斥反应、代谢以及移植物长期存活率的影响，需对无糖尿病并发症接受单纯胰腺移植的病例进行前瞻性、随机性、标准化研究才能定论。许多移植中心推荐后者。一般认为移植胰静脉是与髂静脉做吻合，静脉血汇入体循环，分泌的胰岛素回流到体循环，造成高胰岛素血症。为了使移植胰分泌的胰岛素按正常生理途径直接汇入门静脉进入肝脏，移植胰静脉与门静脉系统的血管吻合，这样可以提高胰岛素的利用率。此外，有学者认为移植胰静脉血直接汇入肝脏有可能诱导免疫耐受，减少移植胰的排斥反应。

手术方法 ①移植胰静脉血汇入体循环术式：进入右侧髂窝部腹膜外间隙，显露髂血管。结扎所有淋巴管，以防术后淋巴液渗漏。切开后腹膜，显露右侧髂血管，显露和充分游离髂总动脉和髂外动脉和髂外静脉，以保证足够的长度用于血管吻合。全胰移植时，用血管阻断钳（Satinski钳）阻断右髂总动脉或髂外动脉，做两定点的端侧吻合。供胰门静脉（胰节段移植用脾静脉）与受者髂外静脉或髂总静脉行端侧吻合（图1）。如节段胰尾移植，则采用供胰的脾静脉与受者髂外静脉做端侧吻合；脾动脉与受者髂内动脉做端端吻合或与髂外动脉做端侧吻合。②移植胰静脉血汇入门静脉术式：经受者腹部正中切口进入腹腔，在系膜中部的边缘分别游离一段肠系膜上静脉；供胰的门静脉（胰节段移植用脾静脉）分别用5-0和6-0血管缝合线与肠系膜上静脉做端-侧吻合（图2）。胰静脉血汇入门静脉术式时，动脉的吻合较困难，因为门静脉与肠系膜上静脉做吻合后，移植胰的动脉就不可能直接与受者髂动脉做吻合。因此，在修整供胰时有两种方法延长移植胰动脉。a. 在修整供胰时，先取一段供者髂血管包括髂内动脉、髂外动脉以及髂总动脉的Y形血管移植物，用髂内动脉和髂总动脉的两个分支的远端分别与移植胰的腹腔干（或脾动脉）和肠系膜上动脉断端做端端吻合。移植胰植入时，用供者Y形间置血管的髂外动脉远端穿过受者肠系膜隧道到达髂窝部与受者髂内动脉做端端吻合或与受者髂外动脉做端侧吻合。b. 将供胰上的脾动脉与供胰上的肠系膜上动脉做端侧吻合，使供胰的两条动脉合并成一个开口的动脉用于与受者的动脉重建。随后游离受者髂动脉，可以用一段供者的间置血管及髂动脉血管

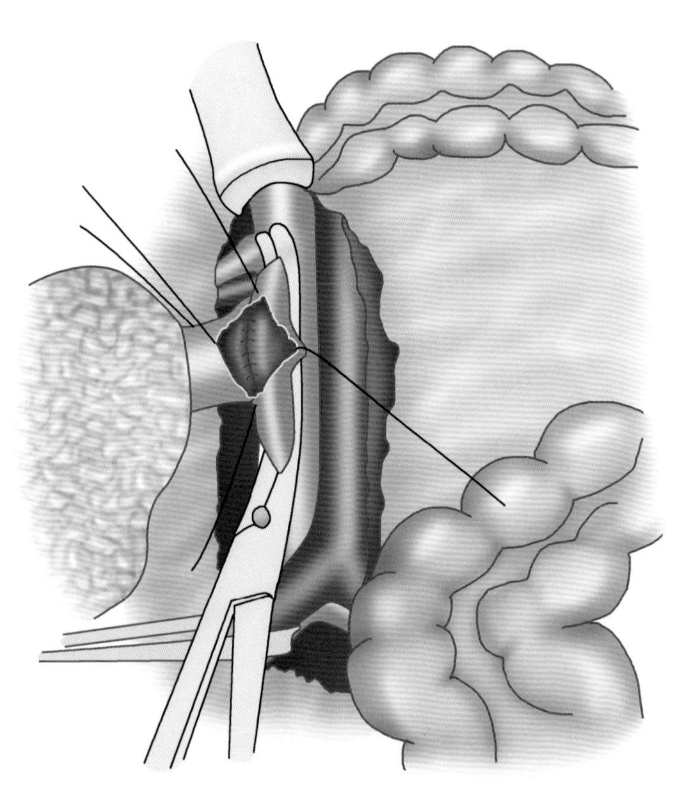

图1 供胰门静脉与受者髂外静脉端侧吻合

先与受者的髂内动脉做端端吻合，最后将该段间置血管穿过受者肠系膜隧道到达肠系膜上静脉附近，用于与移植胰的肠系膜上动脉做端端吻合（图3）。

（陈　实）

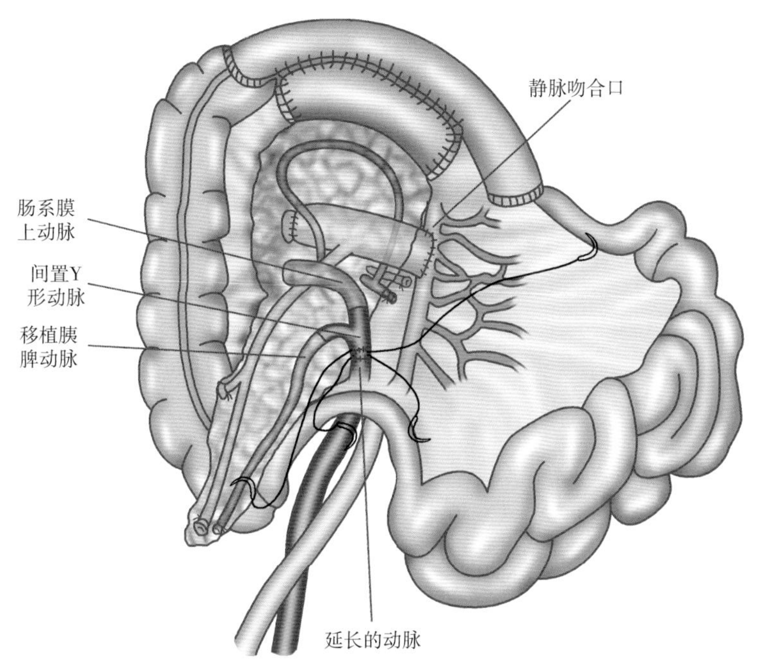

图2　供胰门静脉与受者肠系膜上静脉吻合

注：肠系膜上动脉和脾动脉使用间置Y形髂血管与髂内动脉吻合。

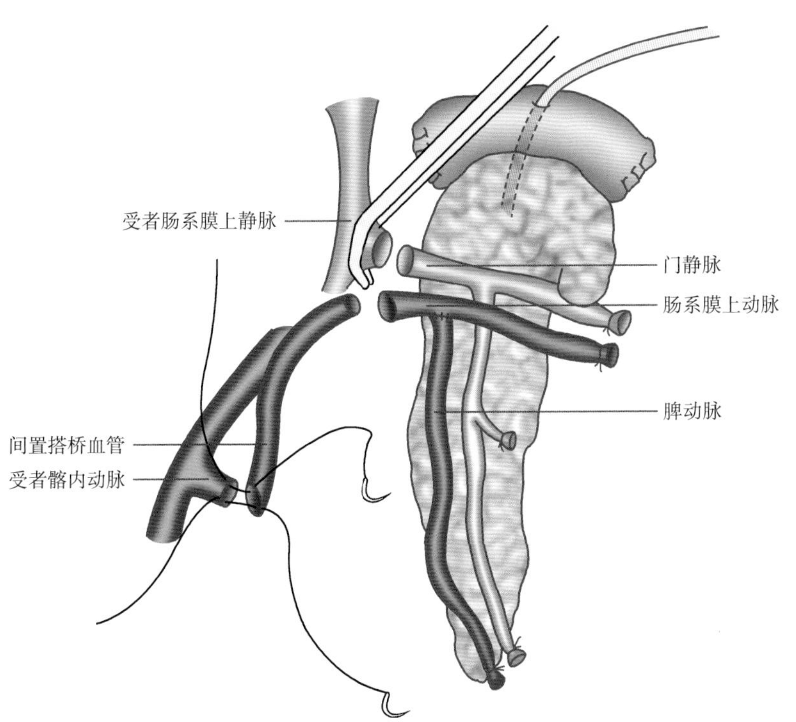

图3　供胰脾动脉先与供胰肠系膜上动脉端侧吻合

注：用一段供者髂动脉与受者髂内动脉端端吻合，另一端与肠系膜上动脉端端吻合。

yízhíyí jìngmài huíliúshù

移植胰静脉回流术（venous drainage of pancreas transplantation）　胰腺移植时移植胰的静脉回流不同途径的手术方式。胰腺移植时动脉一般都采用与髂动脉吻合为移植胰提供血供，但移植胰的静脉回流有两种不同途径可供选择，可以经体循环或门静脉回流。

体静脉回流术式　从凯利（Kelly）和利勒海（Lillehei）首例胰腺移植开始，绝大部分的移植胰腺被异位放置于盆腔并与髂动静脉行血管吻合。由于跨过了肝脏，体静脉回流会引起外周高胰岛素血症和门静脉低胰岛素血症。外周高胰岛素血症与胰岛素抵抗有关，导致增加基础肝糖原的生成，降低外周葡萄糖的利用，减少胰岛素刺激的葡萄糖的储存，抵抗胰岛素的抗降脂作用和免疫抑制治疗。高胰岛素血症也下调在肌肉和脂肪组织中胰岛素受者和受者后通路。因此，导致胰岛素抵抗。临床上，外周高胰岛素血症也与高血压，心血管疾病，体重增加和女性多囊卵巢综合征有关。体静脉回流的第二个效应，门静脉低胰岛素血症，可能引起脂代谢异常，因为肝在脂蛋白代谢中的角色。由于体循环静脉回流技术上更容易，受者手术风险更低。2011年国际胰腺移植登记处报道，全球82%的SPK和90%的PTA均采用体循环静脉引流术式。

门静脉回流术式　与门静脉循环相比，移植胰腺的静脉回流直接进入体循环，而跨过肝脏，是不符合生理的。然而在早期，门静脉回流并没有得到广泛应用是因为其增加了发生技术并发症的危险。理论上从低流速器官（如移植胰腺）向受者高流速体循环的静脉回流使得移植物血栓形成的危险相对减少，与之相反，从低流速器官向受者低流速的门静脉系统的静脉回流危险性较高。门静脉回流未得以广泛应用的其他原因有：①移植胰腺位置位于中腹部。②需要肠吻合，术后并发症如吻合口瘘发生率较高，可引发严重的腹内感染。③门静脉回流对正常血糖并不是必须的（事实上，早期体静脉回流和长移植物期存活的受者中血糖也正常）。

1989 年，穆尔巴赫尔（Muhlbacher）等最先在全胰十二指肠移植中使用了门静脉回流。他们采用独特的技术将胰腺的背面朝向前方，将供者脾静脉远端末端（用供者髂外静脉移植物延长 8cm）吻合到受者门静脉（肝十二指肠韧带内端侧吻合）。与节段性移植对比，据报道这种门静脉回流的全器官移植可导致胰岛素分泌，糖耐量，和肝胰岛素排出正常。随后，越来越多的移植中心接受了门静脉回流技术作为常规的静脉回流术式。如果供者门静脉，而不是与远端脾静脉做吻合，就必须用肠内引流而非膀胱引流用来引流胰腺外分泌液，也使得不能监测尿淀粉酶，并且不易于进行移植胰腺活检。根据美国国际胰腺移植登记处/美国器官共享联合网（IPTR/UNOS）的数据，门静脉回流术式从 1995 年的 6% 增加到 2001 年的 18%。在所有的肠内引流胰腺移植中有 24% 采用了门静脉回流（见门静脉肠内引流式胰腺移植）。

虽然门静脉回流创建了更符合生理的胰岛素代谢。外周高胰岛素血症同动脉硬化和门静脉低血糖症相关。然而，目前还缺乏令人信服的证据来证明体静脉回流的受者发生血管病危险性增加。体静脉和门静脉回流术后代谢控制的效果相当。与膀胱和肠内引流一样，门静脉和体静脉回流不应被视为是对立的，而是互补的技术。肥胖患者，系膜增厚和系膜静脉较短时可选用体静脉回流。同样，有过盆腔的移植或手术，严重的髂动脉硬化和移植物动脉较短则可选择门静脉回流。因此，应因人而异制订手术方案。就移植物功能及长期存活而言，门静脉回流并未显示出优于体循环静脉回流之处。相反，由于体循环静脉回流技术上更容易，受者手术风险更低。2011 年国际胰腺移植登记处报道，全球 82% 的 SPK 和 90% 的 PTA 均采用体循环静脉引流术式。移植胰两种静脉引流的优缺点比较见表 1。

（陈　实）

yíguǎn kāifàngshì yíxiàn yízhí

胰管开放式胰腺移植（duct-open pancreatic transplantation）

胰管敞开不做任何处理，让分泌的胰液自由引入腹膜腔内的胰腺移植。20 世纪 70 年代美国明尼苏达大学用犬和猪做了一系列节段性胰腺移植，并比较了经开放的胰管让分泌胰液自由引入腹膜腔内与胰管填塞的结局。令人惊讶的是，实验动物对腹腔内的胰液有很好的耐受性，大部分的胰液都被吸收，没有发生并发症；移植胰腺分泌的胰液在没有酶激活的情况下能够被吸收。只有少数几例因激活胰酶而出现了化学性腹膜炎。技术上开放胰管引流术式仅需要进行（节段）移植物的血管重建而保持胰管开放，并保存胰腺外分泌组织的功能。

与胰管结扎不同，胰管结扎后导致外分泌组织萎缩，结果会引起严重的胰腺炎及坏疽，而胰管开放引流保留了胰腺外分泌功能，如果胰酶未被激活，腹膜可以吸收胰腺分泌液及开放引流胰液，但手术期间必须没有细菌或肠内的污染。防止腹腔内感染是该技术成功的关键。尽管临床胰腺吻合口漏很高的致死率，但他们认为清洁的胰管开放不同于胰漏，因为这并没有暴露于肠激酶中，似乎有理由进行临床实践。

在 1978 年 7 月，明尼苏达大学开始了临床肾移植后胰管开放式胰腺移植尝试，并在 2 年时间里做了 12 例，除 2 例发生移植物血栓形成。其余 10 例中，有 3 例功能维持了 4~18 年，有 4 例在 4 个月内发生排斥反应，还有 3 例因为腹膜炎或腹水而被迫切除移植物；这些并发症的发生率比在

表 1　体静脉回流与门静脉回流的比较

	体静脉回流	门静脉回流
优点	血栓发生率低	胰岛素水平正常（基础和应激后）
	可采用膀胱或肠内引流来引流胰腺外分泌液	改善脂类和蛋白质代谢（对比体静脉引流）
	更易于经皮活检	可能存在免疫受益（排斥率更低?）
缺点	非正常内分泌生理，导致外周高胰岛素血症，门脉低胰岛素血症和胰岛素抵抗	血栓发生率更高
	影响脂类和蛋白质代谢，增加促进动脉粥样硬化形成的危险	不便于经皮活检（因为移植物位于中腹部）
		不能使用膀胱引流胰腺外分泌液（如果利用供者门静脉吻合）

动物模型中看到的高很多。因此，随后在临床放弃了胰管开放这种术式。

（陈 实）

yíguǎn jiézāshì yíxiàn yízhí

胰管结扎式胰腺移植（duct-ligation pancreatic transplantation） 结扎胰管后进行的胰腺移植。拉盖斯（Laguesse）等证实，结扎动物的胰管能够导致胰腺外分泌腺的萎缩，而胰岛却完好无损。随后的实验表明结扎胰管可以导致腺泡萎缩，而不会破坏胰岛，也不会引起糖尿病。这可能是胰腺移植最初时期采用胰管结扎术式的依据。世界首例临床胰腺移植就是采用胰管结扎的术式。1966 年 12 月 17 日，美国明尼苏达大学的凯利（Kelly）和利勒海（Lillehei）首次将来自尸体供者的肾脏和胰腺体尾部阶段同时移植给 1 例 28 岁的 I 型糖尿病尿毒症的女患者，术后患者停用外源性胰岛素。胰管结扎包括结扎或缝扎胰管，导致外分泌组织的萎缩。结果是（严重的）移植物胰腺炎以及少见的感染性坏疽。胰管结扎并不优于胰管填塞（见胰管填塞式胰腺移植）。

由膀胱引流式胰腺移植术后并发症通常需要转换为肠引流式手术，但由膀胱引流式转换为肠引流式手术的外科并发症发生率是 10%～20%。包括转换术后移植物胰腺炎、胰瘘、十二指肠穿孔、吻合口漏（发生于十二指肠空肠吻合口或者 Roux-en-Y 空肠吻合口）如果不宜进行 I 期修补或者再吻合到受者的肠管，可以通过两种方法挽救移植物。①切除移植物十二指肠节段，将胰腺外分泌引流方式转换为经腹壁造口引流。②行胰管结扎，尽管可能由于严重的胰腺炎而导致的长期效果不佳，但至少可以挽救一部分移植胰和受者生命。

（陈 实）

yíguǎn tiánsèshì yíxiàn yízhí

胰管填塞式胰腺移植（duct-obstruction pancreatic transplantation） 经供胰主胰管注入化学黏合剂，充填整个胰腺“胰管树”，使移植胰外分泌胰萎缩，而仅保留移植胰内分泌功能的胰腺移植。在 20 世纪 70 年代以前胰腺移植术后因为胰液转流导致的并发症多，胰腺移植成功很低，1 年移植物存活率不到 3%，临床胰腺移植几乎停滞。法国迪贝尔纳（Dubernard）等创建了胰管阻塞式胰腺移植，向主胰管内注射不超过 10ml 氯丁橡胶，是一种液体合成橡胶可随着 pH 的改变而凝结（图 1）。大量的犬动物实验研究证明在主胰管内注射氯丁橡胶后会促进胰腺组织的纤维化，实验证明胰腺外分泌组织逐渐萎缩出现纤维化，而胰岛功能仍能保持一段时间，并且出现血管再生。并在 1978 年报道用于临床胰腺节段移植，由于胰管阻塞式胰腺移植优点是手术简便，不需要考虑胰液转流的问题、术后近期不存在因胰液转流的并发症，且安全，短期效果好。到了 20 世纪 70 年代末到 80 年代初在世界范围被许多胰腺移植中心采用，据美国国际胰腺移植登记处/美国器官共享

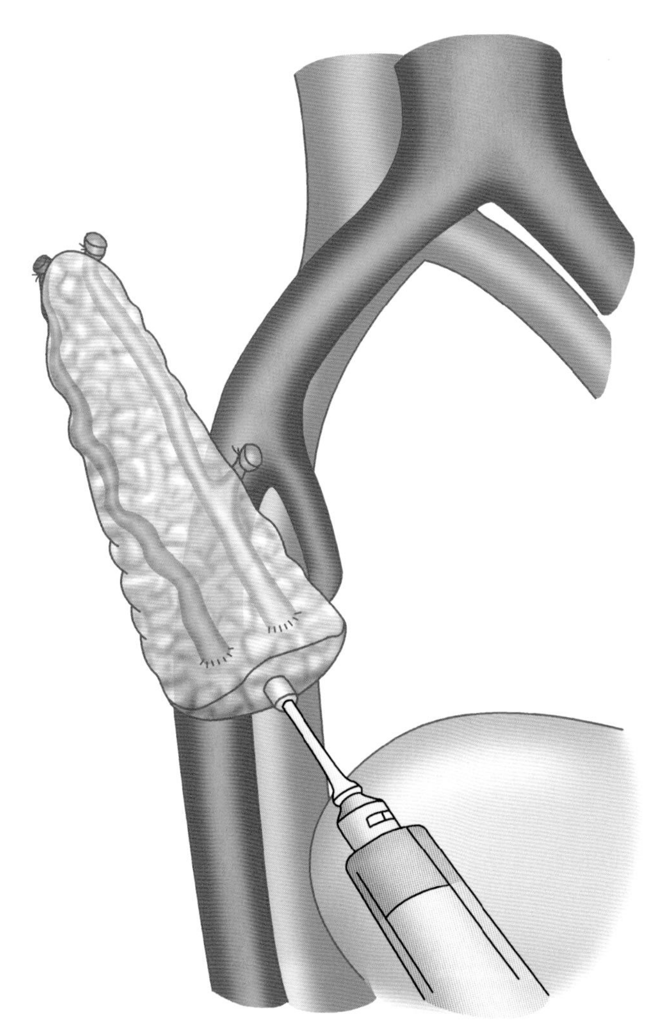

图 1 胰管填塞式胰腺移植（填塞及注入胰管）

联合网（IPTR/UNOS）的数据，在1983年之前超过50%的病例采用该术式。经填塞胰管处理后的供胰移植时不需做外分泌引流术，仅需做血管重建，简化了手术。在胰腺移植的发展历史上起到积极的推动作用，胰管注射最初在世界范围被许多胰腺移植中心采用，使胰腺移植从长期处于困境中看到希望，推动了胰腺移植数量迅速增长，再次激发胰腺移植的发展和研究。国内陈实等于1982年也曾成功采用胰管填塞式胰腺移植，移植胰有功能存活超过1年。

但经过较多病例应用后发现胰管填塞后发生移植胰胰腺炎，胰腺瘘，而且外分泌的纤维化也可能损害血管化的胰岛的长期功能。胰管填塞式胰腺移植的问题是：①胰管阻塞并非完全，胰外分泌亦非立即停止，术后胰瘘、胰假性囊肿、胰坏死等并发症较多。②移植术后胰腺炎。③可引起胰腺广泛水肿，使胰腺组织内血流阻力增高，血流量减少，术后早期易并发血栓形成。④胰管阻塞后，胰外分泌组织萎缩、纤维化，可能影响胰岛远期功能，胰腺腺体内的纤维化过程会导致胰腺血管的长期受累，并且因此可以导致动脉粥样硬化，动脉阻塞性病变。⑤不能借助胰外分泌的变化诊断排斥反应，而当胰内分泌功能出现异常时（血糖升高），排斥反应已累及90%以上的胰岛，抗排斥反应治疗为时已晚，排斥反应难以逆转，导致移植胰功能丧失。

随着胰液膀胱或者肠内引流术式的不断改进，胰管填塞式基本不使用了，仅作为其他胰腺移植术式，如膀胱引流式或肠内引流式出现并发症无法修复时，可以考虑改为胰管填塞式为补救的措施。

（陈　实）

pángguāng yǐnliúshì yíxiàn yízhí

膀胱引流式胰腺移植（bladder drainage pancreatic transplantation）　移植胰的外分泌胰液引流至受者膀胱的胰腺移植。

发展历程　1973年，格利德曼（Gliedman）等开展了节段性胰腺移植技术，将胰腺外分泌液与受者输尿管吻合，胰液通过输尿管引流到受者的膀胱。他们还探讨了通过尿淀粉酶的水平监测移植胰腺功能的可能性。但是，节段性移植胰腺的输尿管引流很快遇到障碍，首先该技术吻合口瘘发生率较高，导致手术失败率也较高。其次使用输尿管常需要切除受者同侧肾脏。1983年索林格（Sollinger）等报道了一种改良的技术，即胰管膀胱吻合引流节段移植胰腺的外分泌液，从而避免了切除受者一侧肾脏，减低吻合口瘘或脓肿的发生率。在1987年恩吉姆（Nghiem）和科里（Corry）描述了经移植十二指肠与受者膀胱吻合的全胰十二指肠移植的膀胱引流的术式，是迄今还广泛应用的技术。此技术安全，方便和通常是无菌的，故大多数中心采用了膀胱引流的全胰十二指肠移植。将十二指肠与膀胱吻合比十二指肠空肠吻合术更安全，因为尿漏可经再次手术而易于处理，但肠漏的后果则是灾难性的。同时他们提出用十二指肠代替胰管吻合能够避免狭窄。膀胱引流术式问世后，很快成为多数移植中心的首选术式，是20世纪90年代中期后胰腺外分泌引流最为流行的术式。

术式特点　膀胱引流的全胰十二指肠胰腺移植得以广泛应用有两个主要原因：①并发症发生率低，没有肠切开术导致的腹腔污染。②可以通过监测尿淀粉酶的水平来早期发现移植胰的排斥反应。方法简便，无损伤，尤其对于单纯胰腺移植或肾移植后接受胰腺移植者具有重要意义和价值。与肠内引流相比，膀胱引流的手术并发症通常局限在右下或左下腹部：因为无肠内容物溢出，即使发生吻合口漏，通常不会引起弥漫性腹膜炎。十二指肠节段漏或膀胱漏常可以通过放置尿管和经皮引流行保守处理，而无须手术修复。连续监测尿淀粉酶对于单独胰腺移植特别有帮助。对于胰肾联合移植来说，在无法监测血肌酐水平时，监测尿淀粉酶有助于观察取自同一供者的移植肾脏免疫排斥反应的情况。膀胱引流术式还有一个优点是可以利用膀胱内镜对移植十二指肠和移植胰腺进行活检。随着经皮活检的普遍应用，在经皮CT或超声引导下经膀胱或十二指肠行移植胰腺活检效果良好，且并发症发生率低，与放置于腹部的肠内（门静脉）引流移植胰腺相比，放置于右下腹或左下腹的膀胱引流移植胰腺更加易于进行经皮活检。

术式问题　胰液经尿道排出，也带来一些新的问题：①大量碳酸氢盐丢失，可引起代谢性酸中毒，术后需终身口服碳酸氢盐替代治疗。②由于尿液碱化，极易并发尿道感染。③移植物十二指肠内产生的肠激酶和尿道感染时某些细菌产生的酶有时可激活胰酶，引起反流性移植物胰腺炎、出血性膀胱炎等远期并发症。

采用膀胱引流术式者，术后5年内泌尿系远期并发症高达75%，严重影响受者的生活质量和移植物功能，如果合并持久或难治愈

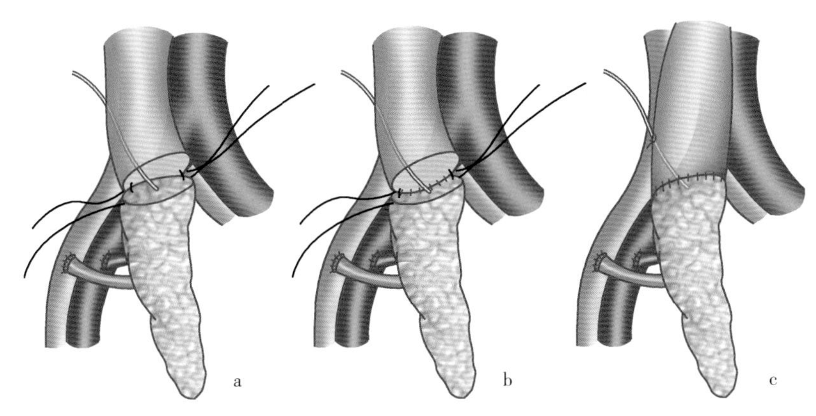

图 3　节段胰胰空肠套入式吻合术

孔穿出肠壁，周围行荷包缝合后引出腹腔外。此方法便于术后观察胰液的引流量及淀粉酶值，必要时还可以做脱落细胞学检查，以尽早发现是否存在排斥反应。

门静脉回流肠内引流式　移植胰静脉经受者门静脉系回流，胰腺外分泌经受者肠内引流的手术方式（见门静脉回流肠引流式胰腺移植）。在肠吻合完成后，手术人员更换手套并要更换污染的器械。重新检查移植物和吻合位置是否有出血。在移植物放置完毕后，用抗生素冲洗腹腔。很少使用引流，如果有渗出，提示需要引流，则首先应仔细探查是否有出血点。移植胰腺血供良好和腹腔无渗出，就可以关闭腹腔（或开始移植肾）。

术后并发症　除了胰腺移植一般术后并发症如血栓形成、急性胰腺炎外，肠内引流时肠漏的发生率在 2% ~ 10%。可因肠穿孔，常出现腹痛、恶心、呕吐、发热、心动过速、白细胞增多、腹膜炎和脓毒血症。肠漏一般需要剖腹探查，早期肠漏常见于吻合口，可以修补或者重新吻合，如果合并腹膜炎、脓毒血症或者移植胰坏死则需要切除移植胰。

（陈　实）

tǐjìngmài huíliú chángnèi yǐnliúshì yíxiàn yízhí

体静脉回流肠内引流式胰腺移植（pancreas transplantation with systemic venous and enteric drainage）　移植胰静脉经受者体静脉回流，胰腺外分泌肠内引流的胰腺移植。体静脉回流可选择右侧或左侧，同膀胱引流一样，胰腺优先放置在盆腔右侧。肠内引流根据胰头位置可分为两种：尾侧位置或头侧位置。

右侧体静脉回流和肠内引流式全胰十二指肠移植　包括以下几方面。

尾侧位置　如果胰头放置在尾侧位置，血管吻合技术与体静脉和膀胱引流并无差异（见膀胱引流式胰腺移植）。移植血管重建后，十二指肠空肠吻合可行直接与空肠吻合（图 1）或通过 Roux-en-Y 袢吻合。

如果直接吻合十二指肠，那么将空肠拉下到移植十二指肠水平，并保证空肠系膜足够长以能够覆盖移植物。理论上，十二指肠空肠吻合应尽量在近端（离十二指肠悬韧带远端 40 ~ 80cm），以接近生理结构，并可防止胰腺外分泌液流入远端回肠（导致腹泻）。如果空肠袢可轻松下拉至移植物，那么可进行两层的十二指肠空肠侧侧吻合。在吻合位置的近端和远端用肠钳钳夹。先用不可吸收线间断缝合后壁外层。在背向肝胰壶腹的位置切开空肠（回肠）适当长度，可选用闭式吸引清除术野内的胰外分泌液和肠黏液。移植十二指肠内含有大量的厌氧菌、需氧菌和真菌。然后用单股不可吸收线连续缝合内层，以彻底止血。注意勿将肝胰壶腹缝入。完成内层缝合后移去肠钳。最后，前壁外层用不可吸收线间断缝合。端端吻合也可用胃肠吻合（GIA）吻合器完成。

如果使用 Roux-en-Y 袢，将小肠近端（离十二指肠韧带 40 ~ 80cm）拉下到十二指肠水平，保证空肠系膜能够覆盖移植物。切断空肠到适当的水平，以保证可实行无张力吻合。行十二指肠空肠侧侧吻合，用手法缝合或 GIA 吻合器均可。内层缝合后移开肠钳。也可将移植十二指肠残端远端与 Roux-en-Y 袢的远端行端端吻合。受者空肠切断的近端吻合到离十二指肠空肠吻合口远端 40cm 的肠管上。这样做保证了有足够长的无功能支来引流胰腺外分泌液。此空肠空肠吻合可用端端或侧侧分两层吻合。

头侧位置　如果胰头放置在头侧，可用近端的髂总血管进行血管重建。这样的话，下腹部静脉通常无须结扎和切断。移植胰门静脉端侧吻合到髂总静脉或远端肾下下腔静脉。使用头侧位，移植十二指肠可轻易与近侧空肠侧侧吻合（图 2），也可以在十二指肠悬韧带远端 40 ~ 80cm，与 Roux-en-Y 袢侧侧吻合。

左侧体静脉肠内引流的全胰十二指肠移植　左侧的解剖和血管吻合同上述并无不同。移植胰

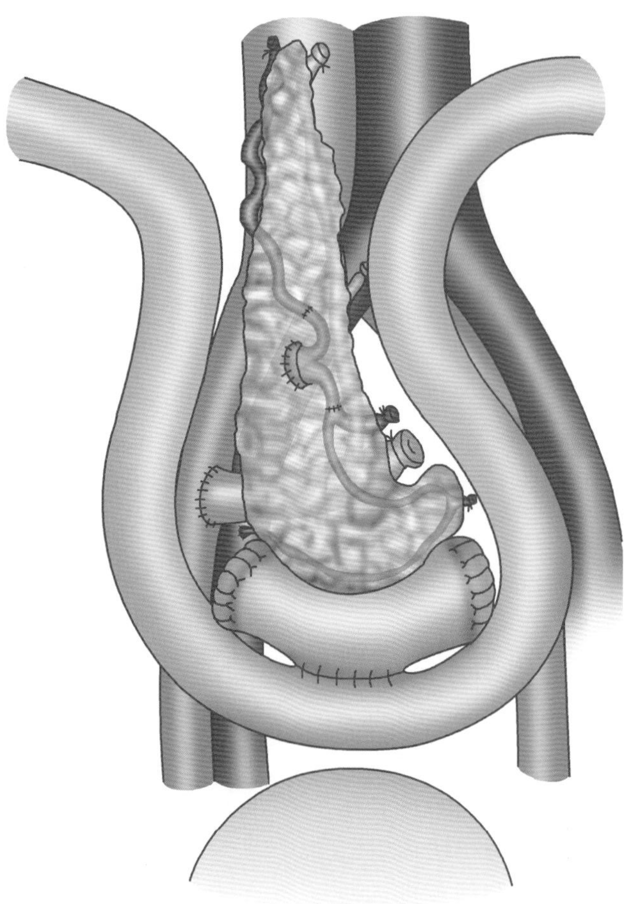

图1　十二指肠与空肠侧侧吻合

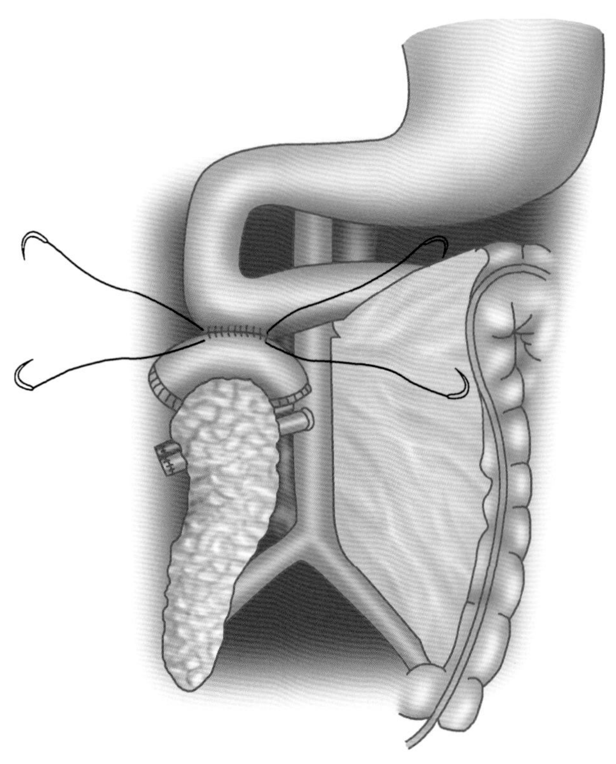

图2　十二指肠空肠吻合与空肠侧侧吻合

腺的肠内引流技术同上所述。

体静脉肠内引流的节段胰腺移植　同处理全胰腺十二指肠移植物一样，经肠内引流的节段移植物有两个不同的放置位置：①如果节段移植物放置在近尾侧位置，血管吻合可按照上面描述的方式进行。②如果节段移植物放置在近头侧位置，将供者的脾动静脉以端侧方式吻合到受者的髂总动静脉。脾静脉的吻合在脾动脉吻合的内侧和稍近头侧进行。

对于节段移植物的肠内引流，常规使用 Roux-en-Y 袢。将小肠的近端拉向尾侧，到达胰腺切面的水平，以保证空肠系膜足够长到可以覆盖移植物。用胃肠吻合切割器分割开空肠。被订合的空肠远端末端用 4-0 不可吸收线缝合。为准备胰空肠吻合，用 4-0 prolene 线间断缝合胰腺后面和空肠来实现后壁外层的吻合。在距离 Roux-en-Y 袢远端几个厘米处，在空肠系膜游离缘戳出一肠壁全层的缺口（0.5～1 cm）。将胰管多余的末端内翻到空肠腔内来吻合胰管和空肠肠壁全层（胰管空肠吻合）。用 7-0 或 6-0 可吸收线间断缝合。在前壁内层的吻合前，将支架穿过胰管黏膜吻合。完成内层吻合后，胰腺前面和空肠的前壁外层的吻合用 4-0 不可吸收线完成（图 3）。用可吸收缝合线将支架标记在吻合口，支架几周后会通过远端肠管排出。

也可将 Roux-en-Y 袢用内翻技术吻合到胰腺的整个切面（胰空肠吻合术），而不仅仅是胰管。该两层吻合先用 4-0 不可吸收线间断缝合后壁外层。横切开空肠 3～4cm。胰腺切面和空肠肠壁（全层）的内层吻合用可吸收线连续环绕缝合。这样可将全部远端胰腺切面内翻到 Roux-en-Y 袢里面。后壁外层用不可吸收线间断缝合完成吻合。将支架临时置入胰管，用可吸收线标记在吻合口，并将其伸入空肠腔内（图 4）。支架通常在几周后随肠内容物排出。

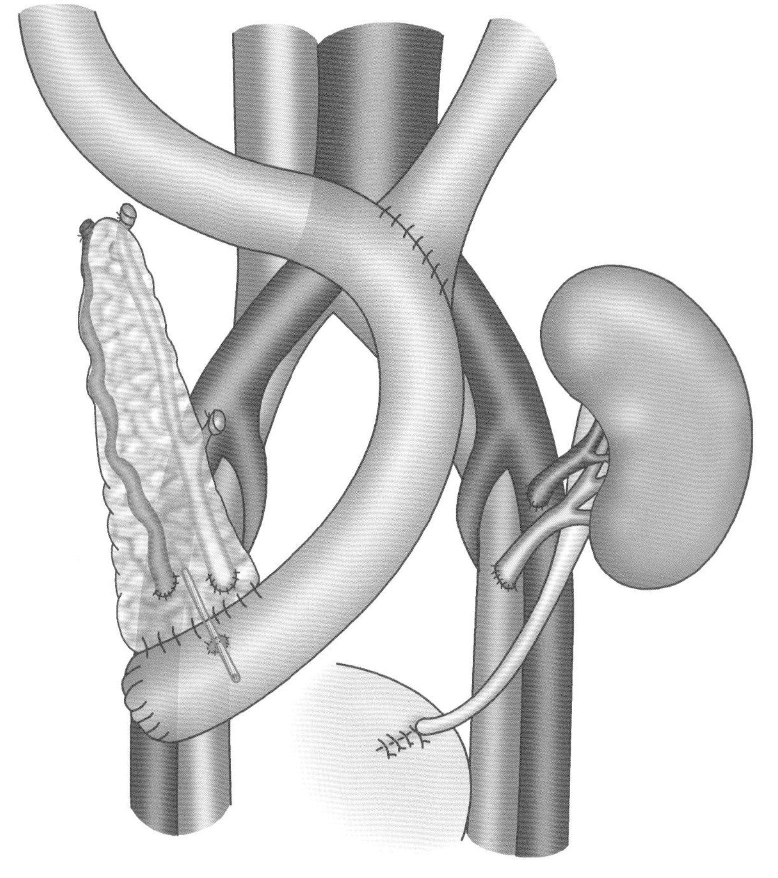

图 3　体静脉回流肠内胰腺节段移植术

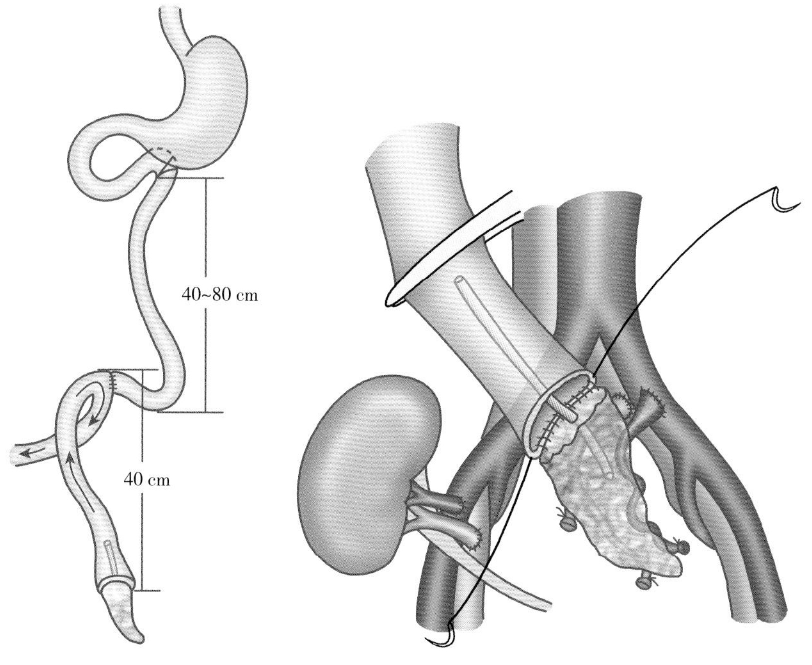

图 4　Roux-en-Y 袢用内翻技术吻合到胰腺的整个切面

最后，将分割开并钉合的受者空肠近端末端吻合到距离胰管或胰腺空肠吻合口远端 40cm 的远端小肠上。这样做提供一段完全无功能的分支来引流远端胰腺的外分泌液。可以用手法缝合或钉合完成该两层端侧或侧侧空肠空肠吻合。

（陈　实）

ménjìngmài huíliú cháng yǐnliúshì yíxiàn yízhí

门静脉回流肠引流式胰腺移植（pancreas transplantation with portal venous and enteric drainage）　移植胰静脉经受者门静脉系回流，胰腺外分泌经受者肠内引流的胰腺移植。移植胰选择体静脉回流时胰腺外分泌液可选择膀胱或肠内来转流两种选择。但选择门静脉回流术式时因为移植物位置受限，只能采用胰液肠内引流式。当移植胰腺经门静脉回流时，动脉重建需要一段长的供者 Y 形移植血管延长供胰动脉（图 1），Y 形移植血管如果过短则不能利用此通路。将髂内动脉吻合到脾动脉，髂外动脉吻合到肠系膜上动脉（SMA）。在小肠系膜上开一个洞使动脉 Y 形移植血管穿过最短的距离到达髂总动脉（图 2），才能到达受者髂窝部，Y 形移植血管与右髂总动脉行端侧吻合（图 3）。经门静脉回流的移植胰腺大多数放置在供者门静脉可以吻合到受者肠系膜上静脉（SMV）近端或 SMV 主要属支的位置。移植胰门静脉重建时，游离近端 SMV 及其主要属支，向上拉横结肠及系膜以暴露小肠系膜的前根。小肠系膜从拉钩的位置用一个宽拉钩将其放平。采取这种位置，SMV 就显露于表浅的位置。SMV 切开的尺寸要与供者的

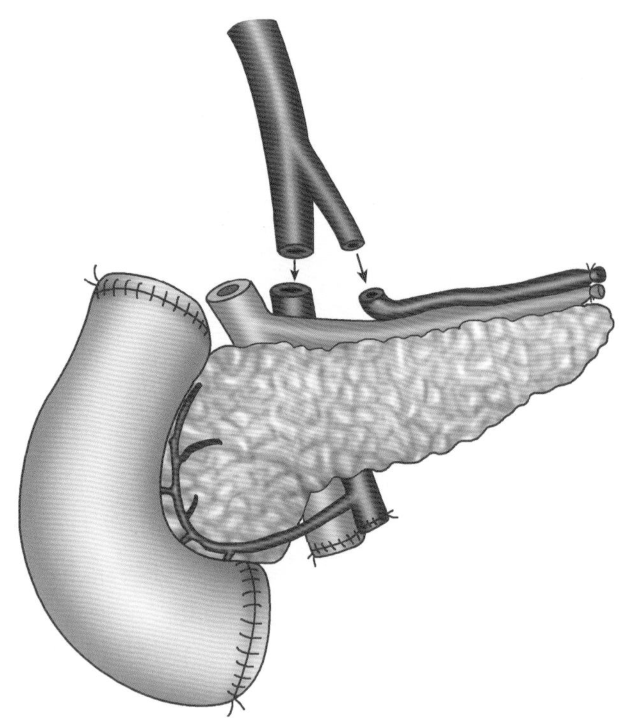

图 1　供者 Y 形移植血管延长供胰动脉

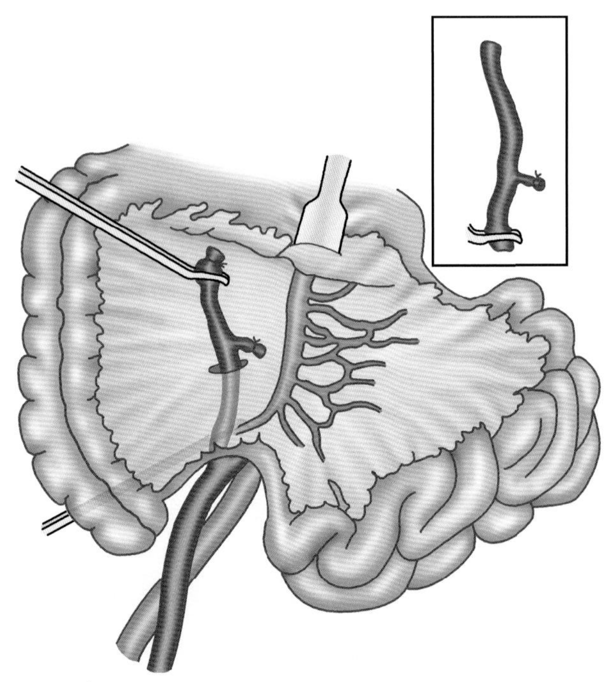

图 2　Y 形移植血管横穿过肠系膜

门静脉相匹配，用 7-0 不可吸收线将供者的门静脉与受者 SMV 行端侧吻合。该吻合很容易被撕裂，因此不能在有张力的情况下进行，必要时可以使用一段静脉延长物来减少张力。

血管吻合完成后开放血流，将距离十二指肠悬韧带远端适当位置（30～50cm）的空肠拉近到移植胰的十二指肠。移植物的肠内引流可以由几种不同的方式来完成。供者十二指肠与受者空肠行侧侧吻合。也可以使用供者十二指肠的远端与受者空肠的 Roux-en-Y 袢行端端吻合。供者的十二指肠最终放置在横结肠的下方，也是移植物最表浅的位置。空肠袢放置在供者十二指肠稍前下的位置。

在肠吻合完成后，手术小组人员更换手套并要更换污染的器械。重新检查移植物和吻合位置是否有出血。可以部分关闭肠系膜的缺口（用来做 Y 形移植血管的通路）。在移植物放置完毕后，用抗生素冲洗腹腔。很少使用引流，如果有渗出，提示需要引流，则首先应仔细探查是否有出血点。一旦胰腺灌注良好和腹腔无渗出，就可以关闭腹腔。如行同期胰肾联合移植，胰腺移植完成后移植肾脏。

（陈　实）

yí-shèn zhěngtǐ yízhí

胰肾整体移植（en bloc pancreatic and kidney transplantation）　将切取的供者胰腺和肾在体外修整成一个整体联合植入受者体内的手术。常规胰肾联合移植，胰腺移植物位于右侧髂窝，肾脏移植物位于左侧髂窝。因此，需要解剖左、右两侧的髂血管，手术时间长。此外，在同时切取供者肝脏和胰腺器官时，肝移植和胰腺移植医师都希望能得到较长的门静脉，腹腔干也构成了两队之间争论的问题。在以腹腔干取肝的情况下，胰腺移植物的脾动脉通常需要通过髂动脉桥接重建。将切取的供者胰腺和肾在体外修整连成一个整体用于胰肾联合移植的技术使胰腺血管的重建

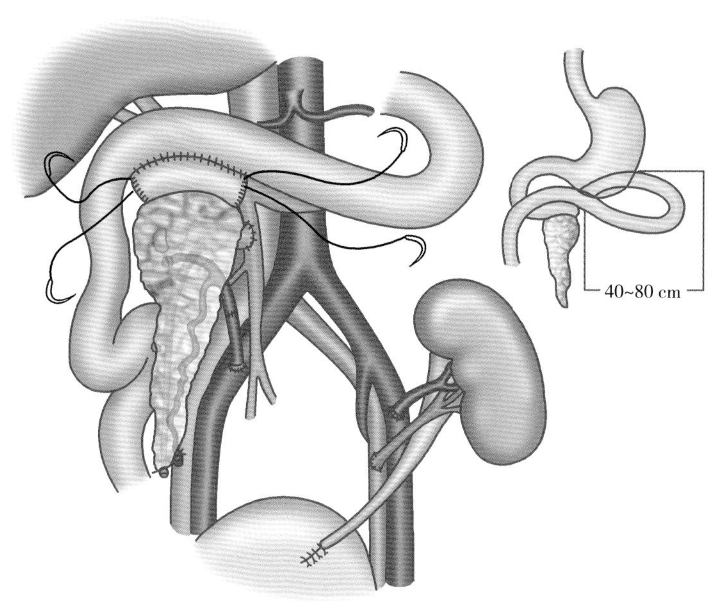

图3 Y形移植血管与右髂总动脉行端侧吻合，供者门静脉与受者肠系膜上静脉吻合，十二指肠与受者空肠侧侧吻合（右为同期胰肾联合移植的移植肾）

变得容易，动脉和静脉重建只需要做两个血管吻合，也大大缩短了移植手术的时间。因为只使用一侧用于肾和胰腺移植，保留了另一侧备用需要时可用于再次移植。

胰肾修整术 按尸体供者器官切取的常规方法切取供者器官后，在后台整体手术方法：①整块切取连同腹主动脉和下腔静脉尸体供者肝、胰腺和肾（图1）。②在器官修整台上，肝和左肾与胰腺整块分离出来后，门静脉在靠近脾静脉分叉处分离分割，腹腔干连同主动脉片，左肾动脉连同主动脉片。左肾静脉在下腔静脉（IVC）入口处切断。③供胰血管做两个吻合，门静脉与左肾切取后下腔静脉的切口吻合，脾动脉与左肾动脉从主动脉切下的切口做端侧吻合（图2）。将主动脉和下腔静脉近端分别缝闭。

整块胰肾植入术 解剖游离受者右侧髂血管。用主动脉和腔静脉远端与右侧髂血管端侧吻合（图3）。十二指肠膀胱造口术及输尿管再植均按常规方法进行（见膀胱引流式胰腺移植）。移植胰胰液也可采用胰液空肠引流的方法（见肠内引流式胰腺移植）。使用供者髂血管整合术式时，供胰脾动脉和肠系膜上动脉分别与Y形血管的髂内和髂外支吻合，将供肾肾动脉与供者髂总动脉Y形血管主干行端侧吻合，供胰门静脉与供肾静脉吻合，供胰和供肾两个器官因此组成只有一个血管蒂的器官簇与受者髂血管吻合，修整后胰肾整体移植物植入时，将重建后的肾静脉与受者髂总静脉端侧吻合，重建后Y形动脉与受者髂总动脉端侧吻合（图4）。胰腺外分泌液采用空肠引流式（见肠内引流式胰腺移植）。移植肾输尿管吻合按肾移植常规方法进行。

胰肾整块移植尽管使用较少，但技术上可行并获得成功。首先应该选择动静脉的位置以预计供者血管需要的距离和结构，从而避免扭曲和扭结。此技术的缺点是当其中一个移植物发生并发症

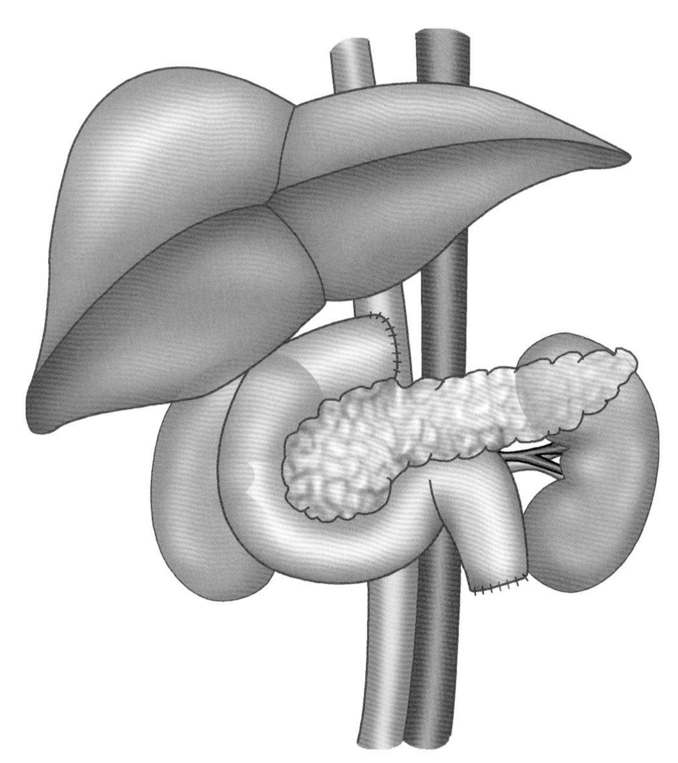

图1 整块切取连同腹主动脉和下腔静脉尸体供者肝脏、胰腺和肾

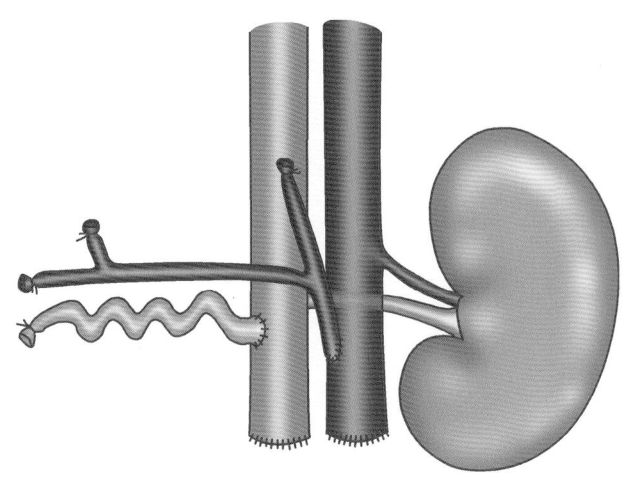

图2 门静脉与左肾切取后下腔静脉的切口吻合，脾动脉与左肾动脉从主动脉切下的切口做端侧吻合

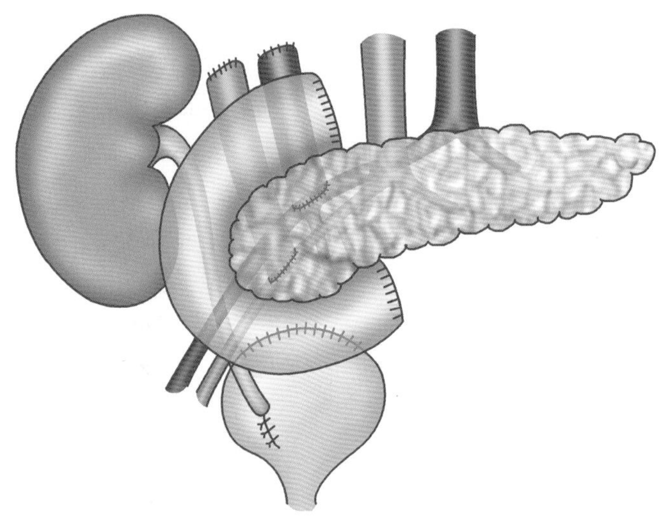

图3 修整合并的胰肾整体移植到受者髂窝

注：用主动脉和腔静脉远端与右侧髂血管端侧吻合。

（如血栓、脓肿、漏出）时，另一个移植物被动的受到损害。因此，胰肾整体移植应局限于经过仔细挑选的受者。

（陈　实）

tóngqī tóngcè yí-shèn liánhé yízhí

同期同侧胰肾联合移植（simultaneous ipsilateral pancreas-kidney transplantation）　同期胰肾联合移植时移植胰和移植肾放置于受者同一侧的手术。2003年，美国埃默里大学（Emory University）移植中心报道了借助供者髂动脉桥接、供者肾脏和胰腺均置于同一侧的新的手术方式。在切取供者胰肾时，同时取供者一侧髂内、髂外及髂总动脉的Y形髂动脉，髂内、髂外动脉分别与供胰的脾动脉和肠系膜上动脉吻合，用于延长供胰动脉，完成移植胰血管重建时使用Y形髂动脉主干髂总动脉和供胰门静脉分别与受者髂总动脉和静脉吻合。供肾的肾动脉和肾静脉分别与髂外动脉和静脉吻合，十二指肠与受者空肠做侧侧吻合，完成同侧胰肾联合移植（见肠内引流式胰腺移植）（图1）。随后，同侧胰肾联合移植又演变和发展了几种术式：①经Roux-en-Y空肠袢引流。血管重建如上所述，胰液引流与受者Roux-en-Y空肠袢吻合（图2）。②门静脉空肠引流式同侧胰肾联合移植。移植物在后台修整时，供胰脾动脉与肠系膜动脉行端侧吻合，供肾肾动脉与供者Y形血管的髂内动脉行端端吻合，Y形血管的髂外动脉通过肠系膜孔与供胰动脉端端吻合，十二指肠与受者Roux-en-Y空肠袢行侧侧吻合（图3）。③构成胰肾整块移植。在移植物后台修整时，供胰和供肾两个器官组成只有一个动脉和一个静脉血管蒂的器官簇与受者髂血管吻合，移植胰与空肠吻合（见胰肾整体移植）。

同侧移植术式有一定优点：①只需要做一侧切口。②可以为受者保留另外一侧髂血管，以备再次移植使用。③利用供者Y形髂动脉搭桥后减少了移植胰腺动脉吻合的难度。④缩短了手术时间及移植胰腺的冷缺血时间。

（陈　实）

yuánwèi yíxiàn qiēchúhòu yíxiàn yízhí

原位胰腺切除后胰腺移植（pancreas transplantation after orthotopic pancreas resection）

因胰腺疾病切除患者胰腺后为纠正术后糖尿病植入供者胰腺的手术。

对于因非胰腺恶性肿瘤原因如慢性胰腺炎曾行全胰切除的患者，可以成功行胰腺移植。全胰腺切除会引起内分泌和外分泌方面的缺失。尽管后者可通过口服消化酶得以补充，但这类患者常发生脆性糖尿病。因此对于他们

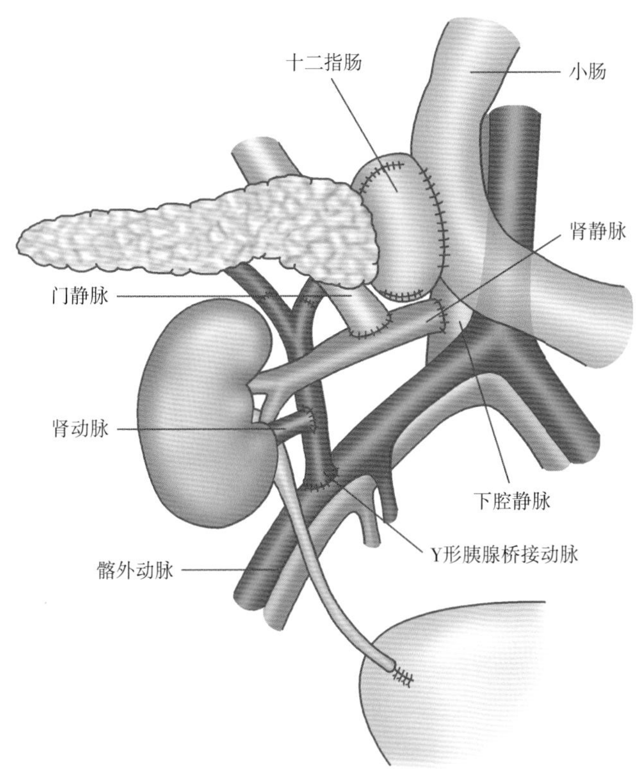

图 4 胰肾使用供者髂血管整合术式

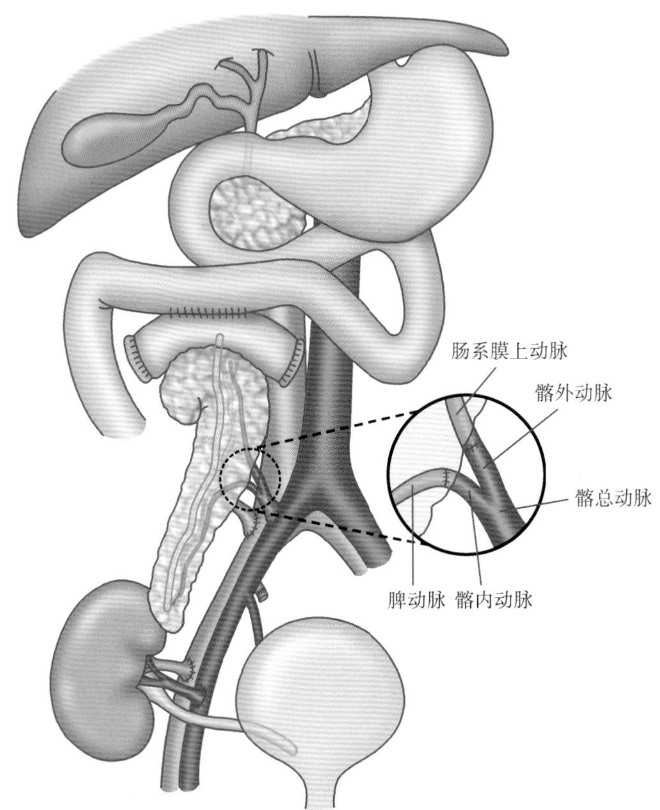

图 1 同侧体静脉空肠胰肾联合移植

注：供者胰腺髂动脉延长线 Y 形移植物和门静脉分别与受者髂总动脉和静脉吻合。供者肾的肾动脉和肾静脉分别与髂外动脉和静脉吻合。

胰腺移植的目标不仅要自主的胰岛素分泌而且还要恢复完整的外分泌功能。根据 IPTR/UNOS 的数据，胰腺切除后仅有不到 0.1%施行胰腺移植术。

原位胰腺切除后的胰腺移植手术技术与一般受者胰腺移植手术一样。如果之前进行过手术，特别是中腹部的广泛的手术，使用体静脉回流和通过 Roux-en-Y 袢的肠内引流（见移植胰体静脉回流肠内引流术）。如果要保证移植后早期密切监测排斥反应，术者可选择先使用膀胱引流术（见膀胱引流式胰腺移植）而在以后转换到肠内引流（见膀胱引流转换为肠内引流术）。但是，如果胰腺使用膀胱引流术，那么就需要口服补充胰腺酶。如果使用门静脉肠内引流术（见移植胰门静脉回流肠内引流术），受者将同时恢复了内分泌和外分泌，但是由于之前的手术原因，术区的解剖将会更加困难。

（陈 实）

pīlíshì yíxiàn yízhí

劈离式胰腺移植（split pancreas transplantation） 将一个尸体供胰分割成两个节段分别植入两位受者体内的手术。同劈裂式肝移植一样，胰腺的血管供应允许将一个胰腺分割成两个节段移植物分别移植给两位受者。

劈离方法 在不同时切取供者的肝脏时，胰腺的分割的程序如下。胰腺的动脉血供由包括腹腔干（肝固有动脉、胃十二指肠动脉和胰十二指肠上动脉）和肠系膜上动脉（含胰十二指肠下动脉）的主动脉袖片提供（图 1a）。在 4℃的威斯康星大学液（UW 液）中进行分离，在门静脉上方分离结扎胰腺颈部。用 4-0 可吸收缝合线离体分离胰腺颈部（图 1b）。

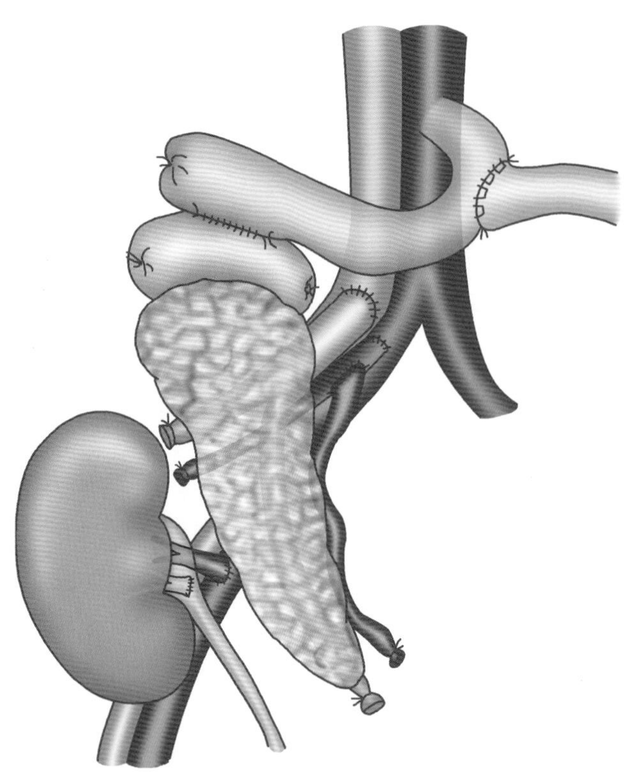

图 2　同侧体静脉 Roux-en-Y 空肠袢引流胰肾同侧移植

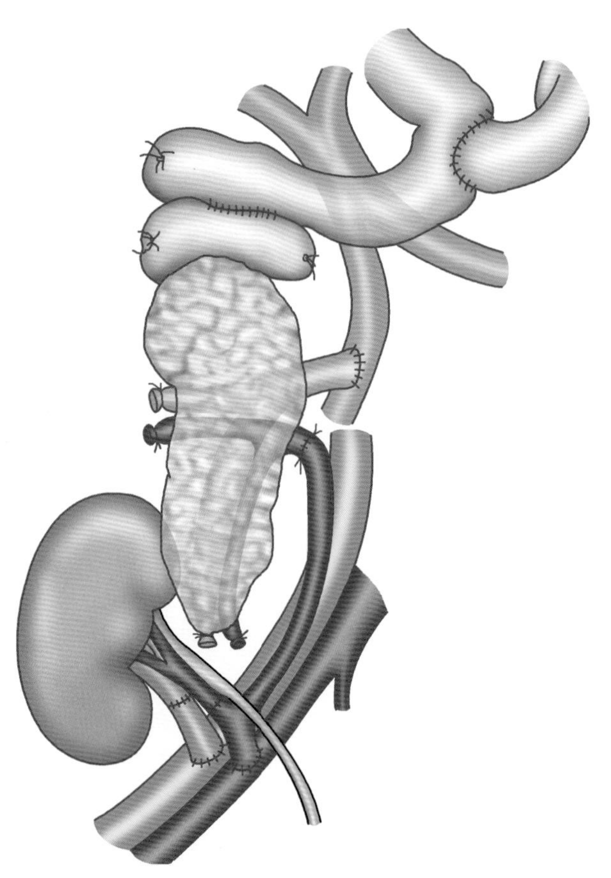

图 3　门静脉空肠引流式同侧胰肾联合移植

注：移植物在后台修整时，供胰脾动脉与肠系膜动脉行端侧吻合，供肾肾动脉与供者 Y 形血管的髂内动脉行端端吻合，Y 形血管的髂外动脉通过肠系膜孔与供胰动脉端端吻合，十二指肠与受者 Roux-en-Y 空肠袢行侧侧吻合。

动脉血供的分割如下：远端胰腺（胰体尾部）有脾动静脉供血。胰尾和部分胰体（远端）保留脾动静脉。近端胰腺（胰头即十二指肠）通过主动脉袖片（含腹腔干和肠系膜上动脉）接受血供，静脉回流主要通过门静脉（脾门处的出口已被闭合）。胰头、部分胰体和十二指肠（近端）保留起源于胃十二指肠动脉和肠系膜上动脉的胰十二指肠上、下动脉。因此，主动脉袖片连同门静脉归属于近端节段。脾静脉在门静脉上的血管开口用单股 7-0 不可吸收线连续缝合。

移植方法　近端节段胰腺可置于盆腔右侧，移植胰的动脉主动脉袖片和门静脉分别与受者的髂总动静脉吻合。而远端节段脾动静脉分别与受者的髂外动静脉吻合。两个节段的外分泌引流均引流入膀胱，近端节段使用十二指肠膀胱吻合，远端节段也可置于右侧，再行十二指肠膀胱吻合术。使用胰管膀胱吻合（图 1c）。劈离式胰腺移植虽然很少使用，但对于那些交叉配型阴性但群体反应性抗体（PRA）水平较高的受者是一个可选术式。选择膀胱引流是因为监测外分泌对早期发现排斥反应是至关重要的。如果同时移植肾脏通过移植肾，可以监测早期排斥反应，也可以使用肠内引流式，也能获得相同的成功率。

（陈　实）

yízhíyí qiēchúshù

移植胰切除术（transplant pancreatectomy）　胰腺移植术后移植胰丧失功能合并严重并发症时，切除移植胰的手术。是保护受者生命安全的措施。最常见的原因是移植胰血栓形成、感染、移植胰腺炎和排斥反应。移植胰血栓

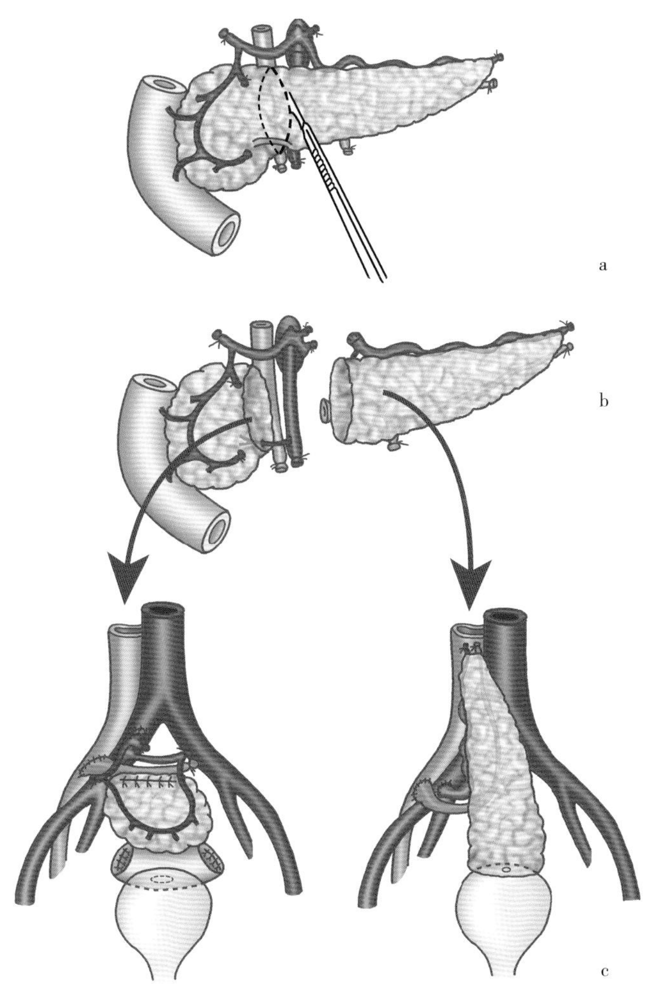

图1　劈裂式胰腺移植

形成发生后不可避免地要行移植胰切除术，此外腹内感染或移植胰腺炎和排斥反应的受者需要行移植胰切除术。随着手术技术的提高因导致的移植胰切除的并发症发生率显著的降低。

分类　根据时间，技术难度和移植胰失功的原因，可以将移植胰切除术分为早期、中期和晚期三类。

早期移植胰切除术　胰腺移植术后≤3周，通常粘连较少，移植胰可以轻易地从周围组织分离。早期胰切除术通常是由于移植胰血栓形成。静脉和动脉血栓约分别为60%和40%。它们在形成时间和症状上是不同的。大多数静脉血栓形成发生在术后第1周内，随之腹痛严重。临床表现包括急性腹痛、腹胀，且不缓解，叩痛和压痛（特别在移植胰区域），腹膜刺激症状，在膀胱引流术式移植术后常在血尿中包含有十二指肠的碎片。动脉血栓发生相对稍晚，一旦栓塞后移植胰坏死合并感染症状立即加重。在静脉和动脉血栓发生后均可出现血糖水平在短期内急剧增加。尽管有少数血栓形成后移植胰腺被成功挽救的报道，但通常需要切除移植胰腺。然而，如果移植胰血栓局限于脾静脉或单支移植胰动脉（肠系膜上动脉或脾动脉），仅需行部分胰腺切除。在早期胰腺切除术（继发于移植胰血栓）的受者中，经选择后可考虑同时行胰腺再移植。①受者临床状态稳定，没有腹内感染证据。②可立即获得另一个供者胰腺。

中期移植胰切除术　胰腺移植后>3周，≤3个月，最常见的原因是感染和移植胰胰腺炎。与移植胰血栓形成相比，感染和胰腺炎很少需要胰腺切除，由于抗生素预防和治疗的改进，放置经皮引流和手术放置冲洗引流系统。在此类型中，同时再移植另一个胰腺通常是不可能的，因为腹内感染（脓肿、腹膜炎）的发生率高，伴有或不伴胰腺周围炎（组织碎片和坏死）。移植胰与周围腹腔结构（小肠、网膜、卵巢、结肠）之间已经粘连，常需锐性分离。

晚期胰腺切除术　胰腺移植后>3个月，移植胰常已经萎缩并与受者血管粘连，完全将其切除而不损伤受者的血管有时是不可能的。晚期胰腺切除术最常见的适应证是排斥反应，还有感染和晚期（动脉）血栓。发生慢性或不可逆的急性排斥反应的受者通常仅在出现腹部症状时才需要行移植胰切除。在没有腹内感染存在时，此类受者切除移植胰的同时可再移植，一般不会增加手术并发症的危险。

术前准备　不考虑时间因素，拟行移植胰腺切除，受者的术前准备同其他腹部大手术并无不同。麻醉诱导后，放置中心导管，Foley尿管和鼻胃管。常规应用预防性抗生素。经先前切口进腹。在网膜、小肠、腹壁和移植胰腺中间的粘连钝性及锐性分离。

手术方法　如下所述。

髂血管处理　①如果移植胰是体静脉回流，在完全游离胰腺前，应先小心地控制髂动静脉的近端和远端，特别是在因静脉血栓后移植胰水肿和坏死时。找出髂总、髂内和髂外血管，以及经过的血管袢并在需要时（如出血）钳夹。移植胰血栓传播扩散到髂静脉，将导致下肢的严重水肿并引起疼痛。如果受者表现有深静脉血栓形成或股青肿，那么下肢也要按照标准方式准备和铺单进行静脉血栓切除术，从静脉吻合的位置或单独经腹股沟切口。在髂血管游离后，用电刀将膀胱或肠内吻合切除，这样做利于游离移植十二指肠和胰头。②静脉血栓一直延伸到下腔静脉的情况很罕见。在大多数病例中，钳夹近端髂总静脉已足够。在离各自血管吻合口远端 1cm 处切断移植血管；取出所有血栓性物质，用肝素溶液冲洗髂静脉和动脉。如果髂总动脉或远端腔静脉无法辨认和顺利切断，那么可经颈内静脉在 X 线引导下置入腔静脉滤过器。然后可经单独腹股沟切口取出血栓性物质，或开始溶栓治疗。③静脉回流开放后，向静脉远端和钳夹处注射肝素溶液。同样方法，取出所有超出吻合口延伸到近端的血栓性物质。近端静脉用肝素溶液冲洗。关闭静脉（或移植胰门静脉残端），但要避免髂静脉狭窄。首先取下髂血管远端的钳夹，然后是近端。④移植胰动脉内的血栓延伸到髂总动脉或髂外动脉的情况是很罕见的，可以通过移植动脉残端或单独的腹股沟切口进行动脉切开取栓术。取出所有的血栓性物质后，用肝素冲洗动脉。移植动脉残端用丝线结扎然后再次缝扎。⑤如果移植胰腺因为静脉血栓而没有切除，并且手术野干燥，那么不一定需要钳夹髂血管。在这种情况下，首先要辨认动脉吻合口。在移植胰侧离吻合口远端约 1cm 处结扎流入血管。然后钳夹移植胰门静脉并切断。取出移植胰腺。结扎动静脉残端并用 4-0 或 5-0 不可吸收线连续缝合覆盖。

膀胱吻合口处理 以标准方式关闭膀胱，用 3-0 或 4-0 可吸收线分 3 层关闭。整个十二指肠和吻合口随同移植胰切下。在胰肾联合移植的胰移植的受者中，切除胰腺时，应小心避免将移植肾输尿管口纳入缝线。为防止此并发症，向膀胱内注入 200~300 mL 生理盐水使膀胱扩张，并钳夹福莱（Foley）导尿管。然后检查胰腺床，用大量的抗真菌和抗细菌溶液冲洗腹腔。如果移植胰腺切除术是由于感染和移植胰腺炎，那么应该取样培养并送需氧菌、厌氧菌和真菌分析。

在移植 3 个月后或甚至几年后必须切除移植胰腺时（如因为被排斥移植胰腺引起的慢性腹痛），如果移植胰明显萎缩变小以及移植胰血管很难分离，不一定全部切除，切除大部分胰腺，残端切面用单股 3-0 或 4-0 可吸收线连续缝合覆盖。移植的十二指肠应同膀胱分开并切除，常是长期存在的感染源（如因为血供受损引发尿道感染反复发作）。如果全胰十二指肠的移植胰无法整个切除，那么十二指肠应在胰头处切除。切面用 3-0 或 4-0 不可吸收线连续缝合覆盖。如果胰腺可以被切除，那么近端和远端髂血管的控制对于晚期胰腺切除同早期一样重要。

体静脉和肠内引流处理 有以下选择：①如果使用了 Roux-en-Y 空肠袢，那么在靠近十二指肠空肠吻合处用切割吻合器将其缩短。钉合线用 4-0 不可吸收线缝合覆盖。②如果是侧侧吻合，供者十二指肠袖片（如果可行）连同钉合的吻合口应该留在受者的空肠。通常，空肠的开口可分两层水平关闭。如果空肠的开口过大，那么应该切断这段肠管并分两层（端端）吻合。如果存在弥漫性腹膜炎，那么可以将空肠开口外置（袢空肠造口术）；假如空肠的开口过大并且这段肠管不得不切除，那么就不得不做两个造瘘口。根据受者的临床状态，造瘘口可在术后 2~6 个月后关闭。

门静脉和肠内引流处理 采用门静脉肠内引流术式时，胰腺游离后，切断十二指肠空肠吻合口。受者空肠在接近空肠-空肠吻合（Roux-en-Y 空肠袢）处水平关闭（侧侧吻合）或交叉钉合。大量腹内感染时可做造瘘术。长的动脉 Y 形移植血管通常不需要在近端和远端控制髂总动脉。Y 形移植血管在靠近髂总动脉处用单股 5-0 不可吸收线连续缝合覆盖。钳夹移植门静脉（如果没有静脉血栓）或受者肠系膜上静脉的近端和远端（如果没有静脉血栓），然后取下吻合的静脉。在离吻合口远端 1cm 处切断门静脉，然后用肝素冲洗受者肠系膜上静脉并将血栓性物质全部取出。肠系膜上静脉（或移植门静脉）用单股 5-0 不可吸收线连续缝合覆盖。肠系膜血栓伴发肠坏死或肝衰竭很少发生，原因在于移植门静脉吻合的位置（远离肠系膜上静脉和脾静脉的汇合处）和静脉侧支循环的存在。

移植胰腺切除术后通常不需要放置引流。仅当存在大量感染时需要放置冲洗引流系统。彻底止血后即以标准方式关腹。

注意事项 ①如果移植胰血栓已经扩散到髂静脉，那么必须切开髂总静脉并尽最大可能小心避免任何血栓造成栓塞。因此，在血栓末端钳夹近端静脉对于防止肺栓塞是至关重要的。②如果移植胰静脉血栓而使胰腺体积增大而不能移动，最好钳夹受者髂动脉（髂总、髂外和髂内）以及髂静脉（髂总和髂外）的近端和远端。③如果在胰腺切除中无意中损伤到髂动静脉，修复对于防止并发血栓是至关重要的。如果髂动静脉节段不得不切除，可以使用插入移植血管（髂内动脉，隐静脉）。如果存在感染，应避免使用假体材料，因为有发生吻合口瘘和假性动脉瘤的危险。④如果受者的症状符合深静脉血栓形成，可从静脉吻合位置或经单独的腹股沟切口取出血栓性物质。在控制近端髂静脉后，应用橡胶长袜紧紧包裹从踝向上直到腹股沟用以挤出血栓性物质。

（陈　实）

yíxiàn yízhí pángguāng yǐnliúshì zhuǎnhuàn chángnèi yǐnliúshì

胰腺移植膀胱引流式转换肠内引流式（conversion from bladder to enteric drainage after pancreas transplantation）　胰腺移植膀胱引流术后因出现与膀胱引流相关的严重并发症，将胰液膀胱引流式更改为肠内引流的手术。膀胱引流胰腺移植术后发生代谢、泌尿系和技术上严重并发症的受者，转换为肠内引流是安全和有效的治疗手段。胰腺移植胰液外引流采用膀胱引流术式主要是通过尿淀粉酶可以早期判断排斥反应的独特优点（见膀胱引流式胰腺移植）。但膀胱引流术后最常见的并发症需要更换胰液引流方式。主要有代谢性酸中毒，复发性泌尿道感染，反流性胰腺炎，持续性血尿，尿道炎，吻合口漏和瘘、十二指肠穿孔以及尿道破裂和复发性尿漏。肠内引流可有效地治疗与膀胱引流相关的并发症，可立即解决症状，但是转换后增加发生不易察觉的排斥反应的危险。肠内转换的时间各中心存在差异，在移植后 1～72 个月。几个中心推荐至少 6 个月后进行转换，以允许尽可能长时间的监测尿淀粉酶的水平。单独胰腺移植相对较容易发生排斥反应，如果在移植后 6 周内就进行转换，排斥反应的发生率和移植物失功率明显较高。

手术方法　手术过程包括三步：游离十二指肠膀胱吻合口、关闭受者膀胱和构建十二指肠空肠吻合。

游离十二指肠膀胱吻合口　全麻诱导后，受者仰卧位，置头低脚高位。膀胱不用生理盐水充盈。使用鼻胃管，预防性应用抗生素。从先前的正中线切口入腹，小心分离网膜、小肠和腹壁的粘连，找出十二指肠膀胱吻合。通常十二指肠膀胱吻合的侧面和腹膜后腔的粘连也需要分离，行十二指肠膀胱吻合口四周切开，应小心避免损伤髂外血管。首先用电刀切割膀胱侧十二指肠膀胱吻合的前面部分。十二指肠连同吻合口（包括小块膀胱壁的边缘）从膀胱上环形分离。

关闭受者膀胱　用 3-0 可吸收线分三层连续缝合关闭膀胱切开的后壁。最内的两层包括黏膜，黏膜下层和肌层。外面第三层包括浆肌层组织并与前两层针向相反。在膀胱切口关闭之前，向膀胱内灌入 200ml 生理盐水，并钳住 Foley 尿管。如果受者先前进行过肾移植，将膀胱充盈可防止无意中将近输尿管口区域包含入缝线。

构建十二指肠空肠吻合　①如果受者因尿漏（或起源于吻合口本身或发源于十二指肠节段）而行转换时，应常规培养需氧菌、厌氧菌和真菌分析。移植十二指肠可直接（端端吻合）或通过 Roux-en-Y 空肠袢吻合到受者小肠。如果受者需要大剂量的类固醇或曾合并伤口愈合方面的并发症，或先前有过十二指肠漏，或十二指肠薄而脆弱，那么应该选择 Roux-en-Y 空肠袢。选择十二指肠悬韧带后面 40～100cm 的受者空肠做吻合，但有时只有回肠袢才能够较容易达到移植物。②如果不通过 Roux-en-Y 空肠袢，十二指肠直接与受者空肠行侧侧两层吻合。注意不要将十二指肠乳头包含入缝线。如果膀胱边缘还留在移植十二指肠上，不要试图将其切除，可将边缘纳入吻合口的内层。③如果使用 Roux-en-Y 空肠袢，将受者空肠拉下到移植胰十二指肠水平，以保证空肠系膜足够长可以无张力达到移植物。空肠用切割吻合器切断，系膜在肠钳之间切断。Roux 肢的近端末端吻合到离十二指肠空肠吻合口远端 40cm 处的远端小肠（见体静脉回流肠内引流式胰腺移植）。这样可以保证足够长的无功能分支来引流移植胰腺。如果节段移植物从膀胱转换到肠内引流，应该使用 Roux-en-Y 空肠袢以减少胰空肠吻合口漏导致的并发症。

术后并发症　转流术后有 10%～15% 的受者发生技术并发症，包括吻合口瘘、十二指肠穿孔、胰腺炎。术后监测血淀粉酶水平很有帮助：转换后连续 4 天水平大于 200 U/L 常提示存在技术并发症。在此情况下，早期再探查至关重要，因为大多数转流后发生并发症的受者可以通过一期修复和放置引流而成功治愈。如果一期修复技术上不可行，可考虑将移植十二指肠外置到腹壁外。如果以上所提到的治疗方法均无效，特别是如果合并弥漫性的腹腔内腹膜炎和败血症，需要行移植胰腺切除术。

（陈　实）

yíxiàn zàiyízhí

胰腺再移植（pancreas re-transplantation）　移植胰腺丧失功能后行再次进行的胰腺移植。胰腺再移植并不包括因移植血栓形成在术中即进行第二次胰腺移植。1978～2012年，在明尼苏达大学进行了2445例胰腺移植手术，其中415例，再次移植占5.08%。胰腺再移植是一种治疗前次移植失败安全有效的措施。在经验丰富的中心选定的胰腺再移植的受者中，再移植是使受者恢复不依赖胰岛素状态的有效选择。随着移植术后存活时间越长，移植胰腺丧失功能的可能性越高，需要再移植的概率也就越高，但离前次移植的时间越长，胰腺再移植结果比胰腺移植术后近期再移植的效果要好。胰腺再移植排斥反应和免疫反应是导致移植物丧失功能的主要原因。胰腺再移植与首次肾移植后胰腺移植（PAK）术后并发症和中期移植存活率相似。

胰腺再移植在技术上是一项风险和难度较大的手术，先前移植后粘连和很难确定受者可用于再移植的血管。因此，对胰腺再移植有部分学者存有争议，一些学者认为胰腺再移植的术后并发症高是不可接受的；另一些学者认为，严重的胰岛素依赖型糖尿病长期并发症的进展可能证明在选定的患者中进行胰腺再移植是合理的。

适应证　与其他器官移植相比，胰腺需要再移植主要与技术失败和排斥反应的发生率增加有关。胰腺再移植最常见的适应证是技术失败约为52%。①血栓形成占42%。②感染/移植胰腺炎占7%。③其他约占3%。除了技术失败外，因移植胰排斥反应移植胰丧失功能后，约35%再次胰腺移植。

术前准备　一般而言，胰腺再移植的受者术前准备与原来的胰腺移植或任何其他腹部大手术并无不同。如中心静脉和动脉导管，鼻胃吸引，福莱（Foley）导尿管膀胱引流，预防性抗生素。免疫抑制剂治疗按照常规使用。

手术方法　胰腺再移植对外科医师来说是个挑战，因为技术上较困难；先前的（有时多个器官）移植，开腹手术和移植胰切除术使得血管的解剖变得异常困难。从先前（正中线）切口开腹，分离网膜、小肠和大肠、腹壁之间的所有粘连以避免任何不必要的肠切开。如果再移植是在先前胰腺移植后几个月甚至几年后，那么通常先前的移植物已经萎缩。因此移植胰腺切除术变得极为困难。在这种情况下，可谨慎地将先前移植胰保留在原位置（特别在无症状受者中）。新的移植胰可选择新的血管做移植，如植入更近端或吻合到髂总血管或吻合到远端主动脉和肾下腔静脉。将新移植胰植入先前移植胰的远端在技术上几乎不可行。不管先前移植物十二指肠是否萎缩，均要切除十二指肠膀胱吻合口（特别是复发性尿路感染的受者）。移植十二指肠连同胰头一并切除，胰侧切面覆盖缝合。如果先前的移植物在之前通过单独手术已经切除，胰腺再次移植时，只需花费较少的时间，只要找出并分离要进行血管植入的适当位置（见移植胰切除术）。

引流式的选择　十二指肠膀胱吻合术或十二指肠空肠吻合术可用与首次移植相同的方式进行。根据具体情况也可更换。如果原先采用十二指肠空肠吻合术，再次移植胰可使用膀胱引流。先处理原空肠吻合口，钳夹受者小肠侧侧吻合口的近端和远端（或使用Roux-en-Y空肠袢时钳夹远端），然后切除十二指肠空肠吻合口。移植十二指肠的吻合口保留在原有小肠侧，以便水平关闭空肠。如果使用了Roux-en-Y空肠袢，那么先在十二指肠空肠吻合口远端闭合受者的小肠吻合口。移植胰十二指肠与膀胱吻合时，最安全的是分两层进行十二指肠膀胱吻合。仅当膀胱切口较小的时候才可以使用吻合器吻合。为准备钉合吻合前，再次打开先前的膀胱前壁切口，并围绕吻合器的杆部做荷包缝合。以标准方式发射吻合器。钉合线在内部或外部用4-0不可吸收线缝合加固。膀胱引流式的优点是可以通过尿淀粉酶检测移植胰早期排斥反应，因此有学者主张胰腺再移植采用膀胱引流式。如果移植胰先前使用空肠内引流，再移植仍使用空肠引流式，用Roux-en-Y空肠袢进行新的十二指肠空肠吻合。

血管重建　①在再移植的受者中通常不可能采用常规血管进行血管重建，除了胰腺移植后近期胰腺切除（通常继发于血栓）时可立即使用前次相同的流入和流出血管位置进行再次移植，再移植选择适当的血管常需要根据具体情况做出选择。如果受者移植肾先就吻合在左侧髂外动静脉，那么尽量使用右侧近端髂总动静脉进行胰腺再移植。如果这样做在技术上不可行，那么主动脉和腔静脉，有时甚至左髂总血管均可用于移植胰的吻合。②不仅先前使用的髂血管的近端或远端可以使用，还可以使用对侧的髂血管（或联合使用同侧和对侧的血管，如使用供者Y形移植血管搭桥吻合到左髂总动脉，移植胰门静脉吻合到右髂总动脉）、吻合到先前移植物（胰和肾）的血管残端、肾下主动脉和腔静脉。对于经历过至少一次移植的受者，最好在选择先前未分离过的腹部区域进行门静脉回流。③如果前次移植采用体静脉回流术式，移植胰依旧在原位置，大小（接近）正常，新的移植胰准备植入相同的位置，必须切除前次的移植胰。再移植时静脉回流可改为与首次移植不同的静脉回流术式。使用先前未曾使用的血管，可减少技术并发症，缩短手术时间。因此，体静脉回流受者移植胰腺失功后可选择使用门静脉回流进行再移植（反之亦然）。④如果前次胰腺移植使用的是门静脉回流，再移植还是可以使用。在绝大多数病例中，静脉吻合的新位置应该在肠系膜上静脉的先前吻合口的近端或远端进行。肠系膜上静脉的另一个大分支或近端脾静脉也可以考虑使用。如果先前的移植胰在再移植的同时移除，先前移植胰血管的残端也可以使用。

术后处理 胰腺再移植的围移植期监护同首次移植基本相同。

注意事项 ①如果发现确有感染的证据，应立即中止手术；并送样本培养分析以根据结果选用特异和有效的抗生素治疗。感染控制之后，患者可再次列入等待名单中。②如果在再次移植时不小心损伤髂动脉或静脉，可以使用供者髂动静脉的插入移植物。尽量不使用假体材料，以避免继发感染。③如果前次门静脉吻合区域粘连严重，为避免在先前手术区域的广泛分离，最好改为体静脉回流。

（陈　实）

huótǐ yíxiàn yízhí

活体胰腺移植（living donor pancreas transplantation） 活体健康志愿者完全为了他人的利益，甘愿承担手术风险、无偿捐献部分胰腺用于胰腺移植的手术。胰腺是除肾以外第一个实施活体移植的器官。患有良性或者恶性胰腺疾病的患者在行近端胰腺切除术后胰腺内分泌功能没有明显的改变，这为捐献远端胰腺奠定了理论基础。1979年美国明尼苏达大学萨瑟兰（Sutherland）开展了首例活体亲属胰腺移植。母亲提供胰体尾节段移植给患糖尿病的女儿，该受者曾经接受母亲供肾活体肾移植，胰腺移植后摆脱外源胰岛素，手术达到了预期效果。1994年明尼苏达大学施行了同期活体胰肾联合移植。国际胰腺移植登记处（IPTR）1996～2005年胰肾联合移植（SPK）共8 918例，其中活体胰肾联合移植不到1%。活体胰腺移植除了用于单独胰腺移植（PTA）和肾移植后胰腺移植（PAK），还可以用于尸体肾和活体胰腺联合移植等。

活体亲属供者提供的移植物具有免疫上的优势，且质量优于尸体供者、热缺血时间和保存时间短、无须长时间的等待且手术可以充分地准备和术前脱敏等处理。这些优势可能减少术后免疫抑制剂的用量，从而降低移植术后感染和发生恶性肿瘤的可能性。虽然活体器官移植有助于缓解供移植器官的短缺，缩短受者等待移植的时间。但从另一方面来讲，这些优势是建立在供者的风险上的，如手术并发症和供者潜在的长期后果等基础上的。

随着尸体胰腺移植效果的不断改善，即使在开展活体胰腺移植最多的明尼苏达大学活体胰腺移植的比例逐年下降。尽管形势会发生一些改变，但对于一个高度敏感的受者来说，与尸体供者交叉配型阴性可能性低。对于这些患者，活体亲属胰腺移植可能是唯一选择。

供者选择 胰腺移植活体供者的选择原则与其他实体器官移植相同。供者必须理解器官捐献的程序及可能带来的风险，提供自愿捐献同意书，必须保证不是被强迫的，神志清楚具有自主权，且达到法定年龄。所有供者必须进行全面的医学、社会和心理学评估。

供者排除标准 明尼苏达大学为了减少胰体尾切取后发生糖尿病的风险制订了严格的活体胰腺供者排除标准（表1）。

放射学检查 当候选者通过了以上所有的实验，是否备选为供者还要接受放射学检查，评估其胰腺的解剖情况。活体肾移植供者的一侧或者两侧都有很多动脉，而活体胰腺移植供者，供应胰腺远端血供的脾动脉却很少有变异。即使出现了解剖变异（脾动脉发自于肾下腹主动脉），远端胰腺切除（包括脾动脉）也是很容易的。20世纪90年代中期前，血管造影是评估供胰（如果肾脏和胰腺同时捐献也包括肾脏）血管解剖情况的金标准。MRI和磁共振血管成像（MRA）因为无创性而在20世纪90年代后期得到了广泛应用。而且，MRI/MRA能够提供实质器官的情况，而且不仅可以进行动脉的三维重建，还可以进行静脉的三维重建。与

表 1　活体胰腺供者排除标准

如符合下列任何一项，则不纳入考虑范围
排除标准
供者第 1 代直系亲属（父母及兄弟姊妹）患有 2 型糖尿病或妊娠期糖尿病
第 1 代直系亲属患有 1 型糖尿病（除受者外）
体重指数（BMI）> 30 kg/m^2
年龄>59 岁
供者比受者诊断 1 型糖尿病时年龄<10 岁
糖耐量下降或达到糖尿病标准
胰岛素抵抗的临床证据（如多囊卵巢综合征）
自身免疫性内分泌紊乱（甲状腺、肾上腺、垂体、性腺）的证据
糖化血红蛋白（HbA1c）>6%
静脉葡萄糖耐量试验（IVGTT）期间葡萄糖处理率<1%
自身抗体效价升高（ICA、GAD65、IA-2、ZnT8）
75 g 口服葡萄糖耐量试验（OGTT）时血糖值≥6.7mmol/L
空腹胰岛素≥9mU/L（胰岛素抵抗的标志）
急性胰岛素对葡萄糖或精氨酸的反应<300%基础胰岛素
补充要求
咨询要遵守捐献后的饮食和锻炼计划，避免体重增加
详细的知情同意

MRI/MRA 类似，计算机体层血管成像（CTA）也可以进行血管三维重建。相对于 MRI/MRA 和 CTA，传统的血管造影具有可以显示精细的腔内改变的优点（如 SPK 供者肾动脉纤维肌性的发育异常）。血管造影的缺点是可能引起一些并发症，包括对造影剂的过敏反应、血肿、动脉穿刺部位假性动脉瘤，以及罕见的股动脉血栓形成等。MRI/MRA 或 CTA 是评价供者胰腺（以及肾脏）血管条件的常用方法。

供受者配型　如果有几个合适的供者，在其他捐献标准都满足的情况下，那么最终的选择是依据 HLA 配型结果：HLA 位点一致的同胞是最理想的人选。如果几个供者的血清学和内分泌学评估都基本一致，那么应该选择混合淋巴细胞反应最小者。但是，也可能取决于其他的因素，如年龄和供者受者之间的关系等。仅有少数活体非亲属胰腺移植的报道，都是在配偶之间进行的。在胰腺移植中还没有应用利他供者。

供者手术　活体供者远端胰腺的切取（见*活体供者胰腺切取术*）。经腹腔镜（手辅助）进行远端胰腺切除术（见*活体供者腹腔镜胰腺切取术*）可以缩短住院时间和术后恢复时间，促进了活体胰腺移植的发展。

受者手术　活体胰腺移植已经成功应用于 PAK、PTA 和极少数是 SPK，主要原因是需要同时捐献两个器官活体供者。活体胰腺移植都是切取供者节段胰腺，所有都是胰腺节段移植，可以采用各种胰液引流术式。对于 HLA 完全相配首选肠内引流术式，HLA 不一致的较多选择膀胱引流术式，原因是移植胰离受者的膀胱较近，可以更好地监测排斥反应。极少部分采用胰管填塞式和胰管开放式。大部分活体胰腺移植静脉引流采用受者的髂外静脉或髂总静脉进行体循环引流。

活体胰腺移植术后，移植胰血栓形成是技术失败因素中最常见的原因，其次是感染，少数是移植物胰腺炎和术后出血。节段性胰腺移植血栓形成更加常见，其中部分原因是脾静脉和脾动脉比较短并且不可变（与全胰腺移植所应用的标准的 Y 形血管移植物相比），节段性胰腺移植物在吻合口处更加容易弯曲或者扭转。而且，节段性移植物是脾动脉单独供血。血栓形成的发生率相对较高，因此推荐应用常规的系统性抗凝预防，而且应该于术中开始预防治疗。

移植胰因为是节段胰腺，胰管吻合一直是活体胰腺移植的薄弱之处，因为胰管处理起来很麻烦，并且容易漏（部分或者完全）。在膀胱引流式中吻合口漏的发生率是 6%。大多数吻合口漏都可以通过充分引流保守治愈。胰腺断端通常直径较小，将胰腺断端单纯包埋到膀胱内可以降低吻合口漏的发生。包埋避免了胰管与泌尿道上皮之间吻合，但是带来的问题是胰腺外分泌组织暴露于尿液中。

在活体胰腺移植中排斥反应的发生率比较低，这主要归功于：①配型良好。②应用新型免疫抑制剂预防排斥反应。③经皮 CT 或者彩超引导下穿刺活检早期诊断和治疗排斥反应。

（陈　实）

huótǐ gōngzhě yíxiàn kāifù qiēqǔshù

活体供者胰腺开腹切取术

（open procurement of pancreas from living donor）　标准开腹切取活体供者胰体尾节段用于胰腺移植的手术。活体供者有免疫上的优势，且无等待时间。决定使用可能供者之前，应行系统精细的内分泌测试和选择（见活体胰腺移植）。胰腺远端切除术是一个常见的普外手术，但用于移植的胰腺远端切取则略有不同：①轻柔操作对降低供者胰腺炎及受者再灌注后胰腺炎的风险至关重要。②供血的脾动、静脉都要保留。③不切除脾。围术期护理与其他腹部大手术相同，包括术前肠道准备。

手术方法 ①气管内诱导全麻后，供者取仰卧位。鼻胃管吸引、福莱（Foley）导尿管膀胱引流、预防性抗生素应用、序列的加压装置等常规应用。取经腹直肌鞘双侧肋弓下切口，延长至腹壁双侧的腹斜肌。横断腹直肌后，打开腹腔探查。调整鼻胃管位置在胃大弯处进行减压，以便胰腺解剖分离。向上翻起胃，向下牵拉横结肠。切断从幽门到结肠脾曲之间的胃结肠韧带，进入网膜囊。保留胃网膜右动脉及大部分胃短血管，因为一旦结扎、切断远端脾动脉后，这些血管可以引流进出脾的大部分残余血流。切断胃结肠韧带，进入胰体尾部及脾上极所在的腹膜后平面。②切断胰腺的腹膜后联系，结扎、切断胰腺与结肠系膜及腹膜后联系，游离出胰腺远端下缘。于胰腺后面分离出一小通道。于胰体、尾交界处的胰腺上缘的无血管区切开腹膜。用大的止血带穿过小通道便于牵拉胰尾，及解剖脾门时较容易将脾与胰腺分离。不处理脾与外侧后腹膜的联系，不游离脾。③于脾门处切开腹膜，将胰腺与脾门轻柔分离。不切断脾结肠韧带，因为其内可能有脾的侧支血管。确认脾动、静脉远端主干，游离、切断、结扎。同样近胰尾处切断、结扎脾动、静脉的小分支。尽量靠近胰尾部解剖，这样几乎不需要解剖脾门部，有助于保留发自胃网膜动脉、胃短动脉、胃左动脉的脾的侧支血管。少数情况下，胰腺末端与脾紧贴以至于其间无任何间隔组织。此种情况下，强行分离脾脏将增加损伤脾血管甚至手术创伤性脾损伤的风险。任何情况下必须先切断脾动脉以防止脾静脉血栓形成。④胰尾与脾门分离后，游离胰腺上缘。脾动脉留于胰体尾部（图1）。通常，脾动脉是扭曲的，与胰腺上缘只有疏松联系。解剖过程中注意勿损伤胰腺外脾动脉。结扎、切断胰腺与腹膜后组织间所有淋巴管及小血管。⑤此时可将胰腺由胰床提起，进一步暴露出胰腺下面。向内侧牵拉。脾动脉与胰腺上缘接近平行，脾静脉与胰腺后面平行。确认肠系膜下静脉游离、结扎，并将其于脾静脉连接处切断。肠系膜下静脉的位置可能存在变异，直接汇入肠系膜下静脉与门静脉交界处附近，或于远离肠系膜上静脉与脾静脉汇合处汇入肠系膜上静脉。若肠系膜下静脉不汇入脾静脉，则将其保留。进一步向内牵拉胰腺以便分离脾静脉与肠系膜上静脉汇合处。两静脉汇合处及门静脉近端大部分直接位于胰颈后方（胰颈为最窄部分）。以后可于此处切断胰腺。在胰腺下方，通常在结肠系膜静脉第一支根部水平，切断肠系膜上静脉。于胰腺上缘游离门静脉，勿损伤肝动脉、胃十二指肠动脉及胆总管。将一指伸入门静脉前方无血管区；手指可完全环绕胰颈（图2）。最后，解剖脾动脉全程直至其腹腔干起源处。通常无须分离肝总动脉，但应防止动脉痉挛。同样，无须确认胃左静脉。⑥所有的血管结构完全解剖游离后，于胰颈跨门静脉处将其切断（图3）。常用4-0、3-0可吸收线结扎，后在两结扎线之间切断胰腺实质。胰管的确认难度较高。胰颈部的胰管通常位于胰腺中部偏上后方。确认胰管后，

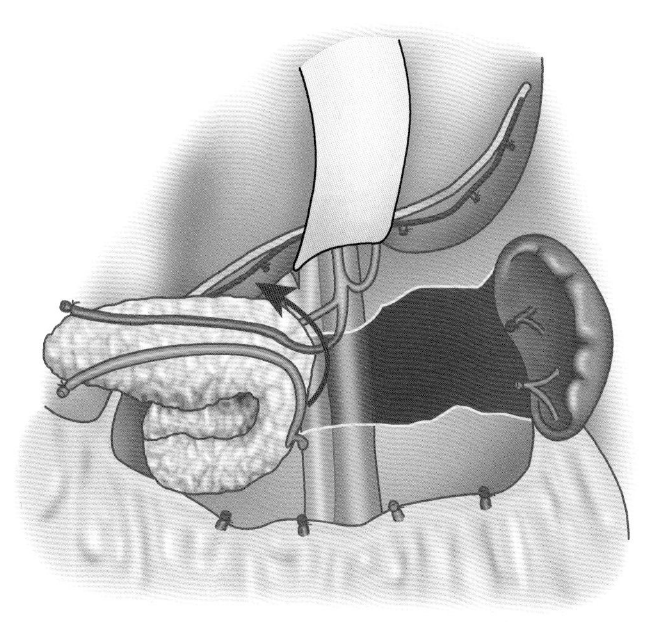

图1 游离胰尾，结扎肠系膜下静脉

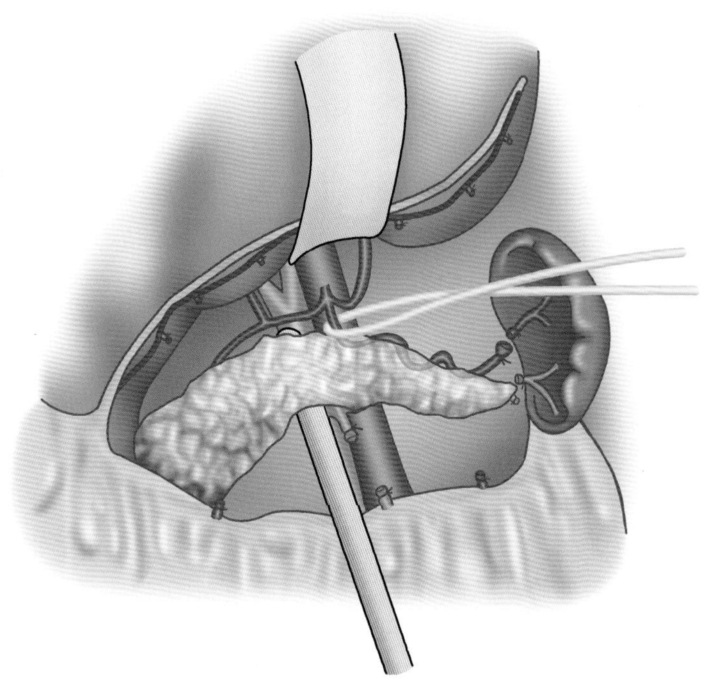

图 2　解剖胰腺颈部，分离出包绕在胰腺中的脾动脉

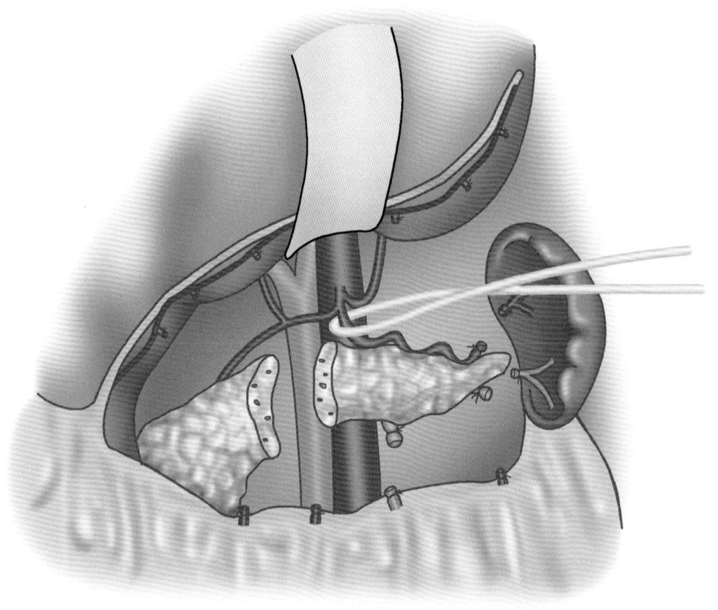

图 3　从门静脉及肠系膜上静脉顶端横断胰腺颈部，结扎肠系膜下静脉的同时结扎远端脾动静脉。远端胰管用单纯丝线缝合，结扎和/或缝合近端胰管

用剪刀剪断，5-0 或 6-0 不可吸收线缝扎其近端（图 4）。胰腺远端的胰管用单股 7-0 线标记，以便受者手术中识别。⑦完全解剖出胰腺后，静脉肝素化（70U/kg）。于腹腔干发出脾动脉后的 0.5～1cm 处上血管钳。切断脾动脉。用另一把血管钳部分阻断肠系膜上静脉和门静脉。于脾静脉进入肠系膜上静脉处将其离断。切取胰腺远端交给受者手术组。用硫酸鱼精蛋白对抗肝素效应。每毫克硫酸鱼精蛋白可中和约 90 USP 单位肺组织来源的肝素，或 115 UPS 单位小肠黏膜来源的肝素；临床上，1ml 鱼精蛋白可中和 1ml 肝素。5-0 不可吸收线缝合供者脾动、静脉。务必注意避免引起腹腔干动脉及肠系膜上静脉的狭窄。4-0 不可吸收线 U 形鱼嘴样间断缝合胰腺近端切口，以避免胰液从小胰管漏出。⑧胰腺切取后，植入受者前保存于 4℃威斯康星大学液（UW 液），经脾动脉以 UW 液（约 20ml）体外低压灌注。供者手术完成后，再次评估脾的活力。仅脾门大出血或严重撕裂等少数情况下需切除脾。稳定后，常规关腹。一般无须放置引流。

供者术后管理　活体胰腺供者术后的一般管理与接受腹部大手术者一样，术后第一个 12 小时密切观察患者的生命体征。通过测定血清血红蛋白水平来监测术后是否出血；检测血清淀粉酶水平评估外分泌功能；测定血清葡萄糖水平评价残余胰腺的内分泌功能。通常在术后 3 天内开始经口进食。大多数的供者保留脾脏，因此当供者在术后出现肩部或者左侧躯体疼痛的时候应该进行脾脏的放射核素扫描或者 CT 观察脾脏情况以及是否有可能形成脓肿。在供者术后早期，对脾脏进行连续的^{99m}Tc 硫磺胶体扫描可以看出脾脏对其吸收明显减少或者不吸收。但是 2 周后，在大多数病例中，脾脏的血供及功能通常可以恢复正常或者接近正常水平，出院后 6 周内避免重体力劳动。

供者术后并发症　与活体肾或肝供者不同，国际胰腺移植登

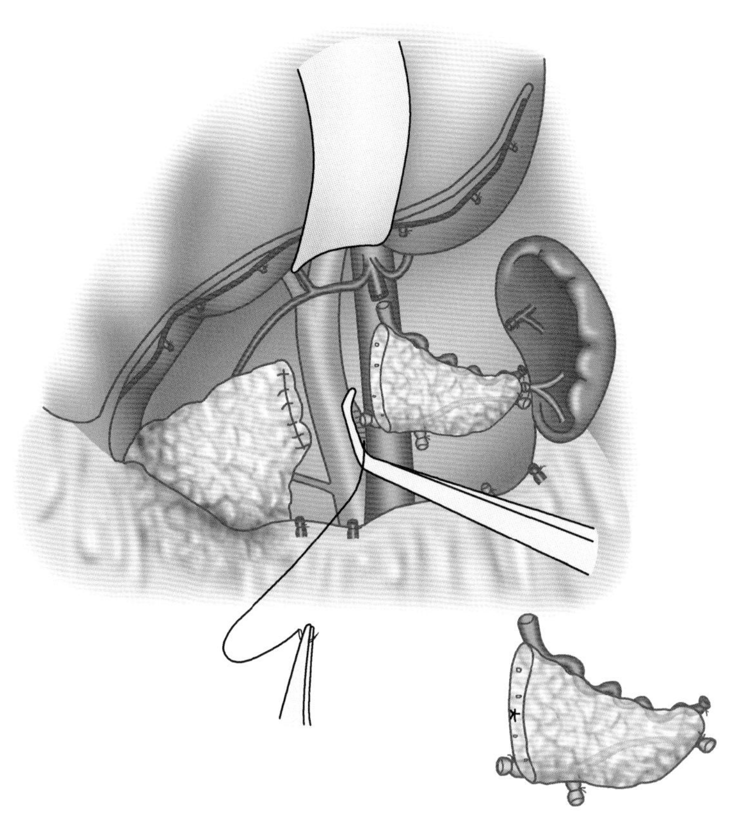

图 4　切取远端胰腺，缝合供者脾动脉

记处（IPTR）提供的数据显示活体胰腺供者未见死亡的报道。胰腺供者的并发症包括外科和内科并发症，如代谢方面的改变。

外科并发症　一般来说，供者术后外科并发症非常少见，仅有不到5%的人需要再次手术。相对常见的外科并发症是脾出血，一般在远端胰腺切除术同时发现脾出血而行脾切除，或在术后发现脾脏缺血而再次手术切除脾。供者脾切除率为 10%～15%。为预防脾切除术后暴发的感染，供者应在术后接受肺炎球菌疫苗。供者手术后胰腺炎、胰瘘、胰腺或脾脓肿的发生率均小于 5%。选择性结扎近端胰管以及紧密缝合胰腺断端表面可以降低胰瘘的风险。以上并发症再次手术率小于 3%。胰周积液或胰腺假性囊肿可以自行吸收或者可以经皮抽吸或者引流而治愈。供者在术后 3 天内血清淀粉酶水平降至正常。同时切取肾脏将增加相关并发症。

内科并发症　与其他任何腹部大手术一样，活体胰腺供者也可能发生常见的并发症，如肺不张、泌尿系感染、肠道功能恢复延迟等。这些并发症通常到供者出院时均可以得到逆转。严重的内科并发症包括肺炎和深静脉血栓形成。深静脉血栓形成可以引起肺栓塞，也是活体肾移植供者最常见的死亡原因。活体供者远端胰腺切取术对胰岛素分泌、葡萄糖、胰腺和细胞功能的影响，在供者术后 1 年胰岛素分泌和葡萄糖耐量出现异常。一般情况下供者在远端胰腺切取术后，尽管胰岛素分泌下降但血糖仍保持正常，一些数据提示健康人在远端胰腺切除术后，通过增加葡萄糖处理能力可以得到代偿。术前对供者的选择日趋严格，以避免任何对供者代谢有影响的因素。在明尼苏达大学，基于内分泌的评估，仅有 15%～20% 的活体胰腺供者符合标准。对于这些合格的胰腺供者来说，手术是安全的，外科和代谢并发症发生率很小。

美国国家捐献者登记处在平均 16.3 年的活体胰腺捐献后随访期内，随访胰腺供者发现空腹血糖受损和/或糖耐量受损 26.7%的胰腺供者血糖增高出现捐献后糖尿病（post donation diabetes mellitus，PDDM）需要治疗，其中 11.1%需要使用胰岛素，20.0%需要口服降糖药物。而活体肾脏供者同期仅 5.9%血糖增高。糖尿病在活体胰腺捐献后比活体肾脏捐献后发生率高 4 倍，这可能是切取部分胰腺后内分泌储备减少导致的后果。活体捐献胰腺与活体捐献肾和肝的影响有所不同，活体捐献胰腺和活体捐献肺或肠情况类似，只有在特定需求时才被考虑，如因受者高致敏难以获得尸体胰腺，供受者交叉配型阴性、供者知情且有积极性，那么活体胰腺移植尤其是胰肾联合移植可以在精心选择的供者和受者中进行。只有对供者候选人进行严格的临床评估和谨慎的选择，加强捐献后随访，控制供者饮食和体重，才有可能减轻发生 PDDM 的风险。

（陈　实）

huótǐ gōngzhě fùqiāngjìng yíxiàn qiēqǔshù

活体供者腹腔镜胰腺切取术

（laparoscopic procurement of pancreas from living donor）　使用腹腔镜切取活体供者胰体尾节段用于胰腺移植的手术。与开腹手术相同，腹腔镜切取包括单独远端胰腺切取及远端胰腺和单肾联合切取。尽管供者腹腔镜肾切取直到1995年才开始应用，但它正逐渐取代开腹肾切取术。就供者生存和移植肾功能而言，腹腔镜手术和开腹手术的短期和长期效果相仿。此外，腹腔镜手术（与开腹手术相比）可以缩短住院与康复时间，并减少手术后镇痛药用量。

与腹腔镜肾切取一样（见腹腔镜供肾切取术），腹腔镜胰腺切取首先被引入用于其他一系列疾病，其效果好，住院时间短，较早恢复正常饮食，用药量少，疼痛小，恢复快。因此，腹腔镜切取远端胰腺（伴或不伴肾切取）比开腹手术有更多优势。

手术后护理与开腹手术相同。但通常7天内出院。与开腹手术相比，供者较早恢复正常饮食，镇痛药用量也较小。手辅助腹腔镜技术（与非手控的标准腹腔镜技术相比）的优势包括解剖细致、节省移植物取出的时间、缩短热缺血时间。缺点是上腹的正中切口比下腹的普芬南施蒂尔（Pfannenstiel）切口明显。

（陈　实）

zìtǐ yíxiàn yízhí

自体胰腺移植

自体胰腺移植（pancreatic autotransplantation）　因胰腺疾病全部或部分切除胰腺后用于自体的胰腺移植。早期的胰腺移植主要用于治疗胰腺内分泌不足（如B细胞），现在也用于治疗内分泌及外分泌功能不全的患者。总之，胰腺和胰岛移植进一步扩展了对胰腺功能障碍的治疗范围。适应证包括：①对慢性胰腺炎患者行节段胰腺或胰岛自体移植。②对慢性胰腺炎行胰腺切除患者施以胰腺异体移植。③对胰腺肿瘤患者行胰腺自体移植。④对上腹部肿瘤的患者行胰腺或胰岛的异体移植（作为器官簇移植的一部分）。在手术技术方面，保留脾脏的远端活体供者部分胰腺切取术对胰腺移植外科手术产生深远影响，现在也应用于远端胰腺功能障碍的患者胰腺切除后自体胰腺移植。全胰腺切除和同步自体节段胰腺移植比起单纯全胰腺切除术，对糖代谢的调节更有益，尽管这种作用有时是暂时性的。胰腺切除后再行自体胰腺移植可以保留胰腺的内分泌和外分泌功能，维持血糖稳定或外分泌功能。

切除的自体胰腺一般行异位胰腺移植。自体移植不像同种胰腺移植术后那样会受到免疫排斥反应和服用免疫抑制剂的不利影响。但胰腺自身的病理改变，加上通常只是选用部分胰腺用于移植，术后对胰岛素的反应降低，功能可能受到一定影响。自体节段胰腺移植的首要目的是保留胰岛功能并防止或延缓糖尿病的发生。

慢性胰腺炎自体胰腺移植　1978年霍格尔（Hogle）和雷姆茨马（Reemtsma）等首先提出了治疗慢性胰腺炎的节段自体胰腺异位移植的概念。他们报道了2个病例，将节段自体胰腺的脾血管与股血管吻合，并且结扎胰管，其中一个受者需要对腹股沟脓腔进行引流。这两个自体胰腺移植受者，一个术后3年移植物仍有功能，另一个失访。随后，这种慢性胰腺炎胰腺全切或次全切后行自体胰腺移植的病例陆续有报道。自体胰腺移植均是异位胰腺移植，与同种胰腺移植类似，可移植到腹股沟内，胰腺血管与股总血管吻合或移植到髂窝内，胰腺血管与髂血管吻合。自体移植后外科并发症在髂窝内比腹股沟内发生的概率较小。腹股沟内移植常见并发症，如一过性或永久性胰瘘、胰腺炎和股部肌肉的血肿或出血。这些通常比起髂窝内移植的并发症更易导致生活质量下降。腹膜内节段自体移植的并发症发生率最低，应该是减少移植术后并发症的最佳术式。胰腺外分泌的处理如果胰管填塞式节段移植，术后可能纤维变性影响胰岛功能。如同同种胰腺移植那样也可采用胰管Roux-en-Y吻合行肠引流。

胰腺自体移植时切除了移植物所属神经，因此通常不再表现为慢性胰腺炎典型的疼痛。移植的胰腺恢复功能后不需要使用外源性胰岛素或用量减少，如果胰液采用肠内引流胰腺的外分泌功能保留，术后不需要补充外源胰酶。

恶性肿瘤自体胰腺移植　壶腹周围癌及进展期胃癌的病患者在全胰切除术后也可以接受异位节段性自体移植，但例数不多。1983年，麦克唐纳（McDonald）等收治了1例73岁的患有胰头肿物（边界清楚，直径3~5cm）的患者。切除过程中，未发现淋巴结转移和胰尾部肿瘤。切取远端胰腺，胰管结扎，远端胰腺移植至自体股部。之后没有肿瘤复发的相关报道，但随访期仅有8个月。随后陆续也有恶性肿瘤胰腺切除后行自体胰腺移植的报道，自体移植后术后胰岛素需求降低或无须胰岛素治疗。也有报道胰头癌患者进行了辐射性自体节段胰腺移植，照射含肿瘤的胰腺后用于自体移植，尽管经历了照射、去神经和异位自体移植，受者的初始血浆、胰岛素和糖原水平都在正常范围内，口服糖耐量试验和经静脉精氨酸刺激试验也保持正常。此外进展期胃癌的受者进行了全胃切除和全胰腺切除，随后也可行自体节段髂窝异位胰腺移植，脾血管与髂外或股总血管吻合。胰腺外分泌可经体外引流、肠引流或膀胱引流完成。移植术后部分受者可实现胰岛素不依赖。

因恶性肿瘤而行全胰切除的病例很少接受自体节段胰腺移植治疗，需要对移植物中胰腺癌细胞潜伏存在的可能性进一步研究。

（陈 实）

yíxiàn yízhí shùhòu xuèshuān xíngchéng

胰腺移植术后血栓形成（thrombosis after pancreas transplantation） 与其他实体器官移植相比，胰腺移植的非免疫反应引起移植物功能丧失的风险最高，首当其冲的是血管血栓形成。在20世纪90年代，尽管供者选择、手术技术和围术期血栓预防等各个方面都获得改善，但是移植术后早期血栓形成依然是最明显的技术失败因素。与胰腺移植术后其他外科并发症相比，移植物血栓形成几乎是不可逆转的，并且会导致移植物功能丧失。如果移植物血栓形成发生在术后早期，而且移植物没有被迅速的切除，并发症发病率和死亡率明显增加。在特殊的高危糖尿病受者中，可通过辨别和避免一些危险因素来预防移植物血栓形成，从而改善移植物的生存率并降低血栓形成相关死亡率。大多数病例中，早期移植物血栓形成与吻合技术或者其他手术技术因素关系不大，而与胰腺供者的低灌注状态、胰腺水肿和微循环障碍、局部或者全身高凝状态以及一些供者和受者因素密切相关。晚期移植物血栓形成大都是与慢性排斥反应有关，很少一部分与急性排斥反应有关。然而，移植胰腺血栓形成的发病机制涉及很多危险因素，因此很难对其病因进行分析。

供者因素 因心脑血管疾病死亡的供者和老年供者被认为是移植物血栓形成的显著高危因素。脑死亡供者血流动力学不稳定和大量液体输注复苏，引起胰腺水肿和微循环改变，也是移植物血栓形成的危险因素。供胰切取必须非常精细，尽可能降低对胰腺的机械损伤，减少胰腺血管的直接损伤，使再灌注后胰腺炎的发生率降至最低，因为两者均为移植物血栓形成的高危因素。同样，胰腺灌注压力和冲洗容量应该有一定的限度。保存时间也是移植物血栓形成的明显危险因素。应尽量缩短保存时间。保存时间过长可造成保存损伤和移植物胰腺炎，两者均是移植物血栓形成的高危因素。

受者因素 糖尿病患者术前存在高凝状态和高血小板倾向，特别是终末期肾病患者。腹膜透析的患者中凝血因子Ⅱ、Ⅶ、Ⅷ、Ⅸ、Ⅹ、Ⅺ和Ⅻ具有较高的促凝血活性，然而内源性抗凝因子，如蛋白C和抗凝血酶Ⅲ的活性却没有改变。腹膜透析降低了细胞外液容量，导致血细胞比容水平很高，因此血液浓缩的风险很大。术前应该对受者进行严格筛查，检测高凝状态，如抗磷脂综合征。如果术前无法排除高凝状态，在术前和术后长期对受者进行抗凝治疗是很必要的。

术式因素 ①相对于全胰移植，节段性移植物可能更容易形成血栓，这是由于节段性移植物的脾动脉和移植物静脉桩太短，空间活动性太小而导致容易弯曲和扭转。②自身胰体和胰尾是靠胰背动脉和胰横动脉供血，胰背动脉接受了肠系膜上动脉的一些分支。胰背动脉在节段性胰腺移植物中一开始并不进行血供重建。因此，节段性胰腺移植物胰体及胰尾的血供完全是依靠单一的动脉，即脾动脉的一些小侧支来供应的。脾动脉或其小分支的任何部分或全部的血栓形成对于节段性胰腺移植物来说是非常危险的。相反，在全胰移植中，即使脾动脉已经完全栓塞，仍然可以依靠胰横动脉的一些侧支循环供应胰尾的血供。③相对于全胰腺移植而言，节段性胰腺移植毕竟是低血流量移植，因此它对血栓形成并发症更加敏感。

与其他实质器官移植相比，胰腺移植是非常特殊的，因为经常需要进行血管重建。同时行肝脏和胰腺整块切取现在已经成为常规，因此当腹内器官都要被采用，并且腹腔干是为肝脏而保留时（已经成为常规），体外供胰的双重血液重建就是非常必要的。端侧吻合或者应用血管桥接使血管的空间活动性更小移植胰腺动脉更容易弯曲或扭转而增加血栓形成的概率。

胰腺移植时尽可能移植在受者右侧，移植到左侧髂窝，如果移植到左侧髂窝，左侧髂总动脉可能会干扰门静脉，因为它的走行方向是前后位，朝向更深的左侧髂总静脉。将胰腺移植物放置于乙状结肠旁边、左侧髂外血管上，可能更加不利，因为这个位置相对受限。而且，左侧髂外静脉走行与左侧髂外动脉不相平行，走向更加后前位。特别是在男性受者，其处于髂内动脉下面的骨盆深处，朝向表浅的左侧腹股沟韧带走行。这样的走行方式使门静脉吻合更加困难，也使门静脉更加容易受到左侧髂外动脉的干扰。因此毫无疑问将移植胰腺放置于左侧是移植物血栓形成的高危因素。在一些病例中，当胰腺不能放置于受者右髂窝时，血管吻合可以有其他的选择，如应用腹主动脉作为胰腺供血血管，或者应用肠系膜下动脉做吻合之用。在这些情况下，特别是在胰肾联合移植术中，可以选择将移植物的门静脉回流到受者的门静脉系统，胰腺的外分泌行肠内引流。

相关并发症因素 术后移植物胰腺炎也和移植物血栓形成有一定的关系，也可能和供者的危险因素（如血流动力学不稳定、血管加压素的应用），切取及修剪损伤（术中过度的操作），供者的灌注损伤（灌注液过量、高灌注压力），保存损伤或者缺血再灌注损伤（反映总冷热缺血时间）有关。移植物胰腺炎与移植物血栓形成率增加有关。因此，必须努力避免移植物胰腺炎的发生。

临床诊断 约60%的血栓形成是静脉源性，约40%是动脉源性。移植物血栓形成的临床症状包括移植物张力增大、无法解释的高血糖、迅速及意想不到的胰岛素需要量增加、无法解释的腹腔积血（静脉血栓形成后）、血小板减少症、白细胞增多症、深色的血尿（膀胱引流式移植胰腺静脉血栓形成）、尿淀粉酶水平的快速降低及消失（仅对膀胱引流式胰腺移植）。在一些受者中，可能会发生同侧躯体股静脉系统的继发性深静脉血栓形成（门静脉血栓的逆行性延伸）；这甚至可能是首发症状。由于临床症状不特异，诊断急性血管移植物血栓形成有时是非常困难的。当在移植术后早期遇到以上症状时，在鉴别诊断时应该特别考虑血栓形成。临床上怀疑移植物血栓形成时，应用彩色多普勒超声可以立即确诊，彩色多普勒超声可以分辨出移植物流入、流出血流和血管吻合情况。如果彩超下移植物动脉流入血管或/和静脉流出道没有显示，应该考虑原发性移植物血管内血栓形成。但严重的急性胰腺炎或排斥反应有时也可以产生血管内血流明显减少。

对移植胰腺影像学诊断主要有两项技术：彩色多普勒超声和放射性核素灌注闪烁扫描法。如果连续进行监测，它们诊断的准确性和敏感性可以得到提高。在一些病例中，增强CT可能有用，注射造影剂可以选择性的观察移植物情况，但其应用却由于静脉造影剂的肾毒性而受到限制。CT在诊断移植物其他并发症，如积液、胰腺炎、脓肿等时，比诊断移植物血栓形成应用更广泛。磁共振血管成像（MRA）在诊断胰腺血管并发症方面，在20世纪90年代得到了快速发展。MRA相对来说是有优势的，因为它不需要使用具有肾毒性的造影剂。诊断移植物血栓形成的金标准仍然是血管造影。外科手术仍然具有最后的诊断价值，诊断同时也可以开始治疗。

治疗 对已经形成血栓的移植胰腺的治疗方法十分有限。如果移植物血栓形成在术后早期就出现，并且只是累及移植物的静脉系统，可以尝试静脉剖开取栓术，特别是在移植胰仍然有功能的情况下。然而，仅有极少数报道行移植物部分或全部血栓形成经过静脉切开取栓术可以挽救受者的生命。挽救受者生命的先决条件是一旦诊断血栓形成且胰腺实质没有受损，那么应该立即行开腹探查。如果经多普勒超声诊断部分门静脉血栓形成或单独脾静脉完全血栓形成，全身性抗凝治疗可以维持移植胰腺的存活，特别是进行长期抗凝治疗，考验避免手术治疗。

目前还没有移植胰腺完全动脉血栓形成后挽救成功的病例报道。但是对于部分动脉血栓形成，治疗方法是分别行脾动脉和肠系膜上动脉切开取栓术。如果仅是全器官移植物的脾动脉血栓形成，那么可以行胰腺远端部分切除术，即转为节段性胰腺移植。然而，这样做致病率和死亡率相当高，因为在对部分或完全动脉血栓形成患者进行挽救治疗后，会出现严重的缺血性移植物胰腺炎，至少有2例发生了急性呼吸窘迫综合征，并有1例死亡。

移植物血栓形成最常见的治疗方法是移植胰腺切除术。移植术后早期，一旦移植物血栓形成的诊断成立，应该立即行再次开腹探查，必要的情况下应该行移植胰腺切除术。另外，感染对其发生率和死亡率也有明显的影响。实际上，移植物血栓形成仍然是移植胰腺切除术最常见的手术适应证。在由于慢性排斥反应或进展性移植物动脉疾病而形成的迟发性移植物血栓形成受者中，不一定必须行移植胰腺切除术，特别是当血管栓塞过程相当缓慢时，移植物已经萎缩和纤维化。

如果移植物血栓形成发生在移植术后4周内，应该行移植胰腺切除术，并立即再次移植，但发病率和死亡率很高。行包括供者十二指肠节段的全胰腺移植，特别是行肠内引流者，在首次移植后，腹腔内污染和细菌定植可能会促使再次移植术后感染并发症的产生。许多外科学者倡议晚些时候行胰腺再移植，即当患者从血栓形成事件中完全恢复过来后再行手术治疗。

预防 术后期抗凝治疗已经成为常规，具体方案包括亚治疗剂量的静脉肝素治疗，低分子右旋糖酐和短期及长期阿司匹林治疗，联合或不联合华法林长期全量抗凝治疗。毫无疑问，任何围术期抗凝治疗不可避免会导致出血概率增加，然而由于出血而再次手术相对于由于移植物血栓形成而行移植物切除术更容易被接受。预防移植物血栓形成最好的方案应该包括慎重选择供者，特别是老年和死于心脑血管疾病的供者；无损伤性切取和修剪胰腺；尽量减轻灌注压力、减少灌洗液容量和保存损伤；全胰腺移植物的动脉重建应该优先应用Y形移植物；尽可能避免应用门静脉延伸物；在受者中，胰腺移植物不应该被吻合到左侧髂内或髂外动脉；如果必须如此（由于以前行肾移植手术，将移植肾放置于右髂窝），应该选择远端腹主动脉进行动脉吻合；如果必须将移植胰腺放置于左侧，应该分离左侧髂内动脉以便增加左侧髂静脉的活动性；尽一切努力降低移植物胰腺炎的发生率和严重程度。已有确切的证据证明围术期低强度抗凝治疗与抗血小板治疗相联合，可以进一步降低移植物血栓形成率。在某些受者中可能需要全程抗凝治疗。

（陈　实）

yíxiàn yízhí shùhòu wǎnqī xuèguǎn bìngfāzhèng

胰腺移植术后晚期血管并发症（late vascular complication after pancreas transplantation）

胰腺移植后晚期血管并发症主要包括动脉狭窄、假性动脉瘤和动静脉瘘，常导致移植胰丧失功能。

动脉狭窄 供者或者受者血管的动脉粥样硬化可以导致吻合口前、吻合口、吻合口后血管狭窄，出现移植物内分泌无功能，有时出现高淀粉酶血症。应用膀胱引流式胰腺移植的受者，可能出现外分泌功能受损的临床症状，如尿淀粉酶水平下降。移植物内既往的自身血管疾病在移植术后也可发展产生相似的症状。慢性阻塞性动脉血管性疾病有时与慢性排斥反应同时出现，这种情况与既往存在的血管疾病很难鉴别。胰管填塞的移植物动脉容易出现晚发性阻塞性动脉疾病，这可能继发于周围外分泌组织纤维化。

所有这些并发症最终会导致移植物血栓形成，可能需要切除移植胰腺。如果移植胰腺动脉的近端部分有明确的破损，可能需要行经皮血管腔内血管成形术，放置或不放置血管内支架。对患有慢性弥漫性动脉疾病和进展性移植物功能不全的受者，唯一的选择就是重新应用胰岛素治疗和再次移植。

假性动脉瘤 在移植胰腺内新出现血管杂音的受者都应该行彩色多普勒超声检查以排除假性动脉瘤或动静脉瘘的形成。假性动脉瘤可能表现为动脉膀胱瘘或动脉肠道瘘，并且可能在术后多年才发生，甚至发生在由于慢性排斥反应而导致无功能的移植胰腺中。最重要的是，假性动脉瘤也可能发生在移植胰腺切除术后多年。

假性动脉瘤发病率较高，是威胁生命的并发症，病因可能是细菌或真菌感染或巨细胞病毒感染造成的。然而，也有个例报道由于外科技术吻合问题而导致无菌性假性动脉瘤的形成，或者感染后应用抗生素治疗，导致无菌性假性动脉瘤。假性动脉瘤可以发生于移植物的脾动脉或肠系膜上动脉、血管重建处（如Y形移植物或架桥血管）、髂动脉吻合口处或者受者自身髂动脉处（吻合口远端）。在一些移植胰腺切除术后假性动脉瘤形成的病例中，假性动脉瘤通常起自于吻合口，在这里腹主动脉卡雷尔（Carrel）袖片或供者胰腺血管动脉段残留（在移植胰腺切除时进行动脉结扎或分离血管）。假性动脉瘤可能更容易发生在肠引流的移植胰腺中。假性动脉瘤最初可能没有症状，或仅有非特异性的表现，如内分泌或外分泌功能不足。最后假性动脉瘤会导致移植胰腺区疼痛，肉眼血尿（如果动脉瘤穿透膀胱），急性下消化道出血（如果侵入肠道），可触及搏动的肿块，败血症或完全破裂时的血流动力学不稳定。有症状的假性动脉瘤通常意味着即将破裂或者急性破裂。有些病例可用彩色多普勒超声检查发现的，彩色多普勒超声也是诊断筛查动脉瘤模式形态的首选。增强CT、磁共振血管成像（MRA）和动脉造影用来确定解剖定位。如果病情稳定而且假性动脉瘤无症状，应行动脉造影来确定假性动脉瘤的位置和程度，并且排除继发于假性动脉瘤的动静脉瘘。如果没有急性感染的临床证据（无菌性假性动脉瘤），可以行血管内支架置入术。

在其他任何情况下，应该立即行手术探查。如果急性假性动脉瘤破裂或即将破裂，应该行移植胰切除术。术中控制受者假性动脉瘤近端和远端动静脉是手术关键。另外，在极特殊的情况下，破裂的假性动脉瘤不伴有感染，那么移植物可以通过手术治疗而得以保留。对移植胰必须进行仔细的修整，以便分离到病变血管段。暂时拆除十二指肠膀胱吻合口或十二指肠空肠吻合口可能是很必要的，这样可以直接全面的探查移植胰腺背面和胰腺周围血管丛。这个并发症已经逐渐消失了，这可能要归功于近来较低的感染率，大多数假性动脉瘤形成均报道于胰腺移植发展的早期阶段，即20世纪80年代到20世纪90年代。

动静脉瘘 导致移植物失功的另一个罕见的病因。它的发生时间不同，早可以在术后几小时，迟则术后许多年。典型的动静脉瘘是发生在全胰腺移植中结扎或钳夹的远端肠系膜血管丛。目前仍然不清楚此并发症的发生是否与肠系膜血管丛的广泛大块组织钳夹或者盲目的大块组织结扎（分离结扎或缝合）有关。动静脉瘘也可能与膀胱镜经十二指肠胰腺活检或经皮移植胰腺活检有关。动静脉瘘可以引起移植胰腺内分泌功能丧失、新出现的移植物表面杂音、新发血尿或者可触及的震颤。动静脉瘘可由彩色多普勒超声检查偶然发现。在某些病例中，在肠系膜血管丛的动静脉瘘可能会引起血管盗血，超声图像显示移植物脾动脉内没有血流。需要动脉造影来确定诊断。经皮经动脉动静脉瘘栓塞是首选治疗，如果技术上不能达到这样的治疗，或者治疗失败，需要再次手术探查，直接缝合结扎动静脉瘘，如果需要，可以术中超声定位。

真正的胰腺内动脉瘤是罕见的。现在仍然不清楚它是以前就存在的或者是受者中新发生的。通常它们发生于脾动脉内。一旦诊断成立，应该行栓塞治疗。如果不能行介入治疗，可行外科手术切除。对近端脾动脉瘤进行栓塞、结扎或切除均可能导致胰尾缺血并可能需要部分胰腺切除术。

（陈　实）

yíxiàn yízhí shùhòu lòu

胰腺移植术后漏（leakage after pancreas transplantation）

胰腺移植保留胰腺外分泌功能时需要将胰液引流到受者膀胱或者肠道，移植胰与膀胱或肠道的吻合口可能发生漏的并发症。尽管外科技术在过去的30年里逐步改善并精益求精，然而移植术后漏的发生仍然是临床上一个很棘手的问题，因为它是腹腔内感染的危险因素。在膀胱引流的胰腺移植受者中，漏的发生率是5%~18%。对肠引流者，漏的发生率是4%~9%。能及时发现并正确处理漏，能够降低它对移植物和受者生存率的影响，特别是对膀胱引流者尤是如此。据美国器官共享联合网（UNOS）报道的数据，漏所引起的移植物丢失占所有移植物丢失的比例已经降到1%以下。

在全胰腺移植术后，早期漏主要发生在十二指肠膀胱吻合口或者十二指肠空肠吻合口，晚期漏的发生（移植手术4周以后）主要是由于十二指肠残端缝合过多和十二指肠节段溃疡。在一个大样本膀胱引流式胰腺移植研究中，36%的漏发生在十二指肠膀胱吻合口，28%发生在十二指肠残端，其余36%由于行非手术治疗或者诊断不确定未能确定漏发生的确切部位。

在膀胱引流式移植物中，因为漏而产生的腹腔内严重感染的发生率相对低，预后相对较好。相对而言，肠引流术式受者发生漏后，由于肠内容物的流出而在早期产生腹膜炎和败血症。UNOS的一份胰腺移植的报告中强调了在肠引流术式受者中，因为吻合口漏导致移植物丢失的发生率高于膀胱引流式。

膀胱引流式胰腺移植术后漏 术后漏可以分为早期漏和晚期漏。早期漏发生在术后最初4周内。对于全胰腺移植而言，漏多与十二指肠膀胱吻合口有关，相对少见的是与移植物十二指肠残端的过度缝合有关。漏的发生经常是由于技术原因。精细的吻合技术十分重要，如应用双层吻合技术。而且，在全胰腺移植中，十二指肠残端的双层缝合可以使吻合口漏的发生率降到最低。保存时间过长、严重的再灌注十二指肠炎、服用免疫抑制剂受者吻合口愈合差等都是早期漏形成的危险因素。高达70%的长期糖尿病患者膀胱内压力较高，伴或不伴膀胱流出道梗阻；在膀胱引流术的受者中，这种压力也可能对移植术后漏的形成起到一定作用。

晚期漏（移植术后4周以上）多发生于十二指肠内。常见的原因是十二指肠溃疡和穿孔。在某些病例中，溃疡是由于巨细胞病毒感染造成的。如果确定没有感染因素，溃疡和穿孔可能是由于缺血引起的。非感染性穿孔多发生在十二指肠系膜对侧缘，这个区域是胰十二指肠下动脉供血最远的区域常缺血。在全胰腺移植中，胃十二指肠动脉通常被结扎。膀胱腔内并发症（在膀胱镜的损伤及经膀胱镜活检中的并发症）是漏发生的一个罕见原因。

早期和晚期漏的临床表现包括腹痛、腹胀、发热、呕吐、尿少和腹膜炎等，应用福莱（Foley）导管引流后症状可缓解。实验室检查示50%的病例血清淀粉酶升高，33%的病例血清肌酐升高，40%的病例肌酐水平可能升高。已经证实在膀胱引流受者，如果存在十二指肠残端或胆总管残端漏，漏出液中淀粉酶含量可能会很高；引流液肌酐和血清肌酐水平在这些病例中可能没有太大变化。在对同期胰肾联合移植受者膀胱漏的检查过程中，不应只注意胰腺相关原因。鉴别诊断必须包括移植肾的早期输尿管吻合口漏。

通过影像学检查通常能够确定诊断。但是有研究指出低压膀胱造影术的敏感性只有 82%。膀胱逆行造影 CT 检查是更加精确的检查，是影像检查的首选。如果临床上怀疑漏的发生，但 CT 检查阴性，应进行低压膀胱造影或排泄性膀胱尿道造影检查。一些研究者相信排泄性膀胱尿道造影比传统的膀胱造影更优越。采用 ^{99m}Tc 行排泄性膀胱尿道造影检查可以确定诊断；这种方法在所有影像学检查中敏感性最高。如果所有检查均阴性，但是彩超或 CT 证明存在腹水，则怀疑漏的发生，那么应行经皮穿刺留取积液标本，检查积液中淀粉酶和血清肌酐水平。

膀胱引流式胰腺移植术后漏的治疗方案取决于漏发生的时间。早期漏，特别是小的漏，而且发生部位在吻合口，可以通过延长膀胱内 Foley 导管留置时间来达到治愈，在特殊情况下，可以通过经皮穿刺腹腔内积液引流。尿和穿刺引流物的培养完全一致，对于漏的诊断是特异性的。30% 的病例应用这个方法可以治愈。对多数感染性漏和非手术治疗后仍存在的漏，应该开腹手术进行直接修补治疗。术中膀胱内注射盐水稀释的亚甲蓝可以确定修补的完整与否。移植术后高流量漏，特别是出现腹膜炎或者弥漫性腹胀的病例，需要立即进行手术治疗并进行修补。如果漏的发生是由于十二指肠节段缺血，应尽早进行手术治疗切除缺血的十二指肠节段并转换为肠引流式。如果大部分十二指肠都存在缺血而必须切除，可以考虑行十二指肠吻合瓣术（即在肝胰壶腹周围留存 2~3cm 的十二指肠组织）。

晚期漏，无论是什么原因通常都需要转换为肠引流式。如果经过组织学检查或者检查证明巨细胞病毒感染是十二指肠溃疡的原因，可以考虑应用静脉更昔洛韦治疗。

漏引起移植物丢失的比率相对较低。一个单中心对膀胱引流的研究中显示，29% 的病例经历了非手术治疗（16% 失败），57% 病例经历了初次的修补（9% 失败），14% 病例经历了移植胰腺切除术。最终，17% 的病例需要转换为肠引流式（见*膀胱引流转换肠内引流术*）。

肠引流式胰腺移植术后漏 与膀胱引流式胰腺移植不同，漏对于肠引流胰腺移植受者来说是灾难性的。因此，任何一个肠引流式病例怀疑漏的发生时，都应该立即进行相应的检查。一旦漏的诊断成立，应该立即进行治疗。通常情况下，早期漏都是吻合口漏，十二指肠与空肠的吻合口漏最常见。如果应用 Roux-en-Y 吻合技术，必须考虑到空肠空肠吻合口漏，尽管受者自体小肠的血运非常丰富，这个并发症的发生率很低。早期漏的危险因素包括吻合口张力过大、严重的再灌注性十二指肠炎（可以导致十二指肠空肠吻合口张力过大）、类固醇激素及其他免疫抑制剂的应用。晚期漏主要是继发于感染或者缺血性溃疡导致的十二指肠穿孔。

胰漏（经皮胰漏）的一个罕见原因是拔除胰管导管。这个并发症曾经引起人们的广泛注意。在节段性肠内引流的移植物胰管内放置外引流管，可便于移植术后早期监测，这种方法早已经被其他技术所代替。

临床症状包括腹痛、腹膜炎、肠梗阻、发热、白细胞增多和高淀粉酶血症。最重要的诊断方法是进行口服造影剂腹部 CT 检查。但尽管通过 CT 检查，漏的发现仍很困难。因此，如果怀疑肠漏，那么在肠引流式胰腺移植受者中，诊断性开腹手术的标准应该降低。肠引流胰腺移植受者发生漏一定要外科手术治疗。如果移植物十二指肠没有损伤，漏的区域局限，并且没有弥漫性腹膜炎，可以尝试进行修补。如果移植手术时采用的是十二指肠空肠侧侧吻合，可以尝试构建 Roux-en-Y 袢吻合修补以避免粪便的污染。如果十二指肠损伤严重（缺血）则需要切除，但是当受者并没有广泛的腹膜炎，并且临床上病情稳定且没有败血症时，可以尝试保留移植物。胰头切除并应用聚合物填塞胰管也是一个选择（见*胰管填塞式胰腺移植*）。在经过这样的处理后，应该常规放置腹腔引流管。当发生全身败血症或严重的腹膜炎时，移植胰腺切除术是最安全的选择。肠引流胰腺移植患者发生十二指肠节段漏，行移植胰腺切除术的比例高达 55%。仅在特殊情况下需行暂时小肠造口术（在移植胰腺切除后，在严重的腹膜炎和炎症情况下，原来的小肠再次吻合很不安全）。

（陈　实）

yízhíyí jiǎxìng nángzhǒng

移植胰假性囊肿（pancreatic graft pseudocyst） 胰腺移植术后移植的胰发生假性囊肿的并发

症。移植胰假性囊肿实际发生率很难确定。并不是每一个移植术后影像学检查发现的积液都是假性囊肿。非吸收性的移植胰腺周围、腹膜内或者淋巴液聚集都可能被误认为是假性囊肿。移植胰腺周围积液的其他原因还包括血肿和脓肿。约20%的移植受者中可以观察到移植胰腺周围积液。这样的积液在胰管填塞式节段性移植物受者中更常见。有症状的假性囊肿的实际发生率不到10%。

从病因学来看，特别是从治疗措施的选择来看，与胰管系统相通的假性囊肿必须和没有相通的其他积液（包括假性囊肿）相鉴别。临床上，假性囊肿的临床表现可以是高淀粉酶血症、出血、感染，局部症状可以是疼痛和张力增加。通过超声、CT或者MRI等影像学检查手段可以确定诊断。通常，单独应用超声检查不能精确描述假性囊肿的解剖结构。因此，在进一步治疗之前，CT或者MRI是必要的。如果影像学结果模糊（复杂的假性囊肿伴发多个分隔，表现不一致），那么可以通过囊肿穿刺抽吸或引流取囊液测淀粉酶值来鉴别是假性囊肿还是血肿或脓肿。在假性囊肿病例中囊液淀粉酶水平很高。抽吸或者引流囊液也应该行囊液细菌培养以排除感染。

必须尽力通过影像学检查来确定假性囊肿是否与主胰管相通。对于膀胱引流式受者，必须排除胰管梗阻或者反流性胰腺炎反复发作。另外，常规治疗并不一定对假性囊肿有效。可以通过穿刺针或者从引流管注射造影剂到囊肿腔内来确定囊肿是否与主胰管相通。

治疗胰周假性囊肿和积液应该遵从以下几个原则。实际上，对于受者自身胰腺的假性囊肿，临床多先观察到，仅当合并并发症，如感染、出血或穿孔时才进行治疗。但是，对于胰腺移植受者，情况可能有所不同，因为移植胰假性囊肿以及胰腺周围积液可能已经被细菌污染。而且，胰腺移植受者应用免疫抑制剂，更容易发生感染。

所有主要有症状的假性囊肿和大的无症状的假性囊肿以及胰周积液应该采取抽吸治疗。如果囊液的性质、数量不明或者在抽吸时不能排除存在感染，都应该留置导管进行引流。因此，通过引流管可以测定囊液中的淀粉酶水平，同时可以留取标本行细菌和真菌培养。如果移植胰的主胰管与假性囊肿相通，外分泌液可以通过囊腔引流至体外，需要行影像学检查（如注入造影剂），以排除主胰管的梗阻。在膀胱引流式胰腺移植受者中，应该在膀胱内置入福莱（Foley）导尿管和膀胱逆行造影以排除十二指肠膀胱吻合口梗阻。任何可能存在的感染都应该应用合适的抗生素进行治疗。这些治疗措施会对相当一部分的假性囊肿和胰周积液有效。经皮穿刺引流对与正常主胰管相通的假性囊肿有效。此外，对感染性或非感染性非交通性胰腺假性囊肿和胰周积液也有效。这些非手术治疗措施对约50%的假性囊肿和胰周积液是有效的。

当出现并发症，如出血、囊肿穿孔或者有症状的假性囊肿对非手术治疗无反应时，需要进行单纯囊肿穿刺抽吸或引流以外的治疗方法，即手术治疗。如果假性囊肿与狭窄的近端胰管相通，那么治疗上首先可以经皮放置一根引流管，然后进行手术引流。与自身胰腺假性囊肿一样，可以选择内引流治疗。对于膀胱引流式移植胰腺或者肠道引流式移植胰腺，内引流应该包括囊肿空肠吻合术。膀胱引流式胰腺移植受者中如果囊肿形成在膀胱附近，可以行经皮囊肿膀胱吻合术。仅当上述非手术和手术治疗方法对于假性囊肿治疗无效时，特别是发生并发症时，如出现感染或发生由于假性囊肿侵蚀胰腺大血管或者胰周大血管而造成大出血时，才应该考虑行移植胰腺切除术，而这种情况是很罕见的。

如果假性囊肿和胰周积液得到及时正确地处理，移植胰和受者的生存率均没有明显的影响。

（陈　实）

yízhíyí yílòu

移植胰胰瘘（pancreatic graft fistula）　胰腺移植后移植胰出现胰瘘的并发症。胰瘘在全胰腺移植中很少见，发生率小于5%。在早期应用胰管填塞节段性胰腺移植时，胰瘘的发生率较高，约为50%。过去，胰瘘很少由于从节段性移植物中拔除胰管引流导管而引起。在全胰腺移植年代，胰瘘见于移植物胰腺炎后遗症，伴或不伴假性囊肿形成。正常人自身胰腺外分泌量是每天1.5L，胰腺异位移植术后，去神经支配的移植胰每天仍然会产生700～800ml胰液。临床表现很明显，表现为引流液富含淀粉酶的瘘。诊断上，直接注入造影剂至瘘内行瘘造影可以显示瘘的解剖特点，并可以显示是否与胰管相通。瘘造影也有助于排除主胰管梗阻。此外，CT或者MRI也很有诊断价值，可以排除潜在的脓肿或感染性胰周积液，后者可能会使瘘难于愈合，并且阻碍非手术治疗。治疗上，一开始应该尝试行非手术治疗，包括禁食和开始全肠外营养。此措施可降低移植胰腺外分泌总量至正常量的 1/4 左右。治疗相关的感染（如经皮脓肿穿刺引流，静脉应用合适的抗生素）。在膀胱引流式胰腺移植受者中，应该在膀胱内留置福莱（Foley）导尿管以排除反流性胰腺炎。也可应用其他的一些抑制胰腺外分泌的药物，如 H_2 受体阻断剂、阿托品、胰高血糖素、降钙素和肠内注入胰酶等。很少有胰瘘病例因非手术治疗失败而必须行手术治疗。根据胰瘘的解剖和位置，和有无胰管流出道梗阻，可选择胰腺膀胱吻合口修补术，或者肠造口术（在节段性胰腺移植中），或者用无功能的小肠一段（如 Roux-en-Y）行内引流术。胰瘘的治疗通常需要很长的时间，外科医师和受者双方都必须有耐心。当所有的非手术治疗措施均告失败，特别是面对腹腔内感染时，移植胰腺切除术可能是唯一有效的治疗方法，但这种情况很少发生。

（陈　实）

yíxiàn yízhí shùhòu mìniào xìtǒng bìngfāzhèng

胰腺移植术后泌尿系统并发症

胰腺移植术后泌尿系统并发症（urinary complication after pancreas transplantation）　胰腺移植因移植术式不同可发生不同的泌尿系统并发症。在膀胱引流式胰腺移植受者中，泌尿系统并发症的发生率高达 80%。相对而言，在肠引流胰腺移植受者中，泌尿系统并发症的发生率不到 10%，与糖尿病患者肾移植、肠引流式胰肾联合移植或未行移植手术的 1 型糖尿病患者的发生率相似。只要能够得到及时正确地处理，大多数泌尿系统并发症不会对移植物和受者的生存率产生不利的影响。然而，泌尿系统并发症却仍然是移植术后外科处理最常见的手术指征，无论是经皮穿刺引流、膀胱镜还是再次手术。

血尿　在所有膀胱引流式胰腺移植受者中，血尿的发生率是 11%~35%，可以分为两类：早期血尿和晚期血尿（表 1）。早期血尿发生在移植术后 4 周内，晚期血尿发生在移植术后 4 周后。

早期血尿　早期血尿发生率较高。通常，血尿主要发生于十二指肠膀胱吻合口（缝合线或钉合线）。有时，早期血尿是由再灌注性十二指肠炎引起。在大多数的病例中，非手术治疗可以治愈，包括膀胱内置入三腔福莱（Foley）导尿管、持续膀胱冲洗、停用抗凝药物和抗血小板药物。对于凝血功能不正常的患者，可以应用新鲜冷冻血浆。应用这些措施后，如果出血仍然持续不止，需要行膀胱镜检查。检查时，可以电灼十二指肠膀胱吻合口出血的黏膜和黏膜下层的血管丛。同时可以清除膀胱内的凝血块，这样有利于止血，因为膀胱塌陷，膀胱壁接触良好。对于大多数病例，这些措施可以控制早期血尿，即使是严重的血尿。一些学者建议碱化膀胱冲洗溶液，并且应用生长激素类似物奥曲肽作为支持措施。然而，并没有相关的前瞻性临床试验，因此，这种方法的临床效应并没有得到证明。在极特殊的情况下有必要再次手术探查止血。

晚期血尿　在大多数病例中，晚期血尿与移植的十二指肠病变有关。膀胱镜是诊断手段之一，可以发现十二指肠溃疡。十二指

表 1　膀胱引流式胰腺移植术后血尿原因

早期血尿（<术后 4 周）	晚期血尿（>术后 4 周）
吻合口出血（缝合或钉合）	十二指肠溃疡（如缺血损伤、巨细胞病毒感染）
输尿管膀胱吻合口出血［同期胰肾联合移植（SPK）患者］	十二指肠炎（病毒性、细菌性）
十二指肠炎（再灌注损伤、排斥）	急性或慢性排斥（十二指肠或移植胰腺）
导尿管损伤	活检后出血（移植胰腺或移植肾）
活检后出血（移植胰腺或移植肾）	尿路感染
移植胰腺血栓形成（静脉多于动脉）	膀胱炎
移植胰腺急性排斥反应	反流性胰腺炎
尿路感染	移植胰腺内动静脉瘘（移植胰腺或移植肾）
膀胱炎（感染性或非感染性）	缝合线（吻合钉出血或侵蚀）
尿道炎	胰腺瘘
移植物内动静脉瘘（移植胰腺或移植肾）	真菌性假性动脉瘤侵入膀胱（动静脉瘘）
移植肾血栓形成（静脉多于动脉）（SPK 患者）	膀胱溃疡
	膀胱结石
	膀胱和输尿管肿瘤
	肾肿瘤（自身或移植肾）
	前列腺炎
	良性前列腺增生
	前列腺癌

肠溃疡可能来源于急性或慢性排斥反应、十二指肠巨细胞病毒感染或缺血性十二指肠溃疡。溃疡发生在十二指肠系膜对侧缘，特别是在幽门后近端，与缺血有关。一些学者认为十二指肠溃疡是多因素共同作用的结果（如保存损伤、排斥反应、由于糖尿病性膀胱而导致的膀胱和十二指肠慢性扩张、缺血）。如果与十二指肠溃疡有关的血尿既不能通过持续膀胱冲洗治愈，又不能经过更加特异的治疗治愈，应该尝试直接电灼出血的溃疡面。这样做的危险包括十二指肠穿孔和破裂以及移植胰腺胰头处黏膜下血管丛的暴露和损伤。结果可能导致动脉性的十二指肠膀胱瘘，特别是经过多次电灼治疗后更易造成损伤。因此大多数移植中心为了治疗十二指肠病变而转换为肠引流式（见胰腺移植膀胱引流式转换肠内引流式）。晚期血尿的鉴别诊断包括很多种情况，比如吻合缝线或者吻合钉出血，膀胱结石、膀胱炎伴或不伴膀胱黏膜溃疡。如果出血与界限清晰的吻合口问题、结石、异物等有关，那么大多数可以通过膀胱镜检查诊断并进行治疗。相对而言，发生严重膀胱炎和膀胱溃疡的病例通常需要转换为肠引流式移植。如果以上所提到的诊断均没有确定，必须要考虑晚期血尿比较少见的原因，如十二指肠排斥反应（急性或慢性、单独发生或与移植胰腺排斥反应同时发生），反流性胰腺炎，胰瘘，自身或者移植肾脏新发肿瘤和膀胱肿瘤等。任何发生长期无法解决的晚期血尿的患者都需要行膀胱镜检查。

血管并发症也可以表现为血尿，并且如果没有及时识别和治疗，也可能致命。如果在行膀胱镜检查时发现是胰管内出血，需要通过彩色多普勒超声检查排除胰腺内动静脉瘘（如活检后或发生于结扎的肠系膜血管丛）。大多数的动静脉瘘可以通过经皮动静脉交通支栓塞而治愈。发生严重血尿和低血压的致命的动脉膀胱瘘可能由假性动脉瘤引起，假性动脉瘤可能发生于动脉吻合口、移植胰腺动脉、自身髂动脉或者移植胰腺切除术后残留的动脉片。大多数假性动脉瘤都是真菌性并且需要紧急手术处理，再血管化或者移植胰腺切除术（见胰腺移植术后晚期血管并发症）。

尿道并发症和排尿困难 移植术后泌尿系统并发症的发生率是2%~12%。泌尿系统并发症包括尿道炎、排尿困难、尿道破裂、尿道皮肤瘘，以及罕见的尿道、尿道口、阴茎龟头的自身消化。①发生尿道炎-排尿困难综合征的胰腺移植受者在排尿时感觉尿道严重的烧灼感。但尿液培养经常是阴性的，未发现细菌。移植术后第1年的男性受者常见。发生尿路刺激症状和炎症的一个显著原因是尿液中的胰酶。在尿液中出现激活的胰蛋白酶，可能是十二指肠黏膜刷状缘的肠激酶激活胰蛋白酶原，并且从而激活胰酶。而且，其他丝氨酸蛋白酶（如纤维蛋白溶酶、凝血酶）和细菌酶都会促使胰腺酶原在膀胱内的激活。②轻微的尿道损伤（如导尿管损伤）是合并严重尿道并发症的一个重要的协同影响因素，并且可能是一个先决条件。胰酶激活和尿液外溢，可以引起严重的尿道破裂，有时候甚至形成瘘。发生尿道破裂时，破裂点通常是导尿管球囊压迫的部位。如果临床症状和患者主诉怀疑此并发症，那么应该行逆行性尿道造影来确定诊断。③尿道炎-排尿困难综合征的治疗包括短期尿道导管置入术。碱化尿液可以作为导管置入的辅助治疗方法。④任何尿道并发症都可能同时伴有尿路感染，积极治疗细菌性尿路感染是相当重要的。⑤对于所有发生间断性或者持续性严重尿道炎且对保守治疗无效者，以及那些发生严重尿道并发症（如尿道破裂、尿道狭窄、尿道、尿道口、阴茎龟头溃疡或自身消化）的患者，可转换为肠引流式手术。一些中心倡议一旦诊断尿道炎和排尿困难，应立刻行肠内引流转换手术，可以预防晚期并发症如尿道狭窄的发生（见胰腺移植膀胱引流式转换肠内引流式）。

复发的泌尿道感染 泌尿系统感染在膀胱引流式胰腺移植受者中很常见，据报道其发生率是10%~96%。其发生的危险因素包括器械的置入（如围术期导尿管置入）、高度自身免疫状态、供者十二指肠节段细菌或真菌定植以及其他引起残余尿增加的原因（如糖尿病性神经源性膀胱）。膀胱引流式胰腺移植受者的尿液流出道更易发生感染，这与胰腺外分泌而造成的非生理环境有关；实验中，已经确定在膀胱引流式胰腺移植受者中尿液胰蛋白酶可以促进体内细菌黏附于尿道黏膜表面，以此促进泌尿系统感染的发生。发生泌尿系统感染时的治疗主要注意两个方面：①合适的抗生素治疗和预防（轮换应用抗生素以免产生抗生素耐药菌株）。②必须明确反复发作的泌尿系统感染的原因。应测定残余尿量以评价膀胱功能和膀胱排空是否足够。患者需要进行膀胱镜检查以排除异物（如在十二指肠膀胱吻合口暴露的缝合材料或钉）和膀胱结石。膀胱镜检查可以评估良性前列腺增生情况和膀胱及尿道狭窄情况，这些情况可能直接或者间接导致泌尿系统感染反复发作。如果排尿后膀胱残余尿量增加，怀疑尿道梗阻，应该行尿流动力学检查。有时候，可以应用排泄性膀胱尿道造影以排除膀胱憩室或者十二指肠节段胀气，这两种情况可以导致排尿后膀胱残余尿量增加。具体治疗措施包括去除膀胱内的所有异物（如膀胱内暴露的缝合线和钉、结石）。如果无法明确膀胱引流本身以外的病因，或者无法通过膀胱镜解决的特异性的病因，应该转换为肠引流式手术。

排尿功能障碍和其他泌尿系统并发症 在等待胰腺移植患者中，膀胱功能障碍的发生率高达43%（术前尿流动力学异常）。在膀胱引流式胰腺移植受者中，无法判定排尿功能障碍在多大程度上是由术中行膀胱引流操作（如外科损伤造成的膀胱压力感受器损伤、十二指肠膀胱吻合口产生的黏膜中断、膀胱炎、尿道炎症）引起的，以及多大程度上是由术前存在的糖尿病性膀胱功能障碍引起的。移植术后排尿功能障碍和复发性泌尿系统并发症需要更加细致的检查，包括排尿后残余尿量的测量和排尿峰值流速测定，特别是在男性受者中。如果发现结果有异常，必须排除任何可能导致这些结果异常的病理改变（如狭窄、良性前列腺增生等），或者复合性、以前存在的排尿功能障碍（如由于膀胱炎和尿道炎症）等，并予以纠正。有膀胱流出道梗阻的部分受者非手术治疗无效（如α受体阻断剂治疗、清洁间断导尿），可行膀胱镜检查，并根据膀胱镜检查的结果进行治疗（如膀胱颈切开、膀胱颈限制性切除）。在所有排尿后残余尿量增加却没有明确梗阻的受者中，应该进行非外科非手术治疗，如间断导尿管置入引流。少数情况下，需要转换为肠引流式手术。相对于非移植手术人群来说，膀胱引流式胰腺移植受者下尿道结石的发生率较高。无法解释的血尿和复发感染时需要行CT检查，并随之行膀胱镜检查，如果必要可以行经膀胱镜取石。

与外分泌引流方式无关的泌尿系统并发症 移植术后发生与外分泌引流方式无关的泌尿系统并发症的治疗方法与未进行移植手术的糖尿病患者所发生的泌尿系统并发症的治疗原则相同。与移植手术无关的泌尿系统疾病和并发症包括糖尿病神经源性膀胱功能障碍、良性前列腺增生、勃起功能障碍、尿路结石、附睾炎以及在实体胰腺移植患者中的自身的输尿管梗阻，伴或不伴尿液反流。尖锐湿疣和尿道、前列腺、睾丸及肾脏的良性或恶性肿瘤在移植手术后会进一步发展。当胰腺移植患者出现新的泌尿系统症状时，必须要考虑到这些新生肿瘤的可能性。在考虑到胰腺移植患者的免疫抑制状态，治疗时间和治疗强度应该做相应的调整，特别是当患者出现感染性并发症（如感染的阴茎假体）及恶性肿瘤时。相似的，在免疫损伤的患者中，癌前病变或复发损伤可能会加速生长，因此必须加以注意和监测（如在切除膀胱息肉之后）。在膀胱引流式胰腺移植患者中，如果发生膀胱或前列腺原发性恶性肿瘤后，应该在行肿瘤手术的时候转换为肠引流式手术以便于对这些肿瘤进行进一步的治疗。术后，移植小组、泌尿科医师和肿瘤科医师必须互相合作，制订随访计划，并共同参与免疫抑制药物的调整。

在胰肾联合移植（SPK）、肾移植后胰腺移植（PAK）或胰腺移植后肾移植（KAP）术后最常见的移植肾输尿管的并发症是尿漏、输尿管狭窄和输尿管梗阻（见肾移植术后泌尿系统并发症）。

（陈　实）

yízhíyí yíxiànyán

移植胰胰腺炎（pancreatic graft pancreatitis） 胰腺移植术后任何原因引起的移植胰腺损伤都可表现为胰腺炎，与自身胰腺的急性胰腺炎相似。移植胰胰腺炎是胰腺移植术后最常见的并发症之一，发生率可高达35%，严重者可导致移植失败。

病因 术后早期最常见的原因有急性排斥反应、保存损伤、缺血再灌注损伤或外科技术问题以及肠液或尿液反流、感染、进食不当等。

临床表现 若术后短期内，如出现移植部位腹壁区疼痛、腹胀、压痛、血、尿淀粉酶显著升腹痛或血清淀粉酶升高，则应怀疑胰腺炎。胰腺炎多为水肿性，但也可发展为出血、坏死以致移植胰功能丧失。但在临床上很难和移植胰排斥反应相鉴别。蜂窝织炎或假性囊肿扩展至髂血管附近必须得到足够的重视，其易引起假性动脉瘤形成而最终糜烂导致灾难性的结局。腹膜外移植物胰腺炎可引起吻合口处和下肢肌肉坏死，这也是腹膜外位胰腺移植未被长期使用的原因。如果高水平的血淀粉酶突然下降，要警惕移植胰大面积坏死或并发移植胰血栓形成，及时作移植胰影像学检查。

诊断 胰腺炎影像学上表现，

包括移植物肿大、胰周狭窄的积液，胰周脂肪少量渗出。超声显示为胰腺炎，通常发生于移植术后当时，B 超声表现为移植物肿大，边界模糊，内部实质回声不均匀。CT 是准确诊断胰腺炎的方法，常见征象包括移植物不均匀增强，胰周水肿、胰周脂肪的分层或炎症浸润。CT 在判断胰腺坏死、梗死和假性囊肿形成中作用明显。

治疗 由免疫排斥引起的胰腺炎，要加强预防和抗排斥反应治疗。缺血再灌注损伤性胰腺炎，通常在数天后自愈。反流性胰腺炎，可通过尿道插管治疗。如仍未控制则应：①禁食，采用全胃肠外营养，进食后需限制蛋白和脂肪饮食。②选用胰腺外分泌抑制剂。③治疗腹腔感染。④怀疑坏死性胰腺炎时，应及早手术，清除移植胰及周围坏死组织并充分引流。

预防 供者胰腺切取和植入时应采用不挤压和不直接握捏胰腺的无损伤技术、缩短缺血时间、保持移植胰周引流通畅，切取供胰时避免胰腺的过多灌注，避免过度灌注损伤，应用合适的保存液尽量缩短保存时间避免导致移植后“保存性”胰腺炎。

（陈　实）

yíxiàn yízhí shùhòu gāoxuètáng

胰腺移植术后高血糖（hyperglycemia after pancreas transplantation） 胰腺移植术后血糖未能恢复正常，高于正常值的症状。胰腺移植后高血糖常因原发无功能或植物内分泌功能延迟。

原发无功能 在其他的移植中，如肾移植和肝移植中，移植物原发无功能已经有很全面的描述。但是，胰腺移植术后原发性移植物无功能的发生率目前尚无多中心的统计报道。原发性移植物无功能的定义为在排除能够引起移植物无功能的早期原因（移植物血管血栓形成、超急性排斥反应）后出现的移植物功能丧失。对于胰腺移植，原发无功能需要移植术后持续使用胰岛素治疗。一个大样本的，单中心研究报道 1084 例胰腺移植受者中，原发性胰腺无功能的发生率为 0.5%，供者年龄是危险因素。

原发无功能的发生率是否真如报道的 0.5%尚有待商榷。如果真是那么低，原因可能是胰腺移植在选择供者方面相对于其他实体器官移植更加严格。而且，其他实体器官移植的原发无功能通常与保存时间过长或者应用老年供者有关。然而，胰腺移植以外的移植物原发无功能的两个供者相关的危险因素也是移植术后移植胰腺早期技术因素失败的显著危险因素。这很可能是由于技术并发症（如移植物血栓形成、感染）导致的移植胰腺失功先于原发无功能就被诊断。

如果 C 肽、胰岛素、前胰岛素水平提高而且如果前胰岛素-胰岛素比值升高，那么可以排除早期移植胰腺无功能的其他原因（如超急性排斥反应、移植物血栓形成）。

功能延迟 移植物内分泌功能延迟可以表现为在移植术后早期，移植物功能、生理学能力和受者的功能及生理学需要之间的暂时性的差异。对于大多数的实体器官移植受者来说，受者在移植术后的生理要求与受者出院时期相比并没有显著的增高。如肾脏和心脏移植物随着时间的推移，在工作负荷方面并没有显著的差异。但是，移植胰腺是特殊的，随时间推移在工作负荷方面的变化与其他器官移植是不同的。

除了常见的移植切取和保存的后遗症，胰腺移植还面对着器官特异性宿主因素，这些因素可以对抗受者的血糖正常化。肥胖和血脂异常（由糖尿病引起）可以导致胰岛素抵抗。尿毒症在糖尿病肾病终末期而行同期胰肾联合移植受者中也会引起胰岛素抵抗。应用经体循环静脉引流的受者会发生高胰岛素血症。在经体循环静脉引流后和经门静脉引流后的代谢控制都是相同的；而对于体循环静脉引流如果获得同样的代谢效果，可能必需大量的胰岛素，有效地增加移植胰腺的代谢应激。

移植胰腺的去神经支配也可能会损害移植术后胰腺的内分泌反应。胰腺移植手术本身、应激状态和高血糖血症等都会增加胰岛素的需求。而且，移植术后应用的泼尼松、环孢素 A 和他克莫司都可以降低血糖的耐受性，并且对胰岛细胞本身造成不良影响。

移植物内分泌功能延迟的发生率与移植术前受者体重超重或供者年龄超过 45 岁，以及供者死亡原因是心脑血管疾病和非外伤致死有关。因此，移植术前降低移植受者体重和仔细的供者选择对于保证移植术后早期移植物功能是很重要的。

发生移植物内分泌功能延迟和未发生移植物内分泌功能延迟的受者，移植胰腺急性排斥反应的发生率相似。相对而言，在肾移植受者中，移植物功能延迟通常与排斥反应高发生率有关。发生移植物内分泌功能延迟的受者移植胰腺 3 年生存率明显降低。这可能是移植胰腺失功发生率的增加主要是由于发生了移植物内分泌功能延迟，而不是由于免疫原性增加所致。在同期胰肾联合移植术后移植胰腺功能延迟并不与同时移植的肾脏功能延迟相一致。

（陈　实）

yíxiàn yízhí shùhòu dīxuètáng

胰腺移植术后低血糖（hypoglycemia after pancreas transplantation） 据报道25%~50%的胰腺移植患者会发生低血糖症状，并且可以在移植术后几年发生。有几个研究表明在发生低血糖症状的胰腺移植受者中确实发生了低血糖症。但是，这些发现的意义却不是很清楚，因为这些空腹血糖水平的测定都是在应用静脉葡萄糖注射或者进食液体食物后测量的，而不是处于“正常生活”情况下。然而，低血糖症并不总是与临床症状相符，可以是没有症状的。但是严重的低血糖症导致意识丧失需要紧急处理的情况还是很少见的。

至少有五个不同的机制可能导致胰腺移植术后低血糖。①在行体循环静脉引流胰腺移植术的受者中，低血糖的发生可能是由于缺少肝脏对胰腺分泌激素的首过效应，导致肌肉对葡萄糖的吸收增加，降低肝脏的糖原合成和葡萄糖释放，以及全身性高胰岛素血症。②体内抗胰岛素抗体的滴度增加也会导致低血糖。抗胰岛素抗体通过延长体循环内的胰岛素半衰期可能会诱发低血糖，因为有大量的抗体结合的胰岛素作为储备。当自由胰岛素被清除，胰岛素又从循环中的抗体结合物中释放出来，因此维持了一个不正常的高胰岛素浓度。另外，胰岛素的生物活性可能是由于胰岛素抗体交叉结合到胰岛素受者而得到提高。或者，抗胰岛素抗体可能是抗个体基因型的，并且具有自我活化胰岛素受者的能力。③低血糖的抗调节反应可能存在一些缺陷。在胰腺移植手术成功后，糖原对低血糖的反应降到正常。相对而言，肾上腺素的分泌在经历了胰腺移植的1型糖尿病受者中有部分缺陷，当发生低血糖时，肾上腺素水平会升高但是不会像非糖尿病那样达到正常水平。这些发现可以解释偶然发生的移植术后低血糖现象。④胰腺移植受者中低血糖症可能是一个反应性的餐后低血糖。⑤至少有1例报道，低血糖症与移植胰腺的炎症性假性肿瘤有关。

大多数的低血糖事件在临床上都是良性的并且是自限性的。原因可能是在具有功能的移植胰腺的受者中，对低血糖症的反应症状可以很快完全恢复。如果症状持续存在，低血糖症的诊断必须首先通过各种方法来确定诊断，血糖的测定必须通过正规的实验室检查。对于发生确定低血糖症的大多数胰腺移植受者，应该进行膳食调整（如增加复合碳水化合物的摄入，增加用餐次数）。仅在特殊情况下，才考虑应用二氮嗪、生长抑素、胰高血糖素。

（陈　实）

wǎnqī yízhíyí wúgōngnéng

晚期移植胰无功能（late nonfunction of pancreatic graft） 胰腺移植术后1个月后移植胰功能丧失的并发症。晚期移植胰无功能（>移植术后4周）的确切发生率还不明确，而且还不是很清楚是否有急性、慢性排斥反应或1型糖尿病复发以外的原因导致晚期移植物内分泌无功能。

已经有胰腺移植术后受者发生2型糖尿病的病例报道，这些受者可以有发生的原因（如新发肥胖），也可以没有明显的原因。致糖尿病性药物的应用可能起到一定作用。理论上，应用尸体胰腺供者非常可能在移植术后晚期导致2型糖尿病。在这种供者中，胰腺可能易于发生移植物无功能，特别是当处于药物（如泼尼松）或者免疫源性应激（如排斥反应）的情况下时。移植物胰腺炎和受者移植物的血管并发症有时候也可以引起移植物内分泌无功能（表1）。

表1　导致晚期移植物无功能并导致高血糖原因

慢性排斥反应
迟发性急性排斥反应
移植物胰腺炎
新发2型糖尿病
胰岛素抵抗阶段
胰岛素分泌损害阶段
药物副作用
皮质醇激素
钙调磷酸酶抑制剂
他克莫司
环孢素A
血管并发症
晚期移植物血栓形成（动脉多于静脉）
动静脉瘘
真菌源性假性动脉瘤
吻合口前动脉狭窄
移植物内动脉粥样硬化和狭窄
移植物动脉瘤
1型糖尿病复发
感染
系统性感染
局部感染（如移植物内和移植物周围脓肿）

导致晚期移植物无功能并进而导致高血糖的原因包括以下几种。①慢性排斥反应。②迟发性急性排斥反应。③移植胰胰腺炎。④新发2型糖尿病，包括胰岛素

抵抗阶段和胰岛素分泌损害阶段。⑤药物副作用，如皮质醇激素、钙调磷酸酶抑制剂（他克莫司、环孢素 A)。⑥血管并发症，如晚期移植物血栓形成（动脉多于静脉)、动静脉瘘、真菌源性假性动脉瘤、吻合口前动脉狭窄、移植物内动脉粥样硬化和狭窄和移植物动脉瘤。⑦1 型糖尿病复发。⑧感染，如系统性感染、局部感染（如移植物内和移植物周围脓肿)。

如果移植物内分泌无功能的原因不能排除急性或者慢性排斥反应，应该行移植胰腺活检。在膀胱引流式胰腺移植受者中，尿淀粉酶产物保持在基线或者接近基线水平，是鉴别诊断非免疫源性和免疫源性晚期移植胰腺无功能的手段。

对于发生晚期移植胰腺内分泌无功能的受者的治疗包括明确病因，对症治疗（如制订体重减轻标准)。有些受者可能会因为撤除激素和致糖尿病的免疫抑制剂（环孢素 A 和他克莫司）而血糖恢复正常。正如其他任何 2 型糖尿病的治疗一样，应该应用可以提高胰岛素分泌（磺脲类药物）和提高胰岛素作用（如噻唑烷二酮类）的药物。如果必要的话，可以选择应用胰岛素。经过强有力的治疗后，使移植物内分泌物功能有可能得到暂时的好转。

单独发生移植胰腺外分泌功能耗竭的病例很少见。在膀胱引流式胰腺移植术后血糖正常的受者中，在发生急性排斥反应时，胰腺外分泌耗竭的表现是进展性的、持续的尿淀粉酶产物的丢失。在发生移植胰腺外分泌功能耗竭时，一般未见移植物内分泌功能的异常。需进一步研究来确定外分泌功能降低，但内分泌功能稳定是否可以预测晚期移植物无功能。

（陈　实）

fēi miǎnyìyuánxìng yízhíyí nèifēnmì gōngnéng sàngshī

非免疫源性移植胰内分泌功能丧失（non-immunogenic endocrine function loss of pancreatic graft）　除了排斥反应和自身免疫性糖尿病复发以外的其他非免疫性因素导致的移植物内分泌功能丧失。移植物内分泌无功能的表现最常见的是高血糖，低血糖比较少见。移植物内分泌无功能原因并不一定是由于移植物自身，因为导致高血糖（如应用可以使血糖升高的药物，胰岛素抵抗重新发展）或者低血糖（如胰岛素自身抗体)。移植胰腺无功能则表现为需要胰岛素或者口服降糖药维持血糖水平在正常或者接近正常范围内。但这样界定却又忽视了一些移植胰腺有部分功能的受者（如无须胰岛素就可以避免酮症酸中毒)。

高血糖　见移植术后高血糖。

晚期移植胰腺无功能　见晚期移植胰腺无功能。

低血糖　见胰腺移植术后低血糖。

（陈　实）

yíxiàn yízhí shùhòu zìshēn miǎnyìxìng tángniàobìng fùfā

胰腺移植术后自身免疫性糖尿病复发（autoimmune diabete recurrence after pancreas transplantation）　1 型糖尿病是一种慢性自身免疫性疾病，它的特征性表现为：①胰岛内可见淋巴细胞浸润（胰岛炎)。②出现一系列自身抗体，同时伴有渐进性的胰岛素分泌功能丧失。③特异性的胰腺 B 细胞受损。④行同卵孪生胰腺移植的受者，如果不施行免疫抑制治疗，其 1 型糖尿病仍可复发。糖尿病是一种自身免疫性疾病，如果缺乏免疫抑制治疗则早在胰腺移植术后数周疾病就会复发，并且低剂量的免疫抑制剂不能阻止疾病复发。

原发糖尿病复发并不受主要组织相容性复合体（MHC）的限制，事实上，HLA 相配并不能减少供器官自身免疫损伤的发生。这种损伤和 1 型糖尿病的自身胰岛损伤极为相似。自身免疫造成的损害和同种排斥反应造成的损害在组织学上明显不同。胰腺移植受者免疫标志物（再次）出现是自身免疫复发的早期可靠标志。

移植术后糖尿病复发可能是细胞介导的免疫反应造成的 B 细胞选择性损伤。正是因为自身抗体的存在，造成胰岛 B 细胞逐渐消失，直至大量破坏，最终导致高血糖的发生。胰腺移植后胰岛细胞抗体的再次出现可能和由于自身免疫造成的移植物丢失存在相关性。

遗传性因素和获得性因素都参与了 1 型糖尿病的自然进程。遗传性因素包括 6 号染色体上某些 HLA 抗原表达频率增加，如 1 型糖尿病受者通常 DR_3、DR_4、DQ 表达增加，而 DR_2、DR_7、B_7 表达减少。获得性（环境）因素包括某种病毒感染、某些营养或化学药物的应用，这些因素加强了遗传因素的作用，造成细胞介导的自身免疫性胰岛 B 细胞损害。

1 型糖尿病的免疫标志物在移植术后虽然并不经常出现，然而 1 型糖尿病受者胰岛移植术后移植物功能丧失确实与免疫标志物再次出现相关，事实上胰腺自身免疫性疾病复发引起移植物丢失可能比想象的要更常见。

（陈　实）

yízhíyí páichì fǎnyìng

移植胰排斥反应（pancreatic graft rejection） 胰腺移植物术后遭遇受者免疫系统攻击而损伤的现象。随着外科技术的进步和围术期处理经验的积累，胰肾联合移植术后早期外科并发症明显降低。排斥反应是引起的排斥反应的诊断和治疗成为影响移植胰长期存活的主要障碍。由于胰腺器官的特异性，排斥反应的早期诊断是该器官尚未解决的难题之一，缺乏一种既敏感又具有特异性的指标。临床上诊断急性排斥反应主要的方法包括临床症状、血液检测指标、免疫病理学、基因组学、影像学辅助检查等，其中诊断的金标准仍然依靠创伤性的移植器官穿刺病理检查。

排斥反应种类 包括以下几种。

超急性排斥反应 该反应是由于受者体内预先存在抗供者组织抗原的抗体，与移植胰抗原结合后，介导补体依赖的细胞毒作用。超急性排斥反应指移植胰腺血供恢复后数分钟至数小时内发生的排斥反应。当供胰重新恢复血供时，移植胰最初充盈饱满、色泽红润，胰管开口处或节段十二指肠内有胰液分泌。但数分钟至1小时内，移植胰突然肿胀、充血、呈异常的花斑状，供胰脾静脉明显鼓胀，进而呈暗红色乃至呈紫褐色并失去光泽，移植胰变软、体积缩小，动脉吻合口处远端动脉搏动消失、脾静脉和肠系膜上静脉塌陷、胰液分泌停止。

超急性排斥反应发生急骤、发展迅猛而特异，临床诊断并不难。但需要与是否存在外科因素如血管扭曲或受压、吻合口狭窄、血栓形成等引起移植胰血流障碍的情况鉴别。病理学检查，可见小血管内广泛纤维素样血栓栓塞，胰腺间质明显出血、水肿，移植胰腺内动脉以及静脉血管分支管壁呈明显的纤维样坏死，间质内广泛的中性粒细胞浸润，以及大片实质缺血性坏死。超急性排斥反应仍为不可逆的排斥反应，尚无有效治疗方法，一旦确诊只能尽早切除移植胰，防止强烈的反应及其引发的其他严重并发症危及受者生命。

急性排斥反应 临床上最常见，常发生在术后1周~3个月，也可发生在移植术后的任何时间。

临床表现 由于胰腺移植排斥反应的表现缺乏特异性且表现隐匿，单纯胰腺移植时常没有症状，仅有5%~20%的移植受者出现较为明显的临床症状与体征，其早期诊断通常较为困难。典型的临床表现为发热、白细胞增多、移植胰腺部位肿胀以及压痛，也可以伴有腹部疼痛，其中移植胰腺的肿胀是最常见的表现，但与移植胰腺的胰腺炎难以区别。在使用环孢素A（CsA）和他克莫司（Tac）等钙调磷酸酶抑制剂和其他强效免疫抑制药物应用后，发热已很少见。因此，单纯的临床观察以及体格检查几乎无法识别移植术后的并发症，在此情况下，血糖、尿淀粉酶、血清淀粉酶、血清C肽水平等血生化指标检测以及影像学检查有助于诊断，只有通过移植胰腺的活检才能确诊。在胰肾同期联合移植者，常首先出现移植肾排斥反应，表现为尿量减少，体重增加、发热、血压升高及移植肾肿大、质硬、压痛，常伴有不同程度的乏力、关节酸痛、畏寒、寒战等全身反应（见移植肾排斥反应）。

实验室检查 可见血糖或血淀粉酶升高，糖耐量试验提示餐后血糖曲线抬高，胰岛素和C肽曲线下降，移植胰组织内放射性核素^{11}C蛋氨酸硒明显减少。膀胱引流式胰腺移植者，检测尿淀粉酶和尿PH的变化有助于诊断，发生排斥反应时，尿淀粉酶下降早于血糖值的升高，如尿淀粉酶较基础水平下降25%以上、尿pH<7.0，应怀疑有可能排斥反应。但上述指标变化并无特异性。胰肾同期联合移植者，血肌酐、尿素氮升高、出现蛋白尿、尿比重下降等。免疫抑制剂药物浓度如低于治疗窗水平，也有助于临床诊断。

B超检查 诊断移植胰排斥反应的价值不大，严重排斥反应时可显示移植胰体积增大，胰腺血流阻力指数增加（>0.7）。胰肾同期联合移植者，B超显示移植肾体积增大、肾皮质增厚，回声增强，肾实质内可出现局限性无回声区血流减少、移植肾各级动脉血流阻力指数增加。

病理学检查 移植胰病理学检查是确诊急性排斥反应可靠的手段。根据排斥反应的机制可以鉴别细胞介导的排斥反应还是抗体介导的排斥反应。

治疗 ①皮质激素冲击治疗：胰腺移植急性排斥反应首选的方法是大剂量皮质激素冲击，常用方法为甲泼尼龙（MP）静脉滴注，连用3天，并可根据排斥反应的程度适量增减剂量。对于单次急性排斥反应而言，MP总剂量不宜超过3g，否则容易引起严重感染或糖代谢紊乱在MP治疗期间，受者的血糖可能会有所升高，可在治疗期间加用适量胰岛素，必要时，可加用糖苷酶抑制剂、胰岛素增敏剂等口服降糖药。②抗体治疗：对皮质类固醇冲击治疗无效的耐激素型急性排斥反应，应给予清除 T 细胞的抗体治疗。强烈的急性排斥反应，甚至可首选抗体治疗。在抗体治疗期间，为避免过度免疫抑制，应将钙调磷酸酶抑制剂减量或停止使用。对于皮质类固醇和抗体治疗均无效的难治性排斥反应，在抗体治疗后期，也可考虑加大 CsA 或 Tac 用量，或增加吗替麦考酚酯（MMF）剂量等方法，有时可以取得一定的疗效。如果确诊属急性体液性排斥反应，还可应用血浆置换、免疫吸附、静脉注射免疫球蛋白、抗 B 细胞或浆细胞单克隆抗体及局部放疗等措施。

慢性排斥反应　由免疫因素所介导的慢性进行性移植胰腺功能减退，多发生在术后 3 个月以后。

临床表现　并无特异性症状，常随着生化指标的改变，如血清淀粉酶、肌酐升高（胰肾联合移植受者），机体对血糖的调控能力逐渐丧失，胰岛素分泌功能逐渐减退，出现 C 肽水平下降、血糖缓慢升高，最后移植胰功能丧失，需要外源性胰岛素治疗。

影像学检查　CT 可表现为移植物变小组织萎缩，血流灌注差。超声图像上可表现为移植物回声增强、体积变小或不能探及。多普勒显示动脉血流阻力指数增高，灌注减少。MRI 可表现为移植胰腺体积缩小，T1 加权像和 T2 加权像信号减低，强化程度小。

病理学表现　细胞介导的慢性排斥反应的移植胰血管病表现为纤维增生性动脉内膜炎、内膜和中膜弹力层纤维性或纤维细胞性增厚、向心性动脉管腔狭窄或闭塞，偶见内膜下的泡沫状细胞。在胰腺动脉血管病的基础上，因持续缺血等因素，逐渐导致胰腺腺泡和胰岛进行性纤维化，相应的腺泡消失，小叶从外周开始逐渐变成碎片状。同时可有不同程度的单核细胞浸润。抗体介导的慢性移植胰排斥反应除上述特征外，免疫组化检测 C4d 呈阳性，外周血供者特异性抗体滴度升高。

治疗　胰腺慢性排斥反应的病变不可逆，对治疗反应差，关键是减少危险因素，预防其发生。必要时需调整免疫抑制方案，减少免疫抑制剂对糖代谢的影响，移植胰腺失功时，需要继续应用胰岛素。移植肾失功时，恢复透析，等待再次移植。

排斥反应诊断方法　包括以下几方面。

移植胰腺病理活检　目前尚缺乏一种既敏感又具有特异性的非创伤性方法诊断移植胰腺早期排斥反应。虽然胰腺移植术后可以通过生化以及影像学检查判断胰腺功能以及诊断各种并发症，但并不能明确诊断移植胰排斥反应。对移植胰腺进行活检取材后的组织形态学观察，仍然是诊断排斥反应及鉴别诊断其他并发症的最直接、最有效的方法，活检取材后的病理学诊断仍然公认是目前诊断移植胰排斥反应的“金标准”。

病理诊断的特殊性　因为胰腺移植术式多样，如不同的胰腺外分泌引流、胰腺静脉的引流以及胰肾联合移植时可能来自不同供者等。选择不同的活检诊断手段非常重要，只有确切地了解胰腺移植的基本过程或不同术式，才能准确地对术后的相关并发症予以明确诊断，是胰腺移植病理学诊断的基本前提。除具有肾、肝、心脏等实体器官移植类似的排斥反应病理表现外，还可能出现各种不同的外分泌处理方式导致的移植胰胰腺炎、纤维化及胰岛炎等多种特殊变化，而这些变化常与急性和慢性排斥反应的组织学变化混合出现，给移植胰排斥反应的诊断带来困难。准确诊断与鉴别诊断胰腺移植后多种并发症，对保证胰腺移植的成功具有重要意义。胰肾联合移植时，供胰与供肾来自同一供者，两者常同时发生排斥反应。临床上通过测定血清肌酐水平或者借助移植肾活检可间接反映移植胰腺的排斥反应。因此，移植肾是否存在排斥反应成为判断移植胰腺排斥反应的有效标志。当然，移植胰腺也可以单独发生排斥反应，但较少。一旦出现胰腺内、外分泌功能变化，而血清肌酐水平变化不明显，则必须对移植胰腺进行组织学检查。而对于单纯胰腺移植或肾移植后胰腺移植，移植肾血清肌酐水平以及移植肾组织学检查无法作为胰腺排斥反应的参照，则必须尽快活检获取移植胰腺组织，进行病理学诊断。

活检方法选择　移植胰腺的活检方法包括经皮穿刺活检、膀胱镜经十二指肠胰腺活检、腹腔镜活检以及开放式（小剖腹）活检。最常用的是经皮穿刺活检和经膀胱镜活检，仅极少数进行剖腹手术活检。①经皮穿刺移植胰腺组织活检：经皮穿刺移植胰腺组织活检是最常用的移植胰腺活检方法，可选择 CT 或超声引导下进行经皮活检，能满足诊断需要的穿刺标本的合格率近 90%，合格的标本组织内应含有外分泌腺泡和包含血管及导管的小叶结构。穿刺活检的并发症主要包括出血、胰漏或误穿小肠等，其发生率不足 3%，与移植肾穿刺活检并发症的发生率接近，而且，临床表现均较轻。因此，经皮穿刺活检一项非常安全、有效的移植胰腺排斥反应诊断方法。②膀胱镜活检：

胰液膀胱引流术式移植胰腺体尾部节段或移植胰腺所带十二指肠节段与受者膀胱吻合，可以通过膀胱镜进入膀胱利用活检钳获取十二指肠组织或胰腺组织，进行病理学诊断，这是胰液膀胱引流术式的主要优点之一。并且十二指肠较胰腺更易于发生排斥反应，可在很大程度上提示可能发生早期移植胰腺排斥反应的状况。膀胱镜活检的并发症发生率较低，低于10%，主要为镜下或肉眼血尿，偶见移植胰胰腺炎，但仅表现为一过性血淀粉酶增高。③腹腔镜活检：随着微创外科技术的应用，对于经皮穿刺活检或膀胱镜活检未能获取合格标本者，可进行经腹腔镜行移植胰活检。腹腔镜活检具有安全、视野清楚、取材从容、准确等优点。生化指标诊断排斥反应更为可靠。④开放式活检：开放式活检包括小切口剖腹后切取小块胰腺组织和直视下穿刺针穿刺活检两种方式。此种方法缺点为创伤较大、费用较高、难以连续多次应用。已极少应用，只有在其他活检方法失败的情况下才选择使用。

多数移植中心都采取局麻超声引导下的经皮穿刺移植胰腺活组织检查。如果移植胰腺组织难以取得，或被肠道包被无法准确获取时，则可以对胰液膀胱引流的移植受者采取经膀胱镜取活组织检查。如果肠引流和膀胱引流难以通过上述两种方法获得活检组织者，则需要考虑通过腹腔镜或者剖腹手术活检。

细胞学诊断方法　移植胰腺的活检还可以采用细针抽吸活检（FNAB）、胰液细胞学检查，胰液膀胱引流者可以采用尿沉渣细胞学检查。

（陈　实）

Bānfū yízhíyí bìnglǐxué zhěnduàn biāozhǔn

班夫移植胰病理学诊断标准（Banff Schema and classification on pancreatic allograft pathology）　用于移植胰腺活检后的病理学诊断及其病变分级的诊断体系，是目前国际上主要采用的移植胰腺活检病理学诊断标准，主要针对移植胰腺的排斥反应予以病理学诊断。将移植胰腺的排斥反应分为以急性T细胞介导性排斥反应及慢性/活动性T细胞介导性排斥反应，急性抗体介导性排斥反应及慢性/活动性抗体介导性排斥反应。急性细胞性排斥反应的病变特征为移植胰腺外分泌腺腺泡内局灶性至弥漫性淋巴细胞浸润、腺泡细胞坏死以及胰腺内动脉内膜炎；慢性细胞性排斥反应的病变特征为慢性移植物动脉血管病及胰腺外分泌部萎缩及纤维化；急性抗体介导性排斥反应的特征性病变为腺泡间隔内毛细血管内皮补体成分4d（C4d）免疫组化染色阳性，慢性抗体介导性排斥反应的特征为在补体成分4d（C4d）免疫组化染色阳性的同时胰腺纤维化，同时也常有慢性移植物动脉血管病的表现。

（郭　晖　陈　实）

yízhíyí pángguāngjìng jīng shí'èrzhǐcháng huójiǎn

移植胰膀胱镜经十二指肠活检（pancreatic graft cystoscopic transduodenal biopsy）　采用胰液膀胱内引流术式的胰腺移植受者，由于全胰十二指肠节段或十二指肠周围组织片与受者的膀胱相吻合，可以通过膀胱镜进入移植的十二指肠节段或十二指肠组织片内取得移植的十二指肠组织，同时也可以直接取胰管肝胰壶腹周围组织进行病理学观察。采用胰液膀胱内引流的手术方式，由于可以对移植的十二指肠进行活检以便及时诊断急性排斥反应（见移植胰排斥反应），是这一手术方式的主要优点之一。其可以在膀胱镜内插入肠镜活检钳以钳取肠壁组织，间接反映移植胰腺的排斥反应。因为相对于移植的胰腺，移植的十二指肠更容易经活检取得。关于移植的部分小肠的排斥反应是否能反映移植胰腺的排斥反应成为问题的关键。研究发现，十二指肠的活检约可以反映2/3的移植胰腺的排斥反应状况，对于中度以及重度的十二指肠急性排斥反应，如果不予积极治疗，几乎均会导致移植胰腺功能的丧失，这时经十二指肠活检诊断并及时的抗排斥治疗后，可以在很大程度上预防胰腺排斥反应的发生与进展。膀胱镜十二指肠活检基本可以取得包括黏膜、黏膜下层以及黏膜肌层在内的肠壁组织，其中黏膜肌层内的血管对于明确诊断急性排斥反应非常有利。急性排斥反应中小肠黏膜的组织学表现为黏膜绒毛变短、黏膜上皮损伤甚至糜烂脱落，黏膜下层内淋巴细胞浸润及腺体损伤，黏膜肌层内小血管分支的血管内皮炎表现。同时小肠活检组织对于诊断移植物的感染也非常有帮助。膀胱镜活检的并发症较低，一般低于10%。常见的并发症主要为镜下或肉眼血尿，其次偶尔可见胰腺炎，临床常仅表现为血清淀粉酶的一过性升高。

（郭　晖）

yízhíyí yíyè xìbāoxué jiǎnchá

移植胰胰液细胞学检查（pancreatic graft juice cytology）　在胰肠吻合的术后早期（2~4周内）可以将胰管支架管经空肠或腹壁

引至体外而使胰液引流至体外，这一方法主要是为了降低胰漏的发生率，同时，急性排斥反应主要损伤胰腺外分泌部分，因此可以利用这一方法直接监测胰腺外分泌功能并对引流的胰液进行细胞学检查即胰液细胞学检查（pancreas juice cytology，PJC），有利于在术后早期阶段监测移植胰腺急性排斥反应（见急性排斥反应），并可避免活检的定位困难并特别有利于单纯胰腺移植病例。这一方法最早由赖因霍尔特（Reinholt）等在1988年应用于胰腺移植排斥反应的诊断。其主要的细胞学特点为包括淋巴母细胞以及单核细胞在内的单个核细胞数量显著增多。PJC对诊断细胞性排斥反应较其他方法可提前2~5天确立诊断，而且又有利于急性排斥反应与感染的鉴别诊断。PJC的敏感性以及特异性分别达到87%和97%，并且对于细菌、病毒以及真菌感染和CNI类免疫抑制剂毒性损伤等均有良好的诊断作用。对于急性细胞性排斥反应，其基本的诊断依据为：①细胞数明显增多（大于基础水平的30%）。②淋巴细胞分类计数>5%。③出现嗜酸性粒细胞。④出现坏死的上皮细胞。而其最大的缺点是难以应用于血管性排斥反应以及慢性排斥反应的诊断。PJC的基本法方法为收集胰液5ml，离心，取100 μl离心液于细胞离心机中离心，玻片风干，May-Grunwald-Giemsa染色，计数400个白细胞并分类计数淋巴细胞、淋巴母细胞、嗜酸性粒细胞和红细胞，并观察胰腺实质细胞形态。急性排斥反应的诊断为出现下列两种或两种以上的表现。①白细胞总数增多超过30%，其诊断的阳性率约为53%。②淋巴细胞大于5%，其诊断的阳性率约为90%。③可见嗜酸性粒细胞，其阳性率约为60%。④出现坏死的上皮细胞，其诊断的阳性率为80%。胰腺炎的诊断为上皮细胞数量明显增多，并可见坏死的上皮细胞以及多形核细胞数量增多。感染的诊断为中性粒细胞数量明显增多，有时可以在胰液中检见细菌或真菌等感染因子。

（郭　晖）

yídǎo yízhí

胰岛移植（islet transplantation） 将供者胰腺分离提取出胰岛后，移植给胰岛素依赖性糖尿病者，以有效控制血糖的手术。临床胰岛移植通常通过注射完成，技术要求较简单，手术安全性高、创伤较小，一般不会威胁受者生命。自20世纪70年代以来经过几十年的发展，胰岛移植已经逐渐成为治疗脆性糖尿病理想的临床方案之一，并且随着胰岛制备技术进步、免疫抑制方案的优化以及围术期管理经验增加，胰岛移植的疗效将显著提高，逐步实现胰岛移植的临床推广应用。

研究历史 自1923年胰岛素广泛应用，糖尿病似乎已被“治愈”，但后来临床资料证实长期高血糖会使大部分患者不可避免的出现一个或多个继发并发症。美国保罗·莱西（Paul Lacy）和戴维·沙普（David Scharp）最先提出了胰岛细胞替代胰腺器官移植的想法。1963年首次使用显微解剖工具，从鼠胰腺中分离出少量胰岛细胞，此后经过不断尝试，逐渐提高了胰岛产量和纯度，使得临床胰岛移植成为可能。1977年美国明尼苏达大学首次报道了临床胰岛移植并取得显著的疗效，此后胰岛移植临床试验陆续在少数几个移植中心开展。但早期分离人胰岛技术还不成熟，很大程度上限制了临床胰岛移植的发展，直到1986年美国里科尔迪（Ricordi）发明的自动分离胰岛细胞的方法提高了胰岛分离效果，显著促进了临床胰岛移植的发展。2000年加拿大埃德蒙顿（Edmonton）胰岛移植中心通过改进术后免疫抑制剂方案，现也称为埃德蒙顿（Edmonton）方案，减少了抗排斥药物对移植胰岛毒性作用，使疗效显著提高，对临床胰岛移植具有里程碑意义，从此临床胰岛移植在全世界范围内广泛开展。2008年北美多家中心联合进行临床胰岛移植3期临床试验，结果显示胰岛移植后5年可以获得60%脱离胰岛素的治疗效果，尤其是在预防患者低血糖方面效果更佳。

中国临床胰岛移植开展较晚，20世纪80年代上海曾有使用胚胎胰岛移植报道，而后全国仅有少数医院尝试开展胰岛细胞提取和临床胰岛移植工作。2003年南京军区福州总医院谭建明团队完成国内首例成人胰岛移植，取得满意疗效。此后，中国有多中心相继实施临床胰岛移植、肾移植术后胰岛移植及胰岛-肾联合移植治疗1型糖尿病，其中四川省人民医院于2013年完成中国首例胰腺次全切除后自体胰岛移植。2015年，天津市第一中心医院王树森成功实施了中国首例1型糖尿病儿童胰岛移植。自2015年后，国内多家医院都积极建设胰岛制备的生物安全实验室（good manufacturing practice，GMP），开展临床胰岛移植工作。2017年初中华人民共和国国家卫生和计划生育委员会颁布了临床同种胰岛移植技术管理规范，标志着胰岛移植已经成为中国临床治疗糖尿病的方案之一。

适应证 胰岛移植适用于1型糖尿病、胰岛素依赖伴严重并发症的2型糖尿病，器官移植后糖尿病及胰腺切除术后糖尿病等患者。

禁忌证 ①活动期感染和肿瘤病史（除外完全切除的鳞状细胞癌及皮肤基底细胞癌）。②器官移植失败者（除外胰腺-肾联合移植因血栓形成或外科吻合技术失败）。③严重心脏疾病。④严重肝、肾功能不全。⑤门静脉血栓形成和严重肝病在内的血管异常。⑥实验室检查血红蛋白低于正常参考值下限、淋巴细胞减少（$1.0\times10^9/L$）、中性粒细胞减少（$<1.5\times10^9/L$）、血小板减少（$<100\times10^9/L$）。

手术方法 包括以下几方面。

移植部位 胰岛移植理想部位要求手术操作方便、成功率高、并发症少、可容纳移植物长期存活等。由于经皮经肝门静脉穿刺技术相对简单、受者创伤小、安全性高等因素，胰岛移植通常采用经门静脉移植途径。

胰岛细胞分离 胰岛移植最关键、复杂的步骤，技术要求高，也是制约胰岛移植广泛开展的主要因素之一。以同种异体胰岛分离术为例，胰岛分离过程包括胰腺修整、灌注消化液、胰腺消化、胰岛纯化和培养。胰岛分离纯化后，为判定是否满足移植需要和受者安全，还应该对胰岛产量、活性、功能及细菌学、内毒素检测。临床胰岛移植的要求如下：胰岛细胞活性≥70%，纯度≥30%，数量≥5000 IEQ/kg（见胰岛分离）。

胰岛移植 临床胰岛移植最常采用的方法是在介入或超声等操作下，行经皮经肝门静脉穿刺，穿刺成功后测定门静脉压力，门脉压力<20mmHg且无其他异常，即可缓慢输注胰岛细胞，胰岛培养液中需加入70 U/kg肝素防止门脉血栓发生。输注过程需缓慢、匀速，同时密切监控门脉压力，防止出现急性门静脉高压。输注结束可用明胶海绵、弹簧圈或液体胶等将穿刺路径栓塞，防止出血等并发症。第二、第三次胰岛移植，应在首次移植后30天至8个月内进行，胰岛数量需>4000 IEQ/kg。

移植术后治疗 ①血糖控制：由于个体差异和移植胰岛功能不同。通常状况下胰岛再血管化需要10~14天完成，受者术后仍需继续使用胰岛素控制血糖，避免因血糖过高而影响移植物恢复生理功能。根据移植后受者具体血糖情况调整外源性胰岛素用量，血糖水平一般维持在4.4~6.7mmol/L。当停用胰岛素并且受者空腹血糖低于7.8mmol/L，餐后2小时血糖低于10mmol/L则视为脱离胰岛素。②免疫抑制方案：胰岛移植术后，为防止受者出现排斥反应需接受免疫抑制药物治疗。2000年加拿大埃德蒙顿（Edmonton）的艾伯塔（Alberta）大学新型免疫抑制剂方案问世，免疫诱导使用抗白介素-2受体人源性单克隆抗体即达利珠单抗，免疫抑制维持应用西罗莫司联合小剂量他克莫司，能够有效抑制胰岛移植后排斥反应的发生。经过多年研究改进，现大多数胰岛移植术后受者应用改良埃德蒙顿（Edmonton）方案，包括使用兔抗人胸腺细胞免疫球蛋白（ATG）或巴利昔单抗做免疫诱导，免疫维持可以选用西罗莫司、他克莫司、环孢素A、吗替麦考酚酯等药物。③血液介导的立即炎症反应（instant-blood mediated inflammatory reaction，IBMIR）治疗：胰岛与血液直接接触可以诱导IBMIR的发生，使得大量胰岛在短时间内遭到破坏。临床研究证实胰岛移植术后早期肿瘤坏死因子-α（TNF-α）分泌增多也会使胰岛细胞损失增加。临床胰岛移植后预防IBMIR的治疗方案主要包括肝素联合使用TNF-α抑制剂依那西普，能够减轻移植术后IBMIR，提高移植胰岛存活率。④预防感染治疗：胰岛移植术后患者为预防排斥反应需服用免疫抑制药物，但若出现感染可能威胁生命安全。因此应常规予预防性抗细菌、抗真菌、抗病毒治疗。⑤抗凝治疗：输注的胰岛细胞中，需以受者每千克体重70U加入肝素钠，移植术后静脉泵入肝素钠，术后48小时内维持部分凝血活酶时间为50~60秒，48小时后改为皮下注射低分子肝素。术后第1天需行腹部超声检查，观察是否有门静脉血栓和腹腔出血的发生。⑥护肝治疗：胰岛细胞移植到肝脏，早期对肝功能有一定影响，需连续监测受者肝功能变化，一般转氨酶水平不应高于正常值5倍，可给予多烯磷酸酰胆碱等保肝药物对症治疗。⑦出院指导：受者出院时血红蛋白、肝功能应处于正常水平，出院后需按时服药，继续严格糖尿病饮食，同时注意预防感染，定期复查C肽、免疫抑制剂血药浓度等。⑧疗效评估：临床判断胰岛移植疗效监测，主要基于胰岛细胞功能评估。首次及二次胰岛移植后75±5天，主要评估指标包括胰岛素用量、糖化血红蛋白（HbA1c）、口服糖耐量实验、C肽、血糖波动、生活质量等。

并发症 主要与门静脉压力升高及门脉穿刺操作相关，最常见为术后出血和门脉血栓形成，但随着介入技术以及治疗方案的不断进步，这两种并发症发生的机会已经很小。

（王树森）

yídǎo

胰岛（pancreatic islet） 为分布于胰腺内能分泌胰岛素、胰高血糖素等激素的特殊细胞团。又称胰岛细胞。健康成人含 17 万~200 万个胰岛，胰岛体积大小不等，由数个到数百个细胞组成，平均直径约 0.1mm。胰岛占胰腺总质量的 1%~2%，但其血流供应十分丰富，占整条胰腺血供的 10%~15%。胰岛细胞排列成不规则索状，其间有丰富的有孔型毛细血管和神经分布。1869 年德国科学家保罗·朗格汉斯（Paul Langerhans）在医学生时期通过组织学染色方法观察兔子胰腺，最先描述胰腺内存在胰岛，因此胰岛又称朗格汉斯细胞（Langerhans cell）。1889 年德国约瑟夫·冯·梅林男爵（Josef, Baron von Mering）和奥斯卡·明科夫斯基（Oskar Minkowski）研究胰腺在消化中的作用时，将健康犬的胰腺切除后，发现犬尿中含糖，首次证明胰腺与糖尿病发病相关。此后众多科研人员试图从胰腺中分离出治疗糖尿病的物质，但都未能成功。直到 1922 年加拿大弗雷德里克·班廷（Frederick Banting）结扎犬胰腺周围血管，几周后胰腺消化细胞坏死后被吸收，留下数以千计的胰岛。然后他们从胰岛中分离提取物并命名为"isletin"，就是现在的胰岛素（insulin），开创了治疗糖尿病的先河。

胰岛细胞组成 胰岛主要由 A 细胞、B 细胞、D 细胞和 PP 细胞等组成，还有神经细胞、淋巴细胞、血管内皮细胞等穿插于胰岛中。普通苏木精-伊红染色法（HE 染色）胰岛胞质染色较浅，细胞不易分类，特殊染色可区分 B 细胞、A 细胞和 D 细胞三种细胞，通过电镜可根据各类细胞分泌颗粒的形态特征进行区分。胰岛 B 细胞占胰岛细胞的 60%~70%，位于胰岛中央部（图 1），电镜下可见大小不一的细胞分泌颗粒形成包膜，内含形态多样（方形、矩形、圆形等）的电子致密芯，粗面内质网、游离核糖体较多，高尔基体发达，线粒体较大。当细胞外葡萄糖浓度高时，葡萄糖分子借助细胞膜上的葡萄糖转运体（glucose transporter, GLUT）通过易化扩散的方式进入细胞，降低其浓度梯度。葡萄糖代谢产生腺苷三磷酸（ATP）使细胞内 ATP 浓度增加，导致 ATP 敏感的钾离子通道关闭，细胞膜上电位差改变使钙离子通道打开，触发钙离子（Ca^{2+}）内流，含有胰岛素的囊泡与细胞表面膜融合，释放出胰岛素。B 细胞的作用主要是合成和分泌胰岛素，通过门静脉和体循环到达肝脏、肌肉和脂肪细胞发挥作用，胰岛 B 细胞功能受损造成的胰岛素缺乏可导致糖尿病。胰岛素对三大物质代谢都有调节作用，主要为降低血糖水平，促进机体对葡萄糖的摄取和利用，促进葡萄糖合成肝糖原和肌糖原，或者促进葡萄糖转变为脂肪酸。B 细胞还可以分泌连接肽即 C 肽和淀粉样蛋白多肽，C 肽与胰岛素等量分泌到血液中，有助于预防神经和其他血管病变相关的糖尿病并发症，淀粉样蛋白多肽可以减慢葡萄糖进入血液的速度。胰岛 A 细胞占胰岛细胞的 15%~20%，多位于胰岛周边部，电镜下可见 A 细胞的分泌颗粒较大，电子致密芯偏于一侧，胞质内粗面内质网、游离核蛋白体、线粒体少。胰岛 A 细胞的作用是合成和分泌胰高血糖素。胰高血糖素为含 29 个氨基酸的多肽，分子量为 3485D，参与调节人体糖代谢。当体内外源性营养物质不足发生低血糖时，A 细胞分泌的胰高血糖素通过门静脉到达肝脏，刺激肝糖原分解，阻止糖原合成，进而提高血糖水平。D 细胞约占胰岛细胞总数的 10%，位于胰岛周边部 A 细胞、B 细胞之间，电镜下表现为分泌颗粒较大而细胞器较少，可通过旁分泌或缝隙连接方式作用于邻近细胞，合成和分泌可抑制胰岛素和胰高血糖素的生长抑素，是 A 细胞、B 细胞的调节剂。PP 细胞含量很少（<5%），电镜可见分泌颗粒较小、细胞器亦少，主要作用为合成和分泌抑制胰酶分泌、胃肠运动和胆囊收缩的胰多肽。E 细胞位于胰岛表面，可合成胃促生长素。研究发现，某些动物体内还存在少量可分化为 A 细胞、B 细胞、D 细胞的 C 细胞。

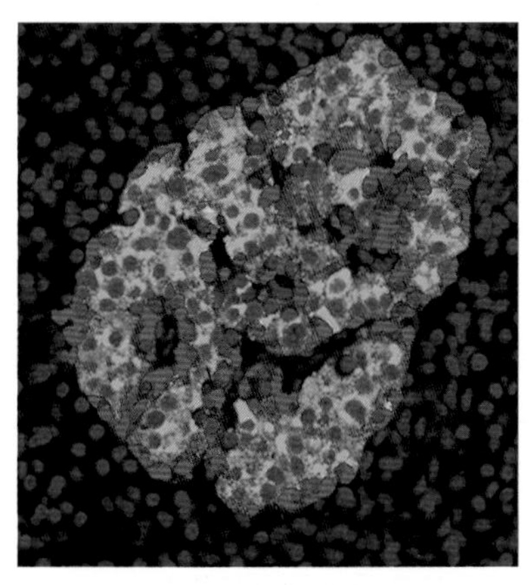

图 1 人胰岛病理切片

注：免疫组化染色-绿色：分泌胰岛素的 B 细胞；红色：分泌胰高血糖素的 A 细胞；蓝色：4′,6-二脒基-2-苯基吲哚（DAPI）染色，细胞核染色。

胰岛功能 胰岛是胰腺的内分泌组织，主要作用是合成和分泌胰岛素、胰高血糖素等激素，胰岛素与胰高血糖素的作用相反，与血糖浓度间构成负反馈调节。胰岛B细胞分泌的胰岛素是人体唯一降血糖的激素，是人体内调节血糖稳定最重要的激素，对脂肪和蛋白质代谢也有重要作用。胰岛素能够促进组织细胞摄取葡萄糖，加速葡萄糖合成肝糖原和肌糖原，并抑制糖异生，促进葡萄糖转变为脂肪酸、α-磷酸甘油等，贮存于脂肪组织。在蛋白质合成的各个环节中，胰岛素也都起重要的促进作用。各种原因引起胰岛功能降低时，机体胰岛素缺乏，如血糖浓度超过肾糖阈，将出现尿糖而引起糖尿病；还会出现脂肪代谢紊乱，脂肪分解增强、血脂升高，加速脂肪酸在肝内氧化后产生大量酮体，引起酮血症与酸中毒。胰岛A细胞分泌的胰高血糖素的作用是促进分解代谢，可以促进糖原分解和糖异生而升高血糖。还可激活脂肪酶，促进脂肪分解。血糖浓度是影响胰高血糖素分泌的重要因素，当血糖浓度降低时，胰高血糖素分泌增加，氨基酸与葡萄糖作用相反，摄入蛋白质可使胰高血糖素分泌增加。

（王树森）

yídǎosù

胰岛素（insulin） 胰岛B细胞受内源或外源性物质刺激而产生的一种肽激素，被认为是身体的主要合成代谢激素。胰岛素是人体内唯一降血糖的激素。它通过促进吸收，尤其是葡萄糖从血液进入肝脏、脂肪和骨骼肌细胞，来调节碳水化合物、脂肪和蛋白质的新陈代谢。人胰岛素分子量为5808，由A、B两条肽链组成，其中A链有11种21个氨基酸，B链有15种30个氨基酸，A、B链间由两个二硫键相连。

研究背景 1922年加拿大弗雷德里克·班廷（Frederick Banting）和查尔斯·贝斯特（Charles Best）等结扎狗胰腺周围血管，几星期后胰腺消化细胞坏死被吸收，留下数以千计的胰岛，然后他们从胰岛中分离提取物并命名为“isletin”也就是就是现在所说的胰岛素（insulin）。而后他们使用牛胰腺提取牛胰岛素，注射给糖尿病狗后观察到血糖直线下降，并且胰岛素的治疗作用在糖尿病患者中得到证实。胰岛素的发现和提取，使得胰岛素依赖性糖尿病患者得到有效的救治，开辟了糖尿病治疗历史的里程碑。最初从动物中分离胰岛素的产量很低，限制了胰岛素在临床中的广泛应用，后来班廷和贝斯特成功从牛、猪胰腺分离出大量胰岛素。1923年胰岛素作为商品出售，不到2年时间内在世界各地医院使用，取得了空前的成效。正是因为班廷在胰岛素发现和分离中的卓越贡献，他与麦克劳德（加拿大多伦多大学，在最初支持了班廷的研究）获得了1923年诺贝尔生理学或医学奖，并且后班廷和麦克劳德将胰岛素的专利以一元钱的价格转交给了多伦多大学。其实最初班廷和贝斯特提取的只是胰岛素粗制品，1955年英国弗雷德里克·桑格（Frederick Sanger）明确了胰岛素的氨基酸序列结构，并进行胰岛素纯化，也因此获得了1958年诺贝尔化学奖。美国罗莎琳·萨斯曼·亚洛（Rosalyn Sussman Yalow）因在胰岛素的放射免疫检测中的贡献获得了1977年诺贝尔生理学或医学奖。值得一提的是，1965年9月17日，中国科学家人工合成了具有全部生物活性的结晶牛胰岛素，是第一个在实验室中用人工方法合成的蛋白质，结晶牛胰岛素的合成在胰岛素研究发展的历史中具有十分重要的价值。

上述从动物胰腺中提取的胰岛素是第一代胰岛素，经过约1个世纪的使用，治疗了无数糖尿病患者。但动物胰岛素容易引发患者的过敏反应，并且容易出现胰岛素抵抗等缺点。20世纪80年代，第二代胰岛素——人胰岛素问世，具有过敏反应低、胰岛素抵抗发生较少等优点。第二代胰岛素虽然被称为“人胰岛素”，但并非真的源于人类胰腺，而是通过生物重组技术，由动物或微生物大量生产高纯度、与人体自身分泌胰岛素结构相同的人工合成人胰岛素。20世纪90年代末，科学家利用基因工程技术对胰岛素肽链进行修饰发现，改变其理化和生物学特征，研制出更适于人体生理需要的第三代胰岛素——胰岛素类似物。

胰岛素分类 胰岛素按来源分为动物胰岛素、人工合成人胰岛素和人胰岛素类似物。胰岛素类似物按作用时间又可以分为速效、长效和预混胰岛素。动物胰岛素多来源于牛和猪，其中猪胰岛素结构与人胰岛素仅存在一个氨基酸的差异。但动物胰岛素存在多种局限性，如注射后容易发生免疫反应、过敏反应，易出现胰岛素耐药，注射部位易发生脂肪萎缩等。人工合成人胰岛素相较于动物胰岛素发生过敏反应或胰岛素耐药的概率低，因此皮下脂肪萎缩发生的概率也较低。且人胰岛素注射量比动物胰岛素平均减少30%，稳定性也更高。但人工合成人胰岛素并不能完全满足医师和患者的需求，起效时间和持续时间不能模拟人胰岛素分泌过程。1996 年后理想的胰岛素制剂-胰岛素类似物问世，根据其作用时间长短主要包括速效、长效和预混胰岛素类似物。速效胰岛素可以快速达到峰值，模拟餐时胰岛素分泌，长效胰岛素能够长时间起效，模拟基础胰岛素分泌，预混胰岛素可以同时模拟基础胰岛素和餐时胰岛素。使用胰岛素类似物更接近生理胰岛素分泌模式，不同比例的胰岛素组合也适用于不同人群，血糖控制效果更佳。

胰岛素合成与分泌 胰岛素基因在胰岛 B 细胞特异性表达后合成和分泌胰岛素。胰岛素合成与其他蛋白质合成相似，包括 B 细胞转录、翻译等过程，最后经分泌囊泡胞吐作用出细胞。B 细胞能够准确感受血糖变化，快速调节胰岛素分泌，血糖水平升高时，胰岛素基因在细胞核内转录，但产物是胰岛素前体-胰岛素原 mRNA，后者进入胞质后与粗面内质网的核糖体结合多形成聚核糖体，再以 mRNA 为模板翻译为胰岛素原。胰岛素原被运送到高尔体形成分泌颗粒，转化酶将其切割为胰岛素和 C 肽，分泌颗粒进入胞质储存池，在受血糖刺激后几分钟内，这些颗粒经胞吐作用释放出胰岛素。分泌颗粒可以再次被储存库中的胰岛素填充，因此认为，胰岛素合成和分泌是同步、连续发生的。分泌后的胰岛素通过门静脉和体循环，最终到达肝脏、肌肉和脂肪细胞发挥作用。胰岛素发挥作用是与靶细胞膜上特异受体结合而启动的。胰岛素受体是一种由两个 α 亚基和两个 β 亚基组成的糖蛋白，全身分布广泛，其中肝细胞数目最多，具有高度特异性等特点。胰岛素受体仅与胰岛素或胰岛素原结合，其结合位点位于 α 亚基，结合后激活 β 亚基中的酪氨酸激酶使受体磷酸化，产生调节细胞内酶系统活性的介体，控制物质代谢。

胰岛素作用 胰岛素是机体唯一降血糖的激素，主要作用为降低血糖水平，并且胰岛素对人体三大物质代谢都有调节作用，是身体的主要合成代谢激素。胰岛素促进全身组织细胞（尤其是肝脏、肌肉和脂肪组织细胞）摄取和利用葡萄糖，胰岛素与其受体结合后，可以通过促进蛋白质、脂肪、糖原的合成来降低血糖浓度，还可以使细胞膜上葡萄糖转运蛋白增加，提高细胞膜对葡萄糖的通透性，葡萄糖进入细胞从而促进其利用，使血糖浓度降低。另外，胰岛素可以抑制糖原的分解和糖异生，同样能够达到降血糖作用。

外源性胰岛素注射后，进入血循环分布到全身的肌肉、脂肪组织和肝脏、肾脏等器官。主要用于治疗 1 型糖尿病、血糖控制不稳定的 2 型糖尿病及糖尿病并发症，如糖尿病酮症酸中毒和高渗性高血糖状态等。

（王树森）

yídǎo fēnlí

胰岛分离（islet isolation）

将从供者切取的胰腺中分离提取胰岛的过程，包括胰腺消化、胰岛纯化以及胰岛培养。最初的胰岛分离是 1963 年研究人员使用显微解剖工具，从鼠胰腺中成功分离出少量胰岛细胞，开启了胰岛分离与胰岛移植的探索之路。此后经过众多研究者的不断尝试分离人胰岛，但效果都不理想，直到 1986 年美国里科尔迪（Ricordi）发明的里科尔迪消化灌（Ricordi chamber）可以自动分离胰岛的方法，显著提高了胰岛分离效果，显著促进了临床胰岛移植的发展。现今人胰岛分离的方法是在里科尔迪方法的基础上进行改进和完善，并且在临床试验中验证了胰岛分离的效果。

胰岛分离步骤 胰岛分离是胰岛移植中最为关键的步骤，包括胰腺消化、胰岛纯化和胰岛培养三个步骤。

胰腺消化 ①胰腺解剖：获取完整的供体胰腺并确认适合进行胰岛分离后，在保持胰腺外膜完整的前提下，尽量去除胰腺周围脂肪组织和淋巴结等。②灌注：分离主胰管，插管灌注胶原酶，直至胰腺组织充分肿胀（图 1）。③消化：灌注后的胰腺组织切成小块，连同胶原酶溶液转移至胰腺里科尔迪消化灌中进行消化。将里科尔迪消化灌接入消化循环管路，通过循环加热将系统温度迅速上升至 37℃左右，并且以一定力度和频率震荡里科尔迪消化灌，每分钟抽取样本一次，进行双硫腙染色后在显微镜下观察胰岛情况，当样本中组织量增多，胰腺腺泡变小，大多数胰岛与胰腺腺泡分离时，停止循环消化。收去除循环加热系统，迅速持续将 4℃的细胞培养液泵入消化罐中稀释胶原酶浓度，降低胶原酶活

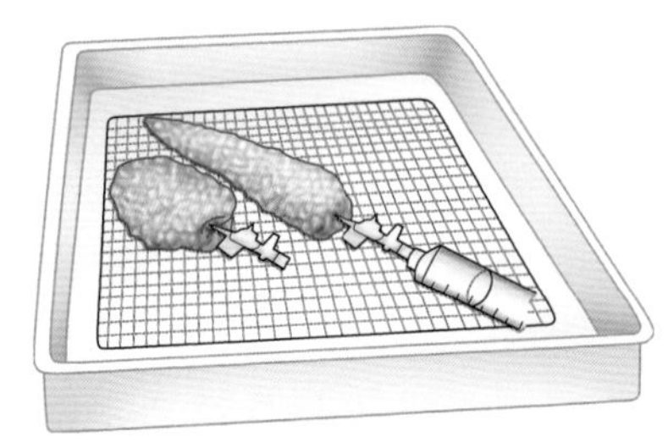

图 1 分离主胰管，插管灌注胶原酶

性。同时仍要保持一定的力度、频率摇晃里科尔迪消化罐。将消化产物收集至4℃的含有10%的人血白蛋白的细胞培养液中。充分洗涤、离心后将消化产物悬浮到威斯康星大学液（UW液）中静止30分钟，等待纯化。

胰岛纯化　是胰岛分离过程中最关键的步骤，现一般通过连续密度梯度离心法对经胶原酶消化后的胰岛进行纯化。该方法一般采用聚蔗糖或碘克沙醇，连续梯度分离液纯化胰岛细胞，然后收集纯化产物，根据纯度可将纯化产物分为高纯度（≥70%）、中等纯度（40%～69%）和低纯度（30%～39%）（图2）。提高移植胰岛纯度有利于增加胰岛移植成功率，提高移植安全性，并减少移植免疫原性。

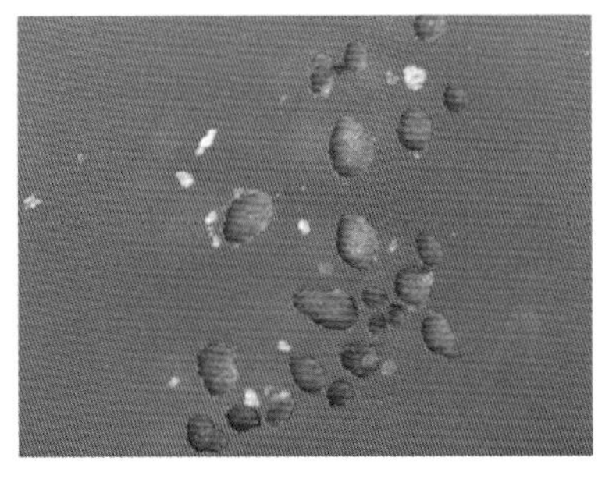

图2　胰岛分离后获得高纯度胰岛

注：胰岛在双硫棕染色后呈现为红色非胰岛组织不着色，呈现为浅黄色组织。

胰岛细胞培养　分离后的胰岛细胞可以立即进行移植，也可以培养后再移植。胰岛细胞一般采用含人血白蛋白的CMRL1066细胞培养液，在22℃或37℃含5% CO_2 培养箱中悬浮培养待用，一般不超过48小时。移植前需清洗、收集胰岛细胞，取样计数并做活性、内毒素、微生物学检测，离心后弃上清液，重悬胰岛（含肝素70U/kg）备移植。

胰岛细胞功能检测　胰岛细胞分离后，应对分离的细胞进行评估以判定是否满足临床胰岛移植的需要。主要内容包括胰岛细胞计数、胰岛细胞活性检测、葡萄糖刺激胰岛素分泌（glucose-stimulated insulin secretion，GSI）试验等。还应该对胰岛进行细菌学、内毒素等检测，确保胰岛安全性。

（王树森）

zìtǐ yídǎo yízhí

自体胰岛移植（islet autotransplantation）　胰腺切除后将胰岛提取后回输给患者的手术。由于各种原因（包括伴顽固性疼痛的慢性胰腺炎、急性复发性胰腺炎、胰腺外伤、胰腺良性肿瘤及胰腺其他良性疾病等）需行胰腺切除术的患者，在胰腺切除后将胰岛提取后回输给患者。进行自体胰岛移植的目的是解决患者原发病的同时，预防、延缓或改善术后因胰腺切除而诱发严重糖尿病的风险。自体胰岛移植后，部分受者可以不需使用外源性胰岛素，但即使受者还需要使用部分胰岛素，移植的自体胰岛功能也能减轻微血管并发症风险，降低严重低血糖的发生率和酮症酸中毒风险。胰腺切除联合自体胰岛移植治疗可以有效避免因胰腺切除而引发的严重糖尿病，但是胰腺的外分泌功能需要使用药物予以补充。自体胰岛移植已经逐渐得到胰腺外科医师的认可，具有十分广阔的临床推广应用前景。

研究背景　全球第1例自体胰岛移植手术实施于1977年，美国明尼苏达大学成功地将自体胰岛移植应用于治疗1例遗传性胰腺炎患者。患者在接受胰腺切除后，将自身的胰岛制备好回输给受者，移植术后6年受者依然不需要使用胰岛素，直至受者因与胰腺无关的疾病去世。随后自体胰岛移植技术在全球多家中心得到广泛应用，自体胰岛移植在美国、加拿大等国家成为正式的治疗方案，为众多胰腺疾病患者提供了自体胰岛移植治疗。自20世纪70年代以来，经过40余年的发展，全胰腺切除术联合自体胰岛移植（total pancreatectomy and islet autotransplantation，TP-IAT）已成为慢性胰腺炎患者的理想治疗措施。据相关临床研究显示，术后大部分受者生活质量得到非常显著的提高，并且至少80%受者恢复部分或全部胰岛功能，1/3受者术后可完全脱离胰岛素治疗。2013年3月，中国首例自体胰岛细胞移植术在四川省人民医院完成；2015年浙江大学附属第一医院也开始成功进行自体胰岛移植的工作，2018年初佛山市第一人民医院完成1例自体胰岛移植。中国自体胰岛移植虽然起步较晚，但随着临床胰岛移植技术的逐渐推广，胰岛移植医师与胰腺外科医师的合作趋于成熟，将得到进一步发展。

适应证　伴顽固性疼痛的慢性胰腺炎、急性复发性胰腺炎、胰腺外伤、胰腺良性肿瘤（胰岛细胞瘤、胰腺囊肿等）及胰腺其他良性疾病等，内科治疗或内镜治疗效果欠佳，需行胰腺全部或部分切除术的患者。

禁忌证　①C肽阴性糖尿病。②1型糖尿病。③门静脉血栓形成、门静脉高压症。④严重肝病。⑤高风险的心肺疾病。⑥已知的胰腺癌。

手术方法　①病变胰腺切除手术原则：对于自体胰岛移植手术，在切除病变胰腺时中尽可能保留胰腺血供，缩短胰腺的热缺血时间。尤其是患者的病因是胰腺炎反复发作，胰腺常发生严重的纤维化，伴邻近瘢痕组织增生，胰腺周围血管较正常结构有所改变，通常脾动、静脉和门静脉三联管的解剖结构被破坏，手术难度较大，应格外注意。②胰岛分离：是自体胰岛移植最为关键的步骤。自体胰岛分离需根据胰腺重量、纤维化严重程度和患者年龄的差异，调整胶原酶剂量和消化的时间。胰岛纯化可能导致胰岛损失，因此自体胰岛分离通常不进行纯化，但如果胰岛分离后组织量较大，输注后会显著升高门静脉压力、增加门脉血栓形成的风险，必要时应进行纯化来减少移植胰岛组织量。③胰岛移植：与同种胰岛移植手术方式不同的是，自体胰岛制备所需时间较短，3 小时内即可制备好胰岛用于移植，因此患者接受胰腺切除后可以在手术室内等待自体胰岛移植完成后再行关腹。移植时选取患者肠系膜静脉分支，置入留置针后将胰岛悬液输注到患者门静脉内，其中胰岛悬液中应该加入 35~70U/kg 的肝素，预防自体胰岛移植术后门静脉内的血栓形成。胰岛输注结束后，结扎该肠系膜静脉分支，仔细止血后关腹（图 1）。

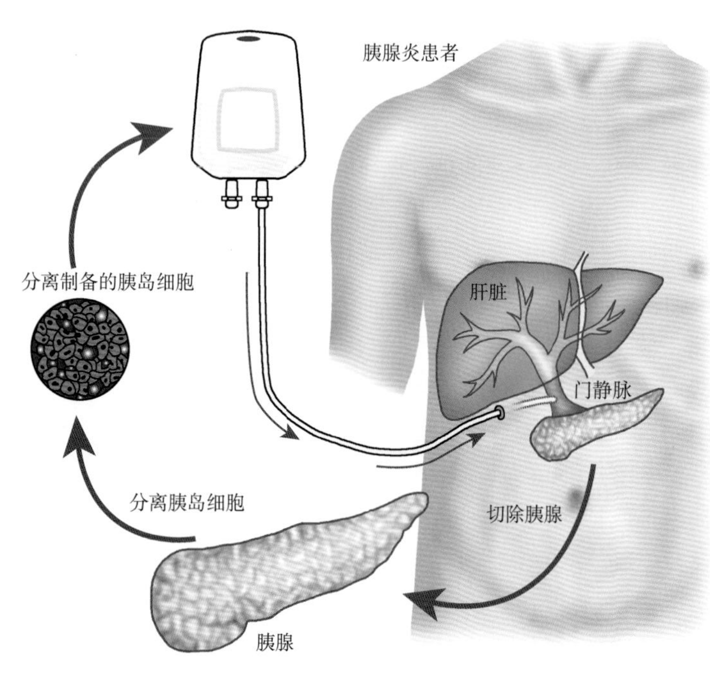

图 1　自体胰岛移植

并发症　自体胰岛移植并发症主要与胰腺切除和胰岛移植相关。可能出现的并发症包括出血、门静脉压力升高、门静脉血栓形成、腹腔感染、消化不良等。

（王树森）

yìzhǒng yídǎo yízhí

异种胰岛移植（islet xenotransplantation）

在临床上为解决用于胰岛移植人体胰腺供者的严重缺乏的问题，设法利用动物源胰腺经分离提取胰岛移植用于治疗糖尿病的措施。自 21 世纪以来，同种胰岛移植取得了突飞猛进的进展，但仍然需要 2~3 个供者的胰腺才能为一个患者提供足够的胰岛，合乎条件的优质供者胰腺的缺乏已经成为制约临床胰岛移植发展的重要瓶颈。为了解决这个问题，科学家进行了大量异种胰岛移植的研究和探索，自 21 世纪以来，利用猪胰岛移植给人的异种移植发展十分迅速，尤其是利用通过 CRISPER-Cas9 基因编辑技术联合克隆技术成功培养出猪内源性反转录病毒（porcine endogenous retrovirus，PERV）序列失活的基因改造猪，可以更安全地用于异种移植，进一步确立了异种胰岛移植的安全性，使得异种胰岛移植有望在未来短时间内进入临床，治疗糖尿病患者。

研究历史　在 19 世纪末在发现胰岛素前 30 年英国一位生理学家曾经羊胰腺的碎片注射给一位糖尿病儿童，但没有证据表明有效果。随后一直未见胰岛异种移植临床报道，直到 20 世纪 80 年代中期在苏联莫斯科和基辅报道采用羊和牛的胎儿胰腺组织用于临床异种移植。1994 年，格罗特（Groth）在瑞典胡丁格（Huddinge）医院施行了第 1 例临床异种胰岛移植，使用猪胰岛样细胞团，移植到 10 例肾移植术后胰岛素依赖性糖尿病受者，其中 4 例受者在移植后 200 天后还可以检测到猪源性 C 肽，这项临床研究首次证实了猪胰岛移植给人可获较长时间存活。由于异种胰岛移植后受者需服用超大剂量的预防排斥反应的免疫抑制剂药物，限制了异种胰岛移植临床应用的可行性。因此异种胰岛移植领域的研究者联合生物材料专家，利用海藻酸钠材料将猪胰岛包裹后，通过微囊的物理屏障来抵御受者的免疫系统攻击，但不影响猪胰岛的存活及胰岛素的释放。埃利

者。不可作为候选供者的禁忌证包括严重小肠血管畸形或病变；消化吸收功能障碍，如频发无原因解释的腹泻、腹胀；肠镜已确诊的炎性肠病或家族性息肉病；有小肠手术切除史；其他严重全身性疾病影响小肠解剖与功能。此外，营养不良和轻度肠道畸形（如梅克尔憩室等）则是活体小肠移植供者的相对禁忌证。

供者术前评估 术前每位供者都要经过全面的评估。术前评估包括完整的病史采集和体格检查、一整套实验室检测、ABO 血型鉴定和人类白细胞抗原（HLA）相容性的测定、胸透（CXR）、心电图（ECG）、麻醉、社会和心理评估。此外，胃肠道解剖和功能的评估是一项关键的检查，包括吸收功能检查、腹部超声以及通过选择性肠系膜血管造影、计算机体层血管成像（CTA）或磁共振血管成像（MRA）明确小肠血供情况。

术前评估活体供者的末端回肠、回盲瓣和盲肠的血管解剖是至关重要的，其目的是排除异常解剖并帮助术前制订方案。选择性肠系膜上动脉（SMA）造影是金标准。然而，随着 CT 和 MRI 技术的发展，侵袭性更小的 CT 三维血管成像或 MRA 可以提供同样的信息。供给成人的小肠移植物长度为 150~200cm 的远端及末段回肠，小儿为 70~100cm 远端及末段回肠。供者保留全部结肠和 40cm 末段回肠。必须要保证供者手术后末段回肠及回盲瓣的血供。末端回肠、回盲瓣以及盲肠的血供最常见的情况是来源于肠系膜上动脉的终末分支回结肠动脉，偶尔来源于右结肠动脉（RCA）的降支。右结肠血管通常是肠系膜上动脉分出回结肠动脉前的最后分支。右侧第一个 RCA 分支是 RCA 的降支。在行供者手术时这个降支要在根部切断，而需要保留 RCA。

手术步骤 包括活体供肠切取术和受者移植两大部分。

供肠切取术 供者手术主要步骤包括解剖出供应末端回肠的肠系膜上动脉和静脉的血管干；扇形切开肠系膜至拟离断的已解剖出的动、静脉血管干，距回盲部 15~20cm 离断小肠，通常该动、静脉所支配的末端回肠肠袢长 150~200cm，为所要切取的供肠；离断已解剖出的动脉干并插管，快速灌注低温器官保存液，同时切断静脉干作为流出道；快速将切除的小肠移至盛有 4℃的威斯康星大学液（UW 液）器皿中，并自肠系膜上动脉插管灌注 4℃ UW 液，灌注压力 100cmH_2O，灌注至静脉流出的液体澄清为止；将准备好的小肠保存在 UW 液中待移植用；供者肠系膜上动脉和静脉残端缝闭或结扎，小肠远、近断端行吻合术，重建供者消化道的连续性（图 1）。

供肠移植 供肠的肠系膜上动脉与受者的肾下腹主动脉端侧吻合，供肠的肠系膜上静脉与受者的肾下下腔静脉行端侧吻合；移植肠消化道重建分别为移植肠近侧与受者残存消化道近侧（十二指肠、空肠等）吻合，移植肠远侧与受者残存消化道远侧（如回肠、结肠）吻合；移植肠末端拖出造口作为观察窗；移植肠近侧插管，以备术后早期肠内营养支持和给药用（见小肠移植）。

优缺点 活体亲属小肠移植具有一些尸源性供肠小肠移植无法比拟的优点。①由父母与子女间，或兄弟、姐妹间相互提供活体肠，供者与受者间具有较高的组织相容性，如选择同卵孪生之间的移植，则组织相容性更高。

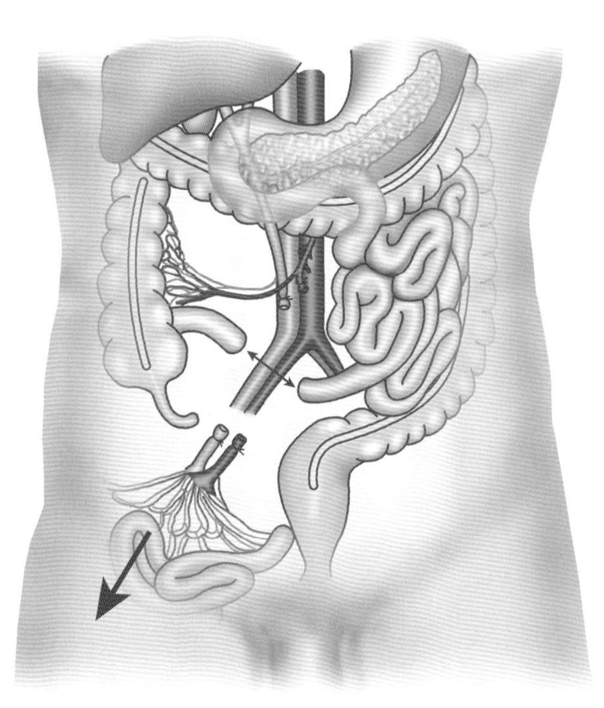

图 1 活体供者小肠切取

因此，排斥反应发生的频度减少、严重程度降低。②活体小肠移植的组织相容性好，免疫抑制剂的用量相对较小，从而降低了与免疫抑制剂有关的各种感染及肿瘤发生风险，以及免疫抑制剂的毒副作用。③活体亲属小肠移植可选择手术时机，在供者、受者均处于最佳状态时，施行手术；受者、供者手术协同进行，毗邻手术室，可以最大限度地减少冷缺血时间，并可以做到几乎无热缺血，有利于术后移植肠管功能的恢复；尤其是在现在尸体来源性供者严重短缺的情况下，活体小肠移植大大减少肠衰竭患者小肠移植的等待时间，避免受者在等待小肠移植期间发生全身营养状态恶化及因长期全胃肠外营养（TPN）导致肝衰竭，减轻了等待期间长期 TPN 的高额费用。

活体亲属小肠移植也有缺点。①节段性小肠切取手术对作为健康人的供者具有一定危险性，包括术中及术后一些并发症，如肺部感染、伤口感染、深静脉血栓、吻合口漏或粘连性肠梗阻等。②小肠部分切取后供者残存小肠长度变短，吸收营养物质的肠道黏膜面积减少，易导致吸收不良及肠激惹；回肠远端过短可导致维生素 B_{12} 缺乏，胆汁酸盐的重吸收受影响。③由于活体小肠移植所切取的供移植肠为部分小肠，血管为肠系膜上血管的一个分支，口径小，术后吻合口血栓形成技术并发症的风险加大。

（李元新）

yízhí xiǎocháng páichì fǎnyìng

移植小肠排斥反应（small intestinal graft rejection） 供受者间组织相容性不合，导致移植小肠遭受到受者免疫攻击而出现损伤的现象。小肠移植后的主要免疫问题为移植物抗宿主病和宿主抗移植物病，即移植物排斥反应。排斥反应又分为急性排斥反应和慢性排斥反应。排斥反应是小肠移植的主要并发症，也是小肠移植失败的主要原因。

急性排斥反应 如下所述。

病因 与其他实质性器官相比，小肠移植的排斥反应严重且发生率高，主要因为：①肠道有大量的淋巴组织，包括肠系膜淋巴结、集合淋巴小结、固有层淋巴组织。②肠系膜上皮细胞表达主要组织相容性抗原（MHC-Ⅱ）。③小肠对缺血敏感，缺血再灌注损伤严重，组织损伤程度与术后排斥反应密切相关。

临床表现 突然出现发热、腹胀、腹痛，恶心、呕吐。肠造口的肠液流出量突然增加，全身感染中毒症状。严重急性排斥反应表现为发热、大量腹泻、腹痛、腹胀，酸中毒，肠造口有大量血性液体或者脱落的肠黏膜流出，甚至出现急性呼吸窘迫综合征（ARDS）。局部体征表现为，移植肠造口处由粉红色变为紫红色，也可表现为苍白；腹部可触及包块，为梗阻肠袢或肿大的淋巴结；肠造口缩小甚至闭塞。

诊断 与其他器官移植一样，病理学是诊断小肠移植排斥反应的金标准。2003 年第 8 届国际小肠移植会议上确立了小肠移植急性排斥反应诊断的病理学标准，将移植小肠活检的黏膜组织病理学改变按排斥反应的轻重程度分为五级：无急性排斥反应（0 级）、不确定急性排斥反应（IND 级）、轻度急性细胞性排斥反应（1 级）、中度急性细胞性排斥反应（2 级）、重度急性细胞性排斥反应（3 级）。细胞凋亡在排斥反应诊断中的价值已受到广泛重视，动物实验结果表明发生排斥反应时，隐窝上皮细胞出现细胞凋亡早于组织学改变。匹兹堡（Pittsburgh）器官移植中心总结 2807 份肠黏膜活检标本，发现排斥反应期隐窝上皮细胞凋亡数明显高于正常及非特异性改变的肠黏膜，虽然隐窝细胞凋亡不是小肠移植排斥反应的特异的绝对指标，但可在排斥反应临床表现不显著时提示排斥反应的发生。

监测 ①内镜：内镜直接观察移植肠在小肠排斥反应中具有监测和诊断作用。加劳（Garau）等对 15 例小肠移植患者进行了 222 次内镜检查，并将结果分为正常、炎症和溃疡三类。其中炎性黏膜表现为充血、水肿、肠壁变脆、黏膜皱襞丧失；溃疡型黏膜表现为糜烂、溃疡、渗出和假膜形成。内镜指导下的肠黏膜组织病理学检查是小肠移植术后最主要的监测手段。内镜指导下的肠黏膜取材作用十分重要，这是因为早期排斥反应病变并非发生于全小肠，而是成斑点状或小片状，且病变的轻重程度部位也不一致。在内镜指导下的取材可取到典型病变，从而提高病理诊断的准确率。临床小肠移植术后的排斥反应监测主要是依据临床观察与内镜指导下的移植小肠黏膜活检相结合的方法。放大肠镜可以放大肠黏膜 100 倍，这种新技术可以快速分析肠黏膜绒毛结构，有助于早期诊断排斥反应。②免疫学指标监测：外周血的某些特定的细胞可能因转移至移植物内参与排斥反应而导致外周血中该亚群细胞减少。该项检测已用于肾、肝、心肺移植患者术后，一项多中心的调查结果表明该项检测敏感性达 95%，特异性可达 74%。③移植肠功能学监测-肽类激素监测：胃肠道是人体内最大的内分泌器官，已知能分泌10多种多肽类激素。排斥反应会引起激素分泌量的减少，而且这种变化早于组织学改变。P物质、降钙素、生长抑素、促胃液素释放肽、胃动素、神经降压素、胰多肽等在排斥反应时均呈现不同程度的降低。④吸收功能测定：随着移植小肠排斥反应的发生，肠道功能亦受到损害。通过监测移植小肠的功能可间接反映移植小肠是否发生排斥反应。乳糖酶、蔗糖酶、麦芽糖酶、氨肽酶、碱性磷酸酶位于小肠上皮刷状缘，移植小肠排斥反应时，肠黏膜上述酶的含量明显降低。⑤肠道通透性：肠道壁变薄、通透性增高、屏障功能降低是小肠移植急性排斥反应的基本病理特征之一。肠道黏膜屏障功能也可作为排斥反应早期的诊断指标。移植术后早期移植肠通透性明显增高，可达正常小肠的20倍左右，此时移植小肠通透性增高是由于缺血再灌注损伤，而并非是排斥反应所致。术后4天以后肠道屏障功能逐渐恢复正常。发生排斥反应时移植小肠的通透性会再次明显增高，因此，通过对移植小肠通透性的动态监测，可以及早发现移植小肠的排斥反应。测定肠道通透性常用的探针有Tc-DTPA、Cr-EDTA、聚乙二醇、乳果糖/甘露醇等。⑥血液学指标：氨基己糖酶是溶酶体内的一种酸性水解酶，能水解蛋白多糖中多糖链的β-1，4-糖苷键。肠组织缺血时，此酶可释放入血，活性增加反映了移植小肠排斥反应时的组织损伤。⑦血单核细胞前凝血质活性：单核细胞分泌物前凝血质原是评价细胞免疫功能的指标。随着排斥反应免疫功能的改变，血单核细胞前凝血质活性增加。

无论是移植小肠的免疫学指标还是肠道吸收功能及运动、屏障功能，均不是小肠移植的特异性改变。到目前为止，尚无一种方法可以替代内镜指导下活检组织的病理学检查（见移植小肠内镜黏膜活检），其他各种方法仅是丰富了小肠移植排斥反应诊断的方法。这些非创伤性检查患者痛苦小，可以动态观察，一旦这些指标有变化，提示应及时行内镜检查以明确是否存在排斥反应。

治疗　轻度排斥反应激素冲击治疗，之后逐渐递减激素量，并增加他克莫司（Tac）血药浓度。中度或重度排斥反应应使用单克隆抗体（OKT_3）。

慢性排斥反应　小肠移植后期的主要并发症，也是小肠移植后期移植物失功的主要原因。据国际小肠移植登记中心（ITR）报道小肠移植的慢性排斥反应发生率约为15%。

病因　小肠移植慢性排斥反应的原因既有免疫因素也有非免疫因素。免疫因素主要是因为免疫抑制剂不足和/或更换免疫抑制剂，供受者的组织相容性差也是其重要因素，据报道尸体供者的移植后慢性排斥反应的发生率是亲属供者的4倍。有急性排斥反应史的受者更易发生慢性排斥反应。非免疫因素导致移植小肠慢性排斥反应主要为缺血再灌注损伤、脂质代谢紊乱、免疫抑制剂的毒性等。

病理　小肠移植慢性排斥反应的形态学表现为肠壁肿胀、肠系膜粘连，增厚及纤维化，浆膜层苍白，血管闭塞，移植肠肠系膜淋巴结早期肿大，后期则表现为挛缩、纤维化，严重者可形成瘢痕。慢性排斥反应的早期组织学表现为以单核细胞/巨噬细胞为主的炎性细胞浸润。病理学特征为T细胞侵犯血管内膜细胞，移植肠表达IL-1、IL-2R、IFN-β、TNF-α增加，单核细胞化学趋化性蛋白-1、ICAM-1的表达也明显增加；慢性排斥反应的后期移植物的细胞浸润以巨噬细胞为主，T细胞较少。此期典型的病理表现为血管平滑肌细胞增生，内膜增厚致管腔狭窄；末期慢性排斥反应则表现为血管平滑肌广泛增生，向心性纤维化内膜增生，类似动脉粥样硬化，内膜增厚可致血管完全阻塞。此期移植物Th2细胞因子（IL-4、IL-10、转移生长因子-β）和生长因子（血小板衍生生长因子、表皮生长因子）表达增加，上述细胞因子促进了血管平滑肌细胞增生。此期血管平滑肌细胞表达多种生长因子的受者，如IGF-1、PDGF-α、PDGF-β，上述生长因子为平滑肌细胞增生和各种生长因子移行至内膜所必需（见移植小肠内镜黏膜活检）。

临床表现　慢性排斥反应的临床表现为移植物功能不良，常见临床症状是慢性腹泻、腹痛、吸收功能不良及进行性体重减轻。

诊断　依据临床表现结合内镜指导下的病理组织学检查，慢性排斥反应不难诊断。但有时与其他原因导致的移植小肠功能不全难以区别。

治疗　尚无确定而有效的治疗措施。可以尝试恢复或增加免疫抑制剂的剂量。血管造影显示系膜血管弓有节段性狭窄，提示应切除移植肠袢。

预防　严格的定期随访，特别是定期病理组织学检查，配合免疫学指标监测，可能及时发现慢性排斥反应。

（郭　晖）

yízhí xiǎocháng bìnglǐxué zhěnduàn biāozhǔn

移植小肠病理学诊断标准

（schema and classification on small intestinal allograft pathology） 用于移植小肠活检后的病理学诊断及其病变分级的诊断体系。是国际上主要采用的移植小肠活检病理学诊断标准，其主要针对移植小肠的排斥反应予以病理学诊断。小肠移植后移植小肠的急性排斥反应的病理学改变并不具有特异性，同时还受其他因素的影响，如保存损伤、非特异性感染和移植物抗宿主反应等。因此，实际工作中诊断及鉴别诊断都比较困难。第十三届国际小肠移植会议提出了移植小肠急性排斥反应病理诊断标准及其分级，包括：①无急性排斥反应依据（no evidence of acute rejection-Grade 0）。②可疑的/不确定的急性排斥反应（indeterminate for acute rejection-Grade IND）。③轻度急性排斥反应（acute cellular rejection，mild-Grade 1）。④中度急性排斥反应（acute cellular rejection，moderate-Grade 2）。⑤重度急性排斥反应（acute cellular rejection，severe-Grade 3）五个级别。急性排斥反应比较特征性的病理学表现包括移植小肠黏膜固有层内不等数量的淋巴细胞浸润、小肠黏膜腺体上皮内淋巴细胞浸润及其由此导致的黏膜上皮细胞凋亡，黏膜固有层内和黏膜肌层内细微动脉的动脉内膜炎、严重者导致黏膜上皮糜烂脱落甚至溃疡。移植小肠急性抗体介导性排斥反应的病理学特征尚未明确，结合其他移植器官抗体介导性排斥反应的特征，可以侧重观察移植小肠黏膜活检组织内的黏膜固有层内毛细血管是否扩张以及管腔内是否有炎性细胞淤积，以及结合补体成分4d（C4d）免疫组化染色可见黏膜固有层内毛细血管内皮阳性，以及结合受者外周血抗体检测以明确诊断；慢性排斥反应的病变特征为移植小肠黏膜内动脉血管慢性移植物动脉血管病以及小肠黏膜腺体萎缩及纤维化。

（郭　晖）

yízhí xiǎocháng nèijìng niánmó huójiǎn

移植小肠内镜黏膜活检

（endoscopic mucosal biopsy on small intestinal graft） 小肠移植术后采用内镜指导下的采集肠黏膜行病理学诊断的手段。小肠移植术后急性排斥反应的诊断主要依靠临床观察、内镜检查以及内镜指导下的肠黏膜活检后的病理学诊断。急性排斥反应时，临床可观察到的表现包括发热、腹痛、呕吐、肠造口处肠液分泌明显增加甚至有血性液体等。由于这些表现均缺乏特异性，最直接、最准确的诊断手段仍然是内镜观察以及活检病理学诊断。大部分小肠移植均采用分期恢复肠道连续性的术式，移植术后早期将移植肠端两端置于腹壁外，类似小肠造口，便于直接观察移植肠管颜色以及肠液分泌，并可以利用这一小肠造口进行内镜观察以及进一步活检病理诊断。移植小肠经造口的内镜检查多在小肠移植后30天内、恢复移植小肠的连续性之前实施。可在小肠移植3天后每天进行内镜观察，以后每2~3天进行1次，2~3周后再逐渐延长检查时间。一旦移植受者出现发热、恶性、呕吐、腹痛、水样泻以及小肠造口处排出物增加时应及时进行急诊内镜检查，必要时考虑进行黏膜活检。其基本方法为应用内镜由移植小肠造口处进入肠管一定距离后，连续观察10~20cm或更长距离的肠段，在仔细观察的基础上可以对内镜所见的可疑病灶进行活检。

（郭　晖）

gān-xiǎocháng liánhé yízhí

肝小肠联合移植

（combined liver-small intestine transplantation） 肝脏和小肠作为一个整块联合移植的手术。肝脏和小肠同期联合移植是肝脏和小肠均衰竭最为合理的挽救生命的治疗措施。肝小肠联合移植是小肠移植按手术类型分类的三个类型之一（另两类分别为单独小肠移植和腹腔多器官簇移植）。根据国际小肠移植登记中心（ITR）2009年的最新定义，肝小肠联合移植为移植的器官中必须同时包含小肠和肝脏，但不包含胃。特别是明确指出肝小肠联合移植和腹腔多器官簇移植在概念上的区分。

肠功能衰竭患者可长期依赖全肠外营养（TPN）维持生存，但是一部分患者TPN后可发生导致的肝功能障碍，甚至肝衰竭，如果这部分患者继续应用TPN维持生存，他们的生存时间预计只有6~12个月，肝小肠联合移植就成为挽救这部分患者生命的有效治疗措施。

发展历程 1990年加拿大格兰特（Grant）等报道世界上首例成功的肝小肠联合移植病例。受者为41岁女性，因肠系膜动脉栓塞行全小肠及右半结肠切除，1988年11月13日接受肝小肠联合移植，应用环孢素A及单克隆抗体OKT3作免疫抑制药物，术后第8周开始完全经口饮食维持正常体重达2年之久。在小肠移植发展历史的文献中，这例成功的肝小肠联合移植病例，也被认为是世界最早成功的临床小肠移植病例之一。

作为小肠移植的一个手术类型，国际肝小肠联合移植资料的登记一直收录在ITR。在过去的30年里，肝小肠联合移植也伴随着小肠移植的进步不断发展，在20世纪90年代约占全部小肠移植的约50%，甚至在有些年份达到60%。但是自从2001年4月以后，迈阿密大学开始采用全腹腔多器官簇移植代替肝小肠联合移植的策略后，肝小肠联合移植的例数在逐年下降。随后，全球最主要的小肠移植中心匹茨堡大学和迈阿密大学和印第安纳大学都倾向于将全腹腔多器官簇移植取代肝小肠联合移植。全腹腔多器官簇移植较肝小肠联合移植有许多外科技术和免疫学优势。因此，肝小肠联合移植每年完成例数正逐年下降。

2015年发表的ITR资料显示，1985年4月~2013年3月全球共有82个移植中心对2699例受者完成了2887次小肠移植，其中肝小肠联合移植898例，占31.1%。1985~1995年和1995~2001年完成的肝小肠联合移植，占全部小肠移植的比例分别为49.3%和42.7%，而到了2001年比例下降至26.6%。

适应证 包括以下几种。

肠功能衰竭合并肝衰竭 肠功能衰竭的患者可依赖TPN维持生存。但是，肝衰竭却是威胁患者生命的TPN严重并发症，约50%接受连续TPN治疗的成人和儿童将最终发生肝脏损害，一旦发生TPN导致的肝衰竭，他们的生存期只有6~12个月，这部分患者也就成为肝小肠联合移植的最主要适应证。肝脏在TPN时所处的环境及功能状态与进食情况下相比是不同的。进入肝脏营养物质的形式、比例，在门静脉与肝动脉血流中的比例，淋巴系统的分流（如乳糜管）情况，以及伴随营养物进入肝脏的胰岛素、缩胆囊素等激素的浓度等，在TPN条件下不可能达到正常机体的完善程度，这就有可能造成肝脏损害。小肠广泛切除的患者由于回肠切除，造成胆盐的肝肠循环丧失，更易发生TPN导致的肝衰竭。

TPN导致肝功能损害的病理学改变范围非常广泛，从轻度的肝脂肪变性到严重的胆汁性肝硬化。因此，移植术前评估TPN导致的肝损害能否恢复是极其重要的，因为这决定患者是接受单独小肠移植还是肝小肠联合移植。事实上，有时做出决定十分困难，必须兼顾患者肝穿刺活检的病理学改变和在等待移植期间肝损害的进展程度，少量的肝纤维化合并胆汁淤积仍可接受单独小肠移植，因为单独小肠移植术后，可很快恢复肠内营养或口服饮食并摆脱TPN，TPN导致肝损害的病因被去除，肝的轻度损害得以恢复。但是肝损害严重或进展太快，则是肝小肠联合移植的适应证。肝穿刺活检标本的病理学改变显示大量桥样纤维化或胆汁性肝硬化，则强烈提示患者应接受肝小肠联合移植，因为肝病理检查如出现桥样纤维化，患者的1年生存期为53%，如出现胆汁性肝硬化，则患者通常在6个月内死亡，1年生存期仅为30%。TPN导致的肝衰竭的病理基础，在肠功能衰竭的儿童和成人是不一样的，40%~60%的接受TPN的患儿发生胆汁淤积，而40%~45%的接受TPN的成人则发生肝脂肪变性。此外，成人和儿童均可发生胆道系统胆泥和胆石的形成。产生TPN导致的肝脏病变的高危因素主要有：早产儿和出生时的低体重儿；接受TPN时间较长；残存小肠较短；肝肠循环的丧失；无法进行肠内营养支持；反复发生的感染；TPN制剂的毒性；营养支持的氮供给不足；缺乏必须脂肪酸和/或缺乏氯；糖或脂肪乳剂供给过量。

先天性或后天性肝脏疾病 如蛋白A或蛋白C缺乏症 产生高凝状态，进而导致门静脉或肠系膜上静脉系统血栓形成，致使小肠广泛切除。这部分患者如果仅行单独小肠移植，机体的高凝状态没有改变，移植后仍可发生血栓形成。肝小肠联合移植将彻底治愈患者。

影响到肝及胃肠道的低度恶性肿瘤 也是肝小肠联合移植的适应证，特别是侵犯至门静脉和/或肠系膜血管根部，同时侵犯到肝脏或仅发生肝多发性转移的肿瘤。由于移植后受者的免疫抑制状态，肿瘤的适应证仅局限于腹腔的良性肿瘤或低度恶性肿瘤，如硬纤维瘤、神经内分泌肿瘤。

全球最主要的移植中心倾向于应用全腹腔多器官簇移植替代肝小肠联合移植。因此，肝小肠联合移植的适应证也就成为某些移植中心的全腹腔多器官簇移植的适应证。

手术方式 肝小肠联合移植的手术方式经历了非整块肝脏、小肠联合移植术式，保留十二指肠、胰头的肝和小肠整块移植术式（Omaha术式），肝、十二指肠、整个胰腺及小肠的整块移植术式（Miami术式）几个发展过程。此外，还有减体积的肝小肠联合移植术式，活体肝、小肠移植术式。

肝小肠分别联合移植 也就是来自同一供者的肝脏、小肠分

别作为独立的移植物在同一个手术中分别完成一个标准的肝移植和一个标准的小肠移植。1988 年格兰特（Grant）完成的全球首例临床肝小肠联合移植就是这一术式。此术式缺点明显：外科技术复杂、血管吻合口多、操作困难、用时长、术后胆道并发症多。但此术式也有其优点，移植肝脏和移植小肠可作为两个互不关联的独立脏器，当其中一个脏器发生原发性无功能或严重排斥反应，这一脏器可被切除，并进行再次移植，而另一移植脏器的功能和解剖不受影响。

保留胰头、十二指肠的整块肝小肠联合移植　1996 年内布拉斯加（Nebraska）大学的朗纳斯（Langnas）报道了保留十二指肠的整块肝脏、小肠联合移植改进术式。2001 年苏丹（Sudan）等对此进行了更为详尽的介绍，很快被多个器官移植中心所采用，其手术方式也日益成熟，也被称为奥马哈（Omaha）术式。此术式肝脏、小肠连同供者十二指肠及胰头一并植入，保留了供者的胆道系统，无须行肝动脉和胆道的吻合，简化了手术操作，成功率较高，减少移植物准备的时间，保留原有血管解剖。然而，在奥马哈术式中，残留的胰腺易导致胰漏的形成，胰漏引起的感染也是导致移植失败的重要原因。

全胰、十二指肠整块肝小肠联合移植　1999 年迈阿密大学的加藤（Kato，音译）等在奥马哈术式基础上，将手术方式由肝、小肠、十二指肠及胰头发展为移植物包括肝、小肠、十二指肠及整个胰腺，称为迈阿密术式（图 1）。迈阿密术式的主要手术步骤与奥马哈术式的步骤相似，只是在供者器官修整过程中，无须进行大部胰腺的切除，进一步减少移植物准备的时间，减少供肠的缺血时间。虽然受者术后拥有两个胰腺，但胰漏及胰腺炎的并发症明显减少，疗效明显提高。此外，部分患者在移植前发生过胰腺炎，或原发病、前次手术的广泛渗血或腹腔感染导致的上腹部腹膜后结构瘢痕纤维化，造成受者自体胰腺功能不足，两个胰腺也减少了移植术后发生胰腺功能不全的风险。迈阿密术式已成为被大多数移植中心广为接受的肝小肠联合移植的标准术式。据器官获取和移植网络/美国移植受者科学登记中心（OPTN/SRTR）的 2018 年底报道，全美国自 1990 年度以来共完成的肝小肠联合移植 464 例。

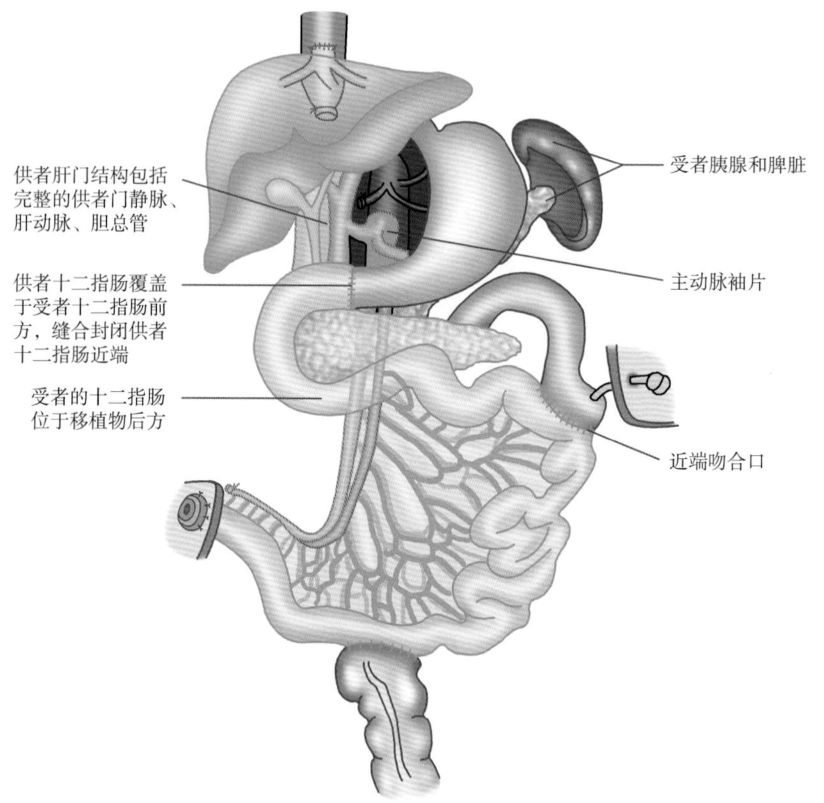

图 1　肝小肠联合移植——迈阿密（Miami）术式
即含全胰、十二指肠的肝、小肠整块移植

减体积整块肝小肠联合移植　腹腔容积不足始终是困扰小肠移植的难题。随着劈裂式肝移植、活体肝移植的进步，减体积整块肝小肠联合移植也应用于临床。匹茨堡大学雷耶斯（Reyes）等于 1998 年首先报道应用 1 例成人供者的移植物，采用肝脏劈裂技术，将肝小肠移植物修剪成减体积的肝小肠整块移植移植物（含Ⅱ和Ⅲ段的左半肝、十二指肠、胰头及部分小肠）和右半肝移植物两部分，分别移植给患儿。

活体左半肝和节段小肠的肝小肠联合移植　随着活体肝移植和活体节段性小肠移植的进步，为解决供儿童肝小肠移植物不足的难题提供了方法。美国伊利诺伊大学的特斯塔（Testa）等 2008 年报道了同时或分期的来自于同一供者的活体肝和活体小肠移植。4 例 11～24 个月、体重在 8～10. 9kg 的肠功能衰竭合并 TPN 导致肝衰竭的患儿，其中 1 例接受同期的活体肝和小肠移植，另外 3 例接受分期的活体肝移植和活体小肠移植。供者均为患儿的母亲。活体肝移植为标准的包含Ⅱ和Ⅲ段的左半肝的活体肝移植，活体小肠移植为包括 160cm 末端回肠的标准的节段性活体小肠移植。所有病例均先行活体肝移植，再行活体节段性小肠移植。至报道时，4 例患儿已生存了 18～54 个月，移植肝和移植小肠功能均良好。

并发症和注意事项 外科技术并发症除了有腹腔出血、血管吻合及消化道重建相关并发症外，还有肝小肠联合移植特有并发症。非整块肝脏、小肠联合移植需重建胆道，因此存在胆道并发症（胆漏和胆道狭窄），而胆漏或胆道狭窄通常发生在供受者胆总管端端吻合处，或移植胆总管与移植空肠 Roux-en-Y 吻合处；保留十二指肠、胰头的肝和小肠整块移植，虽然无须胆道重建，但存在移植胰腺残端瘘的难题。肝小肠联合移植和腹腔多器官簇移植了除了监测移植小肠功能恢复外，还应监测其他移植脏器功能的恢复，如移植肝脏、移植胰腺功能。与小肠移植物相比，肝小肠联合移植的其他移植脏器移植物（肝脏、胰腺、十二指肠）排斥反应的发生率非常低，程度也较小肠移植物轻。因此，肝小肠联合移植的排斥反应以监测小肠移植物的排斥反应为主。

（李元新）

fùbù qìguāncù yízhí

腹部器官簇移植（abdominal cluster transplantation） 腹部 3 个或 3 个以上在解剖和功能上相互关联的脏器以整块并呈一串器官簇进行移植的手术。移植的整块腹部多个器官作为一个整体拥有共同的动脉供血通道和静脉流出通道，具有保持移植器官间正常解剖结构和生理功能的优点。腹部器官簇移植的理论基础除了所移植的这些器官在解剖上邻近，功能上相互关联，可以作为一个整体进行移植，更重要的是有其解剖学基础，即这些移植器官所组成的器官簇均同时需要腹腔干和肠系膜上动脉这两根血管供血，静脉流出道可共同通过门静脉/肠系膜上静脉（器官簇中无肝脏）或肝后下腔静脉（器官簇中含有肝脏）建立。有学者形象地用一串共干的葡萄来比喻共有动脉供血通道和静脉流出通道一串腹部器官簇（图 1），各个器官如同“葡萄串”上的每个单个“葡萄”，即器官簇上的每个器官是切除还是保留，是各移植中心根据患者的具体适应证以及各自经验而决定，但腹腔干和肠系膜上动脉的共同血供和静脉的共同流出道是腹部器官簇移植不可改变的原则。此外，腹部器官簇移植应与肝、肾、胰等腹部多个器官分别移植，在概念上应加以区分。

发展历程 腹部器官簇移植概念最早是由美国匹茨堡大学的斯塔泽（Starzl）提出，最初是为研究腹部器官移植后淋巴回流中断并且去神经状态下的移植脏器的生理功能，在 1960 年建立了狗的腹部器官簇移植的动物模型。第 1 例临床的腹部器官簇移植是由斯塔泽于 1983 年完成。这是 1 例由于游泳池意外事故导致小肠广泛切除合并肝功能衰竭的 6 岁女孩，接受腹部器官簇移植的器官包括胃、肝脏、胰腺、十二指肠、全部小肠、右半结肠和 1 个肾脏，非常遗憾的是这个女孩在术后 4 小时死于大出血。1989 年，有 2 例腹部器官簇移植存活超过围术期的受者，这 2 例受者成功的临床实践证明了在使用环孢素 A 作为免疫抑制剂的条件下，腹部器官簇移植可以获得所有移植脏器的正常功能。这 2 例受者分别在术后 192 天和 109 天死于移植

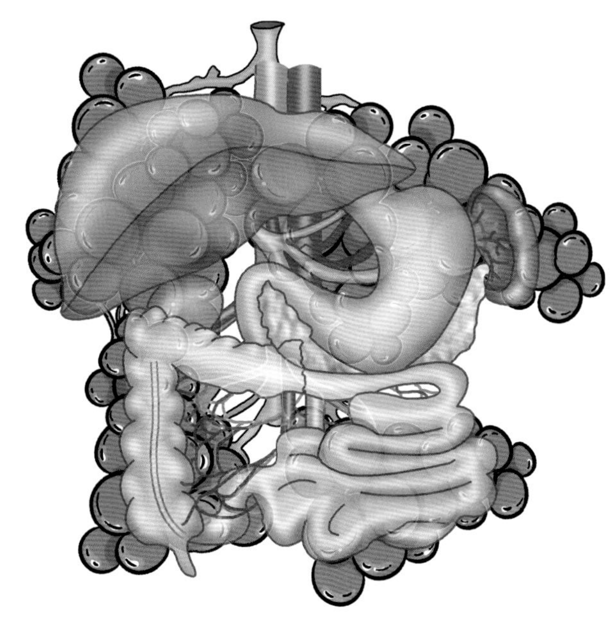

图 1 腹部器官簇

注：如同一串葡萄，整块腹部多个脏器作为一个整体拥有共同的动脉供血通道和静脉流出通道，以整块并呈一串器官簇方式移植。

术后淋巴组织增殖性疾病（posttransplant lymphoproliferative disorder，PTLD）。1989年12月第1例治愈出院的腹部器官簇移植的受者，出院后在家里正常生活，移植脏器功能良好，但在移植术后10个月死于胰腺癌的广泛转移。据国际小肠移植登记中心（ITR）资料显示，到2013年2月2日，全球82个移植中心共对2699例患者完成了2887次小肠移植，其中腹部器官簇共680例。ITR还将全球小肠移植分为三个阶段进行分析。第1阶段：1985年~1995年1月11日；第2阶段：1995年1月12日~2001年7月3日；第3阶段：2001年7月4日~现在。与前两个阶段相比，单独小肠移植所占比例略有增加，肝小肠联合移植所占比例减少约50%，腹部器官簇移植（包括改良腹腔多器官簇移植和全腹腔多器官簇移植）所占比例增加约1倍，这主要是全球最主要的几个小肠移植中心——匹茨堡大学、迈阿密大学和印第安纳大学等都倾向于腹腔多器官簇移植取代肝小肠联合移植。

分类 腹腔多器官簇移植又分成全腹腔多器官簇移植和改良腹腔多器官簇移植。为避免命名学和概念上混乱，2009年国际小肠移植登记中心（ITR）重新明确小肠移植的分类定义。①单独小肠移植：移植物中必须包含小肠，但不含肝脏和胃。②肝小肠联合移植：移植物中包含小肠和肝脏，但不含胃。③腹腔多器官簇移植：移植物中包含小肠和胃，可以包含肝脏，称为全腹腔多器官簇移植（移植脏器包括肝、胃、十二指肠、胰腺和小肠），有时还包括脾和结肠，甚至还有肾脏，也可以不包含肝脏，称为改良腹腔多器官簇移植（移植脏器包括胃、十二指肠、胰腺和小肠）。2013年ITR已将小肠移植分为单独小肠移植、肝小肠联合移植、改良腹腔多器官簇移植和腹腔多器官簇移植四类。其中的腹腔多器官簇移植即为2009年ITA分类中全腹腔多器官簇移植。

手术方式 供者器官簇共用的腹腔干和肠系膜上动脉与受者腹主动脉的端侧吻合可通过以下几种方式实现：将修剪好的含腹腔干和肠系膜上动脉的供者盘状腹主动脉片（Carrel patch）直接吻合；应用供者的胸主动脉段或腹主动脉段血管移植物进行架桥，血管移植物的一端与含腹腔干和肠系膜上动脉的供者盘状腹主动脉片吻合，另一端与受者腹主动脉吻合；应用供者带两侧髂总动脉的腹主动脉段作为桥用血管移植物，两侧髂总动脉端分别与腹腔干和肠系膜上动脉吻合，血管移植物的腹主动脉端端侧吻合于受者腹主动脉；将保留带腹腔干和肠系膜上动脉的供者腹主动脉段直接端侧吻合于受者腹主动脉，此方法需结扎双侧肾动脉，因此多用于动物实验。国际上最常用的方法是应用供者胸主动脉段作为架桥用血管移植物。如果器官簇包含肝脏，则静脉流出道经器官簇的肝后下腔静脉通过经典式原位肝移植的或背驮式原位肝移植或改良背驮术式肝移植与受者肝后下腔静脉或肝静脉吻合而建立；如果器官簇不包含肝脏，则静脉流出道经器官簇的门静脉与受者门静脉或肠系膜上静脉吻合（图2）。

并发症 腹部器官簇移植作为小肠移植的一种类型，其术后并发症也与小肠移植相似，主要包括外科技术并发症、排斥反应、感染、PTLD和移植物抗宿主病（GVHD）。腹部器官簇移植的外科并发症主要有腹腔出血、血管

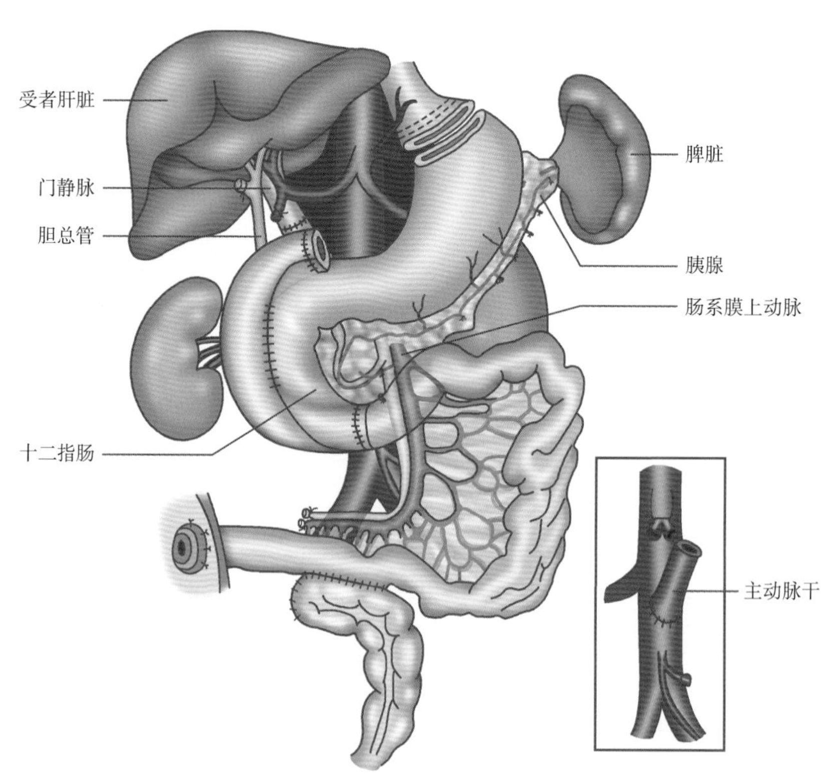

图2 多器官簇移植（含肝、胃、十二指肠、胰、小肠）

伤可导致腹腔内多个生命必需脏器的破损或丧失，特别是包括腹腔内重要大血管损伤，使得多个生命必需的重要脏器功能丧失，也有可能在严重创伤患者的抢救过程中或后续治疗中合并某些重要脏器功能慢性衰竭，如小肠广泛切除后长期全肠外营养（TPN）导致肝衰竭；又如创伤救治过程中肝衰竭、肾衰竭。因此，创伤后的多个生命必需的重要脏器功能的丧失是腹腔多器官簇移植的适应证。⑤再次小肠移植：再次小肠移植类型升级现象，即首次移植是单独小肠移植或肝小肠联合移植，再次移植时可能需要升级为肝小肠联合移植或全腹腔多器官簇移植。

手术方法 器官簇移植物修剪时便将供者的降主动脉近侧段吻合于供者带腹腔干和肠系膜上动脉的腹主动脉卡雷尔（Carrel）片上。受者手术分两个阶段，第一阶段是切除腹腔内的器官，同时行供者的胸主动脉的远侧与受者肾下腹主动脉端侧吻合架桥用；第二阶段是器官簇移植，血管重建包括通过吻合供者的胸主动脉的远、近端，从而使移植器官簇通过胸主动脉血管移植物与受者腹主动脉吻合，静脉通过经典式原位肝移植和背驮式原位肝移植或改良背驮式肝移植使器官簇的肝后腔静脉与受者下腔静脉吻合。消化道重建为移植胃与自体残存胃吻合，移植肠远侧与受者的直肠或乙状结肠吻合，移植肠末端拖出腹壁造口作为观察窗。

全腹腔多器官簇移植有时还包括右半结肠和脾脏（图 1）。如果受者的肾功能也完全丧失，移植的器官簇还可包括肾。技术要点为含一侧肾动脉、腹腔干和肠系膜上动脉三根血管的供者腹主动脉段，通过架桥用的供者胸主动脉段移植物端侧吻合于受者腹主动脉，器官簇静脉流出道包括肝后下腔静脉和移植肾静脉开口的下腔静脉段。

全腹腔多器官簇移植具有技术和免疫学优势。一些小肠移植专家认为，与肝小肠联合移植相比，全腹腔多器官簇移植具有技术和免疫学优势。整块移植，器官簇内的解剖无须过多干预，因此移植物修整较为简单，减少了移植器官在修整过程中受损伤的风险；全腹腔多器官簇移植血管重建简单，而肝小肠联合移植还需建立自体残存上腹部脏器静脉回流的门腔分流，增加了手术难度；腹腔多器官簇移植可在一定程度上解决腹腔容积不足的难题。

腹腔多器官簇移植的排斥反应的严重程度和发生率远较小肠移植的其他类型，如单独小肠移植或肝小肠联合移植低。这种免疫保护作用机制不完全是移植肝脏的保护作用，而是移植的多个器官平衡了供者和受者间免疫活性细胞总数的比例。

现状和疗效 ITR 资料显示，至 2013 年 2 月全球已完成全腹腔多器官簇移植为 539 例。移植术后早期，单独小肠移植、肝小肠联合移植和腹腔多器官簇移植的患者生存率无显著差异。虽然全腹腔多器官簇移植极其复杂，但术后同样可以获得良好的生活质量。

（李元新）

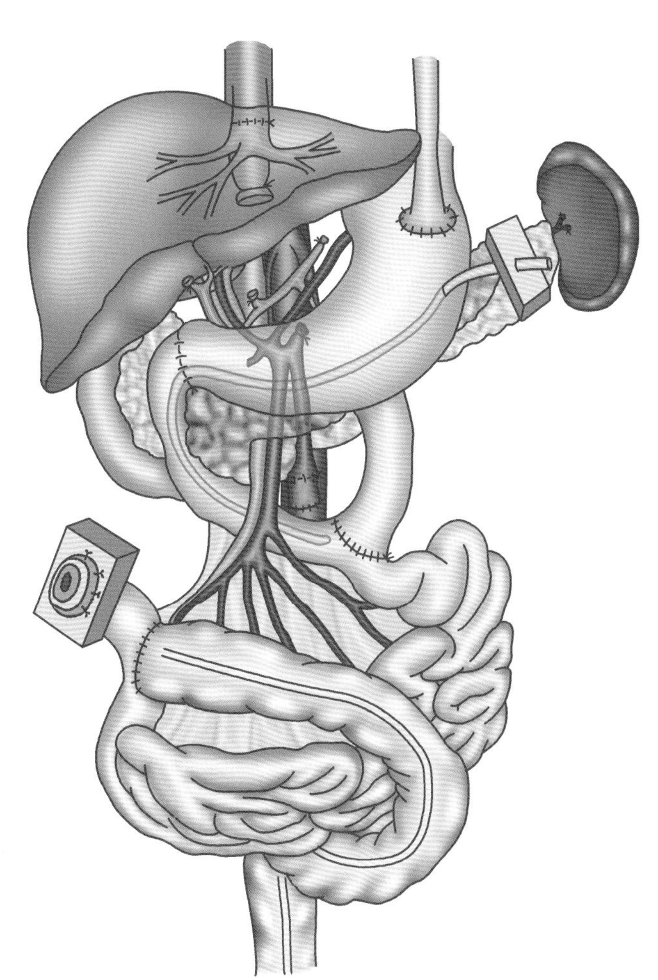

图 1 保留受者自体十二指肠、胰腺和脾脏的全腹腔多器官簇移植

tóngqī qìguān liánhé yízhí

同期器官联合移植（simultaneous organ transplantation）

两个或两个以上多个器官一次同时植入治疗患者多个器官衰竭疾病的手术。随着手术技术和免疫抑制剂治疗手段的改进包括器官切取、保存以及植入技术的不断改进以及预防免疫排斥反应的措施逐渐完善，各种不同的单个器官移植的效果不断提高，为多个器官联合移植奠定了基础。以往单个器官移植的候选患者如果合并其他生命器官的严重疾病或合并其他多器官衰竭通常被列为禁忌证或相对禁忌证，如肾衰竭或肝衰竭的患者合并心功能衰竭以往作为肾移植和肝移植的禁忌证，现在已经不是禁忌证，可以实施多个器官的移植挽救患者生命，肾脏和/或肝脏与心脏实施联合移植已经取得不少成功的病例等。联合器官移植的种类不断扩大和数量逐渐增加，不仅两个、三个甚至超过三个的多器官移植都有报道。使多个器官受损或衰竭的患者有了治愈的可能，临床器官移植的水平达到一个新的高度。据（OPTN/SRTR）报道 1988～2019 年 3 月美国尸体多器官移植累计 13 255 例（不包括胰肾联合移植和心肺联合移植）。其中肾心联合移植 1 761 例，肾心肺联合移植 8 例，肾小肠联合移植 35 例，肾肺联合移植 60 例，肾胰心联合移植 9 例，肾胰小肠移植 9 例，肝肾联合移植 9 027 例，肝小肠联合移植 465 例，肝心联合移植 291 例，肝肾心联合移植 18 例，肝肾小肠联合移植 4 例，肝胰肾联合移植 12 例，肝胰肾小肠联合移植 12 例，肝肺联合移植 111 例，肝心肺联合移植 111 例，肝胰联合移植 96 例，肝胰小肠联合移植 96 例，肝胰肺联合移植 2 例，胰心联合移植 5 例，胰小肠联合移植 5 例，胰肺联合移植 3 例。最长存活超过 25 年；最长存活超过 18 年；肝小肠联合移植 309 例，最长存活超过 18 年；上腹部器官簇（包括肝、胰、小肠以及部分胃）移植最长存活超过 18 年；心、肺和肝联合移植最长存活超过 10 年。

上述数据不包括其他国家和地区，也还不包括常规的联合移植如同期胰肾联合移植（全球截至 2007 年底超过 2 万例，美国 1998～2007 年 9 010 例，以及肾移植后二期胰腺移植 3 015 例）和心肺联合移植（全球截至 2008 年 6 月底 3 644 例，美国 1998～2007 年 362 例），以及腹部器官簇包含其他器官如胃、结肠或脾脏等的联合移植。

多器官移植虽然手术难度加大，但可以挽救以往认为不可治疗的多器官衰竭的患者，且来自同一个供者的多个器官一起移植，相互之间还能起到免疫保护甚至诱导耐受的可能，移植后免疫排斥反应与单个器官移植比较通常减轻。但是在供移植器官严重短缺的情况下，大批需要移植的患者长期等待器官，一个人占有多个器官是否合理和值得也是目前需要考虑的问题。如心肺联合移植近来明显减少，2008 年全年全球仅行 60 例，而同期心脏移植 3 208 例，肺移植 2 560 例，甚至少部分接受心肺移植的受者切除的心脏还会被再利用，移植给另外需要心脏移植的受者。鉴于这种器官严重短缺的情况，需要严格选择多器官联合移植的适应证和受者。不能一味追求多个器官移植和手术难度，追求创新。

多器官移植分类 多器官移植按照移植术式和器官之间的解剖关系分为两大类：一类是同一受者同时或分期施行几种完全独立的经典的器官移植术，即多器官联合移植如肝肾联合移植治疗肝衰竭合并肾衰竭，胰肾联合移植治疗糖尿病合并尿毒症和心肾联合移植治疗心功能衰竭合并肾衰竭等；另一类则是两个或多个器官保留原有的解剖关系，共用原有的血管蒂的多器官移植如常见的心肺联合移植，以及一种特殊类型即腹腔多器官簇移植是指腹腔内或腹膜外三个或三个以上在解剖和功能上相互关联的脏器以整块并呈一串器官簇方式移植，其原则是移植的整块腹腔多个脏器作为一个整体拥有共同的动脉供血通道和静脉流出通道，具有器官功能替代全面和保持移植器官间正常解剖生理结构的优点。移植时只需吻合血管蒂中的血管主干，所有移植的器官均能获得血供，因此又称为器官簇移植或一蒂多脏器移植。

最常见的是以肝脏和胰腺为中心的多器官移植，如肝小肠移植治疗短肠综合征合并肝衰竭；肝胰十二指肠及小肠移植治疗胰腺或/和十二指肠恶性肿瘤伴有广泛肝转移者或胆管癌或胃癌已有肝转移者以及肝癌已侵犯十二指肠和结肠的恶性肿瘤等。由于多个器官整块的切取和移植，从而保留了这些器官原有的解剖及生理学上的相互联系和依赖关系，更利于移植物的功能发挥和维持移植物所必需的特殊环境条件。腹部多器官移植简化了术式，虽然包含有肝、胰、胃、十二指肠及小肠等，但只需吻合腔静脉和主动脉以及胃肠道远、近端，手术步骤相对简单。其他形式包括肝的联合移植也只多一个门静脉吻合，比起这些器官的单独移植，血管吻合少，且口径大，管壁厚，吻合易成功，同时完全避免了单器官移植时外分泌处理和引流的困难及其许多严重的并发症。腹部器官簇移植保留尽量少的必须的器官，因此基本不再采用全腹腔脏器移植，常用以肝脏为中心的肝胰、肝小肠或肝胰小肠联合移植。

联合移植的各个器官可以同期或者分期分别移植，供移植器官可取自同一个供者或不同供者。有些器官的移植也可取自活体供者，如肾、胰腺、小肠和肺；不同的器官也可分别取自尸体或活体，如胰肾联合移植，移植肾取自活体亲属，移植胰取自尸体供者。

多器官移植也可以根据不同的情况和条件可以同期做也可以分期做，尸体多器官移植一般只要受者条件允许，主张取自同一供者的同期多器官的移植，如同期肝肾联合移植、同期心肾联合移植、同期肝小肠移植等，优点在同一供者多个器官抗原单一，移植后器官之间相互免疫保护，排斥反应常减弱，而且受者只需要经历一次手术。纠正多个器官功能的紊乱，有助于各个移植器官的恢复，如糖尿病患者合并肾衰竭，同期胰肾联合移植后因为同时纠正了糖尿病，有利于同期移植肾脏的恢复和长期存活。也可分期移植，如肾移植后胰腺移植、肝移植后肾移植等。

多器官联合移植有时可以按经典的单个器官移植术式分开分别单独完成，也可以整块采用器官簇整体移植，如肝胰联合移植，可以分别在原位植入肝脏，在髂窝异位植入胰腺，也可以采用肝胰整块器官簇移植。

器官联合移植物间免疫反应效应 不管在实验还是临床中，联合器官移植物可以调节免疫系统从而对其中一个或者两个移植物有利。随后在大量的临床实践中观察到多器官联合移植术后各个移植物的排斥反应发生率与单个器官移植比较都有一定程度的降低。最早的研究集中在肝肾联合移植，发现肝脏不仅是一个相对免疫特惠器官，而且使其他同时移植的器官排斥反应发生率降低，认为是肝脏免疫保护器官。

越来越多的临床及实验研究发现，多个器官联合虽然术前病情更加严重，但发现移植术后的存活率并不比单个器官移植差，特别是长期的存活率。多个移植物起到相互保护作用，如肝脏对同时联合移植的肾脏具有免疫保护作用。其他器官如肾脏、心脏似乎对联合移植的其他器官也具有相互保护作用。

在联合器官移植物中，首先发现的是具有较强免疫原性移植物的排斥反应，进而进行治疗，因此减少了较弱免疫原移植物的排斥反应发生率。胰肾联合移植术后移植肾的排斥反应易于早期诊断，即时治疗预防了移植胰腺的排斥反应。

多器官联合移植大量抗原负荷导致了免疫麻痹，这是一种由于赋予免疫系统过强的免疫负荷而导致宿主对外来抗原无法做出免疫应答。双肺移植比单肺移植1年排斥反应发生率有明显降低，而无排斥反应存活率则有明显提高。双肾移植也表现为比单肾移植1年排斥反应发生率降低，而无排斥反应存活率也有明显提高。

从非免疫学角度看，最简单的解释就是多器官联合移植后多种器官的功能状态同时得以改善或恢复，因此对于同时移植的其他器官的功能恢复起到更有利的帮助，如糖尿病合并肾衰竭施行胰肾联合移植后，血糖正常有利于移植肾肾功能恢复也有利于移植胰腺的恢复，同样，心肝联合移植或心肾联合移植术后，移植心功能的恢复使同期移植的移植肝或移植肾功能更好的恢复。

此外，联合器官移植受者术后受到更精心的治疗和关注，护理更为细致，随访更加频繁。

（陈 实）

tóngqī gān-shèn liánhé yízhí

同期肝肾联合移植（simultaneous liver-kidney transplantation） 同期将肝脏和肾植入受者体内的手术。肝肾两器官衰竭不再是移植的绝对禁忌证，很多终末期肝肾衰竭的患者获得新生。世界上第1例成功的肝肾联合移植是1983年奥地利马格利特（Margreiter）等为1例终末期肝肾衰竭患者施行，此后肝肾联合移植在全世界逐步开展，并取得了良好的远期疗效。据美国器官获取和移植网络/美国移植受者科学登记处（OPTN/SRTR）资料，1988~2019年12月美国肝肾联合移植9 596例，1年和3年存活率分别为85%和82%。欧洲原发性高草酸尿症协作组报道1984~2004年116人肝移植（其中99人肝肾联合移植）1，5和10年受者和移植物存活率分别为86%，80%和69%和80%，72%和60%。中国1996年中山医科大学附属第一医院在亚洲率先成功开展了肝肾联合移植，随后国内其他单位也陆续开展。

适应证 任何原因所致的肝、肾两个脏器不可逆的器官功能不全均是肝肾联合移植的适应证。肝肾联合移植的适应证根据发病机制、受累程度及进展规律不同而有不同的分类方法，主要适用于以下几类疾病。

先天性或遗传性疾病　同时累及肝肾两个脏器常见的有：①先天性多囊肝多囊肾（polycystic liver and kidney disease，PCLKD），该病是常染色体显性遗传多囊肾最常见的肾外表现为肝脏囊肿约45%。PCLKD患者肾衰竭的发生率为50%，多囊肝肝功能损害出现较迟，而巨大肝囊肿引起的压迫症状常较重。PCLKD患者肝、肾功能不全时，大多合并严重的压迫症状，肝肾联合移植是有效的治疗手段，由于术后原发病得以根治，不会出现原发病的复发，取得了良好的效果。②原发性高草酸尿症1型（primary hyperoxaluria type1，PH1），该病是肝脏某些特异酶缺陷导致大量草酸盐沉积于肾、骨、心等脏器，大多数患者在短期内发展为终末期肾衰竭。单独肝移植是尚未发生慢性肾衰竭的PH1患者的首选。肾衰竭期前行单独肾移植，其移植肾寿命并不比原肾寿命长，应行肝肾联合移植才能治愈该病。③糖原贮积症Ⅰ型、α_1-抗胰蛋白酶缺乏症及家族性溶血尿毒综合征，如出现不可逆肝肾衰竭，亦可行肝肾联合移植。

终末期肝病合并肾损害或终末期肾病合并肝损害　终末期肝病合并肾损害或终末期肾病合并肝损害病例占肝肾联合移植病例的大多数，最常见的情况是终末期肾病的患者同时合并有慢性活动性肝病，如乙型或丙型病毒性肝炎等所致终末期肝硬化。不管肝肾哪个器官先出现衰竭，最后两个器官均衰竭时只有肝肾联合移植才能挽救生命。因为单独肝移植之后，原来已经存在的肾衰竭不但没有治愈，反而由于手术的打击、移植后长期免疫抑制药物的毒性，导致肾残存功能进一步恶化，受者无法承受免疫抑制治疗；单独肾脏移植亦会使术后肝功能进一步恶化、最终仍将导致移植肾逐渐衰竭。单独肝脏或肾脏移植均不能达到根治目的，只有肝肾联合移植一次手术同时提供患者两个功能正常的器官，一并根治了肝肾衰竭才是解决上述难题的根本治疗手段。肝肾联合移植的肝脏排斥反应风险更小，而且同时移植的肝脏还能在一定程度上减轻移植肾的排斥反应。

肝肾综合征（hepatorenal syndrome，HRS）　门静脉高压和肝衰竭所致的一过性的肾功能损害。严格来讲，HRS并不是肝肾联合移植的适应证，因为由肝衰竭所致的肾功能损害多为一过性或功能性的，随着肝功能的逐渐恢复，肾功能常可以恢复正常。对于持久性蛋白尿或不完全符合肝肾综合征的患者必须行肾活检，活检提示严重肾小球或肾间质疾病者，应行肝肾联合移植，而不管血清肌酐水平如何。美国器官共享联合网络（united network for organ sharing，UNOS）的资料表明，肝肾综合征占肝肾联合移植的38%。

急性中毒引起的肝肾联合衰竭　重金属铜、铬或某些药物引起的急性肝肾衰竭时可先用分子吸附循环系统吸附血液中的重金属粒子或毒物，如肝肾功能均无法恢复时可行肝肾联合移植，以挽救患者生命。

免疫抑制剂肾毒性　肝肾综合征术前血清肌酐值高是钙调磷酸酶抑制剂（CNI）肾毒性的高危因素。鲁伊斯（Ruiz）报道9.1%（9/99）肝肾联合移植是因CNI毒性。查瓦（Chava）根据UNOS（1996~2005年）统计肝肾联合移植1778例，其中321曾行肝移植（18%），移植肝丧失功能后再次肝移植时，其中至少96例（29.9%）因CNI肾毒性施行了肝肾联合移植。

手术方法　与单纯的肝移植和肾移植相同。但肝肾联合移植患者大多数病情严重，全身情况差。因此，技术要求较单纯的肝移植和肾移植高，难度大。为避免供肝缺血时间太长以及肝移植术中出血所致的低血压对移植肾的影响，并利用移植肝对移植肾的免疫保护作用。因此，一般先移植肝脏后移植肾脏。术中麻醉应选择不影响内脏血流的药物如阿片类药物或异氟醚等。根据术式、手术难度及受者体液和酸碱平衡情况决定是否采用术中转流及透析问题。术中应当注意保温，如使用电热毯、输入的液体适当加温等。

术后处理　围术期处理与单纯的肝移植或肾移植相似，但供受者之间的免疫学关系可能更为复杂，处理上有其特殊性。术前及术后近期基本上采用免疫诱导疗法，使用抗CD25单克隆抗体，术中及术后近期以大剂量激素冲击，常规使用以他克莫司（Tac）或环孢素A（CsA）为主的三联联合用药，即Tac（或CsA）+吗替麦考酚酯（MMF）+糖皮质激素，或用西罗莫司替换吗替麦考酚酯。术后治疗急性排斥反应治疗和单独肝移植类似。

（何晓顺　朱晓东）

tóngqī gān-yí liánhé yízhí

同期肝胰联合移植（simltaneous liver-pancreas transplantation）　同期将肝脏和胰脏植入受者体内的手术。仅有少数肝胰联合移植的报道，用于治疗（1和2型）糖尿病合并终末期肝病。1994年斯特恩（Stern）最早报道囊性纤维化病（cystic fibrosis，CF）接受肝胰联合移植。根据国际胰腺移植登记处（international pancreas transplant registry，IPTR）和美国器官共享联合网络（united network organ sharing，UNOS）的统计含有胰腺和肝脏的多器官联合移植在1988~2019年3月肝胰联合移植97例。

适应证 肝胰联合移植的适应证主要有三个。①治疗恶性肿瘤：通常受者肿瘤发生较晚，上腹部邻近器官有侵犯，如肝癌胰腺转移需整块切除，行包括肝和胰的联合移植。②终末期肝病合并胰岛素依赖性糖尿病：原发病是良性病变，针对此适应证开展的肝胰联合移植的疗效一般都好于恶性肿瘤的患者，因此从理论上说这一适应证应该是肝胰联合移植的理想适应证。科恩伯格（Kornberg）等报道了14例肝胰整块移植病例均为肝硬化合并胰岛素依赖性2型糖尿病。③囊性纤维化病是可以累及多个器官（胰腺、肺、肝等）的系统性疾病：囊性纤维化病患者中9%~37%会出现包括胆道疾病在内的肝胆疾病，而肝胆疾病也是囊性纤维化病患者的第二致死原因。而胰腺功能障碍在囊性纤维化病患者中也有较高的发病率，据统计有85%的囊性纤维化病患者会逐渐发展为胰腺外分泌不足，超过34%者会出现胰岛素依赖性糖尿病。梅基尔（Mekeel）等报道过4例囊性纤维化病儿童成功实施了肝胰联合移植手术。

手术方式 肝胰移植物肝脏和胰腺分别移植或整块移植两种术式。

肝胰分别移植 首先进行原位肝移植（见*原位肝移植*）。胰腺行髂窝的腹膜外或腹腔内异位移植。通常放于腹内盆腔的右侧位置，使用体静脉回流、移植胰胰液膀胱引流术式（见*胰腺移植*）。肝胰移植物分别移植优点在于可以分别处理其中一个器官的并发症而不危害另一个器官，如胰腺移植的各种并发症如胰腺炎、血管栓塞和局部感染不会造成对移植肝的影响。如胰腺移植采用膀胱引流式便于通过检测尿液来监测移植胰腺早期排斥反应。

肝胰整块移植 在技术上相对简单，因为无须行胆管重建并使用供者的主动脉包含其腹腔动脉和肠系膜上动脉。整块移植的优点是在技术上相对简单，更符合器官原有的解剖生理特点。胆汁和胰液直接通过十二指肠进入肠道，无须行胆管重建；使用供者的主动脉组成腹腔干和肠系膜上动脉的共干，吻合相对容易；胰腺静脉回流入门脉系统，符合生理并可能对肝移植物有营养作用；还有此方法减少手术时间，尤其是此术式仅需要行一个肋缘下切口，这对于一些年轻受者可能很重要。梅基尔（Mekeel）等对肝胰整块移植术式做了一些改进。其改进的关键部位在于保留了移植受者的胰腺和脾脏，胰腺移植物是旁原位移植，血管吻合和胃肠道重建也做了相应改进。该改进有以下的优点：①避免切除深藏于后腹膜的受者胰腺，故可以减少术中渗血，降低手术难度，避免损伤周围脏器。②保留原胰腺的内外分泌功能，减轻移植胰腺的负担。③因为保留了患者原有的胃肠道结构，尤其是保留了十二指肠，故术后可以早期进食。④保留了脾脏降低感染的风险。⑤避免切除患者自身的大网膜，能有效预防多种术后并发症，尤其是十二指肠瘘和胰瘘，但该术式不适合胰腺恶性肿瘤或胰腺受侵犯者。

疗效和预后 肝胰联合移植最初是作为腹部多器官联合移植或上腹部器官簇移植中的一种术式而被提出来的，20世纪80年代斯塔泽（Starzl）等考虑到肝胰的毗邻关系及亲密联系，在上腹部恶性肿瘤中常同时受累，故提出针对上腹部恶性肿瘤患者行肝胰及部分十二指肠整块切除，然后整块移植的理念，并对10例上腹部恶性肿瘤患者进行了整块移植临床尝试，其中有8例受者在术后3~9个月后仍然存活，并且肝脏和胰腺功能良好，这说明这一术式是可行的，但由于恶性肿瘤复发，其长期存活率很低。另一项针对上腹部肿瘤行腹部器官簇移植5年存活率的研究表明，57例上腹部肿瘤患者因切除困难行器官簇移植的5年存活率仅为30%，其存活率与原发肿瘤的类型、扩散范围、免疫抑制方案等有关，而与手术方案（包括肝胰联合移植、单独肝移植和肝移植加胰岛细胞移植三种方案）无关，其中约50%死于肿瘤复发。正因如此，临床上以恶性肿瘤为基础病的肝胰联合移植越来越少，但针对良性终末期肝病合并糖尿病以及一些全身系统性疾病为基础病的肝胰联合移植逐渐多了起来。

良性终末期肝病合并糖尿病行肝胰联合移植主要有以下几方面的考虑：①术前存在胰岛素依赖性糖尿病会直接影响肝移植后的长期存活率，根据美国器官共享联合网络（UNOS）的数据，有研究者比较了1 629例有胰岛素依赖性糖尿病患者和17 974例没有胰岛素依赖性糖尿病患者行肝移植后的疗效，发现前者其5年存活率要比后者约低40%。②胰联合移植中的肝脏和胰腺相互之间有多种有益的相互作用。有研究认为在肝胰联合移植中胰腺能因为肝脏的"免疫特惠器官"作用而得到免疫保护，而肝脏也可以因为同时移植了胰腺而得到营养作用；还有研究表明在肝胰联合移植中肝脏的代谢作用的恢复要明显好于单独肝脏移植。另外，移植受者若合并早期糖尿病肾病，一旦开始服用钙调磷酸酶抑制剂（CNI），其早期糖尿病肾病发展为肾衰竭的危险性很大，相反，胰腺移植能阻止糖尿病肾病的进一步发展，甚至逆转糖尿病肾病。③患者的生活质量，这是合并有胰岛素依赖性糖尿病患者行肝胰联合移植的一个最主要的原因，因为肝移植受者一旦使用激素和CNI后将加重糖尿病病情，使患者的糖尿病变得非常复杂和难以控制。

梅基尔（Mekeel）等报道的4例囊性纤维化病患者行肝胰联合移植后5年存活率为100%，4例受者术后均不需要额外补充外源性胰酶和胰岛素治疗。而同样在该治疗组另6例仅行肝移植的囊性纤维化病者在单独肝移植术后都需要给予外源性胰酶治疗，有2例术前就有胰岛素依赖性糖尿病的患者术后胰岛素的需要量增大，另有4例术前没有糖尿病的囊性纤维化病患者单独行肝移植后，其中有3例发展为胰岛素依赖性糖尿病。

适宜肝胰联合移植的患者较少，而理想的肝胰联合移植的适应证是终末性良性肝脏疾病合并胰岛素依赖性糖尿病。由于相关临床研究的样本量均较少，对肝胰联合移植的疗效和预后尚难以做到客观和科学的评价，但随着糖尿病患者群基数的不断扩大以及对移植后新发糖尿病认识的不断深入，有关肝胰联合移植的研究还有必要再进一步深入进行下去。

（陈　实）

tóngqī fèi-gān liánhé yízhí

同期肺肝联合移植（simultaneous lung liver transplantation）

同期将肺和肝植入受者体内的手术。迄今为止，肝肺联合移植只在全球少数移植中心开展。据美国器官共享网络（united network for organ sharing，UNOS）的统计1994~2019年12月肺肝联合移植共118例。肺肝联合移植受者术后1年存活率在71%~80%。肺肝联合移植主要适用于单纯肺移植或肝移植无法存活的患者。对于同时患有终末期肺病和终末期肝病的患者来说，肺肝联合移植是一种有效的治疗措施。

适应证　肺肝联合移植的主要下列疾病同时合并终末期肺病和肝病：①囊性纤维化（cystic fibrosis，CF）。②α_1-抗胰蛋白酶缺乏症（alpha-1-antitrypsin deficiency，AATD）。③终末期肝病合并有严重的肺动脉高压者。

术前评估与准备　终末期肺合并肝病患者通常死亡率较高，这类患者营养状态差，在囊性纤维化患者中尤为明显。囊性纤维化的患者受者肺部感染发生率很高，常由多重抗生素耐药性菌株引起。因此，为此类患者行肺肝联合移植在移植学界一直存在争议。尤其是从供移植器官严重短缺的状况来看更是如此。肺肝联合移植的病例数非常少，接受手术的大多数都是患囊性纤维化的年轻成年患者。

手术及注意事项　供移植的肺及肝脏取自同一无心跳供者时，肺脏切取手术可以与肝脏切取手术同时进行；肺及肝脏取自同一有心跳的脑死亡供者时，肺脏切取手术必须在取肝手术即将完成时才开始，这样可以减少供肺的缺血时间。行肺移植和肝移植时，先行肺移植，肺移植手术方式有单肺移植、整体双肺移植和序贯式两侧单肺移植。双肺移植技术由于有明显的并发症，尤其是气管吻合口并发症，从21世纪初开始国际上已经不再采用整体双肺移植，取而代之以序贯式两侧单肺移植。序贯式双肺移植的缺点是后植入的一侧肺的缺血时间较先植入的一侧肺长1~2小时。在切除受者病肺之前，供肺应修剪准备充分；预先解剖对侧肺门，可以缩短另一侧移植肺缺血时间，以使肺缺血再灌注损伤减轻到最低限度。肺移植完成后行原位肝移植。

免疫抑制方案　现有的免疫抑制方案采用以环孢素A为主的三联方案：环孢素A+硫唑嘌呤+泼尼松龙，或环孢素A+吗替麦考酚酯+泼尼松龙。可使用抗IL-2受体抗体进行免疫诱导。肝肺联合移植术后，移植肺急性排斥反应的发生率相对较低，这可能是得益于移植肝的免疫保护作用。

（何晓顺　鞠卫强）

tóngqī xīn-gān liánhé yízhí

同期心肝联合移植（simultaneous heart liver transplantation）

同期将心脏和肝植入受者体内的手术。自1984年美国斯塔泽（Starzl）等为1例因严重心脏疾病继发于家族性高胆固醇血症的6岁9个月女孩成功实施了全球首例原位心肝联合移植。其后心肝联合移植在临床有限开展，据美国国际胰腺移植登记处/器官共享联合网络（IPTR/UNOS）的统计1992~2019年12月心肝联合移植共323例。心肝联合移植相对来说之所以发展缓慢与多种因素有关，首先，本身适合行心肝联合移植的病例数并不多；其次，由于器官的严重短缺，较难同时获得来自同一供者的心脏和肝脏，也限制了心肝联合移植的发展。目前开展的有限的心肝联合移植病例主要集中在美国几个中心。移植后的移植物存活率与单独心脏和单独肝脏相似，移植后受者1年存活率80%~93%，10年存活率大于70%。心肝联合移植已经成为治疗终末期心肝衰竭安全有效的治疗手段。国内也有心肝联合移植成功的报道。

适应证 主要有：①心源性肝硬化以及其他原因引起的终末期心脏及肝脏疾病。②淀粉样变性。包括家族性淀粉样蛋白多神经病。③遗传性血色素沉着症（hereditary hemochromatosis，HH）。④家族性高胆固醇血症（familial hypercholeslerolemia，FH）。据目前报道的病例来看，家族性淀粉样蛋白多神经病是心肝联合移植的最常见适应证，并有较好的疗效，大多数心肝联合移植术后，受者原有的神经综合征能够得到不同程度的改善，但也有个别病例移植术后神经综合征进一步加重。对于家族性高胆固醇血症的患者，心肝联合移植后可以使受者的血清胆固醇水平降低甚至达到正常水平，并且能够消退经常在高胆固醇血症患者中出现的黄疣斑。遗传性血色素沉着症是由于肠道吸收铁异常导致的广泛组织铁沉积以及肝硬化、心肌病、关节病。肝移植只能解决肝硬化的问题，并不能治疗潜在的肠道过量吸收铁的问题，也不能阻止其他器官功能的进一步损害，同样心肝联合移植术后并不排除需要持续的放血治疗以降低移植术后铁剂超负荷带来危害的可能。

术前评估与准备 接受心肝联合移植的受者术前一般情况通常较差，必须进行全面的评估以了解受者对手术的耐受程度，使手术医师对术中可能遇到的情况及术后的恢复有一个预先的估计与判断。心、肝疾患常影响患者的凝血功能、肾功能及肺功能，进行常规的化验检查，了解血液系统、肾功能的情况，对于出现功能障碍的患者给予积极的处理措施，尽可能改善其凝血功能及肾功能，可以减少手术的风险及术后出现相关并发症的概率。进行胸部正侧位片检查，了解有无存在肺水肿及肺部感染等情况，必要时给予相应的处理；进行斯旺-甘兹（Swan-Ganz）导管检查，了解肺循环阻力、肺动脉压等参数，对于出现重度肺动脉高压的患者，经积极处理仍无效者，不宜进行心肝联合移植，因为此类患者的心肝联合移植死亡率几乎是100%。患者的精神及心理因素对手术的预后有较大的影响，也不容忽视，术前精神紧张，心理压力大，需要医护人员及家属多与患者沟通，必要时请心理医师对其进行心理评估，了解其是否能够承受心肝联合移植的打击。

供者器官的切取及修整 行经典的原位肝移植和心脏移植。心脏及肝脏取自同一心脏死亡供者时，心脏切取手术可以与肝脏切取手术同时进行；心脏及肝脏取自同一脑死亡供者时，先切取肝脏，在取肝手术即将完成时才开始按照常规的供心切取术切取供心。也有少数供心和供肝取自不同供者。

手术方式 分别实施标准的心脏移植及肝脏移植。心脏移植应先于肝脏移植实施，因为心脏耐受冷缺血的时间要短于肝脏。另外，终末期心脏疾病的患者无法耐受肝移植期间剧烈的血流动力学变化。建立体外循环并行转机后切除病心，按标准原位心脏移植法植入供心。

供肝、供心植入技术主要存在以下几种方式：①心脏移植术后数周再次完成肝移植。②术中同期完成心肝联合移植，肝脏植入在供心植入并关胸后完成，在静脉转流下完成。③供肝植入在供心植入关胸后进行，在非转流下完成。④术中同期完成心肝联合移植，在心脏移植后，主动脉开放血管吻合完毕，体外循环辅助期间完成供肝植入，吻合肝动脉、胆管后完成胸腹部止血，同时关闭胸腹切口。心肝联合移植中，肝移植采取背驮式肝移植是较适宜的。

免疫抑制方案 多数移植中心术后采取三联的免疫抑制方案，即他克莫司（或环孢素A）+硫唑嘌呤（或吗替麦考酚酯）+肾上腺皮质激素，也可使用单克隆抗体进行免疫诱导。

术后并发症及处理 心肝联合移植术后的并发症包括肝移植相关的并发症及心脏移植相关的并发症。心脏移植术后常见的并发症包括术后出血、感染、低心排血量综合征、急性右心衰竭、心律失常、急性肾衰竭、消化系统并发症以及中枢神经系统并发症等。以上并发症的处理同单纯肝脏和心脏移植术后并发症的处理基本相同。

美国UNOS的资料显示，截

至2016年12月31日，心肝联合移植1年和5年的患者存活率分别是89%和80%，移植肝的存活率1年和5年分别是87%和75%，由此看来，心肝联合移植同样可以取得与单纯肝脏移植和心脏移植相类似的临床疗效。

（何晓顺　鞠卫强）

tóngqī xīn-shèn liánhé yízhí

同期心肾联合移植（simultaneous heart-kidney transplantation，SHKT）　同期将心脏和肾植入受者体内的手术。心脏移植是终末期心脏病的标准治疗方法，而在这些等待的患者中肾功能不全较常见。有研究表明术前符合心脏移植标准的心力衰竭患者中55%存在肾功能不全。世界首例SHKT是诺曼（Norman）等于1978年报道的。尽管由于感染的原因该例十几天后因败血症而死亡，但手术后移植的心脏和肾功能一直保持良好。为以后心脏与其他器官移植手术的开展开辟了一条新途径，成为一种可接受的有效治疗方法。肾衰竭也不再是心脏移植的绝对禁忌证，给很多同时患有心力衰竭和肾衰竭的患者带来了福音。与单独的心脏或肾移植相比，世界上心肾联合移植的工作进展也比较缓慢，在1987年美国器官共享联合网络（UNOS）开始统计心肾联合移植时，世界上只有3例报道。在心脏移植和肾脏移植每年例数保持稳定的状态下，进入21世纪心肾联合移植逐年增加，根据美国UNOS统计报道，截至2019年12月31日美国共施行1922例心肾联合移植。总体来说心肾联合移植的长期存活率与心脏移植相似。国内开展心肾联合移植的报道很少。

约50%的心肾联合移植患者术前不需要透析治疗。而术前需要透析的患者进行心肾联合移植的存活率要低于不需要透析者。术前需要透析患者进行心肾联合移植效果要优于单纯进行心脏移植，4年存活率分别为71.5%和42.1%。心肾联合移植的受者存活率和心脏移植相接近，略低于肾脏移植，结果是令人鼓舞的，同时也说明心肾联合移植是一种临床上可接受的有效的治疗手段，很值得进一步的深入研究。

适应证　在选择移植适应证时，对肾脏功能的正确判断非常重要。注意区分开肾衰竭是由于血流动力学紊乱导致的，还是由于肾脏本身实质性的不可逆性改变所致。对于前者，在进行单独的心脏移植后，随着血流动力学紊乱的纠正，肾脏的血流灌注恢复，肾脏的功能可能得到迅速的恢复。在临床上等待心脏移植的患者中，有很多同时合并有糖尿病肾病、肾小球肾炎、肾病综合征、肾小管间质纤维化和肾动脉狭窄等病变，肾脏已经有了器质性的改变。根据UNOS的统计，肾脏病中最常见的是糖尿病性肾病（占17%），其次是慢性肾小管性肾炎（11%）。另外还要考虑到，心脏移植手术期间的肾脏低灌注对已经有病变的肾脏也是一个不小的打击，在心脏移植之后所服用的环孢素A（CsA）等免疫抑制药物以及一些抗生素对肾都有毒性作用，因此合并肾衰竭在心脏移植后能否进行可逆性的恢复通常并不像想象的那样容易。心肾联合移植无疑给这样的患者提供了一个较理想的解决方法。术前评估肾衰竭并进行心肾联合移植的标准尚未统一。但一般要进行多方面的检查进行综合性评估，多数研究认为在心脏移植受者中如果合并肾脏内源性疾病而且肾小球滤过率<20~40ml/min应该进行心肾联合移植。

免疫排斥反应特点　心肾联合移植的临床观察中发现，其发生免疫排斥反应的特点与单独的心脏或肾移植有很大不同。①免疫排斥反应较单独心脏或肾移植减弱。其具体机制仍不清楚。高剂量学说认为，多器官的大剂量的免疫原比小剂量抗原容易诱导免疫耐受，反而有利于移植器官的存活。这在临床上也可以找到证据。基础研究表明，肾脏的MHC-Ⅰ类和MHC-Ⅱ类抗原表达比心脏分别大14和18倍，但在临床肾移植时的免疫排斥反应却较心脏要轻。心肾联合移植时，由于心脏受到有大量MHC抗原表达的肾脏的保护，从而免疫排斥反应减弱。而免疫共存学说认为，多器官的联合移植会带来大量的供者淋巴细胞等免疫细胞，这些细胞在移植后可迁移到受者的骨髓等淋巴组织内，与受者未成熟免疫细胞接触，但并不引起受者细胞的剧烈排斥反应，而是以一种尚未清楚的方式诱导受者的免疫耐受，并与受者的免疫细胞以一种免疫共存状态存在。这种相互作用还可能激活T抑制细胞，从而抑制受者的免疫排斥反应。免疫抑制剂对这种免疫耐受/免疫抑制状态也起着诱导和加强作用。心肾联合移植免疫排斥反应减弱实际上也是临床开展这种联合移植的一个有利的方面。另外，联合移植还避免了异基因抗原的多次致敏作用，不会产生受者免疫反应进一步加剧的现象。②临床上还观察到心肾联合移植术后移植心和移植肾很少同时发生排斥反应。因此在检测心肾联合移植排斥反应时，对移植心和移植肾要分别进行。也有学者认为，肾脏很少进行组织活检来判断排斥反应，而多数采用超声和肾功能化验的方法，可能有一些亚临床型排斥反应因此而漏诊。

免疫抑制措施 单独心脏移植所用的免疫抑制剂的剂量，一般都高于单独肾脏移植。在已报道的心肾联合移植中，很多医疗中心都采用了与心脏移植等量的多种免疫抑制剂。心肾联合移植术后免疫排斥反应发生率较单独心脏移植或单独肾移植要低，而且感染的风险仍然是心肾联合移植术后较重要的死亡原因，因此有减少使用的免疫抑制药物的趋势。在发生较明显的急性排斥反应时，多数用甲泼尼龙冲击治疗。环孢素 A（CsA）已被证明能引起肾脏间质的纤维化，从而导致肾功能的渐进性减退。尽管 CsA 具有肾毒性作用，但其免疫抑制效果理想，副作用小，因此仍是器官移植的常用药物，但在肾功能不良时要注意考虑其肾毒性作用。在围术期可以使用抗 T 细胞抗体（如抗 IL-2 受体单抗舒莱）等免疫诱导治疗，推迟 CsA 的应用时间。必要时可以考虑使用他克莫司（Tac）替换 CsA 进行免疫抑制治疗。

术后并发症 一般认为，心肾联合移植的受者术后应该按心脏移植相似的方法进行术后处理。应该注意的是，肾移植术后的高血容量状态常见，这种前负荷的增加对移植心脏特别是右心功能的恢复非常不利，而心脏功能不良又可导致移植肾功能不能及时有效地恢复。因此术后要注意对静脉压等指标的监测，控制液体输入量，直到心脏功能顺利得到恢复。在发生移植心力衰竭时使用血液滤过的方法，能迅速有效地减少多余的体内液体量，减轻移植心脏前负荷，移植心脏功能得到迅速的恢复，并进而保障移植肾功能的及时恢复。心肾联合移植由于手术时间长，创伤大，术后服用免疫抑制药物以及体内的免疫系统的平衡发生紊乱等原因，术后特别应该注意预防感染的发生。除了排斥反应和感染之外，较常见的术后并发症还包括治疗性高血压（73%），慢性肝功损害（2%），肿瘤（15%），高脂血症（25%）和糖尿病（27%）。

死亡原因 美国器官资源共享网络（UNOS）统计资料显示，在心肾联合移植受者死亡原因中感染占 30%，移植心力衰竭占 21%，心肌梗死占 9%，心律失常或心搏骤停占 9%，移植肾衰竭占 9%，多器官功能衰竭占 9%，其他占 13%。

同期或序贯手术 有种观点认为在心肾联合移植中，应该尽量行两个脏器的同时移植，因为缺血时间延长会对脏器造成损伤，并可能使移植抗原的表达增加，增大免疫排斥反应的风险，从而降低受者存活率。但更多的专家则认为心肾联合移植中，心肾两个脏器先后进行移植也有很多优点。首先，先进行心脏移植有利于纠正内环境的紊乱，建立稳定的血流动力学状态，使得肾移植时有一个较理想的内环境。如果血流动力学不稳定而单纯使用肾上腺素类药物来维持，则不利于移植肾的存活。而移植肾功能不良又通过血容量增大和代谢废物累积等环节，影响移植心的存活。其次，在移植术前由于心脏和肾衰竭，体内常存在凝血机制异常，先进行心脏移植则能纠正这些紊乱，有利于移植肾的存活。另外，序贯移植时也有利于手术现场的控制和管理，避免出现混乱而造成不必要的失误。在卡洛斯（Carlos）报道的 10 例心肾联合移植中，心脏移植完成后，移植心恢复功能后再行肾移植，虽然肾脏缺血的时间达 16～49.5 小时（平均 23 小时），但所有病例移植完成后很快就有尿液的流出，移植后 10 天左右内生肌酐清除率和血清尿素氮等指标恢复正常，随访表明移植肾功能长期保持良好状态。

（孟　旭　张海波）

tóngqī xīn-fèi-gān liánhé yízhí

同期心肺肝联合移植（simultaneous heart-lung-liver transplantation） 同期将心脏、肺和肝植入受者体内的手术。1986 年 12 月 17 日，瓦尔沃克（Wallwork）和卡恩（Calne）等在英国剑桥的帕普沃思医院完成了世界首例同期心肺肝联合移植。受者是 1 例 35 岁的妇女终末期原发性胆汁性肝硬化和重度门静脉肺动脉高压（portopulmonary hypertension，PPHT）首先进行的是整块心肺联合移植，随后进行的是肝移植。这次手术中移植的心脏、肺和肝器官来自同一位捐献者。随后普拉西多姆（Praseedom）等在 2001 年报道了上述医院在 1986～1999 年 9 例心肺肝联合移植患者的 1 年及 5 年生存率分别是 56% 和 42%，与联合心肺移植相比，5 年生存率相似，而急、慢性排斥反应的发生率较低，可能是同时移植的肝脏起到免疫保护作用，减轻了心肺的排斥反应。普拉西多姆认为，心肺肝联合移植也是一种可行的治疗选择。截至目前，全球范围内的心肺肝联合移植的报道仍十分少见，除英国剑桥报道的上述 9 例外，截至 2015 年在欧洲移植登记的有 5 例，据美国（IPTR/UNOS）的统计

1994~2017年3月同期心肝肺联合移植13例。心肝肺移植主要用于治疗终末期心肺疾病伴有进展期肝病以及终末期肝病伴有心肺功能不全的患者。其中有一部分患者主要是终末期肺病和终末期肝病，做了心肺联合移植和肝移植，如果受者无明显心脏病变，切取受者心脏后作为多米诺供心移植给另外一个终末期心力衰竭的患者。

适应证 包括以下几种。

囊性纤维化病（cystic fibrosis，CF） 对囊状纤维化患者是否实施心肺肝联合移植，基于以下几点：①因肺部感染频繁住院治疗和有效肺容量减少。②合并食管静脉曲张等门脉高压并发症。③患者尽管接受胃肠外营养治疗，仍然体质虚弱。④患者病情突然恶化，出现严重低氧血症和碱中毒，需要气管插管正压呼吸机辅助呼吸，作为肺移植过渡阶段。⑤气胸、咯血或严重胃肠道出血等危及生命的肺、肝并发症。

终末期肝病合并严重肺动脉高压 接受肝移植的患者中约有10%合并有门脉性肺动脉高压，轻度肺动脉高压，在肝移植术后可以得到逆转，中、重度肺动脉高压的患者，肝移植术后的死亡率高达50%。因此，对于终末期肝病合并有难以控制的重度肺动脉高压的患者，应考虑行心肺肝联合移植。

终末期肝病合并终末期心肺疾病 终末期肺病主要参考指标：①12分钟行走少于500米。②第1秒用力呼气量（FEV_1）低于预计值的25%。③体重指数（BMI）低于15。④肺部感染频率增加。

手术步骤 一般从同一个脑死亡供者切取的心肺和肝，分别实施标准的心肺联合移植及标准的原位肝脏移植，心肺联合移植术应先于肝脏移植实施。心肺联合移植完成后彻底止血，呼吸、循环稳定后停止体外循环，随后进行原位肝移植。在英国剑桥完成首例后，卡恩（Calne）改进了术式，随后的8例采用心肺肝3个器官整块移植。

免疫抑制方案 现有的心肝肺联合移植受者免疫抑制治疗方案基本按照单纯肺移植的三联标准免疫治疗方案，即环孢素A或他克莫司+吗替麦考酚酯+泼尼松龙，也可使用单克隆抗体进行免疫诱导。有报道显示，心肺肝联合移植受者术后肺和心排斥反应明显低于单纯肺或心移植受者，可能移植肝起到免疫保护作用。

术后并发症 心肺肝联合移植术后的并发症包括心肺联合移植相关的并发症及肝移植相关的并发症。心肺联合移植术后围术期常见并发症包括出血、低心排血量综合征、气管吻合口并发症、急性肺水肿、急性排斥反应、感染等。远期并发症包括阻塞性细支气管炎、冠状动脉增殖性心脏病、恶性肿瘤等。败血症是心肝肺联合移植长期存活患者主要死亡原因。

（何晓顺　鞠卫强）

tóngqī xīn-yí liánhé yízhí

同期心胰联合移植

（simultaneous heart-pancreas transplantation） 同期将胰腺和心脏植入受者体内的手术。1型糖尿病患者中少数同时出现的终末期心脏和肾衰竭，以及周围血管和脑血管疾病。胰肾联合移植是糖尿病合并尿毒症最常见的治疗手段，糖尿病如果合并心脏的疾病也是施行胰腺移植或者胰肾联合移植围术期发病率和死亡率的常见原因。因此，许多移植中心将严重心脏疾病列为胰腺移植的禁忌证。或是在胰腺移植或胰肾联合移植前要先行相应心脏手术，如冠状动脉成形术或冠脉旁路移植术。但因患有继发于糖尿病而心脏手术又无法纠正的终末期冠状动脉疾病则必须进行心脏移植，这类患者约占全部心脏移植数目的15%。如果糖尿病合并终末期心脏病和肾脏疾病仅行心肾联合移植，糖尿病状况没有得到纠正，受者的生活质量难以改善，而且移植的心肾仍然受着糖尿病的危害，最终导致心肾的再次损害。1990年法国梅塔尔（Mettauer）报道欧洲首例同期心肾胰腺联合移植（combined heart-kidney-pancreas transplantation）。该例患者接受移植手术时42岁，自13岁患1型糖尿病，10余年后发生肾功能减退需要透析治疗，术前2年糖尿病进而合并扩张型心肌病充血性心力衰竭以及糖尿病的其他并发症，如出血性和渗出性视网膜病、周围多发性神经病和自主神经系统紊乱。原计划施行胰肾联合移植但因心力衰竭加重，紧急行心脏、胰腺节段和肾移植，胰管插管外置15天后注入氯丁橡胶填塞胰管。术后心脏、肾脏和胰腺3个器官功能立即恢复，1年后恢复全天正常工作。这样的患者如果不接受移植至少不接受心脏移植肯定不可能存活几个月，所以也只能选择连同心脏和胰肾的联合移植。移植胰和肾的良好功能也有助于受者的血压稳定和预防动脉粥样硬化和冠状血管病，保护同时移植的心脏移植物。该例受者移植后各个器官的排斥反应发生率也出乎意料的低，该例术后移植心仅发生一次急性排斥反应，取自同一供者的多个器官可能有利于免疫耐受和保护。该例受者术后1年恢复正常工作，2年以后退休，积极参加娱乐和社会活动。到2011年经过11年的随访，同期的心和胰肾联合移植物基本维持正常，糖尿病的并发症如神经病变得以改善，视网膜病变在10年之后就稳定下来了，而且未见周围和脑血管疾病发生。根据（IPTR/UNOS）的数据，1989~2000年在美国仅进行了5例胰和心联合移植；1995~2019年3月共施行53例胰肾和心联合移植。手术方法采用在心脏移植完成后，胰腺（有或无肾脏）以标准方式移植（见肾移植和胰腺移植）。

2011年加拿大恩古耶（Nguyen）等报道1例因心力衰竭合并肾衰竭的患者先期行同期心肾联合移植，但因受者糖尿病严重威胁移植的心脏和肾脏，随后二期行胰腺移植获得成功。这种分期移植的方法首先在移植的心脏和肾联合移植成功后，再行胰腺移植，术后并发症较少，对受者来说可能更安全。与糖尿病患者终末期心脏和肾脏疾病患者仅心脏和肾两个器官联合移植相比，心肾联合移植后行二期胰腺移植术后控制了糖尿病和改善了生活质量，更有意义的是胰腺移植后可以预防移植肾和移植心再次遭受糖尿病的损害。然而，只有在联合心脏和肾脏移植术后移植物功能稳定下来后，才会考虑进一步行胰腺移植，并且所有移植的器官都应该分别观察，如发生排斥反应或其他并发症，以便分别处理。

（陈　实）

tóngqī fèi-shèn liánhé yízhí

同期肺肾联合移植（simultaneous lung-kidney transplantation）同期将肺和肾植入受者体内的手术。晚期肾病通常是肺移植的绝对禁忌证，因为这些患者在肺移植术后的管理极为棘手的问题。1998年佩罗特（Perrot）首次报道成功的首例同期双肺肾联合移植，该病例为单侧肾切除术后并发肺淋巴管平滑肌瘤和肾血管脂肪瘤患者。2013年西班牙博罗（Borro）报道1例囊性纤维化导致肺和肾均遭受严重损害的男性患者同期双肺和肾移植的成功经验。该受者在46个月的随访中保持了良好的肺肾功能。美国1994~2019年共施行肺肾联合移植38例。手术的成功表明同期肺肾联合移植对有选择性的患者是一个可行治疗措施。同期肺肾移植术后患者的生存率与单纯肺移植相似，这些结果提示肺肾移植是肾功能严重障碍肺移植患者的一种合理选择。

适应证　肾和肺两个器官无论哪个器官功能衰竭合并另外一个器官功能衰竭或同时衰竭的各种疾病或并发症，经挑选都可以作为肺肾联合移植的适应证。肺肾联合移植常见的终末期肾脏和肺部疾病：①肾衰竭，糖尿病、管状和间质肾脏疾病、肾小球肾炎、高血压肾硬化、再次肾移植/肾移植失败。②肺功能衰竭，囊性纤维化或免疫缺陷疾病、肺血管疾病、限制性肺疾病、阻塞性肺疾病以及其他肺部疾病。

主要问题　同期肺肾联合移植手术方法一般与单纯肺移植和肾移植一样，但术后管理将比较困难和复杂，受者除了经历两个大手术创伤外，术后防止移植肺肺水肿需要严格的限制液体，但同时新移植的肾又需要丰富的液体摄入，保证有足够的肾灌注量才有利于肾功能的恢复，因此两者之间必须兼顾，不能顾此失彼。术后液体用量需要精准计算达到平衡，使两个器官均能同时得到恢复。如果其中有一个器官功能延迟恢复或不能恢复，不仅影响另外一个器官的恢复，甚至会导致手术失败威胁受者生命。此外，肺移植受者通常需要维持较高的钙调磷酸酶抑制剂剂量，以预防移植肺排斥反应，这就需要优化，尽量减少免疫抑制剂对同时移植肾的肾毒性。术后早期使用巴利昔单抗可以减少诱导期钙调磷酸酶抑制剂的用量，维持期用他克莫司和吗替麦考酚酯代替环孢素A和硫唑嘌呤，有利于减少对移植肾的毒性损害，又能预防移植肺和移植肾的排斥反应。

移植效果　同期肺肾联合移植术后受者的生存率与单纯肺移植相似。赖克（Reich）等对美国1995~2013年进行了31例同期肺肾联合移植。结果分析，肺肾移植术后受者1个月，6个月和1年生存率分别为92.9%，71.0%和71.0%，半数存活时间为95.2个月。受者术后1年和5年生存率肺肾联合移植分别为71.0%和59.9%，与单纯肺移植术后的81.7%和51.4%相似，但低于单纯肾移植术后的94.9%和82.8%。虽然同期肺肾联合移植对于伴有终末期肾病的肺移植手术技术上是可行的，但围术期受者管理是复杂和困难的。为了取得良好的效果，同期肺肾联合移植只能在经过特殊培训的中心进行，并有足够的供者和受者进行选择。

（陈　实）

tóngqī fèi-yí liánhé yízhí

同期肺胰联合移植（simultaneous lung-pancreas transplantation）同期将肺和胰腺植入受者体内的手术。如囊性纤维化（cystic fibrosis，CF）是一种遗传性疾病，在儿童时期表现为一种多系统疾病。肺衰竭和胰腺功能不全，包括囊性纤维化相关糖尿病（cystic fibrosis-related diabetes，CFRD）和胰液外分泌功能不全是该病常见的并发症，同时进行肺和胰腺移植可以治疗肺衰竭和囊性纤维化相关胰腺功能不全患者。

用于移植的肺和胰腺取自一个脑死亡供者。受者先后行肺移植和胰腺移植。首先用两个独立的胸腔切口行序贯式双侧肺移植。完成肺移植后，受术者恢复仰卧位。在进行肺移植的同时，由胰腺移植外科医师修整好胰腺，肺移植完成后施行胰腺移植。胰腺移植由一个单独的胰腺移植小组通过腹部正中切口进行。采用体静脉引流和肠内引流胰腺移植（见体静脉肠外引流胰腺移植）。两个器官移植后采用常规肺移植免疫抑制方案。

因为囊性纤维化仅行肺移植，肺移植术后受者的血糖控制通常非常困难，如果同时接受胰腺移植则无须外源胰岛素就很容易控制血糖正常。此外，移植胰肠内引流恢复正常胰腺外分泌功能，也不再需要补充胰酶，受者对药物的吸收没有任何担忧。肺胰腺联合移植是肺衰竭和胰腺功能不全最后的治疗手段，是一种有效的治疗措施。

（陈　实）

tóngqī fèi-gān-yí liánhé yízhí

同期肺肝胰联合移植

（simultaneous lung-liver-pancreas transplantation）　同期将肺、肝和胰腺植入受者体内的手术。囊性纤维化是一种影响多个器官的上皮细胞电解质转运的常染色体隐性遗传疾病。肺部疾病占主导地位，是死亡的主要原因，单独肺移植是囊性纤维化患者最常见的移植。其次囊性纤维化相关肝病在40%的囊性纤维化患者中发生，是单独肝移植适应证。但肝肺同时受累是肺肝联合移植适应证。囊性纤维化大多数患者还表现出胰腺外分泌不足，超过85%的患者需要外分泌酶替代治疗。随着过去30年囊性纤维化管理的进步，平均预期寿命显著提高，导致囊性纤维化相关糖尿病的患病率不断上升，20岁时为20%，30岁时为35%~50%。囊性纤维化接受肺移植后糖尿病患病率显著增加。可以行单独胰腺移植、胰肾联合移植、肝胰肾联合移植或肺胰联合移植。

囊性纤维化病程发展到累及肺、肝和胰三个器官时，如果患者已经有肺和肝移植的适应证，同时出现囊性纤维化相关糖尿病很难控制血糖，加上胰腺外分泌障碍导致营养不良的状况也就有胰腺移植的适应证。在同时具有肺移植、肝移植和胰腺移植三种移植适应证情况下可以考虑行同期肺肝肾联合移植。肝、肺和胰腺三个器官可以按常规分别移植。肺移植后，选择整体肝胰移植（见肝胰联合移植），移植物植入简化胆道重建，缩短冷缺血时间。

（陈　实）

tóngqī yídǎo-fèi liánhé yízhí

同期胰岛肺联合移植

（simultaneous islet-lung transplantation）　同期将肺和胰岛植入受者体内的手术。早在1997年乔普（Tschopp）报道1例终末期囊性纤维化病合并胰岛素依赖糖尿病，同时接受双肺和胰岛联合移植，肺移植术手术结束，经横结肠静脉注入纯化的胰岛。移植的胰岛维持2年的功能。凯斯勒（Kessler）等2008年报道首例囊性纤维化（CF）合并糖尿病患者行双肺移植后，1周经皮门静脉胰岛移植。切取供者双肺的同时切取同一供者的胰腺，经胰岛的分离纯化，培养1周后还保留149 000个胰岛，在局麻下，在B超指导下经皮肝穿插入导管达门静脉，注入3 310个胰岛/kg。术后使用环孢素A、硫唑嘌呤和激素三联免疫抑制剂，激素快速减量。胰岛移植后显示功能血清C肽1.4g/L，血糖6.6mmol/L，胰岛移植1个月后胰岛素需要量从98IU/d减到30IU/d，未出现低血糖，糖代谢稳定。囊性纤维化合并糖尿病不同于自身免疫性糖尿病，因此胰岛移植后的效果可能优于后者。

（陈　实）

gāowán yízhí

睾丸移植

（testis transplantation）　将供者睾丸植入受者体内的手术方法。1978年西尔伯（Silber）报道首例孪生兄弟间睾丸移植成功。1984年国内王玲珑报道父亲供睾同种睾丸移植成功。1988年詹炳炎在美国《移植进展》杂志上报道同种睾丸移植的实验与临床研究。据统计，国内已开展成人供体睾丸同种异体移植约50例，术后有85.3%的患者性功能明显改善，70%的患者睾酮恢复正常，但有生育者仅占5.88%。迄今，同种睾丸移植是治疗无睾症或双侧睾丸发育不良伴严重低睾酮血症患者的主要方法，但移植睾丸的生精功能不理想等诸多问题限制了同种异体睾丸移植的临床应用。

适应证　①先天性或外伤性无睾症。②双侧严重睾丸萎缩或先天性双侧睾丸发育不良（小睾丸）伴有血中睾酮极度低下者。③双侧腹腔型隐睾型睾丸固定术或自体睾丸移植术致睾丸萎缩或坏死者。

术前准备 包括以下方面。

供者术前准备 ①常规辅助检查。②生殖系统检查。③精液常规检查。④血清男性激素水平检测正常。

受者术前准备 ①一般检查。②生殖系统检查：证实是先天性无睾丸或其他原因引起的睾丸缺如、双侧睾丸功能丧失。无睾症可以通过人绒毛膜促性腺激素（HCG）刺激试验、睾丸血管造影等判断，必要时可以行睾丸探查，证实确属无睾症。无功能睾丸必须作睾丸组织学检查。先天性无睾丸症或其他原因睾丸缺如的患者，如果长期应用睾酮制剂，可以具有正常的第二性征和正常的性欲和性功能。大多数先天性无睾丸患者，阴囊内可存在输精管残迹，残留输精管正好可作为移植睾丸时输精管吻合用。③精液常规检查。④血清男性激素水平检测。⑤受者在青春期发育阶段，因无睾丸而影响性征发育。这时应开始应用长效睾酮促进第二性征发育，并使其获得性功能。⑥供受者组织配型尽可能相符合。

睾丸灌洗液配制 可采用常规肾脏，肝脏器官保存液。

手术方法 ①切口：取平行于腹股沟管斜切口，切开腹直肌前鞘，显露腹壁下动、静脉，并游离出足够长度。血管远心端结扎，近心端分别用血管夹夹住再剪断。在手术显微镜下剪除血管断端的外膜和旁膜。肝素等渗盐水冲洗血管腔。②游离输精管：保留输精管动脉，于内环口处切断输精管，远端保留备用，近（阴囊）端结扎。③血管吻合：血管吻合方法同睾丸自体移植。④输精管吻合：可行输精管一层吻合法和输精管两层吻合法。⑤分离阴囊：用手指从切口下角的腹壁深筋膜深面向阴囊分离，在皮肤与肉膜间分离足以容纳睾丸的腔隙。⑥固定睾丸：将睾丸置于阴囊皮下肉膜外间隙内，加以固定。⑦关闭切口，阴囊内放置橡皮引流条。

伦理问题 睾丸移植后获得生育的概率并不高，可能达不到患者的术前预期，另外需让受者知道若睾丸存活并产生精子，所生育的后代的遗传基因源于供者，与受者并无血缘关系。因此在手术前对患者履行告知义务尤为重要。睾丸移植术后丈夫的行为、心态会可能有所改变，必然引发妻子对丈夫的“再认识”。如果在妻子不能接受睾丸移植的情况下，术后妻子心理上的排斥感甚至会引发一种被他人“强奸”的心态，这样很可能造成家庭关系破裂，或者夫妻性生活不和谐。这就要求在实施睾丸移植前，征得妻子的充分理解和完全配合。移植后可能存在血缘关系的复杂，受者生育的子代在遗传学上是供睾者的后代，但社会学上是受者的后代，子女与父亲的关系将是一种同母异父复杂状态。若供者是受者的长辈，则所生的后代，在遗传学上应该是受者的同辈，但在社会角色上仍是子女。若供者是尸体，则也就是死者在死后有了自己的后代，这有违于常理，若死者家人想要追回这个孩子，那在法律上如何定论。另外，当夫妻双方关系破裂时孩子的抚养权问题将属于谁。

（周江桥）

gāowán jiānzhì xìbāo yízhí

睾丸间质细胞移植（testis interstitial cell transplantation） 将睾丸间质细胞植入受者体内的手术。又称莱迪希（Leydig）细胞移植。分布于哺乳动物睾丸曲细精管间的疏松结缔组织中，主要功能是分泌雄激素，维持雄性性征和性功能。1850 年，德国组织学家莱迪希（Leydig）首先描述，此后命名为莱迪希（Leydig）细胞。莱迪希细胞的增殖与分化受黄体生成素（LH）、促卵泡激素（FSH）、雄激素及睾丸内产生的多种生长因子的调控。

男性性腺功能低下症由各种原因引起的睾丸间质细胞功能障碍，造成体内雄激素含量低下所导致，发病率达 5‰。临床上多用雄激素进行替代治疗或睾丸移植治疗，但长期使用睾酮类激素有许多副作用，而睾丸移植历来受到法律和伦理的争议。睾丸间质细胞是合成分泌雄激素的主要细胞，每个睾丸间质细胞均有独立分泌睾酮的能力，无须其他细胞协助。因此，睾丸间质细胞移植可作为治疗男性性腺功能低下症的有效手段。

睾丸间质细胞可分为胎儿型（FLC）及成年型（ALC）两类。前者的主要功能是产生雄激素，维持机体雄性化；胰岛素样因子-3/松弛素因子（INSL-3/RLF）可作为成熟型睾丸间质细胞标志物。后者则包括三个分化阶段的细胞：祖睾丸间质细胞（来源于间充质干细胞）、未成熟及成熟睾丸间质细胞；7-脱氢胆固醇还原酶（7-GHCR）是睾丸间质细胞分化的标志物。

1989 年，加拿大塔亚（Tai）等报道用胶原酶酶解睾丸组织获得提纯的大鼠睾丸间质细胞，然后将其移植到近交系去势大鼠体内获得了成功，开创了睾丸间质细胞移植的先河。睾丸间质细胞中因无人类白细胞抗原（HLA）表达或仅有微弱的 HLA-Ⅰ类抗原表达，移植后不引起免疫排斥反应，无须应用免疫抑制剂，使其比一般的组织器官移植有无可比拟的优越性。中国詹炳炎等在大鼠睾丸间质细胞同种异体移植成功的基础上，于1994年对9例男性性腺功能低下患者进行了人睾丸间质细胞移植治疗。在不使用免疫抑制剂的情况下，移植的睾丸间质细胞能提高受者血睾酮水平，改善男性性功能，恢复男性第二性征。因此，睾丸间质细胞移植是一种治疗男性性腺功能低下的有效方法。

移植前获得纯度较高的、有生命力的睾丸间质细胞是移植成功的关键。对睾丸间质细胞的体外培养主要采用胶原酶消化、Percoll分离纯化、3β类固醇脱氢酶鉴定技术。然而，随着干细胞研究的深入，利用其无限分化的潜能探索一种定向诱导干细胞（如骨髓间充质干细胞、脂肪肝细胞等）分化为睾丸间质细胞的方法也成了当今研究的热点之一。睾丸间质细胞移植作为有效的、更符合生理的补充睾酮，进而治疗多种原因引发的男性性腺功能低下的方法，展现出了诱人的临床应用前景。

（尹注增）

gāowán jīngyuán gànxìbāo yízhí

睾丸精原干细胞移植（spermatogonial stem cell transplantation） 将供者睾丸精原干细胞植入受者体内的手术。精原干细胞（SSC）是精子形成的前体细胞，位于睾丸生精小管基膜上，起源于原始生殖细胞，是动物出生后的整个生命期间在体内进行自我更新并能将基因传递至子代的唯一成体干细胞。SSC具有永生化和多能分化潜能，在睾丸等微环境中具有增殖和分化能力。SSC具有以下生物学特性：①具有自我更新、分化产生子代的能力。②可以在体外扩增。③可以对其进行基因操作、富集和冻存而不失其特性。

分类 精原细胞包括未分化和分化型精原细胞。根据细胞排列特征，又可将前者划分为单个型精原细胞（Asingle，As）、配对型精原细胞（Apaired，Apr）和链状型精原细胞（Aaligned，Aa1）三型。目前认为仅As精原细胞具有干细胞性质，即所谓的精原干细胞。睾丸精原干细胞移植可分为同种精原干细胞移植和异种精原干细胞移植。目前精原干细胞移植方法主要包括曲细精管注射法、睾丸输出管注射法和超声引导下的睾丸网注射法。此外，SSC体外培养技术和冷冻保存技术也取得了较大进展。研究证明，体外培养的4个月的转基因小鼠SSC在移植后也能产生成熟的精子。

同种SSC移植 1994年，美国布林斯特（Brinster）和齐默尔曼（Zimmermann）利用显微注射技术首次进行了SSC移植，实现了供者小鼠的精原干细胞在受者中进行精子发生和单倍体的生殖遗传，这是生殖生物学上里程碑式的建树。随后人们又成功进行了大鼠、猪、山羊及非人灵长类动物等同种SSC移植的研究。2003年，美国霍纳拉莫斯（Honaramooz）等报道，将供者山羊的精原干细胞经人α_1抗胰蛋白酶基因标记后，移植入山羊睾丸中，山羊产生了供者来源的精子，自然交配后产下了带有供者标记基因的羔羊，这是首例通过精原干细胞移植产生家畜的报道。

异种SSC移植 1996年，美国克洛斯尔（Clouthier）等将大鼠SSC移植给小鼠，取得了异种动物间精原干细胞移植的成功。随后，其他种属来源（豚鼠、仓鼠、猪、牛、猕猴等）的SSC异种移植入小鼠的实验相继开展。2002年，美国长野（Nagano，音译）等将梗阻性无精子患者和精子发生成熟受阻患者的精原细胞移植入免疫缺陷小鼠睾丸中，发现人类精原细胞至少存活6个月以上，在移植后的第1个月观察到人类精原细胞增殖，这说明，高等动物精原干细胞不但可以在啮齿类睾丸中保存，其数量尚可扩增。

面临问题 精原干细胞移植治疗男性不育在临床的应用还面临许多问题，主要体现在以下方面：①感染问题。②伦理学问题。③免疫排斥反应问题。④遗传问题。尽管仍有诸多的问题亟待解决，但SSC移植已进入初步的临床研究，SSC移植在提供生育储备、恢复雄性生精能力进而治疗男性不育、保存恶性肿瘤患者生育力等方面必将良好的应用前景。

（尹注增）

gāowán zhīchí xìbāo yízhí

睾丸支持细胞移植（Sertoli cell transplantation） 将供者睾丸支持细胞单独或与其他细胞和组织联合植入受者体内的手术。睾丸支持细胞（SC）是1865年由意大利组织学家恩里科·塞尔托利（Enrico Sertoli）首先发现，并以该学者名字命名。在精子发生的过程中，睾丸支持细胞能够分泌多种细胞因子，作为一种“滋养（营养）细胞”为精子的发生和发育提供适宜的微环境。此外，睾丸支持细胞作为血睾屏障的主要构成细胞，还承担着睾丸免疫豁免功能。

作用机制 ①睾丸支持细胞的细胞免疫豁免功能：睾丸支持

细胞高表达 Fas 配体（Fas ligand，Fas L）和转化生长因子-β（transforming growth factor-β，TGF-β），前者可以通过 Fas/Fas L 系统有效的诱导淋巴细胞或粒细胞凋亡，而 TGF-β 可以抑制活化的 T 细胞、B 细胞增殖，减少免疫球蛋白的生成等。Fas/FasL 系统及 FasL 和 TGF-β 的相互协调作用是睾丸支持细胞抵抗细胞免疫排斥的主要机制。②睾丸支持细胞的体液免疫豁免功能：睾丸支持细胞表达丛生蛋白，以及 CD46、CD59 和 DAF 等补体调节蛋白，可抑制补体攻膜复合物形成，进而抵御补体激活介导的体液排斥反应。

手术方法 ①睾丸支持细胞与胰岛细胞共同移植：在啮齿类动物的研究中，同基因或异基因来源的睾丸支持细胞与胰岛细胞联合移植可抑制免疫排斥反应并显著延长胰岛移植物存活时间。2005 年，墨西哥瓦尔德斯-冈萨雷斯（Valdes-Gonzalez）等报道了新生猪睾丸支持细胞和猪胰岛细胞联合移植治疗 12 例 1 型糖尿病患者的临床研究成果。术后不使用任何免疫抑制剂，随访 4 年，有 2 例完全停用了胰岛素，50% 以上受者不同程度的胰岛素用量减少。这一方案不仅可以解决供胰短缺问题，还可以避免免疫抑制剂的毒副作用，也使得猪胰岛异种移植治疗 1 型糖尿病在临床应用的前景更加光明。但是，异种胰岛移植真正应用于临床还面临着诸多障碍，并且上述研究在缺乏动物实验的基础上直接将异种的猪细胞应用于临床，受到了广大学者的反对和质疑，睾丸支持细胞在胰岛细胞移植领域的研究仍需进一步深入。②睾丸支持细胞与其他细胞、组织联合移植：利用睾丸支持细胞的免疫豁免功能还进行了神经退化性疾病的治疗，主要用于治疗帕金森病、亨廷顿病等。甲状旁腺细胞移植是治疗甲状旁腺功能低下症的理想方法。研究证明，将一定数量的睾丸支持细胞与甲状旁腺细胞共同移植，移植物的存活时间比单独甲状旁腺细胞移植明显延长，血钙和甲状旁腺激素（PTH）水平得到了明显改善。

随着对睾丸支持细胞免疫豁免机制及其在细胞移植领域研究的深入，睾丸支持细胞在细胞联合移植等领域展现出诱人的临床应用前景。2005 年日本井上（Inoue，音译）报道了睾丸支持细胞用于体细胞克隆的可能性。睾丸支持细胞功能非常广泛，其广大的应用前景仍待于进一步开发。

（尹注增）

shènshàngxiàn yízhí

肾上腺移植（adrenal transplantation） 将供者肾上腺植入受者体内的手术。肾上腺移植带血管蒂需要吻合血管的手术，不同于不需要血管吻合的肾上腺组织移植和肾上腺细胞移植。肾上腺移植的发展大致经历了三个阶段，即肾上腺组织移植阶段（20 世纪 20 ~ 40 年代）、药物替代治疗阶段（20 世纪 50~70 年代）和带肾上腺血管蒂移植阶段（20 世纪 80 年代起）。肾上腺移植又分肾上腺自体移植和同种肾上腺移植两种。肾上腺移植主要用于治疗艾迪生病（Addison disease）和纳尔逊综合征（Nelson syndrome）即双侧肾上腺切除术后大量肾上腺素对腺垂体的抑制作用突然消失，导致垂体功能亢进。

同种肾上腺移植 如下所述。

适应证 ①库欣综合征已行双侧肾上腺全切除术者。②双侧肾上腺增殖症在行双侧肾上腺全切时，腺体无可利用的“正常”腺体组织可试行组织种植或自体移植者，术后等待行同种移植。③由各种病因所致的肾上腺皮质功能衰竭症。④对各类羟基酶功能缺陷的先天性肾上腺性征异常症，采用异体肾上腺移植有可能免于长期激素补替治疗，可能为相对适应证。

供者选择 肾上腺位于人体深部，其供应血管个体差异较大。由于其解剖位置的特点，从活体供者切取需要的带血管的肾上腺手术比较困难，主要来自脑死亡的尸体。供者的一般要求如下：①因为肾上腺的内分泌功能在 45 岁之后逐步减退，所以供者年龄一般小于 45 岁，以 20~40 岁最为适宜。②供者生前无内分泌系统疾病，特别是肾上腺疾病。③无全身细菌、病毒等感染的情况。④无高血压、糖尿病。

手术方法 肾上腺切取：带血管蒂的肾上腺移植部位有股三角区、大网膜及髂窝等处，其中股三角区被认为最为理想的移植受区。采用高位硬脊膜外腔阻滞麻醉或全身麻醉。①经脑死亡供者剖腹、腹主动脉插管至膈肌平面，经腹主动脉插管用 4 ~ 8℃ 科林斯（Collins）液灌注。②自膈以下将双侧肾上腺、肾、腹主动脉，下腔静脉整块切取。在清理肾上腺周围脂肪组织时，注意保存好一支完整的肾上腺动脉及肾上腺静脉，保护腺体被膜的完好。③将切取后的肾上腺再经选用的肾上腺动脉灌注科林斯（Collins）液，将灌洗好的肾上腺浸浴在加有抗生素及肝素的科林斯（Collins）液中待移植。移植部位可选用腹股沟部或下腹壁。肾上腺植入：移植部位可选用腹股沟部或下腹壁。如选用前者，先显露大隐静脉、股深动脉及其分支，选用其外旋支较适宜。大隐静脉的近心端与肾上腺静脉行端端吻合术。用5-0或6-0无损伤针线间断缝合，可在直视下完成。股深动脉外旋支结扎远心端，近心端与肾上腺上动脉及其所连带的膈下动脉主干行端端吻合术（图1）。血管腔径为0.8~0.3mm，吻合常需借助手术显微镜方能顺利完成。用8-0或11-0无损伤针线间断缝合。移植完成、血循环重建后，观察肾上腺全腺体，如色泽立即红润即表明移植完成得较满意。将移植的肾上腺腺体与周围组织做适当固定，观察吻合血管无扭曲，局部用抗生素液清洗后缝合各层切口。

术后管理 移植肾上腺功能的恢复，包括患者临床症状和体征消退的时间和皮质功能效应出现的时间，这些与患者病情、激素替补治疗时间的长短及术后2周内应用激素和预防排斥反应治疗等因素相关。一般术后2~4周，移植物的内分泌功能足以承担成人的皮质激素的需要。中国用于监测移植物功能的方法如下：①测定血浆皮质醇浓度和24小时尿中17-羟皮质类固醇（17-OHCS），17-酮类固醇（17-KS）的排泄量。②临床症状的改变。如皮肤色素沉着，消瘦乏力、血压偏低、嗜盐饮食等症状的改善情况。③激素替代治疗用量能否减少或停用。④移植肾上腺的放射性核素扫描。⑤B型超声检查腺体是否存在。⑥彩超测定移植的血流情况。⑦移植肾上腺的穿刺活检，但一般不采用。

自体肾上腺移植 现在治疗库欣综合征（Cushing syndrome）改用针对促肾上腺皮质激素（ACTH）的靶器官——肾上腺，主要包括肾上腺次全切除和肾上腺全切两种手术方法。肾上腺次全切除术是将一侧肾上腺全切，对侧切除80%。但是该手术难度较大，切除量难以掌握。切除组织过多，效果如同肾上腺全切术；切除组织过少，容易导致库欣综合征复发。为克服以上缺点，该病的治疗方法不断地发展。较多的学者主张在行双侧肾上腺全切的同时进行自体带血管蒂的肾上腺种植或移植。不仅可免除终身使用激素替代治疗，预防纳尔逊综合征（Nelson syndrome）的发生，而且一旦发生皮质激素过盛，再次手术方便。1966年，哈迪（Hardy）在库欣综合征患者摘出肾上腺后，用自体组织埋藏或将摘除的腺体行肾上腺静脉和大隐静脉吻合的自体肾上腺移植术来解决肾上腺皮质功能不全的问题，取得满意的临床效果，开创了自体带血管肾上腺移植的先例。

手术适应证主要是垂体手术失败或未发现ACTH来源，以及技术条件不具备而行双侧肾上腺全切除术的库欣综合征患者。自体肾上腺移植术的受区有大网膜、腹壁、股三角及背部皮下等，主要术式有动静脉分别吻合法、肾上腺静脉与受区动脉吻合法、带蒂肾上腺背部皮下移位术等。

自体肾上腺移植后，腺体存活后所分泌的激素，多在血浆中与蛋白质结合，不经过肝脏，激素的活性仍然存在。动、静脉吻合及肾上腺肌肉移植术远期疗效不佳，而将移植部位选择为网膜，疗效较好，主要是网膜具有更丰富的血管和淋巴管，宜于腺体微小血管的重建。带蒂肾上腺皮下移位术为自体肾上腺移植的改进

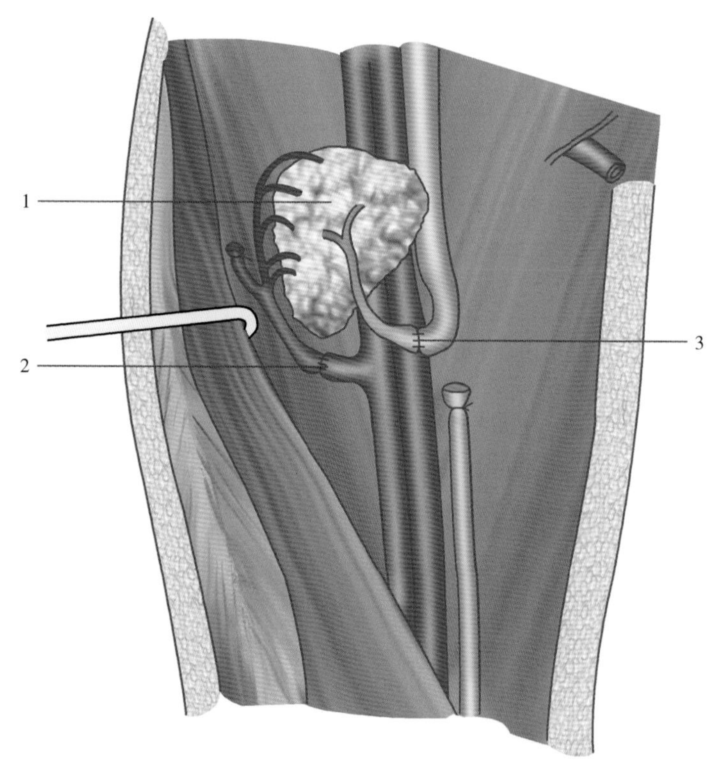

1. 肾上腺移植物；2. 肾上腺上动脉及其所连带的膈下动脉主干与股深动脉外旋支端端吻合；3. 肾上腺静脉与大隐静脉近心端端端吻合。

图1 肾上腺移植手术

移植方法 包括以下几种。

新鲜甲状旁腺移植 在术中即时将新鲜的甲状旁腺组织移植于特定部位，主要用于降低永久性甲状旁腺功能减退风险，大多数甲状腺或甲状旁腺手术会选择。甲状旁腺移植部位主要为胸锁乳突肌和前臂肱桡肌，其他还包括颈前带状肌、腿部胫前肌等。胸锁乳突肌是甲状腺手术中最常用的移植部位，无须增加额外手术切口，操作简单，节省手术时间。前臂肱桡肌便于移植物功能评估，且具有方便定位、局麻即可进行再次手术的优点，主要用于继发性甲状旁腺功能亢进患者等可能需要再次切除加移植的患者。①种植法：钝性分离同侧的胸锁乳突肌约1ml的“口袋”，将腺体种植于肌纤维内，用不可吸收线或者金属夹进行标记，以便日后可能发生再手术时的辨认。种植的“口袋”必须保证“干燥”，因为血肿形成可能会导致甲状旁腺细胞被吞噬。也可以选择前臂肱桡肌便于移植物功能评估，且具有方便定位、局麻即可进行再次手术的优点，主要用于继发性甲状旁腺功能亢进患者等可能需要再次切除和移植的患者。②注射法：注射法要求将腺体在2ml无菌平衡盐溶液中剪成直径<0.5mm的碎粒，制作成组织悬液吸至2ml或5ml注射器中，头侧留有约0.5ml空气，接18G（12号）针头注射于同侧的胸锁乳突肌腹内，注射处可予以不可吸收线或者金属夹标记。操作时术者须小心注射，避免穿破肌肉后膜致悬液在术野内弥散。种植法相对经典，操作方便，但是该法在夹取腺体时不可避免地会有碎粒黏附在镊子上，可且能会增加种植的难度；并且在分离肌肉时可能会导致血肿形成。而注射法制作的组织悬液中的腺体碎粒更加细小，且很少黏附在器械上，在注射时不会产生肌肉切割和出血，特别适合在完全腔镜下甲状腺癌手术时应用。

延时甲状旁腺移植 在首次颈部手术时将切除的甲状旁腺冷冻保存，如果患者术后出现永久性甲状旁腺功能减退症可以给予相应的治疗措施。与新鲜组织自体移植以预防为主不同，冻存组织移植是一种治疗手段，选择甲状旁腺全切除加新鲜甲状旁腺移植又存在复发的风险，主要应用于原发性或者继发性甲状旁腺功能亢进患者，而且此类患者可能需要多次手术，此时将切除的甲状旁腺进行冷冻保存后延时移植是一种很好的选择。延时甲状旁腺移植术的关键是冷冻保存技术，所有操作要求在冰上操作和保持无菌，以便最大程度地保存腺细胞的活力和功能。

但冻存组织有增加移植失败或移植物功能障碍的潜在风险，且冻存时间越长，对移植物功能影响越大。冻存过程可影响细胞功能，甚至造成细胞坏死。在冻存>18个月后，细胞功能出现明显减退。因此，冻存的甲状旁腺组织应尽量在18个月内使用以提高移植成功率。冻存甲状旁腺组织需要全程低温无菌操作，然后在液氮中长期保存。

移植效果评估 多数甲状旁腺自体移植后的患者短期内仍然需要口服补充钙剂与维生素D制剂，并监测血钙水平。甲状旁腺自体移植成功的标志是经过术后短暂的低钙血症后，不需要终身补充钙剂即可维持正常血钙水平。也可以通过检测外周血的血清PTH水平来评估甲状旁腺自体移植效果。自体移植的甲状旁腺组织在2~4周时开始恢复功能，约2个月可完全恢复功能。临床上，自体移植的甲状旁腺功能主要按照临床和生化指标来评估，并可分为完全功能、部分功能和无功能三种。完全功能指患者在停用钙剂和维生素D制剂的情况下能维持正常血钙水平；部分功能指患者可保持正常血钙水平，但需要服用钙剂，可服用或不服用维生素D制剂，或者移植侧与非移植侧静脉血PTH比值>1.5；无功能指患者在补充足量钙剂与维生素D制剂的情况下依然出现低钙血症，或者移植侧和非移植侧静脉血PTH比值<1.5。对于移植于肱桡肌的甲状旁腺可以通过检测双侧肘静脉血PTH来方便地检测移植物功能，一般认为移植侧和非移植侧肘静脉血PTH比值>1.5即表示所移植甲状旁腺有功能。但甲状腺术中习惯选择胸锁乳突肌作为移植部位，甲状腺术区通常还有原位保留的甲状旁腺，对其移植甲状旁腺功能判断比较困难。

（陈 实 吴德全）

jiǎzhuàngpángxiàn xìbāo yízhí

甲状旁腺细胞移植（parathyroid cell transplantation） 将供者甲状旁腺细胞植入受者体内的手术。主要用于治疗甲状旁腺功能低下症。操作简单、安全和有效，并可多次重复进行，是近年来发展较快的移植方式。纳夫罗特（Nawrot）等报道，将甲状旁腺细胞进行6周的体外培养和冷冻后，55.1%的移植细胞能保持2个月以上的正常内分泌功能。1997年，哈斯（Hasse）等报道2例术后永久性甲状旁腺功能低下患者接受微囊化甲状旁腺移植后，维持血钙及血甲水旁腺激素

（PTH）正常达 12 周。蒂贝尔（Tibell）等对 4 例慢性甲状旁腺功能低下患者进行了术后不用免疫抑制剂的大微囊化同种组织移植，移植物均存活 1 年以上。

适应证和禁忌证 见甲状旁腺移植。

移植物来源 绝大多数是取自自体甲状腺切除误切甲状旁腺，也可以取自同种异体如因慢性肾衰竭导致甲状旁腺增生的患者切除的甲状旁腺或尸体供者。

手术方法 ①甲状旁腺的切取：甲状旁腺切取后，切取的组织通过无菌过滤器从血管、腺体包膜、结缔组织和脂肪组织中分离出来，用汉克斯（Hanks）液漂洗，剪除附着的周围组织，处理后的甲状旁腺剪成 1mm×1mm×1mm 大小或呈糊状，进行细胞培养。②细胞培养：在培养过程中，除了形态学评估外，还需使用免疫组化方法测定细胞表型。③细胞移植：将培养后形态及功能良好的甲状旁腺细胞悬液，在 1ml 的受体血清中，2000 万～3000 万个细胞，然后注射到左三角肌或其他部位。

术后处理 自体移植不需要使用免疫抑制剂，同种移植可短期使用免疫抑制剂。

（陈　实　吴德全）

pí yízhí

脾移植（spleen transplantation）

将供者的脾脏植入受者体内的手术。临床脾移植始于 20 世纪 60 年代，1960 年伍德拉夫（Woodruff）为丙种球蛋白缺乏症婴儿实施了脾移植，手术成功，但脾脏未显示功能。1964 年马尔基奥罗（Marchioro）报道了 5 例，受者为低丙种球蛋白血症手术未显示有功能，受者存活 7 个月，另外 4 例为恶性肿瘤受者，未见肿瘤缩小。

1969 年龙佐尼（Ronzoni）为 1 例低丙种球蛋白血症患者行脾移植，希望患者母亲捐献的移植脾能够缓解免疫缺陷状态，但移植脾存活的 3 个月内，血清抗体水平没有升高。1969 年哈撒韦（Hathaway）为 1 例 16 岁男孩行父亲供脾移植，术后受者凝血因子Ⅷ：C 水平上升，但术后 4 天因排斥反应移植脾明显肿胀并破裂，被迫切除。1973 年格罗特（Groth）为 1 例戈谢病患者行来自无血缘关系的活体供者的脾移植，术后生化指标暂时改善，但最终在第 40 天被排斥，移植脾逐渐萎缩纤维化。到 1973 年国际上报道，共行脾移植 8 例，因未见明显效果，再未见有关脾移植的后续报道。

中国临床脾移植始于 20 世纪 80 年代中期，1985 年夏穗生、刘乐欣报道 3 例晚期肝癌患者行尸体髂窝异位脾移植，术后甲胎蛋白水平明显下降，NK 细胞活性上升，供者肿瘤有所缩小，最长 1 例移植脾有功能 8 个月，存活 11 个月。他们随后于 1987 年报道尸体脾移植治疗血友病 A 3 例，其中 1 例脾蒂扭转术后 24 小时切除移植脾，其余 2 例分别存活 34 天和 7 个月。从 1989 年开始夏穗生组试行活体亲属脾移植治疗血友病 A，共行 6 例，其中效果最佳的 1 例是母亲供脾移植，术后凝血因子Ⅷ：C 立即上升 50%以上，随后维持在 10%～15%水平，受者生活自理，正常上学，移植脾维持功能达 10 年以上，无自发出血，是国际上报道脾移植最长存活。随后，中国姜洪池等也陆续尝试各种术式的脾移植，但均未取得长期存活的效果。

绝大多数初期的脾移植尝试并未成功，脾移植存在其固有弊端而与替代疗法相比并未显示优势，而逐渐废弃。脾移植治疗血友病的弊端主要有以下方面。①移植后宿主抗移植物反应（host versus graft reaction，HVGR），即排斥反应和移植物抗宿主反应（graft versus host reaction，GVHR），两种免疫反应治疗非常复杂，尤其是 GVHR 一旦发生，可能是致死的。治疗 HVGR 需要长期服用免疫抑制剂，毒副作用不可避免。②现有的文献表明移植脾存活时间短，长期存活的移植脾逐渐出现不同程度的纤维化、萎缩而失去功能。③移植对患者是一种创伤，具有一定的危险性，何况是凝血机制高度异常的血友病 A 患者，因此手术本身对患者的巨大影响也必须考虑；移植术后的腹膜后与切口感染等并发症在免疫抑制状态下有可能是致命。目前血友病 A 的治疗主要由凝血因子替代治疗与基因重组因子Ⅷ治疗。1989 年第一代产品利用基因工程的方法在体外大量生产具有生物活性的重组凝血因子Ⅷ（rFⅧ），已证明其临床应用安全、有效、耐受性好、副作用极少且很微弱。第二代重组人凝血因子Ⅷ（rhFⅧ）已获美国食品药品监督管理局（FDA）批准应用于临床，因不含人血清白蛋白，传播输血感染性疾病的机会更少，价格低廉，已成为目前治疗血友病甲最重要的药物，而脾移植治疗血友病 A 由于上述弊端而未再被采用。

脾移植探索治疗终末期恶性肿瘤如白血病、晚期肝癌等，是基于脾脏具有抗肿瘤的作用（移植脾抗肿瘤反应），但是并未显示其抗肿瘤的作用。马尔基奥罗等 1964 年报道脾移植治疗 4 例晚期热烧伤等。③各种角膜营养不良和角膜变性。④各种原因所致的角膜内皮功能衰竭。⑤各种感染或非感染性的角膜炎，药物治疗无效，即将或已经发生角膜穿孔。

禁忌证 严重干眼。

术前检查 术前应详细询问病史并进行细致的体格检查，包括视力、眼压、外眼及眼附属器检查、泪液功能检查，并检查角膜、房角、晶状体及眼底，如眼底看不清应进行超声波检查以了解玻璃体、脉络膜及视网膜情况，必要时进行视网膜电流图（ERG）、视觉诱发电位（VEP）、眼电图（EOG）检查，以全面地掌握术眼情况，判断预后，制订周密的手术计划。

术前准备 术前常规冲洗泪道及结膜囊。术前30分钟使用镇静剂有利于患者缓解精神紧张，松弛肌肉，配合手术。应用止血剂可减少手术中出血。术前1小时使用0.5%～1%毛果芸香碱缩瞳，可减少做环钻植孔时损伤晶体的危险性，也利于制备植床时中央定位。术前30分钟静滴20%甘露醇250ml，使玻璃体脱水，眼压降低，使避免手术过程出现晶体虹膜隔隆起。

手术步骤 ①麻醉：成人予表面麻醉、良好的球后及眼轮匝肌麻醉，充分地压迫、按摩术眼，降低眼压，软化眼球，使手术全过程眼压稳定。这是穿透性角膜移植手术成败的关键之一。儿童及患其他疾病不能配合手术者需全身麻醉。②打开眼睑：为减轻对眼球的压迫，可用缝线打开眼睑。做上、下直肌牵引缝线固定眼球。③制作移植片：移植片的大小一般应根据角膜病变情况而定。光学性角膜移植通常选择直径7.0~8.0mm的移植片。制作移植片要求呈正圆形，边缘整齐，内皮无撕裂。一般要求移植片比移植床大0.25～0.5mm，但圆锥角膜应选用与移植床同大小的移植片。移植片以环钻钻取，注意保护内皮。④制作移植床：移植床要准确位于角膜中央。移植床也要求呈正圆，边缘整齐、垂直。⑤缝合：将移植片内皮面朝下置于移植床中，使移植片、移植床创面对合整齐，使用10-0尼龙线缝合。缝合方式有间断缝合和连续缝合两种。⑥重建前房：术毕使用眼内灌注液重建前房，使前房加深、房角开放，防止虹膜前粘连。重建前房完成后，需检查伤口确认达到水密状态，指测眼压正常。

术后处理 术毕绷带包扎术眼至上皮完全愈合。常规肌注或静脉滴注抗生素及皮质类固醇3天以预防感染及控制术后炎症反应。术眼解除绷带包扎后，滴抗生素及皮质类固醇眼药水。术后早期即可使用环孢素A眼液或他克莫司眼液滴眼，每天4次，以早期阻断同种抗原的提呈，减少移植片排斥反应的发生。术后1年左右可考虑拆除角膜缝线。角膜移植术后影响视力的一个常见因素是缝线引起的不规则散光，可于术后3个月根据角膜计检查或角膜地形图检查选择性地拆除导致散光的间断缝线，以减少散光。拆线指征：①缝线已松弛。②缝线太紧导致明显散光。③缝线处血管化。④缝线导致明显的炎症反应。拆线后应使用皮质类固醇和抗生素眼液滴眼液2～4周。

并发症 可分为术中并发症和术后并发症。术中最严重及十分少见的并发症为脉络膜上腔驱逐性出血，可导致眼球萎缩、视力丧失；还可见眼压增高，晶状体虹膜隔隆起，严重者致眼内容物脱出；此外还可见虹膜、晶状体损伤，及角膜、虹膜或睫状体出血。术后并发症常见角膜严重不规则散光、移植片上皮缺失、移植排斥反应和原发性植片内皮功能衰竭；还可见虹膜前粘连、继发青光眼、受者原发疾病复发及术后感染。此外，穿透性角膜移植术促进白内障形成，或使原有年龄相关性白内障加速发展。移植排斥反应是导致角膜移植失败的最主要原因，如有排斥反应征兆，应到专业医疗机构进行规范的诊断及治疗。

（邹文进）

bǎncéng jiǎomó yízhí

板层角膜移植（lamellar keratoplasty，LKP） 切除前层角膜病变的浅层组织后，在形成的移植床上，取同样大小和厚度的角膜材料浅层角膜片，缝于患者角膜创面上的手术。板层角膜移植术相对于穿透性角膜移植有三个优点。①移植排斥反应发生率相当低，一般仅为4%～5%。即使发生了排斥反应，因不波及内皮，不容易对视力造成永久损害。②因不需要供者角膜具备活性角膜内皮，对移植供者材料要求低，即使长期保存的失活材料亦可使用。③不需进入前房，手术后很少发生浅前房、眼内感染等并发症。因板层角膜移植术后移植片与移植床的结合面光学性质较差，其视力恢复逊于穿透性角膜移植。随着深板层角膜移植术的出现，板层角膜移植的部分适应证已被深板层角膜移植取代。

适应证 中、浅层角膜混浊；中、浅层的多发性角膜异物；各种实质浅、中层的角膜营养不良与角膜变性；圆锥角膜；蚕蚀性角膜溃疡；泰里安角膜边缘变性(Terrien marginal degeneration, TMD)；细菌性、真菌性角膜溃疡未累及基质深层者；角膜皮样瘤、角膜内上皮癌、角膜鳞状细胞癌等角膜肿瘤。

禁忌证 光学区的粘连性角膜白斑或全层角膜混浊；侵犯角膜深层的活动性感染病灶；严重干眼；角膜内皮功能障碍。

术前检查 术前应反复用裂隙灯显微镜检查患眼，熟悉和牢记患眼各部位角膜的厚度及病灶分布情况，特别是病灶累及的深度。对深层组织情况不明者，要考虑在术中可能要改行穿透性角膜移植并做相应准备。

手术步骤 ①麻醉：成人行术眼球后麻醉、眼轮匝肌麻醉及结膜下麻醉，也可用球周麻醉。儿童及患其他疾病不能配合手术者需全身麻醉。②打开眼睑：使用开睑器或缝线打开眼睑。为充分暴露手术野，可采用直肌牵引缝线。③制作移植床：根据病灶范围大小，选用合适的环钻。光学性板层角膜移植通常使用7.0mm或7.5mm口径的环钻，环钻尽量使病灶包含在内。用环钻垂直角膜钻切约1/2角膜厚度，再用刀片剖切角膜板层，直至移植床底板透明。④制作移植片：移植片的大小、形状及厚度要与移植床相一致。由于移植片会发生收缩，通常要比移植床短约0.25 mm。制成的移植片要求边缘垂直整齐，剖面平整光滑，以求达到界面瘢痕少，光学效果好的目的。⑤缝合移植片：缝合前清洗移植床，去除异物及血迹，盖上移植片，间断缝合或连续缝合。缝合完毕埋藏线结（图1）。

术后处理 术后术眼绷带加压包扎至角膜上皮愈合为止。上皮修复后，可用皮质类固醇眼液和抗生素眼液点眼。无血管的角膜，术后6个月才能拆线。如有血管长入缝线区或缝线已松者，可酌情提早拆除该处缝线。可根据检查结果有选择地拆线以减少角膜散光。拆线后应使用皮质类固醇和抗生素眼液滴眼1~2周。

并发症 板层角膜移植的术中并发症主要是移植床穿破和层间异物。术后并发症为层间积液、层间积血和移植排斥反应等。

（邹文进）

jiǎomó nèipí yízhí

角膜内皮移植

(endothelial keratoplasty) 使用健康的供者角膜内皮取代功能衰竭的受者角膜内皮的手术。手术操作中，根据具体术式的不同，角膜内皮移植片包含角膜内皮层、后弹力层及薄层的后基质层，或仅包含角膜内皮层及后弹力层。角膜内皮移植的优点是密闭式手术，保留完整的受者角膜基质层，能减少手术风险性，同时减少缝线引起的不规则散光；其最大优点在于移植的角膜组织抗原量少，显著降低了排斥反应的发生率，使角膜植片的存活率更高。

角膜内皮移植的发展经历了四个阶段。①板层角膜瓣下后板层角膜移植（posterior lamellar keratoplasty, PLK）：技术要点为先制作板层角膜瓣，然后在瓣下植床进行带内皮的后板层角膜移植，最后把角膜瓣复位缝合。②深板层角膜内皮移植（deep lamellar endothelial keratoplasty, DLEK）：技术要点为先做角膜植床的板层分离，然后按标记线剪除深板层及内皮层，移植带有角膜内皮层、后弹力层及薄层基质层的角膜植片。③后弹力层撕除角膜内皮移植（descemet stripping endothelial keratoplasty, DSEK）和后弹力层撕除自动角膜内皮移植（descemet stripping automated endothelial keratoplasty, DSAEK）：两种术式的植床仅去除后弹力层和内皮层，角膜植片则包含角膜内皮层、后弹力层及薄层基质层，两者区别在于后者应用自动微型角膜刀取材，使角膜内皮移植片的基质面更加光滑。④角膜后弹力层内皮移植（descemet membrane endothelial keratoplasty, DMEK）：技术要点为去除植床的后弹力层及内皮层后，仅移植角膜后弹力层及角膜内皮层。DMEK是真正意义上的角膜内皮移植，但目前主要的角膜内皮移植仍然是后弹力层撕除角膜内皮移植(DSEK和DSAEK)。

适应证 角膜前基质尚未发

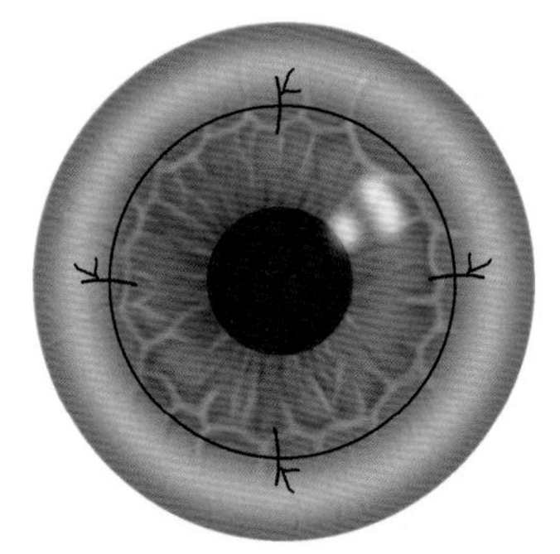

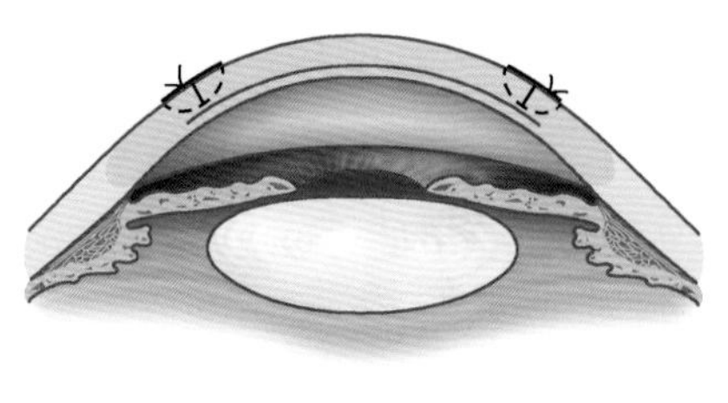

图1 板层角膜移植

注：用四针10-0尼龙线呈90°做间断缝合，固定移植片。

发性帕金森病。②年龄 65 岁以下，头部 CT、MRI 正常。③服用美多巴或左旋多巴等药物有效，但疗效不断下降，或出现严重不良反应。④无其他系统严重疾病，自愿接受手术，并得到家属支持者。

移植物的种类及制备 除选用肾上腺髓质外，颈上交感神经节或黑质也可作为移植物进行脑内移植。一般于取出后即刻移植或培养后移植。组织制成单细胞悬液或采用两种或两种以上的组织复合移植，如黑质、下丘脑及中脑导水管旁组织的复合移植；黑质、肾上腺髓质复合移植；施万细胞与胎儿肾上腺髓质复合移植等。

移植方式 有效的植入靶点是尾状头部或壳核。移植方法有开颅直视下移植法及立体定向移植法。①开颅直视下尾状核头部移植法：右额小骨瓣开颅，额中回脑室穿刺。确定侧脑室额角后，行皮质造瘘。在手术显微镜下辨认出尾状核头部，用吸引器在尾状核头部制成一个 $5mm^3$ 的腔隙，将制备好的移植物多靶点植入该腔隙内。取明胶海绵用细针头多处穿刺成筛状后，覆盖在移植腔隙的开口之上，并压入腔隙的室管膜下，使移植物能与脑脊液接触而摄取其中的营养物。②立体定向尾状核头部移植法：用脑立体定向仪，选择尾状核头部 1~2 个靶点定位为前后联合连线中点前方 15mm，向上 15mm 处；正位片上为三脑室中上 1/3 的水平线中点旁开 10mm 处。定位后，插入直径 2mm，带有侧孔的硅胶管将移植物分次注入靶点，每次 2~3ml，一般植入 2~3 次。

术后处理 移植后酌情应用免疫抑制剂、抗生素和抗震颤药物。

（孟凡刚　李峰）

gōngzhě láiyuánxìng gǎnrǎn

供者来源性感染（donor-derived infection after transplantation） 器官移植术后的感染来自供者的现象。由于逝世后器官捐献的供者通常在重症监护室（ICU）住院时间长，感染高危因素多，容易合并不同类型的病原体定植、感染（如病毒、细菌、真菌、寄生虫等）及全身多部位的混合感染。供者器官获取后移植到受者体内，会传染给移植受者发生感染，包括血行感染、肺部感染、移植肾动脉破裂等，移植后感染是移植后严重并发症之一。供者来源性感染的风险评估包括详细的病史询问、全面的临床评估、必要的影像学检查和实验室筛查。

病史询问 包括供者的现病史、既往史、个人史、手术和外伤史，需要尽可能从对供者较熟悉的亲属或朋友那里采集相关病史。对昏迷供者必须明确其病因，询问病史时应特别关注有否感染性疾病、血制品的应用、疫苗的接种及职业暴露等情况。注意供者的旅游史，尤其是地方性感染（如组织胞浆菌、芽生菌、球孢子菌、锥虫、线虫等）暴露的风险。如果有明确的地方性感染暴露，需要额外增加供者筛查手段或者受者预防措施。了解供者是否存在结核分枝杆菌、人类免疫缺陷病毒（HIV）、乙型肝炎病毒（HBV）、丙型肝炎病毒（HCV）感染或其他传染性疾病的接触史，非法药物的使用史，冶游史，监禁史及与动物接触史等。不明原因的脑死亡或已知的致病因素不足以解释脑死亡时，放弃捐献。近期有狗、猫、蝙蝠、啮齿类等动物咬伤或抓伤史，需排除狂犬病。

临床评估 包括体格检查和必要的辅助检查，重点监测供者的生命体征包括体温、心率、血压、呼吸、血氧饱和度和尿量等。体格检查关注体表有无脓肿、溃疡、淋巴结肿大、创伤部位及引流液感染表现，有可疑感染的部位或体液留取标本筛查。留意有无潜在的疾病可能，如肝硬化、恶性肿瘤等。对于有手术或外伤病史的供者应明确有无肠内容物溢出。

对可能发生感染的部位和/或捐献的器官进行相应的影像学检查，如胸部 X 线平片，肝肾超声、心脏彩色多普勒超声（彩超），头部及胸部、腹部 CT 等，为进一步的病原学检查提供依据。

实验室检查 包括血常规、C 反应蛋白和降钙素原，这三项检查可以提示感染的存在及严重程度。检查方法包括以下几种：①病毒抗体及核酸检测：包括 HIV、HBV、HCV、梅毒螺旋体、巨细胞病毒和 EB 病毒等，其他可能需要检测的包括人类嗜 T 细胞病毒、单纯疱疹病毒、水痘带状疱疹病毒、西尼罗河病毒、BK 病毒及寄生虫。②1, 3-β-D-葡聚糖试验（G 试验）：适用于除新型隐球菌和接合菌（毛霉、根霉）外的所有深部真菌感染的早期诊断，但它只能提示有否真菌侵袭性感染，并不能确定为哪种真菌。③半乳甘露聚糖试验（GM 试验）：为侵袭性曲霉感染的早期诊断提供依据。④结核感染 T 细胞斑点试验（T-spot）：对于诊断活动性结核与潜伏结核感染有一定参考价值。常规留取供者的外周血、尿液、痰液或气道分泌物进行病原微生物检查，有条件时可采集组织、脑脊液、引流液、腹水、胸腔积液、肺泡灌洗液，甚至供者器官保存液的细菌和真菌培养。

需要筛查病原 供者一般需要筛查的病原包括细菌、病毒、真菌、分枝杆菌和寄生虫等。细菌主要包含屎肠球菌、金黄色葡萄球菌、肺炎克雷伯菌、鲍曼不动杆菌、铜绿假单胞菌、大肠埃希菌、布氏菌、军团菌、李斯特菌、诺卡菌、莱姆病螺旋体、梅毒螺旋体等。病毒包含乙肝病毒、丙肝病毒、戊肝病毒、艾滋病毒、疱疹病毒、腺病毒、流感病毒、副流感病毒-3、微小病毒 B19、狂犬病毒、西尼罗河病毒等。真菌包含曲霉菌、念珠菌、新型隐球菌、组织胞浆菌、接合菌等。分枝杆菌包含结核分枝杆菌和非结核分枝杆菌。寄生虫包含弓形虫、美洲锥虫、利什曼原虫、疟原虫、巴贝虫、阿米巴原虫、肠道原虫、肠道线虫、血吸虫、绦虫等。

（卢　峡）

yízhí shùhòu xìjūn gǎnrǎn

移植术后细菌感染（bacterial infection after transplantation）

细菌感染约占移植术后受者感染的 2/3 以上，最常见的有肺部、泌尿系、皮肤和全身感染等。尿路感染是肾移植术后最常见的感染，而肺部感染在心脏和心肺移植术后最为常见，腹部感染在肝移植、胰腺移植和小肠移植术后的发生率最高。随着公民逝世后器官捐献成为中国器官移植供者的主要来源，移植物携带的细菌感染比例明显提高。由于广谱抗生素的使用，使院内感染菌群发生变迁，革兰阳性球菌有增多趋势，阴性杆菌中非发酵菌的感染率也在不断上升。另外耐药菌明显增多，ESKAPE 耐药细菌是医院内常见的六种耐药细菌的统称，其中包括屎肠球菌（*Enterococcus faecium*）、金黄色葡萄球菌（*Staphylococcus aureus*）、肺炎克雷伯菌（*Klebsiella pneumoniae*）、鲍曼不动杆菌（*Acinetobacter baumannii*）、铜绿假单胞菌（*Pseudomonas aeruginosa*）和大肠埃希菌（*Escherichia coli*）。前两种革兰阳性球菌虽然对万古霉素耐药，但替考拉宁和利奈唑胺基本敏感，因此治疗上并不是特别棘手。而广泛耐药的革兰阴性杆菌对几乎所有抗菌药耐药，缺乏有效的治疗药物，抗菌药单药（多黏菌素或替加环素）治疗效果不佳，多需联合用药。移植受者由于使用免疫抑制药物治疗，临床预后极差，已经成为细菌感染领域最为棘手的问题。

病因 细菌的主要耐药机制包括：①产生灭活抗生素的各种酶，如 β-内酰胺酶，打开 β-内酰胺类抗生素的 β-内酰胺环，导致药物失活。现在发现的 β-内酰胺酶超过 300 种，分为四型。第 1 型为不被克拉维酸抑制的头孢菌素酶（AmpC 酶）；第 2 型为能被克拉维酸抑制的 β-内酰胺酶，包括超广谱 β-内酰胺酶（ESBL），其活性可以被舒巴坦或他唑巴坦所抑制；第 3 型为不被所有 β-内酰胺酶抑制剂抑制的金属 β-内酰胺酶（需要 Zn^{2+} 活化），可以水解几乎所有 β-内酰胺类抗生素包括亚胺培南；第 4 型为不被克拉维酸抑制的青霉素酶。另外还有氨基糖苷修饰酶，其中包括乙酰转移酶、磷酸转移酶和核苷转移酶，使得氨基糖苷类抗生素不能与核糖体靶位作用，失去抗菌活性。②改变药物作用靶位，如产生青霉素结合蛋白，是耐甲氧西林金黄色葡萄球菌（MRSA）和耐青霉素肺炎链球菌的主要耐药机制。DNA 拓扑异构酶的改变引起喹诺酮类药物的耐药。③细胞膜透性屏障和抗生素主动外排泵。如铜绿假单胞菌的特异性孔蛋白 OprD2 缺失导致碳青霉烯类抗生素耐药；MexAB-OprM 系统的主动外排作用也是导致铜绿假单胞菌耐药的重要因素之一。

临床表现 感染主要表现发热，根据感染部位不同可以出现不同的临床表现。肺部感染可能出现咳嗽、咳痰、咯血、胸闷、气短甚至呼吸衰竭；泌尿系统感染可能出现尿频、尿急、尿痛等；消化系统感染引起呕吐、腹泻等；中枢神经系统感染可能出现精神异常，如焦虑、谵妄、抽搐甚至昏迷等。细菌内毒素入血可以引起寒战后高热。移植受者免疫力低下可能导致临床症状不典型或感染不易控制。

诊断与鉴别诊断 诊断主要根据：①畏寒、发热等全身症状。②皮肤出现界限不清的红肿热痛或咳嗽、尿频、腹泻或引流管引流脓性引流液等局部症状。③进行组织液、血液、痰、咽拭子和尿等细菌学监测。④血常规检测白细胞计数高于或低于正常，中性粒细胞比例增高；降钙素原和 C 反应蛋白升高。⑤行 B 超、CT 或 MRI 等辅助检查。

治疗 移植术后细菌感染的治疗首先应选择经验性治疗，一开始就运用强效广谱抗菌药物，尽量覆盖可能导致感染的所有病菌，几天后再根据微生物检验和药敏结果调整抗菌药物的使用。如果出现广泛耐药的细菌感染，因结合临床表现区分是感染还是定植，或为混合的病原菌之一。尽量根据药敏试验结果选择敏感抗菌药物；或选择呈中介或接近中介敏感或有较小抑菌圈的抗菌药物，大剂量联合治疗。根据药动学/药效学（PK/PD）原理优化

表 1　临床诊断侵袭性真菌病的诊断依据

项目	诊断依据
宿主因素	①近期发生中性粒细胞缺乏（中性粒细胞计数<500×10^6/L）并持续 10 天以上 ②接收异基因造血干细胞移植 ③应用糖皮质激素超过 3 周［0.3mg/（kg·d）以上］（变应性支气管肺曲霉菌除外） ④90 天内应用过针对 T 细胞的免疫抑制剂（如环孢素 A、肿瘤坏死因子 α、阿仑单抗等）或核苷类似物 ⑤侵袭性真菌感染病史 ⑥受者同时患有艾滋病或遗传性免疫缺陷（如慢性肉芽肿或联合免疫缺陷病）
临床标准	下呼吸道真菌，CT 检查至少存在以下三项之一： ①致密、边界清楚的病变，伴或不伴晕征 ②空气新月征 ③空洞 支气管炎，支气管镜检发现以下表现：气管和支气管溃疡、结节、假膜、斑块或结痂 鼻窦感染，至少符合以下一项： ①局部出现急性疼痛（包括放射至眼部的疼痛） ②鼻部溃疡伴黑痂 ③从鼻窦侵蚀骨质，包括扩散至颅内 中枢神经系统，符合以下至少一项： ①影像检查提示局灶性病变 ②MRI/CT 检查提示脑膜强化 播散性念珠菌病。此前 2 周内出现念珠菌血症，并便有以下至少一项： ①肝/脾牛眼征 ②眼科检查提示进展性视网膜渗出
微生物标准	直接检查（细胞学、直接镜检或培养）： ①在痰、支气管肺泡灌洗液、支气管刷取物、窦吸取物中发现至少以下一项提示霉菌感染：发现真菌成分显示为霉菌或培养提示霉菌 ②痰或支气管肺泡灌洗液经培养新型隐球菌阳性或经直接镜检/细胞学检查发现隐球菌 间接检查（检测抗原或细胞壁成分）： ①曲霉菌：血浆、血清、支气管肺泡灌洗液或脑脊液检测半乳甘露聚糖抗原阳性 ②侵袭性真菌病（隐球菌病、接合菌病除外）：血清 1,3-β-D-葡聚糖检测阳性 隐球菌荚膜多糖抗原阳性

符合确诊、临床诊断及拟诊 IFD 标准。

真菌细胞壁成分曲霉菌半乳甘露聚糖抗原（GM 试验）和 1,3-β-D 葡聚糖抗原（G 试验）的检测，是诊断侵袭性真菌病的微生物学检查依据之一，其敏感性和特异性均达到 80%以上。GM 检测可在临床症状和影像学尚未出现前数天表达阳性，对高危患者连续动态监测（每周 2 次）具有早期诊断的价值。1,3-β-D 葡聚糖存在于念珠菌、曲霉菌等真菌细胞壁中，能特异性激活鲎成分中的凝血因子——G 因子，此过程又称 G 试验。G 试验阳性提示可能为念珠菌或曲霉菌感染。G 试验一般在临床症状和影像学出现数天后才表达阳性。

治疗　抗真菌药按作用机制大致可以分为以下几类。①多烯类：包括两性霉素 B、制霉菌素等，该类药物与真菌细胞膜上的麦角固醇结合，使膜分解或通透性增加，造成细胞内容物外溢导致真菌死亡，代表药物为两性霉素 B 及其脂质体。②丙烯胺类：为角鲨烯环氧酶的非竞争性抑制剂，可导致角鲨烯聚集及麦角固醇合成受阻，从而影响真菌细胞膜的结构和功能，包括萘替芬、特比萘芬和布替萘芬。③吡咯类：能抑制真菌麦角固醇生物合成中的 C-14 脱甲基过程，从而破坏真菌细胞膜的完整性，又可分为咪唑类及三唑类，前者包括咪康唑、克霉唑、益康唑、酮康唑、联苯苄唑、硫康唑、布康唑和奥昔康唑等，后者包括氟康唑、伏立康唑、伊曲康唑、特康唑、沙康唑和泊沙康唑等。④棘白菌素类：包括卡泊芬净、米卡芬净、阿尼芬净、尼可霉素和帕地霉素，为真菌细胞壁合成抑制剂。其中卡泊芬净是细胞壁主要成分葡聚糖合成的抑制剂。⑤其他：包括灰黄霉素、氟胞嘧啶和氯碘羟喹等。

实体器官移植受者的免疫功能低下，一旦发生 IFD，病情进展迅速，不但影响移植物功能，还可严重威胁受者的生命。常规真菌感染诊断方法缺乏敏感性和特异性，为降低 IFD 的发病率和死亡率，应采用合理的预防措施。包括优化手术和免疫抑制治疗方案，减少不必要的侵入性操作，尽早拔出引流管、中心静脉置管等，并预防性应用抗真菌药物，如使用复发磺胺甲嘧唑预防卡氏肺孢子菌肺炎，高位风险的肝移植受者应用米卡芬净预防。

IFD 的治疗分为拟诊治疗、临床诊断治疗、确诊治疗三级。拟诊治疗又称经验性治疗。当诊断证据不足、又高度怀疑 IFD 时，可以根据以往的经验适当抗真菌治疗。临床诊断治疗又称先发治疗。对移植受者连续监测，发现阳性结果立即开始抗真菌治疗。既可以避免经验治疗的用药过度，又可以避免误诊和治疗。确诊治疗又称目标治疗。是针对明确的真菌种类选择特异性抗真菌药物治疗。如果真菌感染严重，危及移植受者生命，需停用免疫抑制药物，联合多种抗真菌药物治疗。

预后 由于临床症状不明显或缺乏特异性，病情发展的晚期甚至是播散后才能发现，移植术后真菌感染死亡率常明显增加。播散性真菌感染的死亡率很高，而局限性真菌感染死亡率较低。移植术后真菌感染防治重点应放在提高早期诊断率和预防性应用抗真菌药物。

（卢 峡）

yízhí shùhòu máoméijūn gǎnrǎn

移植术后毛霉菌感染（*Mucor* infection after transplantation） 毛霉菌病（mucormycosis）是一组由接合菌纲毛霉目的毛霉属、根霉属、犁头霉属、被孢霉属及丝状霉属感染引起的疾病，临床上以毛霉属和根霉属较常见。毛霉菌易侵犯下呼吸道、肺或手术切口，根霉菌多累及鼻、鼻窦、眼眶、脑及消化道。毛霉可存在于正常人的口腔、鼻咽部，一般情况下不致病，机体免疫功能降低时主要通过吸入侵犯支气管和肺，发生急性炎症，并经血行播散累及脑和全身各脏器。本菌对血管有特殊的亲和力，多直接侵犯大小动脉，导致血栓形成，相应器官发生缺血、梗死和坏死。器官移植、糖尿病、严重营养不良、大面积烧伤、尿毒症患者容易发生毛霉菌感染。在器官移植患者中，肝移植受体术后感染毛霉的发生率更高。

病因 毛霉菌广泛存在于自然界温湿地区，主要分布于土壤及腐败植物、水果、粮食、面包等食物中，绝大多数有发达的菌丝体或虫菌体。毛霉菌中大多数通过无性繁殖产生孢子并贮存在孢子囊内，依靠风、雨水、动物或其他因素进行被动传播；少数孢子能通过强力发射向外播散。毛霉菌孢子主要通过呼吸道感染，也可经胃肠道、皮肤感染。毛霉的致病力较弱，机体对其有很强的免疫力，因此毛霉菌病发病率很低。只有当机体抵抗力明显降低时，如器官移植术后免疫功能下降有可能侵入组织，引起疾病。此外，高糖及酸性环境有利于毛霉的生长繁殖，因此糖尿病酸中毒患者吸入毛霉孢子很容易进展为肺毛霉病。毛霉菌一旦侵入易感者的肺组织，很快就萌发并长出大量的菌丝，迅速向周围组织扩散；菌丝侵入血管壁形成血栓，引起梗死远端的组织缺血、缺氧和酸中毒，局部组织出血性坏死。病变常以惊人的速度进展而且不易被人们所察觉，诊断困难，所以病死率高。

临床表现 根据病原菌侵犯机体的部位不同，毛霉病在临床上可表现为多种类型。鼻脑毛霉菌病、肺毛霉菌病、切口毛霉菌病、胃肠毛霉菌病、播散性毛霉菌病等。鼻脑毛霉菌病是最常见的类型，但有时也可发生原发性皮肤，肺或胃肠道病变，经血流播散到其他部位也可发生。鼻脑感染常发生鼻黏膜或腭部疼痛、发热、眼眶蜂窝织炎、眼突出、脓性鼻涕和黏膜坏死。感染累及大脑，引起筛状窦栓塞体征、惊厥、失语或偏瘫。肺毛霉菌病主要是急性或亚急性起病，表现为高热、咳嗽、咳痰、胸闷、气短、胸痛、咯血等。偶尔侵犯胸膜产生胸痛加重、呼吸困难。切口毛霉菌病主要表现为切口边缘皮肤黏膜颜色变黑、坏死、结痂。

诊断与鉴别诊断 真菌抗原检测如血清 1-3-β-D 葡聚糖抗原（G 试验）在毛霉菌感染时阴性。因此，毛霉菌感染只有通过真菌培养和组织病理学检查才能确诊。在病灶刮片或培养中找到毛霉菌，或者在组织切片中发现侵入血管壁的菌丝即可确诊。胸部 CT 表现为进行性、均质性肺叶或肺的实变，单发或多发性浸润影或结节影，有时呈楔形改变，好发部位多为上叶，可双肺同时受累，下叶较少见。部分患者呈间质性肺炎或肿块样改变，单发或多发，可出现晕轮征、新月征和空洞，注射造影剂后边缘增强，偶见胸腔积液和纵隔淋巴结肿大征象。

治疗 确诊毛霉菌病后需要首先去除易感因素，控制血糖、纠正酸中毒等；移植受者停用免疫抑制治疗，尤其是停用激素；使用丙种球蛋白、胸腺肽等增强免疫治疗。其次尽早使用大剂量两性霉素 B 治疗。有报道泊沙康唑联合两性霉素 B 脂质体可以取得较好疗效。切口毛霉菌病需要外科清创术清除坏死组织，因为两性霉素 B 不能透入到无血管分布的区域去杀灭残留的真菌。

预后 毛霉菌病发病急，进展快，临床症状、体征无特异性，缺乏实验室检查，诊断困难。两性霉素 B 脂质体副作用大，患者难以耐受。因此毛霉菌病预后极差，病死率极高。

（卢 峡）

yízhí shùhòu qūméijūn gǎnrǎn

移植术后曲霉菌感染（*Aspergillus* infection after transplantation） 曲霉菌病（aspergillosis）是由曲霉菌属感染引起的疾病。主要由烟曲霉（*A. fumigatus*）引

起，其他如黄曲霉（*A. flavus*）、黑曲菌（*A. niger*）、土曲霉（*A. terreus*）、构巢曲霉（*A. nidulans*）等亦偶可致病。几乎任何脏器均可发生曲霉感染，呼吸道是曲霉侵入的主要门户。因此，肺是发生深部曲霉感染的常见部位，侵袭性感染时常播散到脑、皮肤、眼、心脏等脏器。现在常将“侵袭性肺曲霉感染”称为“侵袭性肺曲霉病（invasive pulmonary aspergillosis，IPA）”。曲霉为条件致病菌，受曲霉感染而致病的患者，多有原发或继发免疫功能低下或有原发病，如移植受者等，当中性粒细胞缺乏时更易累及。

病因　曲霉菌广泛分布于自然界中，常见于土壤、空气、植物、野生或家禽动物及飞鸟的皮毛中。人们利用曲霉发酵食品，如酱油、制酒，因此酿造工人、农民、园艺工人和鸟禽饲养者等职业人员易发病。曲霉菌感染有一定的季节性，在秋冬和阴雨季节储藏的谷草霉烂时多发，移植受者则在夏季常见。曲霉菌可寄生于正常人的皮肤和上呼吸道，为条件致病菌，一般不引起疾病。曲霉菌可经皮肤黏膜损伤处或吸入呼吸道，既而进入血液循环到其他组织或器官而致病。病变早期为弥漫性浸润渗出性改变；晚期为坏死、化脓或肉芽肿形成。病灶内可找到大量菌丝。菌丝穿透血管可引起血管炎、血管周围炎、血栓形成等，血栓形成又使组织缺血、坏死。烟曲霉、黄曲霉常导致侵袭性肺部感染以及全身感染，黑曲霉、构巢曲霉主要引起肺曲霉球。深部曲霉感染中，常为一种曲霉单一感染，也可以是两种以上曲霉，或合并有细菌、病毒等其他病原体的混合感染。

临床表现　曲霉病无特异性症状，其临床表现不一，并缺乏特征性。急性侵袭性肺曲霉病常有咳嗽、咯黄脓痰、发热、气短等。器官移植术后免疫抑制程度严重者，病情进展速度快而炎症反应轻、感染症状可不明显，早期即可发生呼吸衰竭。免疫抑制程度轻者，病情进展相对缓慢而炎症反应较剧烈，可出现较明显的感染中毒症状，呼吸衰竭出现较晚。慢性坏死性肺曲霉病主要表现为咳嗽、咳痰、咯血和体重减轻等，病情相对较轻，常在数月至数年内缓慢进展。过敏性支气管肺曲霉病主要表现有反复发作的哮喘症状，可有发热和咳带有棕色斑点的痰液或咳出痰栓。

诊断与鉴别诊断　①影像学检查　急性侵袭性肺曲霉病胸部X线平片可见楔形阴影、斑片状浸润影、孤立性或多发性结节影等，病灶内可形成空洞。胸部CT检查可发现具一定特征性的改变，可早期提示诊断。病程早期（约1周内）CT可见晕轮征或反晕轮征，前者为磨玻璃样环状阴影环绕在结节状病灶周围，后者指在局灶性圆形磨玻璃影周围环绕半月形或环形实变影。稍后（约1周）可出现底边邻近胸膜、尖端朝向肺门的楔形阴影，与肺血栓栓塞症导致的肺梗死类似。病程晚期（2~3周）出现空气新月征，表现为原有病灶中出现新月状的低密度透光区。慢性坏死性肺曲霉病影像学检查可见单侧或双侧肺浸润性病变或结节影，边界常不规则，多发于上叶和下叶背段，伴或不伴有空洞，有空洞者50%出现曲霉球，常有邻近的胸膜增厚。过敏性支气管肺曲霉病表现为肺部浸润和中央性支气管扩张。②病原学检查：取痰液、气道抽吸物、支气管肺泡灌洗液或经纤维支气管镜刷检标本、脓液、尿液等标本涂片检查或培养可见分隔菌丝和分生孢子。经皮穿刺肺活检或其他方法获取的较大块的组织标本应在无菌操作下剪碎或匀浆，以提高培养的阳性率。正常无菌部位的标本（血液、骨髓标本除外）培养阳性结合临床表现可以确诊曲霉感染，并且能区分菌种。非无菌标本培养阳性，不能作为确诊依据，可能为感染，也可能是曲霉定植。③组织病理学检查：对侵袭性曲霉病的诊断与分型有重要意义，但需要侵入性手段来获取标本，病情严重者其临床应用受到一定限制。常规的HE染色可较好地显示曲霉菌丝、菌丝分隔和分生孢子头，必要时可做PAS染色或嗜银染色。组织病理学检查不能区分曲霉菌种。④1,3-β-D-葡聚糖（G试验）和半乳甘露聚糖（GM试验）：血浆G试验可用于筛选侵袭性真菌感染，阳性结果提示曲霉或念珠菌感染。GM是曲霉细胞壁上的一种多糖抗原，检测血清中的GM可早期诊断IPA，连续检测可监测病情并提示预后。该实验诊断侵袭性曲霉病的敏感性为80.7%，特异性89.2%。支气管肺泡灌洗液中GM检测有较高的临床应用价值。

曲霉病的临床表现无特异性，需与细菌感染、肿瘤及其他真菌感染相鉴别。过敏性支气管肺曲霉病需要与单纯的支气管哮喘、支气管扩张症、过敏性肺炎等疾病相鉴别。

治疗　①抗真菌治疗：伏立康唑是治疗侵袭性曲霉病的首选方案；备选方案包括两性霉素B脂质体或两性霉素B脱氧胆酸。抗真菌治疗时间取决于患者对治疗的反应、基础疾病及免疫状态。

治疗时间一般为 12 周，然而治疗的精确时间应该取决于临床反应而不是固定的。②增强免疫治疗：移植受者考虑减少免疫抑制剂或停用，输注丙种球蛋白或给予胸腺肽等治疗。③手术治疗：局灶性病灶伴有大量咯血者或原发病需要外科治疗者可行外科肺叶切除或全侧肺切除术。抢救危及生命的大咯血时可临时行支气管动脉栓塞术。④激素治疗：过敏性支气管肺曲霉病急性期口服醋酸泼尼松片。激素治疗应使总 IgE 降低 35%以上。症状严重者，最初 2 周的泼尼松剂量可加大剂量，疗程也可酌情延长。

预后 移植受者曲霉菌病的预后很大程度上取决于受者宿主因素，如中性粒细胞数量和功能、免疫抑制状态能否恢复，以及曲霉感染的程度。

（卢 峡）

yízhí shùhòu niànzhūjūn gǎnrǎn

移植术后念珠菌感染（*Candidia* infection after transplantation）

念珠菌病是由念珠菌属感染引起的疾病。该病原菌既可侵犯皮肤和黏膜，又能累及内脏。按照受累部位分为黏膜皮肤念珠菌病（如鹅口疮、食管炎、阴道炎等）和侵袭性或深部器官念珠菌病（如念珠菌血症、心内膜炎等）。白色念珠菌是主要的侵袭性病原体，约占念珠菌属的 50%。光滑念珠菌是最常见的非白色念珠菌属。其次还有热带念珠菌、克柔念珠菌、近平滑念珠菌等。念珠菌感染是在器官移植受者中最常见的侵袭性真菌感染，占 50%以上。

病因 念珠菌广泛存在于自然界，寄生在正常人体皮肤、口腔、胃肠道、肛门和阴道黏膜上而不发生疾病，是一种典型的条件致病菌。因内、外环境改变和人体免疫功能低下引起念珠菌病。对于正常人，侵袭性念珠菌病的危险因素有年龄、广谱抗生素治疗、中央静脉导管的置入、肠外营养、持续性粒细胞缺乏、持续的重症监护、糖尿病和透析治疗。移植受者特有的危险因素包括移植、吻合术式、急性肾衰竭、近期巨细胞病毒感染、原发性移植物功能不全、早期外科再探查和念珠菌的早期定植等。念珠菌为酵母样真菌，除光滑念珠菌外，大多可形成芽生酵母即假菌丝，少数形成真菌丝及厚壁孢子。念珠菌入侵组织后即可转为菌丝型，并大量繁殖，致病力增强。菌丝型念珠菌对抗吞噬作用增强，毒性大，引起以多核白细胞浸润为主的急性炎症反应，有时呈多发性小脓肿形成。慢性感染则出现纤维性组织增生和肉芽肿病变。念珠菌通过黏附素与宿主细胞表面受体相互作用而发生黏附，引起局部感染或播散性感染，侵入血循环可引起血行播散；可产生毒素抑制机体细胞免疫功能，促进感染发展；部分念珠菌尚可产生一些水解酶和酸性蛋白酶，引起组织损伤。

临床表现 念珠菌感染可侵犯人体几乎所有的组织和器官。累及多个系统或脏器成播散性念珠菌病。口咽部念珠菌病以白色念珠菌口咽炎最为常见，又称鹅口疮，好发于舌、软腭、颊黏膜、齿龈、咽部等处。患者自觉疼痛、吞咽困难、食欲减退。儿童和老人最为多见；新生儿出生 1 周后出现；成人白念珠菌口炎少见。阴道念珠菌病表现为阴道壁充血水肿，阴道黏膜覆盖灰白色假膜，形同白色念珠菌口炎，阴道分泌物增多，白而黏稠，也可稀薄，典型病例伴有豆渣样白色小块。外阴累及可见红斑、糜烂、溃疡和皲裂，可扩展至肛周甚至整个会阴部。外阴部红肿、烧灼感和剧烈瘙痒是该病的突出症状，日久可因搔抓刺激而产生湿疹样变。念珠菌血症主要表现为发热，常可超过 38℃。偶有寒战和血压降低。如果累及不同部位可表现为脑膜炎、脑脓肿、脑炎、心肌炎、心内膜炎、肺炎、肾炎、膀胱炎、骨髓炎、关节炎、肌炎（肌压痛）等。

诊断与鉴别诊断 侵袭性念珠菌病的明确诊断有赖于微生物的检测。上气道念珠菌定植较常见，因此气道分泌物包括痰和支气管肺泡灌洗液（BALF）培养阳性不能作为肺部侵袭性感染的证据。而除肺以外的其他部位或者血液培养出现念珠菌，可以作为念珠菌诊断性或经验性治疗的依据。①组织病理学检查：是诊断肺念珠菌病的金标准。皮肤黏膜病变活检、经皮肺穿刺活检或经支气管镜黏膜活检和肺活检，行病理学检查和特殊染色，可以明确念珠菌病的诊断。②血清标志物检查：包括 1，3-β-D 葡聚糖（G 试验）和甘露聚糖。深部真菌感染者血清 G 试验阳性率高于真菌培养和抗体检测，可以作为早期临床诊断肺部真菌感染的微生物学依据。血浆中的甘露聚糖抗原只与侵袭性念珠菌感染高度相关，可以作为念珠菌感染的特异性诊断指标。③影像学检查：念珠菌病的影像表现多种多样，无特异性。支气管炎型表现为肺纹理增粗而模糊，可伴有肺门淋巴结增大；肺炎型可以见两侧中下肺斑点状、不规则片状或融合成广泛的实变阴影，也可以表现为慢性孤立性或多发性结节病灶。使用免疫抑制剂的患者胸部X线检查可以阴性，少数表现为肺间质性病变。胸部CT检查可以提高阳性率，但同样没有特异性。

治疗 念珠菌血症非中性粒细胞减少患者首选氟康唑或棘白菌素类药物；其次可选用两性霉素B脂质体。对克柔念珠菌和氟康唑耐药、伏立康唑敏感的光滑念珠菌，棘白菌素起始治疗后，予伏立康唑序贯治疗。对近期使用唑类药物的中重度患者使用棘白菌素。大多数病例可在棘白菌素起始治疗后过渡使用氟康唑。尽可能移除所有的静脉导管。血培养阴性及念珠菌血症相关的症状体征消失后继续治疗14天。中性粒细胞减少患者首选棘白菌素类或两性霉素B脂质体，其次可使用氟康唑或伏立康唑。没有使用过唑类者也可选用伊曲康唑或者泊沙康唑；已接受三唑类药物预防性治疗的患者不推荐再使用三唑类药物的经验性治疗。氟康唑、伏立康唑、泊沙康唑等药物对移植患者免疫抑制药物如他克莫司和环孢素有很大的影响，需要监测药物浓度，避免中毒。

念珠菌泌尿系统感染如果没有发热或其他全身性感染的情况下，一般不需要治疗。对于有症状的念珠菌泌尿系感染和怀疑播散性念珠菌病的患者，可按念珠菌血症治疗。对于患有氟康唑敏感性念珠菌导致的膀胱炎和肾盂肾炎的患者，可口服氟康唑治疗2周。对于氟康唑耐药的患者，可静脉用脂质体剂型两性霉素B（LFAmB）或口服氟胞嘧啶。

肺念珠菌病一般较罕见。呼吸道分离出念珠菌属不一定就是侵袭性念珠菌病，一般不采用抗真菌治疗。除非是发生在肺移植受者吻合处念珠菌感染气管支气管炎，需要组织学证据支持。

预后 念珠菌为条件致病菌，但是血培养敏感性较低，临床症状没有特异性，呼吸道和消化道局部定植和感染难以区分，可能耽误治疗，导致预后不良。移植受者免疫力低下、危险因素无法去除和念珠菌耐药是病死率增加的主要原因。

（卢 峡）

yízhí shùhòu yǐnqiújūn gǎnrǎn

移植术后隐球菌感染（*Cryptococcus* infection after transplantation） 隐球菌病是由具有致病性的新型隐球菌（*Cryptococcus neoformans*）及其变种感染所致的深部真菌病。中枢神经系统最容易受到感染，其次为肺隐球菌病（pulmonary cryptococcosis，PC）。随着认识水平的提高、诊断技术的改进、抗生素的滥用、移植受者的增加，隐球菌感染的报道逐年增多，已经引起高度重视。隐球菌病是实体器官移植受者真菌感染的第三大疾病，约占侵袭性真菌感染的8%。隐球菌病是一种典型的迟发型疾病，发病中位时间为移植术后16~21周。

病因 新型隐球菌为圆形或卵圆形酵母菌，不形成菌丝，出芽生殖，外围一层厚的多糖体荚膜，其荚膜具有致病力和抗原性。新型隐球菌有A、B、C、D四种不同的血清型，在中国引起致病的主要为A型。广泛存在于土壤、空气、蔬菜、水果中，正常人的皮肤、肠道亦偶可分离到隐球菌。因为该菌常从被鸟粪（尤其是鸽粪）污染的土壤中分离出来，所以鸽粪可能为该病的主要传染源。主要感染途径为吸入，隐球菌的孢子由呼吸道吸入人体，在肺内形成感染病灶，并在24小时后产生荚膜，而荚膜多糖是隐球菌的主要致病因子之一，可以抑制人体吞噬细胞、影响白细胞的移动，从而获得致病力。健康人不易感染，细胞免疫在防止隐球菌感染中起主要作用。肺泡巨噬细胞、自然杀伤细胞、T细胞是感染起始阶段最主要的免疫细胞，它们决定着病原体是被清除还是在肺内繁殖，故T细胞缺乏的患者更易感染隐球菌，如器官移植受者免疫抑制过度时，病原菌易侵入体内，造成隐球菌病。健康人感染后病灶多仅局限于肺部，仅为自限性感染，常可以自愈；或抵抗力减弱时，经血行播散至全身，多侵入中枢神经系统，以隐球菌脑膜炎最常见。

临床表现 隐球菌病的临床表现主要是脑膜炎、脑炎，也可影响皮肤软组织、前列腺、肝、肾、骨骼和关节。

隐球菌性脑膜炎 主要表现为中枢神经系统损害，临床上可分为四型。①1型：为脑膜炎型。约2/3患者首先表现为上呼吸道感染症状，如畏寒、发热、头痛、头晕、咽痛、鼻塞、喷嚏、恶心、纳呆、全身不适等症状。经一般治疗无效，症状逐渐加重。初起常有间歇性头痛，后转为持续性，且症状加剧。恶心、呕吐可与头痛同时出现，但多数患者是在头痛出现1~2周后才出现呕吐，可为喷射性或非喷射性，严重时食后即吐，不能进食，甚至饮水服药也可诱发呕吐。一般体温在37.5~38℃，少数患者也可出现39℃以上的高热。如果持续出现40℃以上高热，则预后极为不良，常为临死前征兆。可出现颈项强直，克氏征、奥本海姆征及巴宾斯基征可为阳性，但多数为弱阳性，且一般在病程晚期出现。可出现弱视、复视、斜视、畏光、眼球震颤、眼球外展受限、瞳孔大小不等、视网膜炎、视盘水肿、眼底静脉怒张、灰白色渗出及出血，甚至出现视神经萎缩，以至完全失明。有精神症状，如抑郁、淡漠、易激动以至喊叫、谵妄、癫痫大发作、蒙眬、昏迷等。头颈、躯干、四肢等部位可大量出汗，且常以下午或晚间为重，与体温升高无明显关系，甚至在低热状态时亦大汗淋漓。可侵犯第七对脑神经而出现中枢性面瘫。若第八对脑神经受累，则出现听力下降，甚至耳聋。若第十二对脑神经受累，可发生舌下神经瘫。此外，脑膜炎型病例常伴有肺、皮肤、骨骼、肾等器官损害的表现，少数病例可侵犯肝脏，引起黄疸及肝功能障碍。②2 型：为脑膜脑炎型。除脑膜受累表现外，还有脑实质受累，出现偏瘫、失语或局限性癫痫发作等。③3 型：为肉芽肿型。是新生隐球菌侵犯脑实质后形成的一种炎症性肉芽肿病变，其症状、体征与脑瘤相似。④4 型：为囊肿型。是隐球菌刺激脑膜形成囊肿所致，表现为颅内占位性病变。可有头晕、头痛、耳鸣、听力下降、出汗、呕吐、走路不稳、单侧偏瘫等症状。

肺隐球菌病　可单独存在或与其他部位隐球菌病同时发生，临床上分为三型。①1 型：为无症状型。肺部病变 1/3～1/2 无明显症状，常胸部 X 线检查提示肺部结节影而被发现。②2 型：为慢性型。起病隐匿，症状类似肺结核，出现低热、盗汗、轻度咳嗽、咳少量黏痰或血痰，很少有阳性体征。③3 型：为急性重症型。表现为高热、呼吸困难等呼吸道感染症状，伴有明显的低氧血症，可发展为Ⅰ型呼吸衰竭和急性呼吸窘迫综合征。

皮肤隐球菌病　常伴有全身性感染，起初为痤疮样脓疱，坏死后形成圆形小溃疡，内有棕红色脓液。也有的初时为硬丘疹，而后转变为溃疡或脓疱。骨隐球菌病表现为疼痛、肿胀及骨骼损害。

诊断与鉴别诊断　隐球菌病诊断的主要目的是确定感染部位和严重程度。所有器官移植受者如果怀疑或证实有隐球菌病应当彻底评价其肺外感染可能，包括腰椎穿刺和血、尿培养。对怀疑脑膜炎者应尽快进行脑脊液检查，早期脑膜炎脑脊液涂片阳性率可达 85%以上。脑膜炎患者血培养隐球菌的阳性率可高达 45%。如果怀疑孤立性肺部疾病，经皮肺穿刺活检或细针抽吸或经纤维支气管镜防污染毛刷标本，镜检和/或培养出新型隐球菌则具有诊断价值。隐球菌的厚荚膜内具有特异抗原性的多糖体，当无法获取病原体依据时，血清、胸腔积液、支气管肺泡灌洗液和脑脊液中抗原或相应抗体滴度的检测可以作为诊断的间接依据。脑膜炎患者脑脊液抗原的阳性率达 92%，血清的阳性率为 75%，而非脑膜炎患者血清的阳性率为 20%～50%。一般来说，抗原滴度的升、降可提示疗效、病程和预后。因其良好的特异度及敏感度，PCR 被认为是检测真菌的最佳方法之一，可用于痰液、支气管肺泡灌洗液及经支气管吸出物检测。但 PCR 技术只能判断标本中是否有真菌存在，不能判断是致病菌或是污染菌，活菌或是死菌，也不能判断是否耐药，因此不能评判疗效，不能完全替代传统真菌培养方法。在肺、皮肤、前列腺、肝脏或肾脏等组织标本中若能找到隐球菌或培养中有隐球菌生长，即能确诊为隐球菌病。隐球菌脑膜炎需要与结核性脑膜炎、化脓性脑膜炎、病毒性脑膜炎、脑脓肿、脑蛛网膜炎等相鉴别，肺隐球菌病需与肺结核、病毒性肺炎、肺孢子菌肺炎等相鉴别。

治疗　针对中枢系统感染、播散性感染和严重呼吸系统感染的治疗，推荐使用两性霉素 B 脂质体或两性霉素 B 脂质复合物加用氟胞嘧啶，治疗至少 14 天后使用氟康唑巩固治疗 8 周，最后使用氟康唑治疗 6～12 个月。免疫重建炎症综合征时发生急性呼吸窘迫综合征，需要使用皮质类固醇治疗。局灶性肺部感染和无症状感染使用氟康唑治疗 6～12 个月。广谱唑类药物如伏立康唑、伊曲康唑、泊沙康唑等，对于治疗新生隐球菌感染并不优于氟康唑。这些药物和免疫抑制剂之间有更多潜在药物相互作用，且更加昂贵。

隐球菌脑膜炎引起的颅内压增高可采用 20%甘露醇快速静脉滴注，必要时还可应用 25%的白蛋白溶液加呋塞米静脉注射，两者交替应用可加强降颅内压的效果。此外，还可应用 50%的高渗葡萄糖静脉内注射及 50%甘油糖水口服，也有一定的降低颅内压作用。如使用脱水利尿剂治疗效果仍不理想，可采用腰椎穿刺法缓慢放出脑脊液以达到减压的目的。对顽固性颅内压增高而以上治疗无效者，可采用脑室引流方法减压。

局限性的脑部隐球菌肉芽肿或肺部病灶等可采用手术切除。药物不能控制症状者，如咯血、脓肿、窦道、脓胸等，可外科引流或手术切除以改善症状。

其他治疗方案包括支持治疗、纠正电解质紊乱、减少免疫抑制药物剂量、增强免疫力等。

预后 健康人感染后病灶多仅局限于肺部，仅为自限性感染，常可以自愈；或抵抗力减弱时，经血行播散至全身，多侵入中枢神经系统，以隐球菌脑膜炎最常见。器官移植受者中隐球菌病的死亡率为 33%～42%，累及中枢系统的可达 49%。

（卢 峡）

yízhí shùhòu gānyánbìngdú gǎnrǎn

移植术后肝炎病毒感染

（hepatitis virus infection after transplantation） 引起病毒性肝炎的病毒，分为甲型肝炎病毒（hepatitis A virus，HAV）、乙型肝炎病毒（hepatitis B virus，HBV）、丙型肝炎病毒（hepatitis C virus，HCV）、丁型肝炎病毒（hepatitis D virus，HDV）、戊型肝炎病毒（hepatitis E virus，HEV）和庚型肝炎病毒（hepatitis G virus，HGV）等。HBV 核酸为双链脱氧核糖核酸（deoxyribonucleic acid，DNA），其他肝炎病毒均为单链核糖核酸（ribonucleic acid，RNA）。HAV 和 HEV 主要通过肠道感染，其他肝炎病毒通过密切接触、血液和注射方式传播。器官移植对受者影响较大的是 HBV 和 HCV，其中 HBV 可以伴有或不伴有 HDV 感染。HEV 在普通人仅引起急性自限性感染，而在移植受者中可以发展为慢性肝炎。

（卢 峡）

yízhí shùhòu jiǎxíng gānyánbìngdú gǎnrǎn

移植术后甲型肝炎病毒感染

（hepatitis A virus infection after transplantation） 甲型肝炎病毒（HAV）是一种无囊膜的 RNA 病毒，属微小 RNA 病毒科。该病毒主要在人与人之间通过粪口途径传播，有报道也可通过血液传播。HAV 经粪口途径侵入人体后，先在肠黏膜和局部淋巴结增殖，继而进入血流，形成病毒血症。最终侵入靶器官肝脏，在肝细胞内增殖，引起机体的免疫应答导致肝细胞损害。幼儿感染时一般没有症状，年长儿童及成年人感染后表现为急性起病，有畏寒、发热、食欲减退、恶心、疲乏、肝大、黄疸，甚至肝衰竭。HAV 的病原学检查包括：①抗 HAV 免疫球蛋白 M（immunoglobulin M，IgM）。HAV 感染后早期产生 IgM 抗体，是新近感染的标志，早期诊断 HAV 简便可靠。发病后数天即可阳性，一般持续 8～12 周，少数可延续 6 个月。②抗 HAV 免疫球蛋白 G（immunoglobulin G，IgG）。出现稍晚，于 2～3 个月达到高峰，是过去感染的标志，可持续多年或终身。其他检测方法如免疫电镜观察和鉴定 HAV 颗粒，体外细胞培养分离病毒，检测 HAV RNA 等，一般只用于实验研究。临床表现与其他类型的肝炎病毒难以鉴别，仅能通过病原学检查明确诊断。HAV 是自限性疾病，因此一般以支持治疗为主。早期卧床休息，避免疲劳和饮酒，给予护肝、降黄治疗。HAV 一般不会转为慢性，预后好。但在慢性肝病基础上发生 HAV 感染，都会增加暴发性肝衰竭的概率。暴发性肝衰竭的患者中，有 35%～40%能自愈，其他患者接受肝移植后通常能存活。极少数情况下，HAV 可以在移植后复发。

（卢 峡）

yízhí shùhòu yǐxíng gānyánbìngdú gǎnrǎn

移植术后乙型肝炎病毒感染

（hepatitis B virus infection after transplantation） 乙型肝炎病毒（HBV）是一种有包膜的双链 DNA 病毒。该病毒主要通过血液传播、母婴传播、密切接触传播和医源性传播，病毒侵入人体后在肝细胞内增殖，免疫细胞通过识别细胞膜上的人类白细胞抗原（HLA）-Ⅰ类分子和病毒抗原发挥特异性细胞毒性 T 细胞（CTL）的直接杀伤靶细胞作用。同时免疫细胞还会产生特异性抗体如乙型肝炎表面抗体（HBsAb）等直接清除血循环中游离的病毒。如果免疫反应过度，可引发大面积的肝细胞损伤，抗原抗体复合物堵塞肝毛细血管引起肝坏死、沉积于肾小球基底膜引起超敏反应。如果免疫反应不足，则不能有效清除病毒，形成慢性感染。

临床表现 乏力、畏食、恶心、腹胀、肝区疼痛等症状。肝大，质地为中等硬度，有轻压痛。病情重者可伴有慢性肝病面容、蜘蛛痣、肝掌、脾大、黄疸、肝衰竭。

诊断与鉴别诊断 检测 HBV 的病原学检查包括：①HBV 感染的五项指标包括表面抗原（HBsAg）、表面抗体（HBsAb）、e 抗原（HBeAg）、e 抗体（HBeAb）和核心抗体（HBcAb），可反映被检者体内 HBV 水平及机体的反应情况。乙肝五项检测分为定性和定量两种。定性检查只能提供阴性或阳性结果；定量检查则可提供各项指标的精确数值，对乙肝患者的监测、治疗评估和预后判断等方面有更重要的意义，动态监测可作为临床医师制订治疗方案的依据。血清 HBsAg 在疾病早期出现。一般在谷丙转氨酶（ALT）升高前 2～6 周，在血清中即可检出 HBsAg。HBsAg 阳性是 HBV 感染的主要标志。血清 HBsAb 的出现，是乙肝病毒感染恢复的标志。注射过乙肝疫苗者，也可出现血清 HBsAb 阳性，提示已获得对乙肝病毒的特异性免疫。HBcAb 为总抗体，包括 HBcAb IgM 和 HBcAb IgG，但主要是 HBcAb IgG 抗体。急性肝炎和慢性肝炎急性发作时均可出现 HBcAb IgM 抗体。如 HBcAb IgM 和 HBcAb IgG 均阳性，提示为慢性乙肝急性发作。若血清 HBeAg 阳性，提示有乙肝病毒复制，亦在乙肝病毒感染的早期出现。若 HBeAb 阳性则提示既往感染乙肝病毒。除以上五项外，HBcAb IgM、PreS1 和 PreS2、PreS1Ab 和 PreS2Ab 也逐步应用于临床，作为 HBV 感染、复制或清除的指标。②DNA 是 HBV 感染最直接、特异和灵敏的指标，HBV DNA 阳性，提示 HBV 复制和有传染性，HBV DNA 越高表示病毒复制越多，传染性越强。DNA 检测通过扩增病毒核酸，可以检测体内低水平的 HBV，是判断病毒复制的常用手段。

治疗 合理膳食、适当运动、注意休息。有肝细胞损伤的使用护肝药物，有肝脏微循环障碍的用改善循环药物，免疫功能紊乱的用调节免疫功能药物。抗病毒治疗是慢性乙肝的根本治疗方法，而乙肝病毒携带者即使 HBV DNA 水平很高，只要肝功能正常，就无须进行抗病毒治疗。《慢性乙型肝炎抗病毒治疗专家共识》指出，肝功能代偿期：HBV DNA 水平超过 1×10^4 拷贝/毫升和/或血清 ALT 水平超过正常值上限，肝活检显示中度至重度活动性炎症、坏死和/或肝纤维化的乙肝患者都需要进行抗病毒治疗。

肝脏以外的器官移植等待者需要进行 HBsAg、HBsAb 和 HBcAb 的筛检。如果 HBsAg 阳性，不管术前 HBV DNA 是否可以测出，在移植术后均需使用抗病毒治疗。否则会在移植术后发生快速进展的肝脏疾病，如急性重型肝炎，危及移植患者生命。因恩替卡韦（ETV）没有肾毒性，所以肾移植患者首选恩替卡韦治疗。只要患者接受免疫抑制治疗，HBV 再激活的风险就会持续存在。因此，如果移植前已经开始抗病毒治疗，就应该继续直到移植，并且移植术后只要使用免疫抑制药物，抗病毒治疗就不应当停止。肝脏以外的其他实体器官移植（SOT）受者如果未感染过 HBV 且对其无免疫力，移植过程中可能会感染供者来源的 HBV。尽管联合使用乙型肝炎免疫球蛋白（HBIG）和抗病毒药物的预防效果良好，HBsAg 阳性供者导致移植受者感染的风险仍然很高，所以建议终生使用核苷/核苷酸类似物治疗。

HBV 感染引起的肝硬化和肝衰竭是肝移植的主要适应证。预防肝移植术后 HBV 复发的关键在于术前对病毒的有效控制。因为替诺福韦酯（TDF）或 ETV 具有高效性和低病毒耐药性，所以建议使用这两种药物，使 HBV DNA 水平降至不可测或低于 1×10^5 IU/mL，可降低 HBV 复发风险。肝移植术中及术后使用 HBIG，使乙肝表面抗体滴度大于 100IU/L。同时继续使用 TDF 或 ETV 抗乙肝病毒治疗，术后每 3~6 个月复查 1 次 HBsAg 和 HBV DNA。

预后 HBV 一般很容易转为慢性，部分患者可发展为肝硬化甚至肝细胞癌。慢性乙肝肝硬化行肝移植治疗预后较好，肝癌行肝移植术后肿瘤复发占 50%以上。移植后如未规律监测并停用抗乙肝病毒药物治疗，易发生急性重型肝炎危及生命。

（卢　峡）

yízhí shùhòu bǐngxíng gānyánbìngdú gǎnrǎn

移植术后丙型肝炎病毒感染

（hepatitis C virus infection after transplantation）　丙型肝炎（HCV）是一种 RNA 病毒，属黄病毒科。该病毒主要通过血液传播、母婴传播、密切接触传播和医源性传播。其基因型包括 1a、1b、2、3、4、5、6 型。HCV 的病理改变与 HBV 相似，都是以肝细胞坏死和淋巴细胞浸润为主。慢性肝炎可出现汇管区纤维组织增生和假小叶形成。HCV 感染的发病机制主要包括免疫介导和 HCV 直接损伤。

临床表现 成人急性丙型肝炎病情相对较轻，多数为急性无黄疸型肝炎，ALT 升高为主，少数为急性黄疸型肝炎，黄疸为轻度或中度升高。可出现恶心、食欲减退、全身无力、尿黄眼黄等表现。慢性 HCV 感染表现为疲劳，食欲减退，腹胀。肝硬化可能出现黄疸，腹水，食管胃底静脉曲张破裂出血、肝性脑病等。

诊断与鉴别诊断 检测 HCV 的病原学检查包括：①HCV 抗体。即丙肝抗体，诊断丙型病毒性肝炎的主要指标。感染 HCV 后抗 HCV 出现较慢，一般在发病后 2~6 个月，甚至 1 年才转阳，故不能作为早期诊断的方法。②HCV RNA。是表示体内感染 HCV 的直接指标。目前用聚合酶链反应（PCR）方法可以直接检测血中的 HCV RNA，可用于 HCV 感染的早期诊断。③对于慢性 HCV 感染患者，肝脏活检仍然是评估肝脏炎症程度和纤维化程度以及评估预后的金标准。肝脏活检结果可用以指导抗病毒治疗，明确哪些患者可能需要联合行肝移植，以及哪些患者因伴有严重肝脏疾病而不适合行肝脏以外的实体器官移植。临床表现与其他类型的肝炎病毒难以鉴别，仅能通过病原学检查明确诊断。

治疗 中国《丙型肝炎防治指南（2015年更新版）》推荐干扰素+利巴韦林（PR）方案用于丙肝的治疗，但2018年的欧洲肝脏研究学会（European association for the study of the liver, EASL）指南已不再推荐含干扰素的任何方案，首选直接抗病毒药物（DAA）治疗HCV。HCV的直接抗病毒药物包括：①全基因型治疗药物：索磷布韦（SOF）、维帕他韦（VEL）、伏西瑞韦（VOX）。一般是联合用药：索磷布韦/维帕他韦（SOF/VEL）、索磷布韦/维帕他韦/伏西瑞韦（SOF/VEL/VOX）、格卡瑞韦/派仑他韦（GLE/PIB）。②基因特异性药物：索磷布韦（SOF）/雷迪帕韦（LDV）、帕利普韦（PTV）/奥比他韦（OBV）/利托那韦（RTV）、达塞布韦（DSV）/格佐普韦（GZR）/艾尔巴韦（EBR）。

HCV所致肝硬化是肝移植的主要适应证。移植术后如果不进行抗丙肝病毒的治疗，术后6个月内，约75%的受者可出现不同程度的急性肝炎，其中不到10%的受者会出现严重的胆汁淤积。术后1~2年内，超过50%的受者会出现肝脏纤维化，而超过30%的受者会在5年内进展为严重的纤维化或肝硬化。因此，移植后应定期检测HCV RNA，必要时行肝穿活检明确有HCV复发，根据HCV基因型使用相对应的DAA治疗。

HCV感染可能引起HCV相关肾病，对肾移植受者生存率和移植物存活率造成不良影响。因此，对于肝脏以外实体器官移植受者同样需要进行HCV的监测和必要的治疗。

预后 HCV一般很容易转为慢性，部分患者可发展为肝硬化甚至肝细胞癌。DAA在各种HCV基因型感染患者中的RNA病毒转阴率大于90%，预后良好。DAA治疗失败，HCV所致肝衰竭患者预后不佳。

（卢 峡）

yízhí shùhòu dīngxínggānyánbìngdú gǎnrǎn

移植术后丁型肝炎病毒感染

（hepatitis D virus infection after transplantation） 丁型肝炎病毒（HDV）是一种小型的RNA缺陷病毒，只能在HBV表面抗原存在的情况下，通过共同感染或重叠感染进行复制。与HBV一样，HDV依靠自身复制传代，仅需要极少量的病毒。因此，静脉吸毒者和高危性行为人群感染风险很高。由于血液制品筛检的普及，输血和血液透析患者中新发感染已极为罕见。

临床表现 如同时感染HDV和HBV，则表现为急性肝炎，偶尔可见两次转氨酶高峰。急性重型肝炎时症状和肝损害比单纯乙肝感染重。HDV重叠感染既可表现为急性肝炎，也可表现为慢性肝炎和重型肝炎。

诊断与鉴别诊断 检测HDV流行区内HBsAg携带者发生的肝炎；急性乙型肝炎出现双峰性血清ALT和胆红素浓度波动；病情已趋稳定的非活动性病例突然出现肝炎活动，或慢性乙型肝炎病程中表现进行性恶化；HBV复制指标本已降低或消失，而临床表现反见恶化的病例。以上四种情况多考虑有HDV感染。确诊则决定于HDV血清学标志的检测。血清学诊断：HDV抗原、抗体可同时存在于血清。HDVAb IgM在临床发病的急性早期便可出现，持续3~9周，于恢复期消失；倘若转为持续感染状态，则可持续阳性，且以7S型为主，而在病情反复活动时可有19S型出现。因此，可作为同时感染和重叠感染急性发病的鉴别。急性发病时，在HDVAb IgM滴度开始下降之后，HDVAb IgG滴度显示上升，但亦有限，并于2~18个月内消失。持续高滴度HDVAb IgG的存在是慢性持续性HDV感染的主要血清学标志。肝活检标本肝细胞核内HDV（HDV Ag或HDV RNA）组织染色为确诊手段。

治疗 因HDV为有缺陷的单股负链RNA病毒，必须依赖HBV等嗜肝DNA病毒为其提供外壳，才能进行复制。所以治疗的关键在于清除HBsAg，从而阻止HDV复制的可能。HDV感染没有有效的治疗方法，干扰素治疗只有20%~30%的患者HDV RNA可以转阴。

预后 器官移植后，伴有HDV感染的受者如果其HBV DNA水平很低或不可测，即使不行抗病毒预防治疗，最终的生存率仍较为理想。如果HBV检测和治疗不佳，再重叠感染HDV，可能导致肝硬化肝衰竭，危及生命。

（卢 峡）

yízhí shùhòu wùxíng gānyánbìngdú gǎnrǎn

移植术后戊型肝炎病毒感染

（hepatitis E virus infection after transplantation） 戊型肝炎病（HEV）是一种无包膜的单股正链RNA病毒。该病毒主要在人与人之间通过粪口途径传播，有报道也可通过血液传播。HEV亦为自限性疾病。HEV对肝细胞亦无致细胞病变效应（cytopathic effect,

CPE）。机体于病后可获得一定的免疫力，但不够稳固。

临床表现 一般起病急，黄疸多见。半数有发热，伴有乏力、恶心、呕吐、肝区痛。约 1/3 有关节痛。多有胆汁淤积症状，如皮肤瘙痒、大便色变浅较甲型肝炎明显。多数肝大，脾大较少见。大多数患者黄疸约 2 周消退，病程 6~8 周，一般不发展为慢性。孕妇感染 HEV 病情重，易发生肝衰竭，尤其妊娠晚期病死率高，可见流产与死胎。HBsAg 阳性者重叠感染 HEV，病情加重，易发展为急性重型肝炎。移植受者中慢性 HEV 感染的诊断和治疗有一定难度。多数患者没有症状，转氨酶可有轻到中度的升高（ALT 100~300IU/L），尤其对于肝移植受者，这种程度的转氨酶升高也可见于其他原因引起的慢性肝损伤。有报道 HEV 可引起神经系统症状和肾小球肾炎。

诊断与鉴别诊断 检测 HEV 的病原学检查包括：① HEV IgMAb 为确诊急性戊型肝炎的指标。②PCR 检测戊型肝炎患者血清和粪便中 HEV RNA，灵敏度高，特异性强，但在操作过程中易发生实验室污染而出现假阳性。

治疗 临床患者多为轻中型肝炎，常为自限性，不发展为慢性 HEV。HEV 感染后可产生免疫保护作用，防止同株甚至不同株 HEV 再感染。移植受者出现慢性 HEV，除了降低免疫抑制强度，目前还没有标准化的抗病毒方案。干扰素 Peg-IFN 可能有一定效果，但可能增加移植物排斥反应的风险。有报道在肾脏和心脏移植受者中采用利巴韦林（Ribavirin，RBV）治疗，能够成功治愈 HEV，对于降低免疫抑制强度后仍然存在感染的受者，可考虑 RBV 治疗。幸运的是，目前还没有 HEV 清除后再激活的报道。

预后 HEV 多为自限性，预后较好。超过 50% 的实体器官移植受者感染 HEV 后会发展为慢性肝炎，约 15% 的受者会进展为肝硬化。

（卢　峡）

yízhí shùhòu gēngxíng gānyánbìngdú gǎnrǎn

移植术后庚型肝炎病毒感染

（hepatitis G virus infection after transplantation） 庚型肝炎病毒（HGV）是一种 RNA 病毒。该病毒通过血液、血制品、性传播及母婴垂直感染。庚型肝炎临床表现与急性肝炎相似；也可在暴发型肝炎中流行。其临床表现缺乏明显特异性，有一般病毒性肝炎的症状和体征，如食欲减退、恶心、右上腹部不适、疼痛、黄疸、肝大、肝区压痛等。人感染庚型肝炎病毒后约 1 周，血清中可检测到 HGV RNA。反转录-聚合酶链反应（reverse transcription-polymerase chain reaction，RT-PCR）法可作为庚型肝炎病毒感染的早期诊断。感染 3 周后才出现抗 HGVAb 阳性。但检测阳性率不高。感染后主要是对症治疗、保肝和降酶药物均有助于轻型庚型病毒性肝炎病情恢复，促进肝脏修复。干扰素治疗慢性庚肝与乙肝或丙肝病毒合并存在的病例有一定效果。急性庚型肝炎一般预后较好，少数病情迁延转为慢性，极少数引起急性重型肝炎、肝硬化。

（卢　峡）

yízhí shùhòu hūxīdàobìngdú gǎnrǎn

移植术后呼吸道病毒感染

（respirovirus infection after transplantation） 呼吸道病毒包括流感病毒、副流感病毒、呼吸道合胞病毒、鼻病毒、人类偏肺病毒、冠状病毒等 RNA 病毒（病毒的一种，属于一级。它们的遗传物质是 RNA 等，引起的呼吸道感染。呼吸道感染后均可引起一系列症状，包括鼻塞、流涕、气管支气管炎、细支气管炎、肺炎等。移植受者通常症状轻微或不典型，但出现感染并发症的风险更高，容易并发细菌或真菌感染。

病因 ①流感病毒：是正黏病毒。发病率和死亡率在冬季显著升高。人类感染的三个主要的病毒株，即甲型 H1N1 流感、甲型 H3N2 流感和乙型流感。流感病毒感染移植受者后发病率和死亡率比普通人群更高，其危险因素包括使用抗淋巴细胞球蛋白，糖尿病、肺炎、细菌和真菌的联合感染，以及移植术后早期感染（<3 个月）。②副流感病毒：是一种肺病毒。最早于 1953 年从日本仙台 1 例死于肺炎的患儿体内分离出，当时命名为仙台病毒，特性与流感病毒不同，因此命名为副流感病毒。目前有四种类型。1 型和 2 型在秋冬季散发，而 3 型常年都可以发生；4 型是最不常见。副流感病毒通过与患者的分泌物或污染物接触传播，容易引起下呼吸道疾病。③呼吸道合胞病毒：于 1950 年从实验室患上呼吸道感染的猩猩体内分离出，是有包膜的单股 RNA 病毒，是副黏病毒属中的肺炎病毒。可以导致每年全球季节性流行。通过吸入飞沫或通过接触污染物而传播。④人类偏肺病毒：是一种 RNA 副黏病毒，与呼吸道合胞病毒具有类似的临床特性，是移植受者中显著的致病因素之一。⑤鼻病毒：是微小核糖核酸病毒。是成人和儿童感冒的最常见原因。

全年均可发病，尤以冬末春初多发。由于鼻病毒抗原性不断变异，故容易重复感染。鼻病毒通过人与人或人与物接触传播。⑥冠状病毒：是有包膜的单股RNA病毒。于1968年从感冒患者体内分离出。有3株能引起人类呼吸道感染，在成人普通感冒中占10%~20%。

临床表现 可能出现鼻塞、喷嚏、流涕、咽痛、干咳等上呼吸道症状伴全身不适，有的病例出现发热，严重者可能导致胸闷、气短、咯血、发绀，甚至呼吸衰竭、心力衰竭。移植受者一般症状较轻，比较隐匿。

诊断与鉴别诊断 临床症状不易区分任何呼吸系统病毒引起的疾病，可以结合血清学、病毒培养、抗原检测、核酸检测来进行诊断。所有怀疑呼吸系统病毒感染的患者都应做鼻咽拭子、冲洗并送检。如果上呼吸道样本未能提示呼吸系统疾病的原因，或者有临床或放射学证据提示下呼吸道受累，可行支气管肺泡灌洗（BAL）并送检。血清学对于诊断急性感染价值不大，但仍可用于流感的流行病学调查。快速抗原检测可用于流感和呼吸道合胞病毒。流感快速抗原检测试验具有较高的特异性，但敏感性不稳定（20%~70%），所以较少应用于SOT受者。在呼吸道合胞病毒感染的病例中，对于免疫功能低下的患者的鼻腔清洗标本进行快速检测，其敏感度为15%；但如果应用BAL时其灵敏度提高到89%。直接荧光抗体（DFA）对患者的原始标本检测的灵敏度，接近特定病毒的PCR检测的灵敏度。PCR检测是最敏感的诊断工具，可以通过一个样品同时检测多种呼吸道病原体，是对免疫功能低下患者的首选。

治疗 流感病毒治疗有两类药物，包括M2抑制剂和神经氨酸酶抑制剂。M2抑制剂（金刚烷胺和金刚乙胺）对乙型流感不敏感，抗病毒药物对甲型H1N1流感和甲型H3N2的耐药性高，因此不推荐这些药物用于治疗流感。神经氨酸酶抑制剂包括口服的奥司他韦和吸入性的扎那米韦。移植受者流感病毒严重感染时，可以使用奥司他韦。

利巴韦林治疗副流感病毒体外实验证实有效，但应用于患者疗效并不确切。丙种球蛋白和皮质类固醇激素也被用于副流感病毒感染的治疗。呼吸道合胞病毒感染没有特效药物治疗，一般以支持治疗为主，可以减少移植患者的免疫抑制药物。利巴韦林在体外具有抗RSV的活性，已经用于某些高危的下呼吸道感染RSV人群的雾化治疗。人类偏肺病毒感染的主要治疗措施同样是支持治疗，对于重症感染的患者可以考虑利巴韦林治疗，丙种球蛋白疗效不确定。

预后 一般支持治疗效果较好，可以自愈。但在移植受者或抵抗力低下的人群，可能继发细菌或真菌感染，引发心肌炎、肺炎等严重并发症，危及生命。

（卢 峡）

yízhí shùhòu BK bìngdú gǎnrǎn

移植术后BK病毒感染（BK virus infection after transplantation） BK病毒是多瘤病毒的一种。1971年英国加德纳（Gardner）首次在肾移植术后受者的尿液和输尿管上皮细胞中分离并通过电子显微镜观察到一种新的病毒颗粒，与之前发现的多瘤病毒中任何一种都不相同，而且在患者的血清中检测出对病毒特异性的抗体。当时以该患者姓名首字母的缩写BK命名为BK病毒。BK病毒在正常人群中广泛分布，约有90%的人曾经感染过BK病毒。初次感染多发生在10岁以内，通常无症状。BK病毒出现相关临床症状与免疫功能减退有关，通常在肾移植术后使用免疫抑制剂的受者中发生，而随着免疫抑制剂的使用量减低，BK病毒复制也会显著降低。BK病毒发病后主要累及肾脏引起肾病、出血性或非出血性膀胱炎，其他受累器官还包括肺、眼、肝、脑等。肾移植术后的BK病毒感染率接近30%，可发展为BK病毒相关性肾病（BK virus-associated nephropathy，BKVN），肾移植受者BKVN的发生率约为5%。一旦发生BKVN，移植肾的丢失率可以达到50%，危害巨大。所以肾移植术后需要定期、规律检测BK病毒，早期发现、尽早干预，合理使用免疫抑制剂。

病因及发病机制 BK病毒感染的危险因素包括供者因素、受者因素、移植因素和BK病毒自身因素。①供者因素：供者BK病毒感染、BK病毒血清抗体阳性，HLA-C7基因的缺失等。②受者因素：老年受者、BK病毒血清抗体阴性、糖尿病、HLA-C7基因缺失、免疫抑制剂剂量过量等。③移植因素：包括HLA错配、ABO血型不合移植、缺血再灌注损伤、急性排斥反应等。④BK病毒自身因素：BK病毒非编码区基因突变和VP1结构蛋白突变。移植术后在免疫抑制状态下，潜伏在尿路上皮和肾小管上皮中的BK病毒开始活化并复制，引起上皮细胞的坏死脱落，尿液样本中可以检测到诱饵细胞（decoy cell）和BK病毒DNA，称为BK病毒尿症。随着病情进展，小管上皮细胞脱落后暴露出局部的基底膜，病毒得以通过肾小管周围毛细血管进入血液中，此时可以在血液中检测到BK病毒DNA，称为BK病毒血症。BK病毒在血液中持续高载量表达，进一步破坏移植肾组织导致肾小管萎缩和间质纤维化，最终形成BKVN。

临床表现 免疫功能正常的人群在BK病毒原发感染时会出现“流感样”症状，如发热、鼻塞、流涕等。肾移植受者BK病毒活化及复制时无特殊临床症状，少许受者会出现膀胱炎、尿路梗阻、淋巴管瘤、肾盂积水、尿道感染等非特异性临床表现。

诊断与鉴别诊断 肾移植术后需要常规监测BK病毒，术后半年内每个月1次，半年到2年每3个月1次，2年到5年每年1次。当移植肾功能不全或急性排斥反应治疗后也需监测血浆BK病毒载量。尿沉渣细胞学涂片，通过巴氏染色或相差显微镜等方法观察寻找尿液中脱落的尿道上皮细胞和肾小管上皮细胞的细胞核中含有病毒包涵体的诱饵细胞（decoy cell）。定量聚合酶链式反应（PCR）方法检测肾移植受者尿液或血液中BK病毒DNA载量。如果尿液中BK病毒DNA载量>1.0×10^7拷贝/mL或血液中BK病毒DNA载量>1.0×10^4拷贝/mL，则发生BKVN的可能性极大。但也需要警惕血液检测BK病毒DNA阴性的受者发展成BKVN。移植肾穿刺活检及SV40染色是特异性诊断BKVN的金标准。根据组织学表现，将BKVN分为三期。①A期：仅在细胞核内发现病毒包涵体，皮髓质交界处细胞核内免疫组化或原位杂交阳性，无或轻微的间质性炎症反应、肾小管萎缩和间质纤维化，一般无肾功能改变。②B期：较A期炎症反应明显加重，肾小管基底膜剥落和间质水肿，轻度至中度肾小管萎缩和间质纤维化，肾功能下降。B1期病变范围<25%，B2期26%~50%，B3期>50%。③C期：表现为不可逆的肾小管萎缩和间质纤维化，病变范围>50%，移植肾衰竭。BKVN的病变并非均匀分布，因此可能出现穿刺结果假阴性。若临床高度怀疑时，需要重复肾穿活检明确诊断。

BKVN引起的间质炎症和移植肾功能不全需要和急性排斥反应相鉴别。同样，另外一种多瘤病毒JC病毒感染引起的相关性肾病表现与BKVN类似，血液中可以检测出JC病毒DNA。

治疗 如果BK病毒载量>1.0×10^4拷贝/mL，首先将钙调磷酸酶抑制剂（CNI）降低25%~50%，然后吗替麦考酚酯（MMF）降低50%并逐渐完全停用。或先将MMF药物降低50%，然后降低CNI 25%~50%。若确诊BKVN，治疗措施包括：①他克莫司浓度<6 ng/ml，MMF每天剂量<1000 mg。②停用他克莫司转换为低剂量环孢素A或完全不用CNI改用低剂量西罗莫司，或将MMF调整为来氟米特或低剂量西罗莫司。③降低免疫抑制治疗后4~6周复查，若BK血症未得到改善，可使用静脉注射免疫球蛋白。④若随后4~6周，仍未见BK血症改善，可静脉滴注西多福韦。西多福韦有肾毒性，可导致蛋白尿、肾小管坏死和急性肾衰竭。因此，不推荐使用超过6次。⑤抗病毒新药布罗福韦酯（brincidofovir）易于口服，没有肾毒性，并且能在细胞内转化为西多福韦，可用于治疗所有的DNA病毒。⑥BK病毒特异性T细胞治疗可能有不错的临床应用前景。

预后 根据BKVN的分期，发生移植肾衰竭的风险逐渐增加。A期移植肾功能大多在基线，移植肾衰竭风险<10%；B期移植肾功能受损，移植肾衰竭风险25%~50%；C期肾功能明显受损甚至进展到衰竭期，移植肾衰竭风险>80%。

（卢 峡）

yízhí shùhòu wēixiǎobìngdú B19 gǎnrǎn

移植术后微小病毒B19感染

（human parvovirus B19 infection after transplantation） 人类微小病毒B19（human parvovirus B19，HPV B19）是微小病毒科微小病毒属中目前认为唯一致人类疾病的病毒，也是动物病毒中体积最小结构最简单的DNA病毒。移植受者免疫力低下，容易发生HPV B19的感染。

病因 微小病毒B19在自然界中广泛分布，是儿童时期的一种常见疾病，有50%的人口在15岁检出IgG抗体。微小病毒B19通过呼吸道传播，也可以通过胎盘感染胎儿，很少通过血液制品传播，有证据表明可以通过移植传播。微小病毒B19对天然宿主细胞人红系祖细胞有特定取向。细胞受体是红细胞糖苷脂，该受体存在于网织红细胞、红细胞前体、胎儿胎盘的红细胞，胎儿心肌、巨核细胞和内皮细胞中。

临床表现 移植受者感染微小病毒B19最常见的临床症状是发热、严重贫血，偶发带状疱疹、关节病和全血细胞减少。贫血多为纯红细胞再生障碍性贫血，是骨髓单纯红系细胞显著减少或缺如所致的一种贫血，本质是以骨髓单纯红系造血衰竭为特征的一组异质性临床综合征。

诊断与鉴别诊断 查血 HPV B19 IgM 抗体阳性或 DNA 拷贝数超过最小检出限，骨髓活组织检查和骨髓涂片细胞学检查表现为红系成熟障碍，如果发现原祖红细胞内可出现巨大空泡，有伪足和/或核内嗜酸包涵体形成，诊断价值更高。需要和出血性贫血、溶血性贫血、缺铁性贫血和巨幼红细胞性贫血等相鉴别。

治疗 减少免疫抑制剂药物剂量，可以将他克莫司转换成环孢素 A，同时使用丙种球蛋白（IVIG）治疗。

预后 微小病毒 B19 在普通人群中感染为自限性，预后较好。但妊娠期感染可能导致流产、死胎和胎儿水肿症。移植术后受者可以持续感染，虽无特效抗病毒药物，但免疫球蛋白治疗效果较好。

（卢 峡）

yízhí shùhòu xiànbìngdú gǎnrǎn

移植术后腺病毒感染（adenovirus infection after transplantation） 一种没有包膜线状双链核糖核酸（DNA）病毒引起的感染疾病。在免疫功能正常人群中，腺病毒会引起自限性呼吸道、消化道或结膜疾病。发病无明显季节性。腺病毒感染在儿童和密集生活的人群中（如大学校园、部队）具有明显的地域流行性。器官移植受者的腺病毒感染，可以是新发感染或潜伏病毒再激活，也可通过移植器官传播。一项回顾性研究发现小儿器官移植受者的腺病毒感染发生率为 6.25%，肝移植受者中占总例数的 57%，其次是心脏移植受者（32%）和肾移植受者（11%）。

病因 腺病毒分为 7 个亚型（A~G），52 个血清型。不同基因型可以表现为同一血清型。某些血清型的腺病毒，特别是 C 亚型，常为潜伏性感染。潜伏感染者的扁桃体、腺体、支气管肺泡灌洗液标本中的 T 细胞中能检测出腺病毒 DNA，这也许是免疫抑制状态下病毒再激活感染的来源。腺病毒 DNA 的高峰期可以在 2 岁之前的儿童中检测到，之后会下降。

腺病毒新发感染通过呼吸道飞沫、接触，污染物或粪-口途径传播，如果移植受者感染的腺病毒血清型相同，则意味着院内感染流行；移植术后较早期诊断为腺病毒病提示病毒来自移植物或潜伏病毒激活。大多数研究表明，几乎所有患者的腺病毒感染诊断均是在移植后最初几个月内确立。

临床表现 腺病毒病的临床表现随着受累器官和移植器官的不同而不同，移植物常会受累。某些临床表现与特定的血清型相关。腺病毒对呼吸道、胃肠道、尿道和膀胱、眼、肝脏等均可感染。呼吸道感染的典型症状是咳嗽、鼻塞和咽部溃疡，同时伴有发热、寒战、头痛和肌肉痛等。眼部感染表现为结膜炎、角膜炎。胃肠道感染表现为腹痛、腹泻等胃肠炎表现，C 亚型腺病毒能引起某些婴幼儿肠套叠。腺病毒 11、12 型能引起儿童急性出血性膀胱炎。37 型可引起女性宫颈炎和男性尿道炎，常由性传播感染。在免疫功能低下者可引起偶发或严重的病毒感染，尤其在器官移植受者中发生严重呼吸道感染和病毒性肝炎，多由 1、5 和 7 型腺病毒引起。在肝移植中，腺病毒通常会导致肝炎，也会影响胃肠道、呼吸道和泌尿道等。肺移植者可表现出急性流感样症状、弥漫性肺泡损伤、坏死性肺炎、闭塞性细支气管炎、间质纤维化或支气管扩张症等。心脏移植受者中，心肌活检样本检测腺病毒基因组可以预测冠状血管病变和移植物丢失。在小肠移植或包括小肠在内的多器官移植中，肠炎很常见，多脏器受累的播散性腺病毒病比例也相当高。成人肾移植受者中出现出血性膀胱炎和移植物功能障碍比儿童多见。

诊断与鉴别诊断 诊断腺病毒感染方法包括病毒培养、直接抗原检测、分子生物学方法和组织病理学。血清学和电子显微镜方法也可以，临床上不常用。具体诊断方法取决于感染的部位和收集的样本。除血清 40 型和 41 型以外，腺病毒的所有血清型在人类上皮细胞可以正常生长，培养 2~28 天后会引起细胞特征性病变，接着可以进行血清型分型。从尿中、呼吸道或粪便样本培养出腺病毒不能诊断腺病毒病，还需要与临床症状、其他部位检测结果和组织病理学检查综合判断其临床意义。组织病理学是诊断侵袭性腺病毒病的金标准。腺病毒感染特征性细胞是有含有嗜碱性包涵体的大细胞核，细胞质少而薄，称为污点细胞（smudge cell），可通过免疫组化和原位杂交技术确认病毒存在。定量 PCR 是决定治疗开始时机和判断治疗反应最好的方法，持续高病毒载量（0.5~1.0 对数增长）可能是需要干预的信号，病毒载量下降预示临床改善。

治疗 腺病毒的治疗主要是支持治疗和减少免疫抑制剂。抗病毒药物治疗没有特效药物，仅西多福韦、利巴韦林和更昔洛韦有个案报道用于腺病毒治疗。西多福韦对所有血清型腺病毒都有效，但其标准治疗剂量具有明显肾毒性（成人中达 50%）和中性粒细胞减少（高达 20%）的副作用。在多数移植中心静滴西多福韦是治疗严重、渐进性或播散性腺病毒病的标准方法。西多福韦脂质体已研发投产，具有良好的口服生物利用度，无肾毒性并可以达到较高的细胞内浓度。利巴韦林不常规用于腺病毒治疗，可能对 C 亚型腺病毒有效，但不能明显降低病毒滴度。免疫球蛋白理论上可以降低腺病毒感染的风险，但其效果并不明确。通过输注抗原特异性细胞毒性 T 细胞（CTL）可以增强腺病毒特异性免疫反应。

预后 腺病毒在免疫功能正常的人群中感染为自限性，预后较好。但在移植受者中，可能导致严重的侵袭性感染，甚至导致移植受者死亡或者影响移植物的存活。

（卢 峡）

yízhí shùhòu rénlèirǔtóuliúbìngdú gǎnrǎn

移植术后人类乳头瘤病毒感染（human papilloma virus infection after transplantation）

人类乳头瘤病毒（HPV）是一种双链脱氧核糖核酸病毒，可以感染皮肤、黏膜、子宫颈上皮移行带等基底上皮细胞，是最常见的性传播疾病之一。大部分的 HPV 感染通过人与人直接接触传播，另外也通过母婴传播，导致婴儿复发性呼吸道乳头瘤。不同型的 HPV 对于皮肤和黏膜的趋向性不同，恶性程度也不相同。根据引起癌症的倾向性，可以分为高危和低危。在全球性的流行病学研究中，穆诺茨（Munoz）等发现，至少有 40 种 HPV 与肿瘤有关，其中 18 种为低危，和肛门生殖器疣、轻度宫颈发育不良、复发性呼吸道乳头瘤有关；12 种为高危，包括 16 型和 18 型。在控制 HPV 的感染中，细胞介导免疫（cell-mediated immunity，CMI）起着重要的作用。器官移植受者的免疫功能处于抑制状态，难以抵抗 HPV 的感染。所以和普通人群相比，移植受者 HPV 感染相关的恶性肿瘤发生率较高。广泛的、难治愈的皮肤和肛门生殖器疣的发生率也较高。但目前还没有通过移植感染 HPV 的报道。

病因 HPV 一旦感染上皮细胞，可以通过不同机制来逃避宿主的免疫反应。包括延长的感染周期、病毒复制期间抑制炎症反应、下调干扰素反应。此外，HPV 感染局限于皮肤和黏膜层，远离适应性免疫反应的起始部位血管和淋巴系统，且很少引起病毒血症。然而，至少 80%～90% 的外生殖器的 HPV 感染可以自愈。组织学分析表明与 $CD4^+$ T 细胞介导的 Th1 反应相关。针对早期病毒蛋白的 CMI 有利于损伤部位的恢复。否则，宿主将无法清除或控制 HPV 感染，导致永久性的感染以及患癌概率的升高。有关肾移植受者的长达 40 多年的单中心研究表明，由抗胸腺细胞球蛋白诱导的 T 细胞减少是肛门生殖器癌发展的独立危险因素。

临床表现 HPV 感染主要表现为皮肤疣、肛门生殖器疣（尖锐湿疣）及相关的癌前病变如宫颈上皮内瘤样病变（cervical intraepithelial neoplasia，CIN）、肛门上皮内新生物（anal intraepithelial neoplasia，AIN），甚至引起宫颈癌和肛门癌。越来越多的证据表明 HPV 在头部和颈部癌症中起着重要作用。皮肤疣是一种具有典型表现的皮肤损伤，包括寻常疣、甲周疣、跖疣、丝状疣、扁平疣。肛门生殖器疣又称尖锐湿疣，通常由低危型 HPV 引起，如 6 型和 11 型，但至少有 18 种其他分型也可引起，包括与恶性病变相关的 16 型和 18 型。这种外生性的、典型的肉色或者灰色病变常发生在肛门、生殖道的不同部位，形态上为乳头瘤状、菜花状、颗粒状、鸡冠状等。对于女性，外部的肛门生殖器疣常和宫颈病变相关。免疫抑制的肛门生殖器疣患者，通常是高危型 HPV 感染，需要检测和筛查。HPV 感染与 CIN 及宫颈癌的发生密切相关。同样的，高危型 HPV 感染可引起 AIN 和肛门癌。

荷兰有关人群肿瘤的调查数据显示，肾移植受者患有子宫颈部、外阴部、肛门部肿瘤的危险性分别是普通人群的 5 倍、41 倍、122 倍。移植受者皮肤鳞状细胞癌的发生率是正常人的 65～250 倍，特点为发病早、多发、进程快、多淋巴结转移。移植受者皮肤癌前病变和皮肤癌中，各种 HPV 的 DNA 检出率高达 65%～81%。移植受者 HPV 口腔感染率要高于其他免疫功能正常的患者。有系统性研究发现移植受者口咽癌发病率升高 3 倍以上。

诊断与鉴别诊断 彻底检查整个生殖道能够有效诊断外周肛门生殖器疣。放大镜、阴道镜的强光和放大作用能够辅助检查。患有外周肛门生殖器疣的女性都需要使用内镜检查，以防阴道和子宫颈的损伤。对于有复发性肛周疣或者肛交史的患者，建议针对肛门内部疣进行检查。如果泌尿系统症状明显，可以使用尿道镜检查远端尿道。对于非典型表现的疣，检查者需提供活检，因为免疫力低下的患者中，高度鳞状上皮瘤变很常见，常与生殖器疣难以鉴别。在活检前，使用稀释的（3%～5%）乙酸溶液（如醋酸白试验）可以帮助明确病情；然而，在活动性疾病预测中，由于特异性和灵敏度较低，不推荐用于个人的HPV感染筛查。肛门生殖器疣患者及其配偶，需要进行其他性传播疾病的筛查，包括淋球菌、衣原体、梅毒螺旋体、滴虫、乙肝病毒、HIV的感染。可以通过细胞涂片原位杂交、组织切片、DNA杂交提取、临床标本的聚合酶链式反应等分子学方法检测HPV。建议移植的和HIV感染的女性进行同样周期的筛查。

治疗 对于恶变程度低的皮肤及外生殖器疣，治疗的目标是美观和症状缓解。然而移植受者，低度损伤也会扩大，需要切除疣体以缓解阻塞、瘙痒、出血。CIN Ⅰ期和AIN Ⅰ期很少恶化为肿瘤。然而，一些临床研究发现HIV感染者低度宫颈疾病可向高度变化，因此对于免疫功能抑制的患者也应采取治疗手段。可能情况下，CIN Ⅱ期、CIN Ⅲ期、AIN Ⅱ期和AIN Ⅲ期需进行治疗，因为它们是宫颈癌和直肠癌的前兆。有限的证据表明，难治性和易复发的病损，应尽量减少免疫抑制。当恶变已经发生时，从钙调磷酸酶抑制剂转换到哺乳动物雷帕霉素靶蛋白抑制剂（如西罗莫司）。皮肤疣可通过水杨酸制剂、冷冻疗法和5%咪喹莫特乳膏治疗。移植受者需重复疗程，否则治疗效果较差。CIN可通过环形电切术、冷冻疗法、激光治疗术和锥形切除术治疗。早期宫颈癌可使用锥形切除术，Ⅱ期以上需进行放化疗。AIN Ⅰ期病变可用80%三氯乙酸、局部氟尿嘧啶或冷冻治疗。较大范围AIN病变可采用电灼疗法。浸润性直肠癌可通过放疗和化疗治疗。预防性HPV疫苗对于未接种的患者有效。一种是四价体疫苗（HPV 6型，11型，16型和18型），另一种是二价体疫苗（HPV 16型和18型）。两种疫苗对于CIN Ⅱ型、CIN Ⅲ型、原位腺癌、HPV相关（疫苗中包含的分型）的宫颈癌的有效率达到90%。由于四价体也包含6型，11型HPV（主要引起生殖器疣），临床试验表明使用这种疫苗对于疣的预防有效率超过90%（无论男女）。所有的移植受者均建议在移植前进行四价体疫苗接种，女性也可接种二价体疫苗。

预后 低危型HPV感染一般预后较好，高危型HPV感染引起的皮肤鳞状细胞癌、宫颈癌和直肠肛门癌预后较差。移植受者由于免疫力低下，病变难治且易复发。HPV引发的相关肿瘤预后更差。

（卢 峡）

yízhí shùhòu rénlèimiǎnyìquēxiàn bìngdú gǎnrǎn

移植术后人类免疫缺陷病毒感染（human immunodeficiency virus infection after transplantation） 人类免疫缺陷病毒（human immunodeficiency virus，HIV）是一种感染人类免疫系统细胞的慢病毒（lentivirus），属于反转录病毒。于1981年在美国首次发现。HIV分为M、N、O、P四型。联合国艾滋病规划署（Joint United Nations Programme on HIV/AIDS，UNAIDS）估计，截至2017年底，全球现存活HIV/AIDS患者3690万例，当年新发HIV感染者180万例，有2170万例正在接受高效联合抗反转录病毒治疗（highly active antiretroviral therapy，HAART，俗称鸡尾酒疗法）。同期，中国报告的现存活HIV/AIDS患者758 610例，当年新发现HIV/AIDS者134 512例（其中95%以上均是通过性途径感染），当年报道死亡30 718例。HIV传染源包括HIV感染者和艾滋病患者。HIV主要存在于传染源的血液、精液、阴道分泌物、胸腔积液腹水、脑脊液、羊水和乳汁等体液中，通过性接触、血液和母婴三种方式传播。大多数移植后受者的HIV感染为移植术前感染，来自移植器官供者的HIV感染例数非常少见。由于传播途径类似，HIV常与乙肝、丙肝病毒感染伴发，导致肝炎后肝硬化较常见，且肝炎相关肾病、药物性肾损伤等发生概率较高。因此肝、肾移植是HIV患者最常见的移植。有文献报道，HIV患者移植术后排斥反应率明显升高，且HIV感染的肝移植患者有较高的HCV复发率。

病因 HIV进入人体后，选择性的侵犯白细胞分化抗原$CD4^+$ T细胞、单核巨噬细胞、树突状细胞等，并大量增殖破坏这些免疫细胞，导致HIV患者免疫功能严重缺损，合并严重的机会性感染而死亡。免疫细胞表面的CD4分子是HIV的受体，HIV囊膜蛋白gp120和细胞表面的CD4结合后暴露出HIV的gp41蛋白，介导病毒囊膜与细胞膜融合，最终导致细胞的破坏。其机制可能与细胞膜通透性增高、细胞器溶解、抑制细胞蛋白、形成多核巨细胞、激活补体、抗体依赖的细胞介导的细胞毒作用、自身免疫及细胞程序化死亡等有关。

临床表现 HIV感染后一部分患者无任何不适症状，潜伏时间为6～10年，但5%～15%在

2~3 年内就进展为艾滋病，称为快速进展者，另有 5%的患者其免疫功能可以维持正常达 12 年以上，称为长期不进展者。常见症状多为不典型症状，包括持续广泛的淋巴结肿大，不明原因的发热和盗汗，难以解释的疲劳、体重减轻、慢性腹泻，气短、干咳数周，皮肤或口腔出现平坦和隆起的粉红或紫红色大斑点，咽、喉部出现白斑，男性阴部出现鳞屑性斑疹伴瘙痒，女性肛门或阴道瘙痒、白带多，头痛、视物模糊。当出现三个上诉症状并有不洁性接触史或静脉注射吸毒史时，应及时就诊。

诊断与鉴别诊断 HIV/AIDS 的实验室检测主要包括 HIV 抗体检测、HIV 核酸定性和定量检测、$CD4^+$ T 细胞计数、HIV 耐药检测等。HIV-1/2 抗体检测是 HIV 感染诊断的金标准，HIV 核酸检测（定性和定量）也用于 HIV 感染诊断；HIV 核酸定量（病毒载量）和 $CD4^+$ T 细胞计数是判断疾病进展、临床用药、疗效和预后的两项重要指标；HIV 耐药检测可为 HAART 方案的选择和更换提供指导。HIV/AIDS 的诊断需结合流行病学史（包括不安全性生活史、静脉注射毒品史、输入未经 HIV 抗体检测的血液或血液制品、HIV 抗体阳性者所生子女或职业暴露史等），临床表现和实验室检查等进行综合分析，慎重做出诊断。成人、青少年及 18 个月龄以上儿童，符合下列一项者即可诊断 HIV 感染：①HIV 抗体筛查试验阳性和 HIV 补充试验阳性（抗体补充试验阳性或核酸定性检测阳性或核酸定量>5000 拷贝/ml）。②HIV 分离试验阳性。

18 个月龄及以下儿童，符合下列一项者即可诊断：①为 HIV 感染母亲所生和 HIV 分离试验结果阳性。②为 HIV 感染母亲所生和两次 HIV 核酸检测均为阳性（第 2 次检测需在出生 4 周后进行）。③有医源性暴露史，HIV 分离试验结果阳性或两次 HIV 核酸检测均为阳性。

成人及 15 岁（含 15 岁）以上青少年，HIV 感染加下述各项中的任何一项，即可诊为艾滋病，而 $CD4^+$T 细胞数<200 个/μl，也可诊断为艾滋病。①不明原因的持续不规则发热 38 ℃以上，>1 个月。②腹泻（大便次数多于 3 次/天），>1 个月。③6 个月之内体重下降 10%以上。④反复发作的口腔真菌感染。⑤反复发作的单纯疱疹病毒感染或带状疱疹病毒感染。⑥肺孢子菌肺炎（PCP）。⑦反复发生的细菌性肺炎。⑧活动性结核或非结核分枝杆菌病。⑨深部真菌感染。⑩中枢神经系统占位性病变。⑪中青年人出现痴呆。⑫活动性巨细胞病毒感染。⑬弓形虫脑病。⑭马尔尼菲篮状菌病。⑮反复发生的败血症。⑯皮肤黏膜或内脏的卡波西肉瘤、淋巴瘤。15 岁以下儿童，符合下列一项者即可诊断：①HIV 感染和 $CD4^+$ T 细胞百分比<25%（<12 个月龄），或<20%（12~36 个月龄），或<15%（37~60 个月龄），或 $CD4^+$T 细胞计数<200 个/μl（5~14 岁）。②HIV 感染和伴有至少一种儿童艾滋病指征性疾病。

移植受者建议在移植后第 1 个月检测 HIV RNA 和 $CD4^+$T 细胞计数定量，以后每 2~3 个月检测 1 次。如果持续有 HIV 病毒血症，需进行耐药测试以选择治疗方案。

治疗 成人以及青少年一旦确诊为 HIV 感染，无论 $CD4^+$T 细胞水平高低，均建议立即开始 HAART。诊断为艾滋病并且出现下列情况者需加快启动治疗：妊娠、急性机会性感染、$CD4^+$T 细胞<200 个/μl、HIV 相关肾脏疾病、急性期感染、合并活动性 HBV 或丙型肝炎病毒（HCV）感染。启动 HAART 后，需终身治疗。HAART 药物共有 6 大类 30 多种药物（包括复合制剂），分别为核苷类反转录酶抑制剂（NRTI）、非核苷类反转录酶抑制剂（NNRTI）、蛋白酶抑制剂（PI）、整合酶抑制剂（INSTI）、融合酶抑制剂（FI）及趋化因子受体 5（CCR5）抑制剂。初治患者推荐方案为两种 NRTI 类骨干药物联合第 3 类药物治疗。第 3 类药物可以为 NNRTI 或者增强型 PI（含利托那韦或考比司它）或者 INSTI；有条件的患者可以选用复方单片制剂（STR）。HIV 感染儿童应尽早开始 HAART，如果没有及时行 HAART，艾滋病相关病死率在出生后第 1 年达到 20%~30%，第 2 年可以超过 50%。母乳喂养具有传播 HIV 的风险，感染 HIV 的母亲应尽可能避免母乳喂养。如果坚持要母乳喂养，则整个哺乳期都应继续 HAART。治疗方案与妊娠期间抗病毒方案一致，且新生儿在 6 个月龄之后立即停止母乳喂养。

为了减少艾滋病对移植结果的潜在影响，一般要求患者在移植术前控制 HIV 感染。在对所有 HIV 阳性的移植受者的研究，发现排斥反应发生率都很高，在肾移植中高达 30%，几乎是 HIV 阴性的 2 倍。HIV 感染患者移植术后最佳的免疫抑制方案仍不清楚。早期的数据表明，环孢素 A 因为有潜在的抗 HIV 活性，而作为钙调磷酸酶抑制剂（CNI）的首选。大样本的 HIV 肾移植受者研究提示他克莫司可显著降低排斥反应，应是首选的 CNI 药物。抗增殖药物中，吗替麦考酚酯比硫唑嘌呤更能有效降低排斥反应。吗替麦考酚酯与核苷类反转录酶抑制剂如阿巴卡韦等联用时，有抑制 HIV 复制的潜力。西罗莫司［哺乳动物雷帕霉素靶蛋白（mTOR）抑制剂］在体外具有增强恩夫韦、依法韦仑和 CCR5 抑制剂抗病毒活性。虽然这些药物已用于艾滋病患者的标准治疗方案，但在 HIV 移植受者治疗中的益处仍需进一步研究。移植受者接受蛋白酶抑制剂（PI）为基础的抗反转录病毒治疗方案，需要调整 CNI 和 mTOR 抑制剂用药。奈韦拉平、依法韦仑和依曲韦林也需注意与免疫抑制药物的相互作用。

2013 年美国通过《艾滋病毒器官政策公平法案》（HIV Organ Policy Equity Act），允许 HIV 阳性供受者之间进行器官移植。2019 年 3 月 25 日，美国约翰霍普金斯大学医学院完成了 HIV 感染者到 HIV 感染者的活体肾移植。

预后 HIV 是一种能攻击人体免疫系统的病毒。将人体免疫系统中最重要的 $CD4^{+}T$ 细胞作为主要攻击目标，大量破坏该细胞，使人体丧失免疫功能。因此，人体易于感染各种疾病，并可发生恶性肿瘤，病死率较高。

（卢 峡）

yízhí shùhòu shuǐdòu-dàizhuàngpàozhěn bìngdú gǎnrǎn

移植术后水痘-带状疱疹病毒感染（varicella zoster virus infection after transplantation） 水痘-带状疱疹病毒（varicella zoster virus，VZV）是以人为唯一自然宿主的病毒，皮肤为主要感染靶器官的。其有两种类型，分为初次感染的水痘和复发感染的带状疱疹。水痘是高度传染性的儿童常见疾病，好发于 2~6 岁。由于水痘疫苗的接种，水痘的发生率有下降的趋势。成人感染水痘症状较重，容易并发肺炎，死亡率较高。总人口中 20% 的人在其一生中会发生带状疱疹感染，年发病率为（1.5~3）/1000 人。并发症如继发性细菌感染和带状疱疹后遗神经痛（post-herpetic neuralgia，PHN）的发病率较高。移植受者中，原发感染水痘十分罕见，但可能引起严重的皮肤病变、内脏损伤和弥散性血管内凝血，危及生命。移植术后带状疱疹感染比较常见，类似初发的播散性水痘也有报道。移植受者免疫力低下，并发症风险高于正常人群。

病因 水痘-带状疱疹病毒通过接触皮肤伤口或呼吸道飞沫空气传播，进入人体后，病毒大量复制，扩散至全身皮肤、黏膜组织。经过 2 周的潜伏期，感染的棘细胞肿胀变性，细胞核内有嗜酸性包涵体，细胞裂解及组织液渗入形成疱疹。水疱液中含有大量的感染性病毒颗粒。水痘痊愈后，少量病毒潜伏在脊髓后根神经节或脑神经的感觉神经节中。当机体抵抗力下降，潜伏的病毒会沿着感觉神经纤维轴突下行至所支配的皮肤，增殖后引起带状疱疹。研究表明年龄大的移植受者感染带状疱疹病毒的风险更大。心、肺移植受者比其他移植的带状疱疹感染发生率更高，可能与更强的免疫抑制有关。移植术后服用吗替麦考酚酯（MMF）也被认为是带状疱疹感染的潜在危险因素。

临床表现 初发水痘一般起病较急，年长儿童和成人在皮疹出现前可有发热、头痛、全身倦怠、恶心、呕吐、腹痛等前驱症状，小儿则皮疹和全身症状同时出现。在发病的 24 小时内出现皮疹，皮疹先发于头皮、躯干等受压部分，呈向心性分布。最开始为粉红色小斑疹，迅速变为米粒至豌豆大的圆形紧张水疱，周围明显红晕，有水疱的中央呈脐窝状。黏膜亦常受侵，见于口腔、咽部、眼结膜、外阴、肛门等处。在出疹期内皮疹相继分批出现，丘疹、水疱和结痂皮损可以同时存在，脱痂后不留瘢痕。水疱期痛痒明显，若因挠抓继发感染时可留下轻度凹痕。体弱者可出现高热，约 4% 的成年人可发生播散性水痘、水痘性肺炎。

带状疱疹初期局部皮肤有瘙痒、疼痛，继而出现红疹、疱疹，串联成带状，以躯干和面部多见，呈单侧分布，常伴剧痛，病程约 3 周，少数可达数月之久。若病毒侵犯三叉神经眼支，可形成溃疡性角膜炎、眼球炎；若侵犯面神经及听神经，可引起面瘫、耳部剧痛、眩晕等；若侵犯中枢神经系统，可出现头痛、呕吐、惊厥或进行性感觉障碍等；若侵犯交感神经及副交感神经的内脏神经纤维，可引起胃肠道或泌尿道症状。

诊断与鉴别诊断 一般情况下，初发的水痘和带状疱疹可以根据其典型的临床表现做出诊断。原发性水痘表现为广泛散在的瘙痒性皮疹，好发于面部和躯干，手和足底较少受累，黏膜处也可出现。几天后出现新的病灶是其显著特征，因此大多数患者同时存在丘疹、水疱和结痂病变。带状疱疹最常表现为条带状水疱疹伴剧烈疼痛，皮疹的范围通常小于或等于两个单侧相邻的皮肤感觉节段。移植受者的带状疱疹可能出现与初发水痘类似的播散性皮损，也可能症状不典型，出现多器官受累，但很少出现侵犯性的并发症，常伴迟发性皮疹或无皮疹。移植受者应与多种感染和非感染性皮疹相鉴别。

实验室检查包括聚合酶链反应（PCR）、直接免疫荧光抗体（DFA）法和病毒培养。PCR 是检测 VZV 最敏感的检查手段，可检测出水疱囊液、血清、脑脊液和其他组织中的 VZV。DFA 方法通过检测皮疹处的皮肤碎屑。病毒培养虽然培养时间长、敏感性较低，但具有高度特异性，因为其他病毒感染（如人类疱疹病毒）比 VZV 在培养基内生长快很多。虽然所有的受者应该在移植术前进行 VZV 血清学检测来判断移植后的风险，如移植前血清阴性的受者有初发水痘的风险，而阳性的受者有移植术后带状疱疹的风险。但免疫功能低下的受者可能出现假阴性的结果，输血的受者可能出现假阳性的结果。因此，血清学检测不能诊断移植受者的急性感染。

治疗 移植后受者出现原发性水痘可能导致严重感染，应在皮疹出现后 24 小时内静脉注射阿昔洛韦，以最大限度地提高疗效。同时需要考虑减少免疫抑制剂治疗，可适量应用糖皮质激素或根据临床表现暂时使用大剂量糖皮质激素。对已感染的受者，不推荐使用非特异性的静注免疫球蛋白（IVIG）或水痘-带状疱疹免疫球蛋白（VZIG）。严重感染时也曾有使用过 IVIG 和 VZIG 的报道。弥漫性或器官侵袭性带状疱疹感染应静脉注射阿昔洛韦治疗。大多数成年人如果局部皮肤带状疱疹不严重，可以在门诊口服伐昔洛韦或泛昔洛韦，密切随访。但危及视力的三叉神经节感染（眼带状疱疹）和可导致面瘫的膝状神经节感染（耳部带状疱疹）的患者需静脉注射阿昔洛韦，以防三叉神经受累，并请眼科会诊。不推荐加用糖皮质激素预防晚期 PHN 并发症。

预后 VZV 感染一般为自限性，预后良好。但移植受者发生水痘或带状疱疹感染比普通人严重。水痘可能发生播散性感染，出现肺炎、脑炎或脑膜炎危及生命。带状疱疹感染可能侵犯中枢神经系统，引起脑炎，预后不佳。

（卢 峡）

yízhí shùhòu pàozhěnbìngdú gǎnrǎn

移植术后疱疹病毒感染（herpes virus infection after transplantation）

疱疹病毒是一类具有包膜的双股 DNA 病毒，有 120 多种，分为 α、β、γ、未分类疱疹病毒。α 疱疹病毒（如单纯疱疹病毒、水痘-带状疱疹病毒）增殖速度快，引起细胞病变。β 疱疹病毒（如巨细胞病毒），生长周期长，感染细胞形成巨细胞。γ 疱疹病毒（如 EB 病毒），感染的靶细胞是淋巴样细胞，可引起淋巴增生。疱疹病毒感染的宿主范围广泛，可感染人类和其他脊椎动物。其中主要的八种人类疱疹病毒（human herpes virus，HHV），包括 HHV-1 型（单纯疱疹病毒 1 型），HHV-2 型（单纯疱疹病毒 2 型），HHV-3 型（水痘-带状疱疹病毒），HHV-4 型（EB 病毒），HHV-5 型（巨细胞病毒，MCV）和 HHV-6 型，HHV-7 型，HHV-8 型。该条目主要讨论移植后 HHV-6，7，8 型感染。HHV-6 型和 HHV-7 型是 β 疱疹病毒亚家族成员，潜伏在单核细胞中，在人体免疫低下时感染宿主。血清流行病学研究显示超过 90% 的成人同时感染了两种病毒。HHV-6 型和 HHV-7 型主要通过唾液或者围产期传播，也可通过器官移植传播。移植术后的大部分感染是由于内源性潜伏病毒的激活。实体器官移植后的 HHV-6 型再激活率为 20%～82%。有文献报道，HHV-6 型感染心肺移植受者概率为 66%～91%，肝移植受者概率为 22%～54%，肾移植受者概率为 23%～55%，在胰肾联合移植和肠移植受者中报道较少。实体器官移植术后的 HHV-7 型感染率了解很少，估计为 0～46%。两种病毒的再激活通常发生在实体器官移植后的第 2～4 周。HHV-8 型是一种可引起卡波西（Kaposi）肉瘤（KS）的 γ 疱疹病毒，少数情况下，也可引起原发性渗出性淋巴瘤（PEL）和多中心淋巴增生疾病（MCD）。HHV-8 型可以引起移植术后发热、骨髓抑制、嗜血细胞综合征和克隆丙球蛋白病。HHV-8 型的自然传播主要通过唾液，也可通过性交、输血和器官移植传播。

病因 2012 年病毒分类的国际会议鉴定 HHV-6A 型和 HHV-6B 型为两种不同的病毒。HHV-6A 型主要存在于人类免疫缺陷病毒（HIV）即艾滋病病毒感染者的淋巴结。HHV-6B 型涉及儿童的大多数原发性感染和移植后的再活化。在不到 1% 的感染人群，HHV-6 型病毒整合到宿主的染色体，成为整合染色体 CI-HHV-6，临床意义尚不明确。HHV-6 型和 HHV-7 型可能具有免疫调节的特性，导致了其在病毒的共感染、真菌感染和同种移植排斥反应上产生重要的间接影响。HHV-6 型和 HHV-7 型是患巨细胞病毒（CMV）感染的危险因素。HHV-6 型还与真菌和其他机会性感染、肝移植术后丙肝复发引起的早期纤维化、肝和心肺移植后的高死亡率相关。HHV-6型和HHV-7型感染与同种移植排斥反应和移植物功能障碍相关，但是CMV的存在可能影响这种联系。此外，尽管肺移植后检测到HHV-6型和HHV-7型病毒和闭塞性细支气管炎综合征之间的联系存在争议，但是确实已在支气管肺泡灌洗液中检测到它们的存在。在肝移植受者中，CI-HHV-6阳性患者的细菌感染率明显增高，但同种移植排斥反应发生率没有明显增高。HHV-8型感染B细胞、口腔上皮细胞以及存在于KS损伤中的内皮源性细胞（梭形细胞）。与所有的疱疹病毒一样，HHV-8型感染是终生的，且病毒在潜伏期和活动性裂解复制之间转变，从而产生感染性病毒。

临床表现 实体器官移植受者的HHV-6型和HHV-7型活动性感染通常是无症状的。不到1%的实体器官移植的受者感染HHV-6型有明显的临床疾病发生，包括发热、皮疹、肝炎、胃十二指肠炎、结肠炎、肺炎和脑炎等，也可能表现为CMV样的症状，伴随着发热和一定程度的骨髓抑制。急性HHV-6型感染也可发生在HHV-6型相关的暴发性肝衰竭而接受肝移植的患者中。与HHV-6型相比，单独由HHV-7型引起的有症状的疾病还未被记录在心、肠或肾移植受者中，且与肝移植受者的临床相关性也颇具争议。在移植受者有症状的HHV-8型感染的危险因素和临床症状很可能与移植前对HHV-8型的免疫程度、免疫抑制的水平和器官移植类型有关。KS和其他的HHV-8-相关疾病可能是由于接受来自HHV-8型感染供体的同种异体器官移植的原发性感染，或者移植术前感染HHV-8型的受者体内的病毒再复活。在肝移植受者，原发性HHV-8型感染可能导致极高的患病率和死亡率。药理学免疫抑制或HIV感染可显著增加患HHV-8-相关疾病的风险。一系列发生KS的移植受者的HHV-8 T细胞反应明显缺失，但是当降低免疫抑制程度后却可以检测到，且KS得到缓解。NK细胞和B细胞可能也可对抗KS；在HIV患者，低水平的HHV-8型中和抗体与KS相关，而且据报道用利妥昔单抗治疗多中心淋巴增生疾病（MCD）可增加HHV-8型的再激活并使KS恶化。当减少钙调磷酸酶抑制剂（CNI）的应用或改用哺乳动物雷帕霉素靶蛋白（mTOR）抑制剂（西罗莫司）后KS损伤可复原，从而间接提示CNI可能是KS的危险因素。年老和女性也被认为是KS的危险因素。在移植受者，HHV-8型感染的不常见临床表现的危险因素尚未明确。

诊断与鉴别诊断 检测HHV-6型和HHV-7型的诊断方法包括血清学检测、血液培养、抗原血症、免疫组化和核酸扩增实验。一般来说，这些方法还未标准化。此外，很多检测方法不能区分潜在的病毒活动性感染或者区别HHV-6A型和HHV-6B型，而且HHV-6型和HHV-7型之间可能存在交叉反应。在成人HHV-6型和HHV-7型血清阳性率较高，血清学对实体器官移植受者活动性感染的诊断的益处有限。HHV-6型的病毒培养费力，因此不能常规应用。通过单克隆抗体，HHV-6型抗原血症实验可以检测外周血单核细胞的HHV-6型病毒抗原并可以区分HHV-6A型和HHV-6B型。基于抗原的检测方法快速、相对容易操作且可能可以区别活动性和潜在感染。聚合酶链反应（PCR）可能更适合实体器官移植术后的HHV-6型和HHV-7型的病毒学检测。PCR可以区分HHV-6A型、HHV-6B型和HHV-7型，但不能区分活动性和潜在感染。非细胞样品的实时定量PCR实验经常被用来诊断HHV-6型和HHV-7型的活动性感染；可是，最近的证据提示血浆中的HHV-6 DNA反映了感染血细胞的存在。很多血清学实验可用来检测HHV-8型感染。然而，这些基于各种病毒抗原的检测方法尚未标准化，它们的敏感度在80%～90%。为检测活动性HHV-8型感染，外周血的定量PCR实验可能有所帮助。由于HHV-8型病毒血症与KS的发生相关，PCR可以作为先发制人的部分措施用来监控疾病发生的风险。移植受者的KS表现为皮肤或口腔黏膜的红色或紫色病变，但也可能涉及淋巴结或内脏器官，包括同种移植物。原发性渗出性淋巴瘤的主要症状与部位（主要是胸膜、腹膜或心包腔）和渗出范围的大小有关。多中心淋巴增生疾病以发热及其他炎症的全身症状、淋巴结病、贫血为特征。HHV-8-相关肿瘤的明确诊断需要组织病理学，且在条件允许情况下应尽早进行。可应用免疫组化、原位杂交或PCR在活检组织或液体样本中检测HHV-8型的存在（KS的肿瘤组织，多中心淋巴增生疾病的淋巴结，原发性渗出性淋巴瘤的胸腔积液或腹水）。

治疗 大多数的HHV-6型和HHV-7型感染是亚临床和一过性的，因此不推荐对无症状的病毒再激活进行治疗。然而，当出现HHV-6型脑炎或由HHV-6型导致的其他临床症状时，应开始针对

HHV-6 型的治疗。尤其在中重度严重的患者，则通过减少药物免疫抑制的程度联合抗病毒治疗。而且，除了针对 CMV 感染和疾病的治疗外，HHV-6 型和 HHV-7 型与 CMV 共感染通常不需要治疗。膦甲酸钠、更昔洛韦和西多福韦临床已经常规应用，但 HHV-6 型和 HHV-7 型通常对这些药物产生耐药性。根据器官移植的类型和 KS 的严重程度减少免疫抑制剂是 KS 的一线治疗。对使用 CNI 免疫抑制治疗者，应考虑改为西罗莫司。除了抑制 IL-2 反应阻断 T 细胞激活，西罗莫司还有抗肿瘤和阻断 HHV-8 型的复制的特性。KS 损伤仍未消退者可能需要病灶内局限化疗、手术切除、放疗或者其他的局部治疗、针对内脏或严重疾病的全身化疗（应用阿霉素脂质体、紫杉醇或其他药物）。化疗也可能改善降低免疫抑制后导致同种移植排斥反应的风险。在患有 KS 或者 HHV-8 型感染的其他症状的移植受者，抗病毒治疗可能有效但不明确。

预后 移植术后 HHV-6 型和 HHV-7 型感染一般预后较好，如果发生间质性肺炎、骨髓抑制等，可能危及生命。移植术后 HHV-8 型感染导致 KS，Ⅰ型预后大多良好；Ⅱ型、Ⅲ型预后差；Ⅳ型是引起 12%艾滋病患者死亡的病因。淋巴瘤预后差。

（卢 峡）

yízhí shùhòu jùxìbāobìngdú gǎnrǎn

移植术后巨细胞病毒感染

（cytomegalovirus infection after transplantation） 巨细胞病毒（cytomegalovirus，CMV）是一种疱疹病毒组 DNA 病毒，为移植受者最常见的病毒感染类型。CMV 感染的定义是用传统培养法或 shell-vial 快速培养法从血液、尿液或活检组织中分离出 CMV，出现 CMV 的 PP65（基质磷蛋白）抗原血症，移植前 CMV 阴性者术后发生血清转换，CMV 阳性者移植后 CMV 抗体滴度升高 4 倍或血液中检测到 CMV DNA。当病毒学检查仅血清 CMV-IgG 阳性，称为静止性 CMV 感染；CMV-IgM 阳性和/或 CMV 抗原阳性时称活动性 CMV 感染。CMV 侵入肝脏、肺、胃肠道等器官并引起相应临床症状时，又称 CMV 病。

病因 器官移植术后发生 CMV 感染与下列因素有关：①CMV 阴性受者（R-）接受 CMV 阳性供者（D+）的器官，也称为原发感染。②受者术前 CMV 阳性（R+），当内源性的潜伏病毒再次激活时就发生 CMV 感染再燃。约 75%的移植受者移植术前血清学检查结果为阳性。③受者输入 CMV 阳性的血液。④因急性排斥反应而使用激素冲击治疗或采用单克隆或多克隆抗淋巴细胞球蛋白治疗的受者。⑤免疫抑制方案与 CMV 感染的发生率也有关。

临床表现 CMV 感染主要临床表现是发热，通常伴有食欲不振、乏力、肌痛和关节痛。根据感染的部位不同，有相应的临床表现，较为常见的是肺部和肝脏。①CMV 肺炎：是一种间质性肺炎，临床表现主要有发热、干咳、胸闷、气短、呼吸困难、心率增快及低氧血症等，部分患者在 1 周内发展到呼吸衰竭。病情严重时可合并细菌或真菌感染，出现咳嗽、咳痰、肺部干湿性啰音。X 线征象缺乏特异性，最常见的征象是双侧肺间质浸润性病变、毛玻璃样改变、网状改变和结节状改变，结节直径 2~3.5mm。少数患者出现双侧肺实变和胸腔积液。②CMV 肝炎：主要表现为转氨酶和胆红素升高等肝功能损害的表现。CMV 侵入移植肝的肝细胞，导致主要组织相容性复合物（MHC）抗原表达，因此细胞毒性 T 细胞侵袭表面表达 CMV 抗原的肝细胞，MHC 抗原表达的同时，肝细胞作为一个“异己”被识别而受到 T 细胞破坏。

诊断与鉴别诊断 器官移植后 CMV 感染的实验室诊断分三种。①病毒培养：包括常规和快速培养法。常规病毒培养法 CMV 增殖速度非常缓慢，检测周期需 7~21 天，容易污染，不适宜作为临床快速检测方法。快速病毒培养法与常规病毒培养相比，特异性相近，敏感性提高，检测时间缩短，同时一次可检测多种标本，以便对照参考，常被用作 CMV 感染的确认实验。②CMV 病毒血清学检测：CMV-IgM 阳性或 CMV-IgG 滴度升高 4 倍以上，提示活动性 CMV 感染。器官移植受者接受免疫抑制剂，由于机体不能产生抗体或者抗体产生延迟，血清学检测阳性率低，不利于临床早期诊断。仅有 CMV-IgG 阳性，而无抗体滴度动态升高，只说明受者曾经有过感染，不能确诊为 CMV 病。③CMV 抗原血症检测：用免疫荧光标记的单克隆抗体，检测周围血中性粒细胞中 CMV 的基质磷蛋白（PP65），PP65 抗原是 CMV 病毒复制的早期蛋白，在外周血白细胞中的含量十分丰富，其功能是将病毒锚定在受染细胞的核膜上，血中 CMV 抗原阳性细胞是病毒在细胞内活动性复制的感染细胞。抗原阳性细胞出现在感染的早期，通常在 CMV 病发作前出现，且在 CMV 病发作期间持续存在，治疗后随病毒消失而转阴。临床常采用定量即时聚合酶链反应（quantitative real time polymerase chain reaction，Q-PCR）直接检测肝移植受者体液中 CMV DNA，评估病毒载量，用以指导 CMV 感染的诊断及预防性治疗。CMV 引起的临床症状不典型，且与感染的部位有关。CMV 肝炎应与急性排斥反应、缺血性肝损害、血管内血栓形成、溶血、胆道并发症和其他病毒感染（如乙型病毒性肝炎）相鉴别。CMV 肺炎与其他病毒感染引起的间质性肺炎、肺孢子菌肺炎等相鉴别。

治疗 CMV 感染的预防包括两个方面。①消除 CMV 感染的高危因素。尽可能避免使用 CMV 阳性供者器官给 CMV 阴性受者，尽可能了解供者的 CMV 感染情况。对无法了解的，术后须进行严密监测。②预防性使用抗病毒药物。移植受者术后即接受抗病毒治疗并在预定终点停止治疗，目的在于预防 CMV 复制、感染，防止 CMV 病发生。预防 CMV 感染的常用药物是更昔洛韦，一般口服 3~6 个月，但要注意其肾脏损害和骨髓抑制的副作用。CMV 感染的优先治疗是在移植术后定期监测 CMV DNA 拷贝数或 PP65 阳性细胞，存在无症状性 CMV 感染依据时才给予抗病毒治疗，其策略是检测 CMV 复制或感染，预防症状性 CMV 病。治疗 CMV 的抗病毒药物主要有更昔洛韦、膦甲酸钠、阿昔洛韦、泛昔洛韦等。更昔洛韦和膦甲酸钠是治疗 CMV 的首选药物，两者均抑制病毒 DNA 复制，但不能杀灭体内的 CMV。部分 CMV 病毒株因基因突变可致对更昔洛韦耐药，这时可联合应用膦甲酸钠。a. 更昔洛韦：更昔洛韦口服生物利用度仅为 3%~4%，故需静脉给药。维持时间根据临床情况而定。更昔洛韦在体内基本不进行代谢，肝功能不良时不影响药物的清除。其清除主要是以原型经肾小球滤过或经肾小管分泌。如肾功能受损需根据血肌酐清除率来调整用药剂量。更昔洛韦对绝大多数机体正常细胞的毒性是极低的，但对集落生成细胞特别敏感，在接近常规推荐剂量时即能产生毒性作用，临床上易引起中性粒细胞和血小板减少。b. 膦甲酸钠：为减低膦甲酸钠的肾毒性，使用前及使用期间受者应水化。静脉输 5% 葡萄糖或生理盐水，并可适当使用利尿药。膦甲酸钠不能与其他药物混合静脉输注，仅能使用 5% 葡萄糖或生理盐水稀释。c. 缬更昔洛韦：更昔洛韦口服剂型生物利用率低，易导致病毒耐药，CMV 疾病暴发，使其应用受到一定限制。2003 年上市的新药缬更昔洛韦，是更昔洛韦的前体，为其缬氨酸酯，生物利用度可达到更昔洛韦的 10 倍。2003 年美国食品药品监督管理局（FDA）批准其临床应用于肾移植术后预防 CMV 感染，在肝移植术后预防 CMV 感染的价值仍在研究探索中。

预后 CMV 感染是移植术后较常见病毒感染，但病原学诊断困难，容易合并其他细菌或真菌感染，治疗效果不佳。感染移植物会导致移植物功能障碍或失功。移植患者的免疫力低下，一旦发生 CMV 肺炎合并其他感染预后较差。

（卢 峡）

yízhí shùhòu EBbìngdú gǎnrǎn

移植术后 EB 病毒感染（EB virus infection after transplantation） EB 病毒（Epstein-Barr virus，EBV）是疱疹病毒科嗜淋巴细胞病毒属的一种 DNA 病毒。又称人类疱疹病毒 4 型（Human herpesvirus 4，HHV-4）。爱泼斯坦（Epstein）和巴尔（Barr）于 1964 年首次成功地将伯基特（Burkitt）非洲儿童淋巴瘤细胞通过体外悬浮培养而建株，并在建株细胞涂片中用电镜观察到疱疹病毒颗粒，因此该病毒以两位发现者姓氏命名为爱泼斯坦-巴尔病毒（Epstein-Barr virus，EBV）。EB 病毒被认为是多种恶性肿瘤（如鼻咽癌）的病因之一，主要感染人类口咽部的上皮细胞和 B 细胞。在口咽部上皮细胞中复制，具有 B 细胞趋向性，聚合酶链式反应分选（Sorting PCR）检测发现 EBV 也可感染 T 细胞或自然杀伤细胞（NK），导致细胞激活和扩增，引起鼻咽癌和淋巴瘤。约 95% 的成人曾经感染过 EBV。

病因 EBV 感染会导致淋巴细胞的多克隆活化并伴有淋巴组织的增生，最终导致淋巴增生。在正常情况下，活化的淋巴细胞可以被特异的细胞毒性细胞清除。在免疫受损的移植病受者中，免疫抑制反应限制了细胞毒性 T 细胞（CTL）检测和清除病毒的能力。

临床表现 原发性感染主要见于儿童时期。多表现为无症状感染，也有患者出现头痛、乏力等前驱症状，在青春期时会表现为传染性单核细胞增多症，可出现发热、咽炎、淋巴结炎、脾大等症状。移植术后淋巴组织增殖性疾病（posttransplant lympho proliferative disorder，PTLD）的临床表现不典型，感染累及的部位不同表现不一，可能出现胃肠道出血、梗阻、穿孔、淋巴结肿大、皮肤结节、腹部肿块、肝脾大、神经系统症状等。

诊断与鉴别诊断 查血可以发现淋巴细胞增多、血小板减少、转氨酶升高等。EBV 增殖性感染期表达的抗原为 EBV 早期抗原、EBV 衣壳抗原和 EBV 膜抗原，潜伏感染期表达的抗原为 EBV 核抗原和潜伏膜蛋白。血清抗免疫球蛋白 IgM 抗体阳性或检测到 EBV DNA 可以确诊。聚合酶链式反应分选可以确认 EBV 感染的是 B 细胞、T 细胞还是 NK 细胞。由于 EBV 引起的临床症状不典型，且与感染的部位有关。因此 EBV 感染需与普通流感病毒感染、鼻息肉、胃溃疡等相鉴别。

治疗 对于正常人群 EBV 感染大多能自愈，以支持治疗为主，抗病毒药物可以抑制 EBV 复制，但治疗效果不确切。疫苗可以预防 EBV 感染，但还在研制过程中。

预后 免疫力正常人群 EBV 感染预后较好，而移植术后 EBV 感染可导致多种并发症，其中最严重的是造成 PTLD，严重者可危及生命。

（卢　峡）

yízhí shùhòu fèibāozǐjūn gǎnrǎn

移植术后肺孢子菌感染

（*Pneumocystis* infection after transplantation） 肺孢子菌是真核单细胞生物，孢子菌的壁属真菌性质，内部结构与原虫有亲缘关系，所以分类不清。肺孢子菌广泛存在于自然界，寄生于多种动物和人体的肺上皮细胞中，通过空气飞沫传播，是条件致病菌。移植受者免疫力低下，肺孢子菌大量繁殖并在肺组织中扩散导致间质性浆细胞性肺炎，也可合并混合感染。

病因 肺孢子菌生活史中主要有两种形体，即滋养体和包囊。肺孢子菌的包囊经空气传播而进入肺内。滋养体从包囊逸出经二分裂和内出芽和接合生殖等进行繁殖。滋养体细胞膜渐增厚形成囊壁。随后囊内核进行分裂，每个核围以一团胞质，形成囊内小体。发育成熟的包囊含 8 个囊内小体，以后脱囊而出形成滋养体。健康人感染多为隐性感染，无症状；当宿主免疫力低下时，处于潜伏状态的肺孢子菌大量繁殖，并在肺组织内扩散导致间质性浆细胞性肺炎。肺组织的泡沫状渗出物为肺泡内蛋白性渗出伴脱落变性的肺泡细胞，少量巨噬细胞、虫体的滋养体和包囊等。

临床症状 肺孢子菌肺炎临床表现无特异性，可先有失眠、乏力和厌食；继而出现发热伴干咳、呼吸急促、呼吸困难、中枢性发绀。肺部体征甚少，但 X 线已有显著改变。早期可见双肺下野散在弥漫性条索状或细颗粒状阴影，自肺门向外扩散，融合成结节或云雾状；肺镓扫描吸收量增加是肺孢子菌肺炎早期诊断的最敏感指标。

诊断与鉴别诊断 临床和 X 线改变均不能确诊，痰查肺孢子菌的阳性率极低，通过检查生理盐水雾化后的痰可提高阳性率。支气管肺泡灌洗和经支气管镜活检有很高的诊断价值，当气管镜检查不能做出诊断或疑有其他的微生物感染时，可选择开胸活检，其阳性率为 70%。目前尚不能做人体肺孢子菌的培养，而抗原或抗体的血清学检查尚不可靠，比较可靠的诊断方法是病理组织学诊断。

治疗 移植受者宜预防肺孢子菌肺炎，对于疑似病例，可以给试验性治疗；喷他脒是治疗肺孢子菌有效的药物，深部肌内注射，连续 14 天为一个疗程，常需两个疗程，以防复发。复方磺胺甲基异噁唑（SMZco）或磺胺嘧啶（SD）均为有效药物，分次静脉滴注或口服，有良好效果，且有预防作用。对重症病例应加用喷他脒联合治疗。口服 SMZco 需要同时口服碳酸氢钠片碱化尿液，并保持尿量 2000ml 以上，防止形成结晶影响肾脏功能。

预后 肺孢子菌引起的肺孢子菌肺炎如得不到及时治疗，死亡率很高，如及早治疗则生存率可达 60%～80%。

（卢　峡）

yízhí shùhòu xīnfā tángniàobìng

移植术后新发糖尿病

（new-onset diabete after transplantation） 移植术前无糖尿病的患者于移植术后出现持续性高血糖。空腹血糖≥7mmol/L 或餐后 2 小时血糖≥11.1mmol/L，不包括移植术前已经患有糖尿病的情况。移植术后新发糖尿病的病因包括免疫抑制剂的副作用和其他因素。免疫抑制剂中，糖皮质激素导致移植术后新发糖尿病的风险最高。主要致病机制是降低胰岛素敏感性，拮抗肌肉和脂肪中胰岛素介导的糖利用效应，从而造成周围组织对胰岛素的抵抗；此外糖皮质激素可以加速肝脏糖异生过程。糖皮质激素所致的高血糖与其剂量正相关。大剂量的糖皮质激素冲击治疗引发急性血糖升高的风险最大，而在糖皮质激素减量或停用后，糖代谢异常可能会得到改善，甚至能完全缓解。因此在诊断移植后新发糖尿病时，应注意排除大剂量激素造成的一过性血糖增高现象。在诊断移植后新发糖尿病之后，可考虑撤除免疫抑制方案中的糖皮质激素。

移植术后新发糖尿病还可能与他克莫司（Tac）的副作用相关。其可能的机制包括：①Tac 对胰岛 B 细胞的毒性作用使胰岛素生成减少。②Tac 造成胰岛素抵抗，使胰岛素敏感性下降。与糖皮质激素不同的是，Tac对血糖的影响不存在剂量依赖性，即减少Tac的用量和降低Tac的血药浓度也不会缓解糖尿病。在这种情况下，可以考虑将他克莫司转换为其他免疫抑制剂作为移植术后新发糖尿病的治疗手段之一，但也需同时衡量其他免疫抑制剂相关的潜在不良反应。据报道，肝移植和肾移植术后新发糖尿病受者，从Tac转换为环孢素A后血糖有所改善。

移植术后新发糖尿病的其他因素包括种族、年龄、体重、糖尿病家族史以及丙肝病毒感染等。国外报道，肾移植受者年龄每增加10岁，新发糖尿病的相对危险度增加29%；肥胖者体重指数为25~30时，相对危险度增加39%，而当体重指数大于30时，相对危险度增加85%。为正确诊断和预防移植术后新发糖尿病，应在移植术前对患者的风险进行评估。首先，询问既往有无糖尿病史以及糖尿病家族史；其次，测空腹血糖，如正常（<6.1mmol/L），还应进一步行口服糖耐量检查。因为该检查能筛选出糖尿病前期的患者。对餐后血糖轻度升高的患者在移植后应当严密监测，警惕移植后新发糖尿病的发生。不过，对肝移植受者在术前行口服糖耐量检查时，应注意肝硬化本身可能引起餐后高血糖，而这样的患者在肝移植术后可能恢复正常的血糖。

治疗移植术后新发糖尿病的主要目标是监测血糖、严格控制血糖，预防急慢性并发症，尽可能降低糖尿病相关的死亡率。血糖监测是移植术后重要的检测项目之一。对于所有的移植患者，在移植术后的第1个月内应当每周至少检测空腹血糖1次。此后，应在第3，6和12个月监测空腹血糖，之后是每年监测1次。如果空腹血糖在6.1~6.9mmol/L，推荐进一步行口服糖耐量检查。如果发现糖耐量异常，也应进行相应的处理，如控制体重、合理饮食和适量运动，并对免疫抑制剂进行必要的调整。一旦确诊了糖尿病，应积极进行治疗，以有效地控制血糖。同时告知患者在口服降糖药物或使用胰岛素期间，应进行自我血糖监测。监测的频率因人而异，但基本原则是能够提供足够的血糖信息，既要发现高血糖，又要能及时发现致命的低血糖，从而指导降糖方案的调整。此外，糖化血红蛋白测定能反映过去3个月的平均血糖水平，对于移植术后诊断糖尿病和糖耐量异常的患者，应同时监测糖化血红蛋白。

对于移植术后新发糖尿病受者，无论是否需要接受抗糖尿病的药物治疗，都应首先对生活方式进行积极调整。对肥胖者控制饮食和减轻体重，能减轻胰岛素抵抗和改善糖耐量。而对非肥胖者，体育锻炼也能改善胰岛素敏感性，同时降低血脂水平。

如果在调整免疫抑制方案和改变生活方式后血糖没有得到良好控制，应给予口服降糖药治疗。常见的用于移植术后新发糖尿病的降糖药包括：①α-糖苷酶抑制剂，如拜糖平。通过抑制肠道的葡萄糖苷酶活性，减少并延缓碳水化合物在肠道的吸收分解，具有降低餐后高血糖的作用。但注意其中有少量的活性成分可经肾排泄。因此，严重的肾功能不全患者禁用。②非磺脲类胰岛素促分泌剂（格列奈类），如诺和龙，是短效促胰岛素分泌降糖药，用于控制餐后血糖，降糖效果与磺脲类相当，但对肝肾影响较小。③其他类别，包括双胍类、磺脲类、长效胰高血糖素样肽-1类似物和二肽酶抑制剂，在移植术后新发糖尿病受者中也有一定的应用。

如果使用口服降糖药物后血糖仍然控制不佳，应使用胰岛素治疗。胰岛素无肝肾毒性，适用于肝肾功能不良的患者。发生急性血糖升高（血糖>20mmol/L）时，应立即使用胰岛素治疗，对于围术期的受者尤为如此，因为急性高血糖能继发糖尿病酮症酸中毒或高渗性昏迷等严重的并发症，导致多器官功能衰竭。待血糖稳定后，再按照慢性高血糖的血糖达标方案进行后续治疗。在胰岛素使用中要注意防止低血糖，并注意肾功能不良时胰岛素排出可能减少，应相应减少使用剂量。

对移植术后新发糖尿病的早期诊断和积极控制，对改善移植器官的存活率和延长受者生存期有重要的意义。

（朱　兰）

yízhí shùhòu gāoxuèyā

移植术后高血压（hypertension after transplantation）移植后各种原因导致血压调控障碍，使体循环动脉压持续升高的全身病理状态。高血压是移植术后常见的心血管并发症之一，同时也是移植后发生心血管危险事件的独立预测因素。对于肾移植受者，血压还是决定其移植肾长期功能的决定性因素。移植术后血压增高是多因素作用的结果。移植术前患者已经存在的高血压和移植术后受者持续服用免疫抑制药物的副作用，是导致移植术后高血压的常见原因。影响血压的移植免疫抑制药物主要有环孢素A

(CsA)、他克莫司(Tac)和大剂量皮质醇激素类药物。统计数据表明，在服用 CsA 的肾移植受者中，有 70%的受者在移植术后合并高血压。肝移植和肺移植受者术后合并高血压的发病率也分别在 36%~77%及 45%以上。随移植受者生存时间的延长、年龄的增长，高血压患病率还有逐渐增高的趋势。

移植术后高血压可以没有任何症状，诊断需由医护人员在标准条件下按统一规范测量获得的血压值来判断。在未服用降压药物的情况下，如果移植受者有 3 次血压值均高于正常（不在同一天内测量），即收缩压≥140mmHg 和/或舒张压≥90mmHg 则可诊断为移植术后高血压。由于高血压是可控制却不可治愈的疾病，为避免血管壁长期承受高于正常的压力而导致冠心病、脑卒中等严重并发症，必须积极控制好血压。一般的治疗目标是将血压控制在 140/90mmHg 以下，对于合并有糖尿病、冠心病或移植肾功能不全者，血压要严格控制在 130/80mmHg 以下，如合并有蛋白尿，则目标血压要进一步控制在 125/75mmHg 以下。

移植术后高血压治疗的根本目的是降低发生心脑肾及血管并发症和死亡的总风险。应该给予综合性治疗，包括以下几方面。①改善生活方式：减轻体重、减少钠盐和油脂的摄入、限制饮酒、适量运动。②病因治疗：对于移植后高血压有明确病因者可根据病因进行针对性的治疗。如移植肾动脉狭窄的高血压受者首选经皮球囊扩张术或血管支架植入术。③降压药物治疗：移植后高血压的药物治疗应个体化，同时注意不同药物的不良反应和药物与药物间的相互作用，特别是降压药与免疫抑制剂之间的相互作用。对于肾移植，同时要重视降压药对移植肾功能的影响。钙通道阻滞剂通常作为肾移植术后高血压的一线治疗药物，包括二氢吡啶类和非二氢吡啶类。二氢吡啶类钙通道阻滞剂的优势在于降压效果较好，而且降压的同时可以拮抗 CsA 或 Tac 引起的移植肾小球入球小动脉收缩，从而改善移植肾长期预后。非二氢吡啶类钙通道阻滞剂的降压效果较弱，而优势在于可作为 CsA 或 Tac 的增效剂来显著提升 CsA 或 Tac 的血药浓度，以减少 CsA 或 Tac 的服用剂量和相应药费。机制是钙通道阻滞剂通过抑制肝脏的细胞色素 P450 酶，导致 CsA 或 Tac 的代谢减少，所以浓度升高。然而，有些受者长期服用后的副作用也比较明显，如脚踝水肿、牙龈增生等，通过停药和转换为其他类降压药物后可以缓解。β 受体阻断剂是治疗移植术后高血压的另一类常用药物，尤其适用于心率较快的受者。不良反应包括疲乏和轻度血糖升高等，因此移植术后高血糖受者应慎用，或选用高选择性 β 受体阻断剂。血管紧张素转换酶抑制剂或血管紧张素受体阻断剂在肾移植术后高血压受者中的应用需根据移植肾功能是否正常来决定，此类药物的优点是可以缓解轻度的蛋白尿，缺点是肾小球滤过率却同时下降，使受者的血肌酐值上升，因此不适合于基础血肌酐值已经较高的受者。此外，要注意高钾血症的副作用。其他降压药物，如 α 受体阻断剂，因同时具有缓解良性前列腺增生症状的特点，比较适用于中老年男性移植受者。

（朱　兰）

yízhí shùhòu línbāzǔzhī zēngzhíxìng jíbìng

移植术后淋巴组织增殖性疾病（post transplant lymphoproliferative disorder，PTLD）　在造血干细胞移植或实体器官移植术后发生的一类淋巴组织异常增殖性疾病。PTLD 是移植术后受者严重并发症之一，总体死亡率高达 50%。

病因　移植术后，为了预防机体对移植物的排斥反应以及移植物对机体的排斥反应而必须使用较强的免疫抑制剂，这在保护移植物不被免疫攻击的同时，也客观地造成了移植受者的免疫力低下，使其原本正常的抵御病毒感染能力和肿瘤监视能力都随之下降。尤其是在移植围术期的诱导治疗中，选择使用大剂量的 T 细胞清除性多克隆抗体，可能会显著增加移植术后各种潜伏病毒被激活的风险。其中，EB 病毒的持续激活状态被认为是造成淋巴组织异常增殖的重要原因之一。根据移植不同组织或脏器所需的免疫抑制力度不同，PTLD 的发生率也不同，从高到低依次为异基因造血干细胞移植、小肠移植、心肺移植、肾移植、肝移植。越容易发生排斥反应的组织或器官，接受越强有力的抗排斥反应治疗，后期的 EB 病毒感染和 PTLD 风险就会越高。据统计，造血干细胞移植受者的 PTLD 发病率可达 2%，肾移植受者的 PTLD 发病率 0.5%~1%。造血干细胞移植受者的 PTLD 高发于移植术后半年内，而器官移植受者的 PTLD 高发于术后 1 年之内和术后 4 年之后，甚至在移植 10 年后发生。

临床表现　PTLD 的一般临床表现包括发热、乏力、疼痛和多部位淋巴结肿大等。根据发病部位和病变严重程度不同，可有不同的伴随症状，但都不具备特异性。如果PTLD发生在胃肠道，可以表现为肠梗阻；如果发生在腹腔的肠系膜淋巴结，可有腹部胀痛，甚至自行摸到腹部肿块；如果发生在脑部，可出现头痛、恶心呕吐；如果发生在肝脏，可出现上腹部疼痛。而如果PTLD发生在移植肾内，可造成移植肾异常肿大；发生在移植肾周围，可造成移植肾动脉受压后狭窄或者移植肾的输尿管受压后移植肾积水。血常规检查可显示血红蛋白水平下降、乳酸脱氢酶水平上升、红细胞沉降率上升等。此外，约80%的PTLD受者的血中EB病毒DNA拷贝数可显著高于正常范围。

诊断与鉴别诊断 尽管化验血EB病毒DNA呈现高度阳性对于诊断PTLD有极强的辅助意义，但确诊PTLD仍需要病理学方面的证据。并且只有病理诊断才能判断和提供PTLD的分期，这对评判PTLD的恶性程度、选择治疗方案和评估预后都至关重要。高度怀疑PTLD的患者应尽早在外科医师的帮助下获取肿大的淋巴结（如皮下浅表淋巴结），或对病变组织切除后送检病理检查，以达到早诊断、早治疗。根据送检淋巴结或病变组织在显微镜下的表现和免疫组化染色结果，通常将PTLD分为四种类型。①早期病变：包括浆细胞增生样PTLD和传染性单核细胞增生样PTLD。②多形性PTLD。③单形性PTLD：其中约85%为弥漫大B细胞淋巴瘤，其余为单形性T细胞PTLD或NK细胞PTLD。④霍奇金淋巴瘤和霍奇金淋巴瘤样PTLD。一般而言，早期病变和多形性PTLD的恶性度较低、预后较好，而单形性PTLD、霍奇金淋巴瘤和霍奇金淋巴瘤样PTLD的恶性度较高、预后较差。PTLD引起的临床症状不典型，且与发生的部位有关，因此需要与其他恶性肿瘤、溃疡、感染性病灶等相鉴别。

治疗 一旦诊断PTLD，首当其冲应立即减用或停用部分甚至所有免疫抑制药物，以尽量恢复受者体内的T细胞抗肿瘤免疫功能。此外，利妥昔单抗作为大多数PTLD的首选治疗，在临床上成功挽救了不少PTLD受者的生命。该药是一种对B细胞上特有的CD20抗原具有高亲和力的单克隆抗体，可通过多种途径清除B细胞，同时具有副作用较小、耐受性好的优点。因利妥昔单抗的疗效确切和复发率低，已通常不再需要联合化疗。但对部分难治性PTLD，如单形性PTLD，因其生物学行为和恶性淋巴瘤相似，可能需联合化疗。其他治疗手段包括局部放疗和手术切除PTLD病灶等。

预后 由于对PTLD的认识不足、临床症状不典型、病理诊断困难以及治疗效果欠佳，PTLD的总体预后较差，是移植后受者致死性严重并发症之一。累及神经系统、消化道和骨髓的PTLD和NK/T细胞PTLD预后更差。PTLD进展迅速，早期诊断和治疗对降低死亡率十分关键。早期病变和多形性PTLD的受者可通过治疗痊愈，预后相对较好。单形性PTLD和霍杰金淋巴瘤治疗反应性相对较差，病死率较高。

预防 适量使用免疫抑制剂，避免移植受者的免疫功能被过度抑制。移植术后定期监测EB病毒DNA，若出现EB病毒血症，应酌情减少免疫抑制药物的剂量。

（朱　兰）

yízhí shùhòu èxìng zhǒngliú

移植术后恶性肿瘤（malignant tumor after transplantation） 移植后受者合并恶性肿瘤。随着器官移植的不断成功，移植受者存活时间逐渐延长，移植术后恶性肿瘤的发生越来越普遍，已经成为移植术后带有功能移植器官死亡的重要原因之一。器官移植受者的恶性肿瘤发病率远远高于普通人群，某些特殊肿瘤甚至高于普通人群近百倍，而且肿瘤的发病年龄比同龄普通人群提前了10年。美国辛辛那提大学的伊斯雷尔·佩恩（Israel Penn）早在1967年开始认识到移植受者中的淋巴细胞增殖性疾病，是最早报道移植与肿瘤高发关系的学者。随后他创建了国际移植肿瘤登记处所以命名为伊斯雷尔·佩恩国际移植肿瘤登记处（Israel Penn international transplant tumor registry，IPITTR），简称国际移植肿瘤登记处（international transplant tumor registry，ITTR）是全球最早开始统计和研究器官移植术后恶性肿瘤的机构。移植术后恶性肿瘤包括新生恶性肿瘤、移植术后原肿瘤复发以及供者来源的肿瘤三类。

流行病学 根据IPITTR的统计，移植术前有肿瘤病史的移植受者，移植术后总体肿瘤复发率在21%。移植术后新发恶性肿瘤的总发病率约为6%，明显高于普通人群，而且发病率随移植物存活时间的延长而增加。肾移植受者是目前存活时间最长的移植群体，在肿瘤并发症的流行病学中具有代表性。根据澳大利亚和新西兰统计结果提示肾移植受者所有种类恶性肿瘤的发病率是肿瘤标准发病率的3.56倍。美国和澳大利亚和新西兰数据系统结果表明，肾移植术后3年的皮肤癌发病率为7.5%，10年发病率为20%，30年的发病率增加到30%。而且结果显示移植术后受者的肿瘤发生率明显高于透析患者，有显著的统计学差异。中国在普通人群中的资料显示，因肿瘤死亡的比例已经逐渐成为疾病死亡的首位原因，各种肿瘤中以胃癌和肺癌高发。

危险因素 器官移植术后肿瘤的发病与器官移植相关的特殊因素和普通人群共有的普遍因素两方面都有关。

免疫抑制状态 为维持移植器官在受者体内的生存和发挥正常功能，移植受者必须长期应用多种免疫抑制剂，使受者处于全身免疫抑制状态，预防移植物遭受排斥反应。但是，免疫抑制剂在发挥预防排斥反应的同时，也破坏了机体的免疫监视功能，使肿瘤细胞得以生长和逃逸。最终使免疫系统对致癌物诱发的恶性表型细胞的清除能力降低。此外，免疫抑制剂可以直接损伤宿主细胞DNA，或者影响损伤后基因的修复能力，使细胞经过长期、不断的损伤-修复后发生恶性突变，造成移植受者的肿瘤高危状态。发生肿瘤的风险与免疫抑制的强度明显相关，但尚没有充足的证据证明免疫抑制剂是否具有直接致癌作用。与普通肿瘤患者相比，移植受者的肿瘤病理分级、恶性程度和预后更差。由于免疫抑制药物的治疗窗狭窄，如何选择预防排斥反应与预防肿瘤之间的平衡，是治疗学中特殊的科学问题。

病毒感染 是器官移植受者和普通人群发生肿瘤的共同危险因素。对于器官移植受者，由于免疫抑制状态的持续存在，受者不仅肿瘤免疫监视功能下降，而且抗病毒免疫也受到严重影响。移植受者的低免疫力，使感染后病毒更容易介入宿主细胞的生长调控和插入诱变，修饰、改变宿主细胞基因的表达，参与恶性转化过程。全世界1/7的肿瘤与病毒感染有关，其中约80%是由乙型肝炎病毒和人类乳头瘤病毒（HPV）引起的。此外还有EB病毒以及其他病毒和病原菌。①肝炎病毒感染：肝移植受者都是肝脏恶性肿瘤的新发和复发高危群体，肝炎病毒感染是最重要的肝癌危险因素，不论肝移植术前还是移植术后，也不论接受移植是由于肝癌还是肝炎后肝硬化。②HPV感染：HPV具有高度嗜上皮细胞的特性，可诱发鳞状上皮和纤维上皮恶性肿瘤。HPV与皮肤癌、口咽癌、食管癌和膀胱癌的发病有关，还与宫颈癌有密切关联。器官移植受者感染HPV后，可以导致上皮组织的恶性肿瘤，也可以引发各种皮肤和生殖器官的疣状赘生物，如外生殖器的尖锐湿疣。HPV感染有广泛传播和扩大感染范围的倾向，尤其对女性器官移植受者的健康生存构成巨大威胁。③EB病毒（EBV）：是1964年从伯基特（Burkitt）淋巴瘤中发现的一种人类肿瘤病毒。正常人群感染了EB病毒数年后，可以发生淋巴瘤、霍奇金淋巴瘤和鼻咽癌。EB病毒是导致移植术后淋巴组织增殖性疾病（PTLD）的最主要病因，还可引起平滑肌肉瘤。PTLD在儿童移植受者中发病率较成人受者高，是欧美器官移植受者中位列第二的恶性肿瘤高发疾病。奥佩茨（Opelz）等总结了欧洲合作移植研究42个国家的271个移植中心总共715 000各种器官移植受者的数据，结果表明淋巴瘤发病率是非移植群体的11.8倍。不同器官移植PTLD的发病率有所不同，以肺移植、心肺联合移植和小肠移植后发病率更高，肾移植受者则相对少见。好发部位包括中枢神经系统淋巴瘤和移植器官自身等。EB病毒感染是导致PTLD的病原学原因，与细胞毒性效应细胞功能被抑制以及免疫监视功能丧失有密切关联。有学者认为，移植术后使用强力免疫抑制治疗排斥反应以及多克隆抗体诱导治疗，是发生PTLD的高危因素。④其他病毒和病原菌。人类嗜T细胞淋巴病毒（HTLV）中HTLV-1和HTLV-2与成人T细胞白血病有关。曾经感染人类疱疹病毒-8（HHV-8）可能是卡波西（Kaposi）肉瘤的致病原因之一。除了病毒外，还应当注意其他的病原微生物，如幽门螺杆菌与胃黏膜相关淋巴瘤的发生有关。

来自供者转移的肿瘤 移植器官严重短缺是全球面临的共同问题，为了缓解这一矛盾，有一些移植中心将过去有过恶性肿瘤病史的供者也纳入移植器官来源的范围。然而，器官捐献者已经明确存在的或尚不明确的恶性肿瘤，都可能传播到接受器官的免疫抑制受者。据研究，通过对捐献者进行仔细的筛查，可将恶性肿瘤传播的风险降低到0.05%。在决定是否接受肿瘤捐献者的器官时，需将肿瘤的传播风险与移植带来的拯救生命和提高生活质量获益进行权衡考虑。一般而言，能够接受的供者活动性恶性肿瘤包括低级别皮肤癌、宫颈原位癌和原发性中枢神经系统肿瘤。但对于这些特定的、在治疗后一段时间无复发的恶性肿瘤供者，仍存在极低概率的恶性肿瘤转移到受者的危险。IPITTR统计的

1970~2002年资料显示，26例接受胶质母细胞瘤供者器官的受者中，有8例（31%）受者发生了来源于供者的胶质母细胞瘤；7例接受成神经管细胞瘤供者器官的受者中，有3例发生了来源于供者的神经管细胞瘤。因此，美国和欧洲器官移植学会强调曾有某些类型肿瘤病史的情况，如绒毛膜癌黑色素瘤、淋巴瘤、恶性胶质瘤、成神经管细胞瘤、肺癌、乳腺癌、结肠癌和肾癌，不可作为活体或死亡供者来捐献器官。一方面是担忧受者体内形成肿瘤转移，另一方面是担忧活体供者在捐献器官数年后出现肿瘤复发而对供者自身生命造成威胁。以肾癌为例，美国的肿瘤登记数据表明，活体供者的肾癌5年复发率为9.6%。因此，在选择有肿瘤病史的患者作为活体供者时，必须全面仔细的衡量术后给供、受者双方带来的利与弊。

肿瘤复发 器官移植为某些恶性肿瘤患者提供了生存机会，如肝癌、胰腺癌、肺癌和肾癌等。肿瘤的发生和复发受多种因素影响，包括肿瘤的组织病理学类型、临床分期、癌瘤的大小、化疗与否、化疗药物的疗程以及全身的免疫状况。接受免疫抑制剂治疗者本身即是恶性肿瘤高危群体，如果此前已经罹患恶性肿瘤，移植术后应用免疫抑制剂无疑会大大增加肿瘤复发的概率。因此受者在移植术前有恶性肿瘤病史是移植术后发生肿瘤的严重危险因素。有报道称，肝细胞癌患者接受活体肝移植后，肝癌复发率明显高于接受尸体肝移植受者，发生原因还不清楚。此外，移植术前肝癌的大小若超过一定的标准，移植术后复发的概率也大大增加。

普通危险因素 已知移植受者术后发生肿瘤的危险性本来就高于普通人群，如果再同时存在造成普通人群形成肿瘤的危险因素，则对移植受者的威胁更大。①理化因素：各种理化致癌因素对移植受者群体和普通人群都形成威胁，如紫外线照射，尤其对白种人更为明显。其他危险因素包括长期接触放射性辐射，热辐射和火激红斑，职业性接触致癌物（如石棉、黄曲霉菌和致癌性化学试剂等）。世界卫生组织确定的现今所知的人类致癌因素包括职业、药物、感染因素、生活方式和饮食几个方面。②年龄和性别：高龄移植受者恶性肿瘤发病率明显增高，这与自然衰老、长期使用免疫抑制剂和长期病毒感染有关。③遗传因素及家族史：基因在调控细胞正常生长和衰亡过程中发生的突变可导致肿瘤的发生。约5%的恶性肿瘤可以有明确的遗传倾向，临床中也常见癌症患者的家族史。④其他：生活方式和饮食习惯中的肿瘤危险因素包括吸烟、肥胖、腌制食品、霉变食品、烫食、不规律饮食、进食速度过快等。

治疗 包括以下几方面。

一般治疗 在给予普通肿瘤治疗方法的同时，应充分考虑移植受者的特殊性和个体差异。由于移植后恶性肿瘤比普通人群的肿瘤更容易生长和转移，一旦确诊应立即开始治疗，包括手术、化学疗法、放疗、分子靶向治疗和调整甚至停用免疫抑制药物等。①手术治疗：对于能承受手术的移植受者，手术切除恶性肿瘤应该作为首选（淋巴瘤除外），这样可以减少和避免放、化疗和生物治疗的副作用。但因为手术过程本身对移植受者是一种打击，可能影响移植物功能，尤其是已经存在移植物功能不全的受者，故在手术前、后必须严格评估受者的全身状况，充分考虑手术可能带来的风险与受益。②化学疗法：对移植受者存在一定风险。大多数化疗药物都具有一定的肝、肾、神经毒性和抑制骨髓造血作用，与常规免疫抑制药物的毒、副作用有重叠。对肾移植和肝移植受者，使用化疗前更需充分检查和评估肝、肾功能和血常规能否承受化疗药物的毒性影响。③放射治疗：是治疗恶性肿瘤的另一种常见方法，作为手术前、后的辅助治疗和不能接受手术及化疗患者的替代治疗，或某些肿瘤的首选治疗（如鼻咽癌）。应注意保护移植器官不被射线照射和伤及。放疗的主要副作用同样表现为对骨髓造血功能的抑制，与免疫抑制药物的副作用相叠加，尤其需要注意。④分子靶向治疗：对某些肿瘤比传统的化疗和放疗对抗肿瘤更有针对性。通过在分子水平逆转肿瘤的恶性生物学行为来抑制肿瘤细胞生长，甚至使其完全消退。

免疫抑制剂方案的调整 ①减少免疫抑制药物剂量：移植后发生肿瘤的原因错综复杂，不能完全归因于器官移植状态和免疫抑制剂的应用，但是移植作为一个整体因素确实可能促进恶性肿瘤的发生，故适当地调整免疫抑制方案是必要的。对有肿瘤病史、高龄受者和已经发生肿瘤的受者，应使免疫抑制药物的剂量达到最小化，适当改善机体状态，小幅提高免疫力。但要防止减量过度，因为一旦发生排斥反应，反而需要给予更多更大量对免疫抑制药物来抑制排斥反应，适得其反。有条件的情况下，可以通

过选择较好的供受者 HLA 配型以减少排斥反应的风险和使用抗体诱导的机会。②调整免疫抑制剂方案：新生或复发的肿瘤受者应减少或停用钙调磷酸酶抑制剂（CNI），增加或更换为西罗莫司。西罗莫司作为一种新型免疫抑制剂在发挥免疫抑制作用的同时兼具抑制肿瘤生长的能力，作为移植受者发生恶性肿瘤后免疫抑制治疗方案的主要药物。增加或开始使用西罗莫司的同时需要减少或停用 CNI，以及降低抗代谢类药物（吗替麦考酚酯、硫唑嘌呤）的剂量。

切除移植物　为了保全受者生命可以考虑放弃移植物，完全停用免疫抑制药物，以提高受者的免疫力和改善患者的肿瘤免疫监视功能。但在切除移植物之前，需要根据肿瘤的种类、临床分期、恶性程度的病理分型、患肿瘤器官和受者的身体状况、年龄及意愿全面综合考虑。以肾移植为例，有些患者可能希望长期存活而要求切除移植肾“弃肾保命”以停用免疫抑制剂，接受终身血液透析治疗。对于肾移植、胰腺移植这些移植器官可以有其他替代疗法的情况，如果移植受者较年轻、肿瘤恶性度较高、有很大可能复发并无法进行辅助治疗时，为保全或延长患者生命应该考虑行移植物切除。相反，另一些患者也可能不愿意血透而宁愿继续使用免疫抑制剂。对于肝移植、肺移植、心脏移植等没有其他替代治疗方法可选的移植受者，只有在保持一定的移植物功能才能保全性命的情况下，就只能继续使用免疫抑制剂，以防止移植物遭受排斥反应，同时接受放、化疗和手术等治疗。

预防　①良好健康的生活饮食习惯：器官移植受者的生活方式应该更科学、合理，才能减少生活中肿瘤发生的危险因素。如戒烟限酒，在饮食中保持一定量的膳食纤维和降低油脂摄入、减少过度的日光暴晒，积极防治病毒感染。②供受者筛查：术前对供、受者严格进行恶性肿瘤的筛查，术后移植受者定期随访，早期发现恶性肿瘤，早期治疗。

（朱　兰）

yízhí shùhòu gǔbìng

移植术后骨病（bone disease after transplantation）　器官移植术后合并骨骼的病变。器官移植术后最常见的骨骼系统并发症是骨质疏松和骨折，很多受者在移植时即存在骨质减少，而移植术后的快速骨质丢失又未得到很好的预防，使移植术后骨质疏松性骨折的发生率比较高。其中，心、肝、肺移植后骨折发生率比肾移植术后更高。椎骨、肋骨和髋骨是最常见的骨折部位。由于器官移植受者的原发疾病和免疫抑制剂的应用会影响骨折愈合，一旦发生骨折，临床治疗十分棘手。因此，预测骨折的风险，恰当采取预防措施，减少骨折的发生，对器官移植受者具有十分重要的意义。

移植术后骨病的危险因素，包括移植术前血透时间长，移植术前骨密度较低，糖皮质激素的使用，女性（尤其是绝经后妇女），男性低睾酮，营养不良，维生素 D 不足，缺乏运动，糖尿病，不良的生活方式（吸烟、长期大量饮酒、咖啡及碳酸饮料）等。其中，糖皮质激素已经被证明对骨钙的代谢有重要的作用，使用糖皮质激素超过 6 个月的患者有 30%～50% 发现有骨密度减低现象，但是其导致骨质疏松症的确切机制尚不清楚。

移植术后骨病临床表现复杂，评估和诊断移植术后骨质疏松症的方法有骨密度测定、骨代谢生化指标的测定、骨活检和骨组织计量学。临床测量骨密度主要运用双能 X 线骨密度仪和定量 CT。双能 X 线骨密度仪能快速测定全身各部位的骨密度，精确度高，辐射量小，被认为是诊断绝经后妇女骨质疏松的金标准。对肾移植受者，国外指南推荐，在移植时，移植后 1 年和 2 年，应用双能 X 线骨密度仪进行骨密度测量。如果确定为骨质疏松（T 值 ≤ -2.5），可以考虑予以治疗。

预防移植后骨病，要从移植前做起。①完善相关化验和检查。包括移植术前进行脊柱 X 线、骨密度、甲状腺功能、血清钙、维生素 D、甲状旁腺激素、性激素等检查。②加强营养支持，促进钙的摄入和吸收。均衡膳食，合理摄入维生素和矿物质，奶制品、豆制品、海产品、绿色蔬菜等。③养成良好生活习惯，改正不良嗜好。鼓励受者戒烟、限酒，不应长期大量饮咖啡及碳酸饮料。④适当的体育活动。运动使骨结构经常受到生理性肌肉收缩应力的作用，能刺激成骨细胞活动，利于骨质形成。但运动要量力而行、循序渐进。中老年人较适宜的运动包括散步、太极拳、健身操、慢跑等。同时，在户外体力活动和运动中接触日光，使活性维生素 D 生成增多，促进肠钙吸收。⑤预防跌倒。⑥摄入足够的钙和维生素 D。建议每人每天至少摄入钙 1200mg（必要时服用钙补充剂）和维生素 D 400～800IU，分次服用。推荐与食物同时服用或饭后服用，能较空腹服用的吸收率提高 20%～30%，这可能与胃酸促进钙剂吸收有关。

移植术后早期预防骨质疏松也同样重要，因为大剂量激素的使用，骨密度最严重的减少发生在肾移植术后3~6个月，在移植术后第1年进行预防性治疗是必须的。①将免疫抑制剂和激素调整到最小有效剂量，以最大程度减少骨质丢失和骨坏死发生的可能性。②建议受者每天摄入1000mg的钙及至少400IU维生素D。高危受者可以联合服用骨化二醇或骨化三醇。③双膦酸盐，包括氨羟二磷酸二钠、利塞膦酸盐和阿伦膦酸盐等。此类药物能显著提高绝经后妇女的骨密度、降低骨折的发生率，但对器官移植受者的疗效仍存在争议。移植术后早期予以双膦酸盐联合钙和维生素D，可有效地防止移植后骨丢失。但双膦酸盐能否防治器官移植术后的骨折，最佳给药途径如何，治疗疗程多长，对肝肾功能的影响等问题仍需进一步研究。

对器官移植术后长期预防骨质疏松症的方法与上述方法类似。此外，性激素替代治疗，如经皮应用雌二醇可以增加绝经后的肝移植受者（移植后2年开始治疗）的腰椎和股骨颈的骨密度。但其副作用是可能增加心肌梗死、脑卒中、浸润性乳腺癌、肺栓塞和深静脉血栓性静脉炎的风险。如果采用性激素治疗，应尽可能降低剂量和短期使用。

早期诊断和治疗是降低移植术后骨质丢失和骨质疏松的关键。在身体条件允许的情况下，应鼓励受者适度地锻炼。严格控制免疫抑制剂的用量，及时减少糖皮质激素的用量。推荐高危受者服用一定剂量的钙和维生素D。治疗移植后骨质疏松可以将骨化三醇和其他维生素D衍生物与双膦酸盐单独或联合使用。使用双膦酸盐应谨慎，尤其是治疗前即有低转运骨病或肾功能受损的受者。对上述药物防治移植术后骨病的有效性，需要将来更多的随机对照研究进一步证实。

（朱　兰）

yízhí shùhòu rènshēn

移植术后妊娠（pregnancy after transplantation）　器官移植术后女性受者从受孕到胎儿娩出的生理过程。器官移植技术的全面发展使更多的各种终末期器官功能衰竭患者生命延长、生存质量提高。对于年轻生育期的女性患者，在移植术后身体状况逐渐好转趋于平稳时，就会希望与正常人一样能有生育的机会，使获得新生的生命有可能得以延续。1956年由默里（Murray）等在美国波士顿成功完成首例同卵孪生姐妹间肾移植，受者术后2年于1958年3月10日生下一个健康男婴，成为世界上移植术后的首例成功妊娠。婴儿出生后正常发育成长，在他出生50年后，2008年3月默里和孩子的母亲等还为他举行特别的生日庆典。这个全球首例移植术后妊娠的成功在一定程度上与受者接受的是同卵孪生供者捐肾，即移植术后无须服用任何免疫抑制药物有关。此后，绝大多数的尸体器官移植都是同种异体移植，即术后需要长期服用免疫抑制药物，因此面临着免疫抑制药物对胎儿的毒、副作用和异体移植相关的排斥反应等问题。最初大多数学者并不主张女性移植受者在移植术后生育，但进入21世纪以来随着各种新型免疫抑制剂的开发和研究，以及不断总结和积累有关移植术后妊娠的经验，国内外也相继开展了各种器官，包括肾、肝、心脏、肺、小肠、胰肾联合移植，甚至多器官联合移植术后妊娠。位于美国费城的国家移植后妊娠登记处（the national transplantation pregnancy registry，NTPR）于2015年报道北美的1467例受者在移植后妊娠2609次，其中有一部分妊娠达2次以上；到2017年超过2000例移植后受者受孕，妊娠超过3300次。

移植术后妊娠应进行计划性妊娠，避免计划外妊娠。计划外妊娠，通俗的说就是意外妊娠，在移植术后育龄期的女性中并不少见。因为随着移植的成功，女性患者的内分泌和生殖系统功能也逐渐恢复，如果不采取有效的避孕措施，移植术后女性与正常人一样会出现意外妊娠。这种移植术后的计划外妊娠使胎儿的自然流产、畸胎和死胎的风险大大增加，同时使母亲接受治疗性流产或引产的概率也增加，对女性受者的身心均造成较大伤害，因此应该极力避免。建议移植后育龄期女性应在内分泌和生殖系统功能恢复后采用安全可靠的避孕手段来防止计划外妊娠。

虽然成功妊娠也被纳入评定器官移植是否成功的指标之一，但女性移植受者的妊娠仍然是具有较高风险的行为。因为接受异体器官移植的女性受者在妊娠前和妊娠中都不能停止使用免疫抑制剂。在这种情况下既要确保妊娠成功，避免流产和畸胎危险，又要保证孕妇自身及移植物的健康与安全，是难度比较大，需要移植随访医师、产科医师和孕妇及家庭来共同参与和关注的重要问题。由于移植术后女性妊娠比普通育龄女性妊娠所面临的问题更加复杂且特殊，只有在移植医师和产科医师相互合作、受者与医师密切配合下才有可能成功受孕和娩出健康婴儿。在所有实体器官移植中，肾移植术后妊娠占所有实质器官移植术后妊娠的绝大部分，超过75%，成功率也相对较高，可被其他器官移植术后妊娠所参考。

移植后妊娠涉及妊娠风险、妊娠的时机、妊娠的条件、免疫抑制剂的调整、妊娠期间的监测、分娩方式与终止妊娠。

移植后妊娠风险 尽管肾移植后妊娠得到了很多成功的结果，但免疫抑制剂对胎儿的潜在影响和妊娠过程对移植肾功能的潜在影响，都构成一定风险，因此在决定进行计划性妊娠之前必须慎重考虑。妊娠期间，女性肾移植受者可能出现的不良反应，包括高血压、蛋白尿、血肌酐升高、先兆子痫、泌尿系感染、糖尿病、急性排斥反应、移植肾积水、移植肾功能下降甚至丧失。胎儿可能出现的不良反应包括自然流产、围产期死亡、早产、宫内发育迟缓、出生低体重、畸形、残疾和免疫问题。有资料显示，总体胎儿出生缺陷的发生率为4%~5%。

移植后妊娠时机 一般认为在肾移植术后2~5年较为合适。过早妊娠可能增加急性排斥反应的风险，并且由于早期免疫抑制药物的剂量较大、浓度较高，可能对胎儿造成更大的潜在危害。反之，过晚妊娠可能因移植肾的储备功能慢性下降和产妇高龄而对母亲的移植肾功能和全身健康带来更大挑战。

移植后妊娠条件 综合国内外经验，建议严格把握移植后妊娠的条件，以尽量降低各种风险。①肾移植术后2年以上，移植肾功能正常，血清肌酐<133μmol/l。②从未出现过急性排斥反应。③血压正常（< 140/90 mmHg），不需服用降压药物。④血糖正常。⑤没有蛋白尿或少量蛋白尿（24小时尿总蛋白定量≤300~500mg）。⑥超声检查确认移植肾无积水、无结石等异常。⑦身体条件适合产科要求。⑧对有家族史的或可能遗传的原发肾脏病，提前咨询遗传学专家。⑨有良好的家庭支持，与医师配合度高，对移植术后妊娠可能面临的风险和胎儿可能出现的异常有充分的了解和心理承受力。⑩TORCH筛查（排除导致先天性宫内感染及围产期感染而引起围产儿畸形的病原体）结果符合计划妊娠的要求。

免疫抑制剂的调整 吗替麦考酚酯和麦考酚钠肠溶片是肾移植术后最常使用的免疫抑制剂，但由于其带来的自然流产和新生儿先天缺陷的患病率和风险升高，其说明书均建议在妊娠前6周停用此类药物。西罗莫司也应在妊娠前6周就停用。停用的同时，为防止排斥反应，国内外的经验是将此类药物换为硫唑嘌呤，至少达6周后，再准备受孕。在妊娠期间使用泼尼松，剂量控制在15mg/天之内是相对安全的。环孢素A（CsA）或他克莫司（Tac）是预防排斥反应药物中最主要的一类药物，很容易通过胎盘进入胎儿血循环，但在胎儿血液中的浓度较母体低，这可能与胎儿的肝脏代谢药物有关。目前没有动物或人类的证据表明，妊娠期间服用标准剂量的CsA或Tac可导致胎儿畸形或突变，但可能出现宫内发育迟缓和早产。

移植后妊娠期间监测 移植术后妊娠属于高危妊娠，期间需要移植科、妇产科和孕妇本人之间的密切配合及共同对孕妇和胎儿进行严密监护。监测的目标是达到最小的胎儿毒性，良好的母体状况和移植物良好预后之间的平衡。监测内容包括：①测量和记录血压。②每2周进行1次产前检查，32周以后每周1次产前检查。③每2周进行1次血常规、尿常规和肝肾功能的测定以及CsA或Tac血药浓度的测定。④每月1次胎儿超声检查，了解胎儿生长情况和有无畸形；每3个月检测1次巨细胞病毒IgG和IgM抗体及弓形虫。⑤分娩前进行疱疹病毒宫颈培养。

妊娠要尽可能地早期诊断，通过胎儿超声确定胎龄。通常妊娠前移植物功能良好的受者，血肌酐保持稳定或增加，如同正常人妊娠时一样。在妊娠末3个月，血肌酐可能上升。多数研究表明，妊娠本身对基线功能良好的移植物远期功能几乎没有不良影响。蛋白尿可能在妊娠28周时增加到异常水平，但分娩后经过一段时间一般可以恢复。除非伴有严重高血压，否则不影响受者的预后。妊娠中晚期可以使用的降压药物包括尼卡地平、尼莫地平、拉贝洛尔和甲基多巴。此外，由于孕妇在妊娠期间体重增加，药物分布的容积扩大了，其服用的CsA或Tac血药浓度会出现下降，需要根据浓度监测增加剂量。

移植后分娩方式 因为移植肾位于髂窝内，并不影响产道，若没有产科特殊原因可自然分娩。多数学者认为足月经阴道分娩是完全可行的，推荐自然分娩。在如下情况时可以考虑行剖宫产：①具备标准产科剖宫产指征。②存在骨盆骨营养不良。③头盆不称或移植肾受压时。在分娩时，注意监护产妇心血管状态，维持水电解质平衡，观察体温、血压、脉搏变化，严格进行无菌操作，引产、人工破膜、会阴切开等手术操作后使用不损害肾功能的抗生素预防感染，可适当增加皮质类固醇激素用量以减少应激反应和避免产后急性排斥反应的发生。

移植后终止妊娠 肾移植术后妊娠的分娩时机取决于肾功能的变化和产科因素，如果肾功能持续恶化危及移植肾的存活或因产科原因妊娠不宜继续时，应及时终止妊娠。出现下列任一情况，应果断终止妊娠：①移植肾功能严重损害并逐渐加重，危及移植肾存活。②持续有尿蛋白或尿蛋白大幅度增加。③在妊娠的初期和中期，血肌酐即明显上升者。④泌尿生殖系统严重疾病。⑤发生排斥反应。⑥产科异常，如重度妊娠高血压综合征、胎儿宫内窘迫、胎膜早破、胎儿畸形、胎死宫内等。

产后能否进行母乳喂养，目前还存在争议。美国统计数据显示，移植受者给予母乳喂养的比例呈增加趋势。但也有研究认为因为免疫抑制剂能分泌至母乳中，因此不推荐。相关问题有待进一步研究（见肾移植术后生殖功能）。

（朱　兰）

értóng yízhí shùhòu shēngzhǎng fāyù

儿童移植术后生长发育

（growth and development after pediatric transplantation） 对终末期器官功能衰竭的患儿而言，生长发育迟缓是普遍存在的问题。早期接受器官移植是防止生长发育迟缓的最好方法。作为一种有效的治疗手段，器官移植不仅能改善患儿的各项生理功能，还能改善其生长落后，提高其运动行为、神经发育和社会认同感。

肾移植术后生长发育 儿童肾移植术后的最佳目标是能够达到靶身高，即根据父母身高计算得到的遗传身高。儿童肾移植术后的生长发育受移植年龄、移植时生长落后的程度和移植后的肾功能状况影响。一般而言，移植年龄越小，移植术后越容易出现追赶性生长，尤其在移植术后第1年内。6岁前接受肾移植的患儿在移植术后生长可明显改善，2岁内和2~5岁的患儿生长追赶分别达47%和43%。移植肾功能不良和类固醇激素的应用可能会影响移植术后的生长发育，使儿童受者最终达不到理想的成人身高。长期服用类固醇激素可以通过减少生长激素释放，降低胰岛素样生长因子的活性，直接危害软骨生长，减少钙吸收，或增加肾磷丢失，进而影响其生长。对于移植前存在明显生长发育迟缓的患儿，移植术后多采用无激素维持方案，未见血肌酐增长及急性排斥反应增多。重组人生长激素（rhGH）的治疗还存在争议。有许多研究已证明其安全性，应用rhGH可有效提高肾移植患儿的生长速率。据北美儿童肾移植协作研究机构报告，开始应用rhGH后1年，儿童受者的生长速度增加近3倍，第2和第3年略变慢。但是，由于rhGH也可能提高机体对异体免疫反应的敏感性而导致急性排斥反应，造成移植肾丢失的风险，应予注意。据报道，接近10%的儿童受者可在应用rhGH后出现移植肾脏轻度急性排斥反应或血肌酐上升。青春前期儿童，如果确实需要使用生长激素，应等待至肾移植1年之后，直到达到正常发育水平或青春期结束。此外，开始rhGH治疗后，环孢素A浓度可能下降，需增加10%~15%的药量（见儿童肾移植术后生长发育）。

肝移植后生长发育 影响儿童肝移植后生长发育的因素包括移植术前因素和移植术后因素。移植术前因素有患儿年龄（小于2岁者移植后生长追赶最大）、移植时的Z-评分和原发病诊断。不同类型的肝病可导致不同程度的生长落后。阿拉日耶综合征（Alagille syndrome）、家族性肝硬化等先天性畸形和遗传缺陷性疾病在肝移植后到生长发育改善较为有限。肝外胆道闭锁的患儿常伴重度营养不良，拜勒（Byler）病和其他胆汁淤积症也可呈现移植后生长不足。移植后因素有移植肝功能、类固醇激素应用和移植后营养等。类固醇激素可通过抑制垂体分泌生长激素、减少1型胶原酶合成软骨和产生骨基质而直接抑制骨骼发育。在停用激素并补充生长激素后，肝移植受者较肾移植受者更多地获得追赶性生长。芬兰报道，肝移植后第1年26%，第2年47%，第3年56%的患儿可获追赶性生长，但约79%的儿童受者在移植后3年的身高仍低于正常同龄人身高。肝移植的患儿较易出现认知和情感障碍，也可出现视野缺陷，但运动能力一般不受影响。1岁内接受肝移植的婴儿神经发育正常，但可能因为鼻饲喂养的缘故，语言发育滞后。一项为期4年的随访观察发现，虽然肝移植患儿存在暂时性的社会技能不足和手-眼不协调，但总体的神经心理评分还是正常的。

心脏移植后生长发育 较肝移植和肾移植而言，接受心脏移植的患儿更少出现移植前的生长落后，部分原因是心脏移植时的患儿年龄普遍较小，没有错过生长的关键期。由于影响移植后生长的因素包括移植年龄、心力衰竭的病因、移植物功能、心脏移植后的慢性肾功能不全和应用类固醇激素等，使得心脏移植后患儿生长发育的临床结果存在一定差异。1998年钦诺克（Chinnock）和鲍姆（Baum）报道了66例患儿在出生后6个月内接受心脏移植，移植后第1年普遍出现追赶性生长。另有报道，88%的心脏移植婴儿可在移植后5年内达到正常同龄人身高。相反的是，2004年国际心肺移植协会报告显示，青少年心脏移植受者即使不使用类固醇激素，其生长Z-评分也没有明显改善。当病情需要使用类固醇激素时，可谨慎注射生长激素以抵消类固醇激素的生长抑制作用。近期数据显示生长激素还可以调节心脏的生长。对于心脏移植患儿的神经认知发育的研究较少，部分数据表明移植后患儿的神经、精神、运动发育无较大缺陷，但先天性心脏病患儿在发育商数（developmental quotient，DQ）、运动、语言、听力、手-眼协调等能力和学习成绩方面不如心肌病患儿。

（朱　兰）

yízhí shùhòu xīnlǐ wēijī

移植术后心理危机（psychosocial crisis after transplantation）　移植后受者及其家属、朋友如果对移植产生心理问题。一旦出现消极影响时，应该及时提供帮助。常出现一些相关的问题：如何消除受者对患者角色产生的依赖性，满足其重返工作岗位的愿望，强调帮助别人要比需要别人帮助更为重要，出现排斥反应时帮助受者保持自信心，以及消除受者因心理和躯体症状产生的差别感。

尽管移植受者得到了有关医疗副反应方面的教育，但是无法预测他们真正面对这些问题时将如何应付。既往有焦虑、抑郁等精神病史的受者，在进行免疫抑制治疗后，其症状通常会加重。而对于无相关既往史的受者，也会有发生类似症状的危险。应做好安慰家属的工作，对他们讲明，这些症状只是暂时的，并且是可治疗的。而对于免疫抑制剂方面的副反应，如多毛症、牙龈增生和体重增加这类不易察觉的副反应，应该进行精确的检测。移植后不可避免的副反应可造成受者在治疗过程中的不依从性经常停药、减药或漏服，因此需要系统性地了解受者对这些副反应的心理反应。

在移植后，受者的生活方式会发生很多变化。首先，他们在家庭和工作环境中的地位可能发生改变。在多年后，他们重返工作岗位的能力可能受到影响。而且，他们面临着失去经济支持的危险，如残疾收入和健康保险等。个人关系同样受到威胁，移植后带来的压力可能导致离婚或分居。移植术后性功能可能发生改变，从而带来新的希望或忧虑。由于透析阶段患者与患者角色紧密相连，移植所带来的全新的自由可能对甚至构成威胁。向健康角色的转变可能也会很困难，总认为自己是患者，可能会出现身份危机。提供医师咨询和帮助可帮助受者完成这一系列转变。

参加工作对以前从各种途径接受残疾资助和接受健康保险者也是个很重要的问题，并与他们的以往的健康保险密切相关。他们害怕失去医疗帮助及医疗补助利益，担心雇主不再给他们上健康保险。因此政府立法为面临这些困难的移植受者提供保护。

许多受者害怕面临导致移植失败的排斥反应或其他严重并发症。尽管这些忧虑可能被夸大，但并非不合情理。医师可通过开诚布公的谈话，向他们说明各疗程中存在的危险。因移植是以他人的牺牲为代价，患者可能会因此产生负罪感。应该向他们说明，这种感觉是很常见的，而且他们从中获得的利益与供者本人和关爱他们的人的愿望相一致。

（田普训）

yízhí shùhòu jīngshénbìngxué wèntí

移植术后精神病学问题（psychiatric problem after transplantation）　移植术后的受者常合并各种与临床相关的严重精神问题。理论上，移植受者和供者的心理健康需求属于移植精神病学范畴。移植精神病学是安抚精神病学的一个分支；而安抚精神病学则是精神病学的一个分支。精神病医师、内科医师和其他医师可能面临的概念性、诊断性和临床性的问题。

一般性问题　虽不同移植中心的精神病医师、心理医师和社会工作者在移植过程中所起的作用不同，但移植受者的临床需求却是相似的。所谓的生物-心理-社会医学模式提供了一个框架，并以此进行临床诊断。这个模式通过三条轴线将各种人群的不同症状和表现结合起来，这就是个体的生物学、心理学以及社会学特征。

生物学方面，对受者最突出的生物学问题是移植物的免疫排斥反应问题。除同卵孪生间的移植外，为维持移植物功能，所有移植受者都需长期使用免疫抑制剂治疗。尤其是与使用类固醇激素应用有关，所以移植受者将不可避免地发生精神方面的副作用。而且其他多数免疫抑制剂与中枢或周围神经毒性也有关，使受者出现各种精神症状的危险性显著提高。另一个重要的生物学问题是导致终末期肾病（ESRD）的病因学问题。从精神病学方面来说，最有意义的病因学区别是，疾病状态是否与中枢神经系统疾病或功能失调有关。如糖尿病、高血压及系统性红斑狼疮与中枢神经系统疾病有显著相关性。

移植受者面临的心理问题可从多层次分类，其中最基本的是从供者与受者之间的界定。对受者来说，移植前面临的精神问题与移植后有许多不同。移植后早期，最常面临的问题是药物不良反应、手术并发症，以及急性排斥反应或移植物功能延迟恢复。随着时间的延长，主要面临生活质量、药物治疗依从性、慢性排斥反应和长期免疫抑制引起的并发症等问题。此外，移植后有多种并发症或发生严重排斥反应的受者与恢复相对顺利的受者所面临的精神问题可能有很大不同。

在ESRD发生前患者适应内科治疗的程度是影响其对移植产生心理反应的重要因素。对一个在ESRD发生前没有依赖内科治疗经历的患者，由移植带来的无助感与失控感要比那些已适应慢性病所需医疗护理的患者严重得多。社会问题对移植受者精神问题的评估和处理会产生重要影响。最明显的社会因素是疾病对患者联系社会和情感支持系统的影响程度。ESRD的突然发生可能对患者及其配偶，其他个人和更大的社会单位的情感承受能力和防卫机制提出重大挑战。相反，一些患者可能从少年到成年早期一直遭受着慢性疾病的演变。另一个早期发生ESRD的可能结果是移植后免疫抑制所带来的容貌和社交关系的改变，将导致一些年轻受者为得到同龄人的接纳，而放弃药物治疗。因此关心受者生活中社交和情感方面的问题也很重要，受者经济来源情况对移植受者情感也是至关重要的，经济来源问题经常是决定能否接受移植，接受移植的地点，对儿童及老人术后护理以及能否维持长期免疫抑制治疗等问题的重要因素，也常是首位决定因素。经济的负担直接或间接产生的紧张性刺激将对移植受者产生重大心理影响，并影响他们对移植成败的期望和情感反应。

移植前评估 对移植受者和其可能的活体供者进行移植前需要心理评估。对活体供者应如实讲解包括关于肾脏捐献可能的危险性的，以及对供受者双方可能获得的利益。对受者来说，这些信息必须包括关于由免疫抑制剂和移植手术本身带来潜在危险性，以及对移植所带来的好处和可能出现的问题。评价过程必须了解精神症状学病史（包括精神活性药物的使用）。尽管皮质类固醇激素和其他免疫抑制剂可引起既往无精神病史患者的神经精神症状，这些症状常在那些原有思维情绪紊乱和焦虑、认知紊乱病史的患者中观察到。对普通的临床观察者来说，与焦虑和情绪紊乱相关的症状总体上没有与慢性思维紊乱相关症状表现的明显。必须对等待移植者的精神症状病史进行仔细的纵向评估，以进一步减少移植后的病态情况。术前获得此类病史对肾移植术后早期急性精神症状的快速诊断和治疗（尤其是那些与皮质类固醇激素应用相关的精神症状）有重要意义。精神病医师应向患者解释清楚，与身体许多其他器官一样，大脑易受到免疫抑制剂和其他移植相关事件的损害。患者也应认识到，从精神病学病史中获得的信息有助于移植术前适当的预防性治疗，使移植后的精神和功能得到完善。对不愿讨论自己精神病学病史的患者，应向其解释清楚，仅有此类病史的存在并不是拒绝接受移植的理由，很少是绝对禁忌证。

移植供者的评估 活体肾脏捐献是人类无私精神的高度体现，无论从医学还是从心理社会的角度看，都应给予赞赏。对可能作为移植供者的心理社会评估必须完全从供者的需要和健康角度出发。鉴于由肾脏捐献所带来伤害与医疗或精神病学其他情况相比，对移植供者的评估更应要求严格贯彻自愿和无害原则。尽管活体供者与受者通常是一级亲属关系，其捐献的动机也是清楚的，但无血缘关系的供者在不断增加。在对无血缘关系或仅有情感关系的活体供者心理社会评估的过程中，要特别注意确保他们的精神健康。大多数接受肾捐献评估的个体都是在自愿和知情的情况下，自主决定参加评估活动的。然而，负责评估工作的精神病医师绝不能想当然地认为接受捐献评估的个体都是自愿和知情。因此必须强调调查的目的是要引证和实现供者对移植的愿望。可能的供者应被明确告知，他们有权不接受调查。一些可能的供者实际上并非完全自愿作为供者，觉得他们自己不能或不愿与预期受者或其他情感上相关的人交流坦白他们的愿望。另外，供者的肾切取术并非完全无风险，一旦了解这个事实也可能使一些人重新考虑他们的选择。一种更微妙，也更难评估的情况是，一些供者没有直接说明想放弃参与捐献的愿望，但是他们提供的信息表明对参与移植有强烈的犹豫心理和情感冲突。因此，精神病医师需要判断供者完全不是也不会受到强迫。在这种情况下，精神病医师的唯一伦理学和临床责任都是基于未来的供者。对供者进行心理社会评估的精神病医师（或其他心理健康职业者）必须与可能的受者继往无任何临床关系。只有保持严格的界限，精神病医师才能从供者的利益出发做出判断。由于供者对他们是否捐献完全有自主的选择，移植组成员必须尊重供者的伦理和法律权力，以便在严格医疗保密的情况下做出独立决定。为严密保护供者的隐私，在对供者的心理社会评估过程中必须严格划清界限，而且评估前后过程是绝对保密的。对未来供者的评估必须包括对其直接的经济动机的评估，供者可能得到受者或代表受者的第三者以付款或其他报酬的形式所提供的经济补偿。受金钱引诱的器官捐献是违反国家法律的。

依从性评估 影响移植物存活最重要的精神病学问题是移植后受者能否服从复杂的免疫抑制剂方案和严密医疗监护方案。无论年龄大小，不顾其恶性后果而对医疗护理建议表现出持续不合作的患者，通常对移植术后的免疫抑制治疗也缺乏依从性。有严重思维紊乱、极其严重的人格紊乱（特别是交界性人格）、严重情绪紊乱或滥用精神活性物质的患者，如果其原发的精神紊乱在移植术前没有很好地得到治疗或其他的方法干预，则发生非依从的可能性很大。在等待移植者中实际进行评估可以发现有相当大一部分患者有非依从性的倾向，在接受移植后这部分人发生非依从的可能性也更大。对于这些等待移植者，最好的办法是用几个月的时间来证明对医疗方案的依从性，以评价患者目前是否有能力忍受移植后高度系统的医疗和临床方案。一些表现出不能忍受这种系统治疗方案的患者，继而通过认知与人际间的心理治疗，可获得依从性的能力。

认知紊乱的评估 对一些伴有认知紊乱或其他精神病状态，通过治疗后还不缓解和不服从的患者，只有根据其外部环境的情况来评估移植候选人资格才有意义。从精神病学的角度来说，移植对受者全身功能的危害主要来自认知损害以及原有精神症状的诱发和加重。对那些原有的社会生活和情感支持仅来源于透析中心的移植受者，成功的肾移植可能加重孤立感和孤独感，这两者都可以加重，甚至产生认知与精神功能失调。在筛选合适的等待移植者过程中，对进行评估的精神病医师来说，认知功能失调的存在至少引起两个问题：①移植对认知功能失调有加重作用，还是缓解作用。②任何可能加重认知损害的情况移植后是否会加重。原则上，对第一个问题的回答需要对认知损害做出明确诊断或鉴别诊断。为得出诊断，必须对精神症状病史进行纵向了解。一般来说，与情绪紊乱、焦虑紊乱、内分泌异常、睡眠障碍以及与ESRD相关的代谢紊乱导致的注意力受损有关的认知损害，预期在移植后会得到改善。相反，与严重的低血糖、控制不良的高血压、脑梗死，或阿尔茨海默病这类的原发性痴呆症导致的不可逆神经元丧失有关的认知损害，不可能有显著改善。这些受者，由免疫抑制剂引起的神经毒性是否会进一步导致功能损害，只能根据患者个人的具体情况而定。

精神物质滥用的评估 存在有精神活性物质（如毒品、酒精、烟草）滥用或依赖的患者通常被认为是移植的禁忌。相反，对过去有精神活性物质依赖史，但已连续戒断6个月或更长时间的患者，则很少受到限制。对有活性物质滥用或依赖的等待移植者，通常最好的办法是直到物质滥用得到成功治疗以及用随机的血清学定性监测来确定具体的戒断期后，再接受移植。对ESRD患者，必须考虑到假阳性或其他因素可能降低定性监测的有效性。因此，移植组在做出临床评价或决定之前，必须用最可能准确和特异的分析方法对定性的药物筛选结果进行证实。对现在或既往有活性物质滥用或依赖的等待移植者，合并精神病诊断的可能性显著大于普通的等待肾移植者。因此，对诊断有活性物质滥用的等待移植者精神病病史和症状的仔细评估尤其重要。

精神病病史评估 由于移植后治疗方案本身引起的精神症状对全身功能损害的程度，主要取决于患者既往的精神疾病史。为选择合适的移植者，那些有中到重度思维、情绪或焦虑紊乱症状病史，并通过适当的医疗试验证实为难治性的患者，在移植术后发生难治性症状引起的功能损害的可能性很大。这些患者与那些有思维紊乱、反复的情绪紊乱和长期焦虑紊乱病史而不愿接受维持治疗的患者一样，术后医疗工作的处理很困难。在有严重精神症状病史的等待移植者群体中，其中有难治性症状或者顽固性拒绝治疗的患者所占比例很小。许多有中到重度精神症状病史的患者没有被诊断，或没有受到适当的治疗。如果这些患者在移植术前愿意，并且能够接受有效的精神治疗，他们的症状病史不能被看作移植的禁忌证。

（田普训）

yízhí shùhòu jīngshén zhèngzhuàng chǔlǐ

移植术后精神症状处理

（treatment of psychiatric symptom after transplantation） 移植术后的受者常合并各种与临床相关的严重精神问题需处理。移植术后受者常见的精神症状如撤药症状、谵妄、失眠、焦虑、情绪紊乱及幻觉和错觉，特别是移植术后需服用免疫抑制剂，精神症状处理可能更复杂（见免疫抑制剂与精神药物的相互作用）。

撤药症状 除迷幻剂外，几乎所有的精神药物在长期或频繁服用后，都会引起经中枢神经系统介导的撤药症状（medication withdrawal）。移植术后早期最常见而且最容易避免的精神病学情况是为移植而入院后轻率地停用精神活性药物引起的症状。大多数免疫抑制剂可增强神经元活性，降低癫痫发作阈值，这使移植术后精神活性药物引起的撤药症状变得复杂。

如果受者在移植术前一直用苯二氮䓬类（尤其是阿普唑仑、三唑苯二氮等短效药物）或其他用于治疗失眠、焦虑紊乱或其他症状的镇静催眠剂，更容易出现撤药症状。临床上，这些受者通常表现出一系列易激惹症状：紧张、焦虑到失控、谵妄和撤药引起的癫痫。苯二氮䓬类药物引起的撤药症状需要紧急处理。对中度撤药症状，可用劳拉西泮静脉点滴，当撤药引起的严重心动过速和收缩期高血压被逆转后，便应停药。呼吸频率显著下降和氧饱和度降低是使用苯二氮䓬类药物引起的呼吸抑制现象。为及时纠正误诊苯二氮䓬类撤药症状或纠正这些症状过度，应备好苯二氮䓬类受体阻断剂（氟马西尼），并具备紧急气管插管的设备和能力。避免突然或快速停用苯二氮䓬类和其他镇静催眠药物是预防移植过程中出现这种可能致死性并发症最安全的办法。

包括精神状态变化的症状性撤药综合征与多种精神药物撤药有关。最常见的是：①苯海拉明，许多透析患者以大剂量的口服或胃肠外途径用药。②选择性血清素再吸收抑制剂（SSRI），其撤药症状可延迟36小时才出现。③突触后血清素受体激动剂，萘发扎酮和氟哌三唑酮。④多巴胺受体阻断剂，通常用于治疗透析受者的胃肠运动失调。

只要考虑到此类药物与免疫抑制剂的相互作用，继续使用被停用的药物是短期内控制撤药症状的最有效办法。如撤药症状是由停用酒精或尼古丁等非药物性物质引起，使用与这些物质有交叉耐受特性的药物（如用苯二氮䓬类代替酒精），或改变给药途径（如皮下注射尼古丁）也是有效的。

谵妄 为保持功能的稳态，中枢神经系统对身体发出精确的指令。谵妄是失去保持这种稳态的急性表现，其特征性的临床表现有：①意识障碍，如注意力下降、注意时间缩短，注意力转移等。②认知力改变或进展的知觉紊乱。③经过数小时至数天的症状进展和波动。一般来说，谵妄在急症监护医院相对常见，特别是移植术后受者。谵妄与发病率和死亡率升高密切相关。撤药、麻醉镇痛剂、感染、免疫抑制剂神经毒性，以及延迟的睡眠障碍都可导致谵妄。谵妄的原因多种多样，因此即使在病因不明的情况下，对接受移植者的健康负有责任的临床医师进行有效的处理也是必要的。

口服或经胃肠外途径应用氟哌啶醇是控制谵妄的常用方法，但要快速控制行为失控与躁动的时候，常用胃肠外给予氟哌利多的方法。氟哌利多具有加速静坐不能（是锥体外多巴胺受体被阻断所引起的一种主观感觉不安的症状）发作和减少其发作机会的双重优点，所以其使用可减少在控制明显的不安症状时大量应用多巴胺受体阻断剂所引起的正反馈环路的发生。应用氟哌利多同时严密监视极其罕见报道的高血压、心动过速等不良反应；如果无这些不良反应，可逐渐加大剂量，直到急性躁动症状得到控制。如果受者因心功能不全而引起明显的高血压和心动过速，可以经胃肠外途径给予氟哌啶醇来代替氟哌利多。在这种情况下，氟哌啶醇的作用时间通常持续20~30分钟，那么重复剂量给药的频率也相应地减少。对于任何类型的谵妄，在抗胆碱能药物不良反应出现后，禁忌用低效的药物（其中以氯丙嗪为典型代表），因为此类药物可加重认知功能的损害。

失眠 移植后最常见的主观性神经精神症状。尽管急症或重症监护医院的环境可以导致失眠，但在移植后的最初几天至几星期里，皮质类固醇药物是引起失眠最强和最常见的原因。替马西泮是控制失眠的最常用药物。三唑仑和其他短效三唑苯二氮䓬类药物，如阿普唑仑和咪达唑仑，对失眠是不适用的。在移植后使用短效苯二氮䓬类药物可引起失眠症状反弹和认知、感觉功能紊乱，并可由此进展到显性谵妄、严重情感不稳定和明显的幻觉。

焦虑 在移植术后的早期，多达20%的受者诉有情感焦虑和主观感觉不安的症状。这些症状通常与皮质类固醇激素的应用有关，但在未用类固醇激素的受者中也可发生。既往有焦虑紊乱病史（如惊慌紊乱、广场恐惧症和其他恐惧症、强迫症、创伤后应激紊乱等）的受者最容易发生此类并发症。最初的焦虑治疗应包括严密观察撤药症状以及为治疗恶心而频繁应用多巴胺受体阻断剂所引起的静坐不能症状。在这些情况下，恢复应用原来的精神活性药物或停用多巴胺受体阻断剂是缓解焦虑最好的方法。在大多数表现有焦虑的移植受者中，如果其焦虑症状不是由前面提到的病因所引起，那么可应用氯硝西泮，根据症状缓解的情况，可逐渐增加给药剂量和频率。对那些必须经胃肠外途径给药或由于应用氯硝西泮发生悲观情绪或明显抑郁的受者，可用劳拉西泮，口服或静脉给药来治疗焦虑。在控制失眠症状时，应避免应用阿普唑仑等短效苯二氮䓬类药物。巴比妥类药物治疗指数低，与免疫抑制剂可发生交叉反应，因此也不宜用于移植术后焦虑症状的控制。

情绪紊乱 广义地讲，情绪紊乱是指大脑兴奋不足（抑郁）或过度兴奋（躁狂）。移植受者的症状表现复杂多样，其特征是在感觉与定向力正常的情况下，出现情感不稳定、强迫语言、行为失控等症状。对行为失控的受者，在等待心理咨询的时候，应经胃肠外途径应用氟哌利多获得急性控制，其剂量应等于或大于控制谵妄的剂量。

抑郁的特征为持续的悲观情绪和/或快感缺乏（大于2周），伴思维内容改变（绝望或自杀观念），思维过程改变（沉思），注意力改变（注意力下降），社会联系改变（消极）和躯体功能的改变（如精力不足、睡眠与食欲紊乱等）。皮质类固醇激素和其他免疫抑制剂可使患者注意力下降，对移植术后出现的抑郁症状，其早期诊断更加困难。同时，皮质类固醇激素还可增加食欲，引起失眠。因此，持续情绪低落和/或快感缺乏、绝望或负性自我评价和自杀观念是移植术后发生抑郁的可靠迹象。

既往有严重抑郁或其他情感紊乱病史的患者在移植后发生抑郁的危险性更高。在移植前发现有反复发作（两次或多次发作）严重抑郁病史的受者，应行预防性治疗。中等半衰期的五羟色胺再摄取抑制剂（SSRI）是一类新型的抗抑郁药品，如舍曲林或帕罗西丁，通常是最好的选择。对因终末期肾病（ESRD）引起睡眠紊乱的受者，帕罗西丁还有改善睡眠质量的优点。对初次出现抑郁和移植术前曾反复发作抑郁但被漏诊的受者，可应用舍曲林（晨起给药）或帕罗西丁（睡前给药），通常可在数天到数周内缓解症状。在使用抗抑郁药前，对抑郁或其相关症状引起的失眠与焦虑，可分别应用替马西泮和小剂量劳拉西泮，能很好地缓解症状。

躁狂的特征是持续性情绪高涨，其性质可以是自我协同性（欣快感）或自我非协同性（易激惹），同时伴随注意力改变（注意力下降），思维过程改变（思维奔逸或联想松弛），语言过程改变（语速加快或强迫语言），躯体功能改变（失眠、不安和/或性欲亢进等），判断的改变（控制冲动能力不强和/或夸大妄想），以及行为失控等症状。躁狂的危害程度小到轻度侵袭性，大到灾难性破坏。对躁狂治疗不当，可导致同种移植物失功（由对免疫抑制治疗和约定的随访不依从引起），临床与家庭设施严重破坏和患者行为失控，这样对受者和其他人可产生致命性事件。对怀疑有躁狂症的患者，必须进行心理咨询。在等待心理咨询的阶段，急性失控要用环境（持续观察）与药物（如针对谵妄使用胃肠外氟哌利多，如需更迅速得到镇静，可辅用胃肠外途径给予劳拉西泮等）治疗。如躁狂症状较轻，可应用氯硝西泮（对苯二氮䓬类不耐受的受者，应慎重加量，以避免因过度镇静而引起呼吸抑制）。有效控制移植相关躁狂症的另一种办法是应用加巴喷丁。对于既往有双相（躁狂-抑郁）情感紊乱的受者，大剂量应用皮质类固醇激素将必然导致病情加重。此类受者在移植前应接受情绪稳定剂（如丙戊酸或加巴喷丁）治疗。对于既往有反复发作严重抑郁病史的受者，控制移植后焦虑症状的最安全、最有效办法是在移植术前就开始预防性药物治疗。

幻觉与错觉 大多数受者在移植术后出现幻觉（知觉紊乱）和错觉（认知紊乱）是谵妄的表现。合适的控制方法包括缓解忧虑症状和尽力找到并治疗可医治的病因。幻觉和错觉的出现，偶尔可不伴随意识的紊乱或波动。这种情况最常出现在移植术前就有听力和视力损害的受者中，但在无感觉障碍的受者中也可出现。

如受者仅有偶然出现如小点或光束的幻视症状，而无其他伴随精神症状，则不必应用药物治疗。不论是因受者要求用药或因有较明显的症状而需药物干预时，可应用小剂量利培酮，睡前或每天两次服用，通常可达到有效治疗。

（田普训）

miǎnyìyìzhìjì yǔ jīngshényàowù de xiānghù zuòyòng

免疫抑制剂与精神药物的相互作用（immunosuppressant interaction with psychotropic drug）

器官移植受者免疫抑制剂是必不可少而且需要终身服用的，如同时服用精神类药物则会产生相互影响。为等待移植者和受者仔细选择精神药物，可减少其与免疫抑制剂发生的有害交叉反应，从而减少可避免的移植物失功或排斥反应的发生。通过对精神药物、免疫抑制剂及移植过程中的其他常用辅助药物的代谢途径进行充分了解，然后为移植受者选择适当的精神药物。大多数精神药物的交叉反应与肝细胞色素P450氧化酶系统介导的氧化反应速率的改变有关，对钙调磷酸酶抑制剂（环孢素A和他克莫司）以及西罗莫司的代谢特别重要。干扰ⅡD6和ⅢA3/4同工酶基础活性的精神药物，可加重免疫抑制剂的毒性水平。

①在血清素激活剂类抗抑郁药中，提高钙调磷酸酶抑制剂的能力，由强至弱的顺序为：氟伏沙明>萘法唑酮>氟西汀>氟哌三唑酮>帕罗西汀>舍曲林>西酞普兰。当舍曲林用量等于或大于200mg/d时，对同工酶的抑制增强，导致其血浆浓度不成比例地上升。②在抗焦虑和催眠类药物中，三唑苯二氮䓬类药物（阿普唑仑、咪达唑仑和三唑仑），异丙酚，丁螺环酮和唑吡坦在与阿唑类抗真菌药，大环内酯类抗生素及西咪替丁合用时，其血浆浓度和半衰期将会增加。③在用于稳定情绪的抗惊厥类药物中，卡马西平可诱导同工酶活性增高，从而降低免疫抑制剂浓度。丙戊酸主要通过第二条（共价结合）途径代谢，发生交叉反应的危险性很小。而加巴喷丁以原形排泄，不产生因代谢改变而引起免疫抑制剂浓度变化的危险。④在非典型抗精神病药物中，由于与移植后免疫抑制剂发生交叉反应可引起药物浓度升高，其中舍吲哚和奥氮平比利培酮升高的明显。在适当调整药物剂量的前提下，这些药物对移植受者都可达到良好的疗效。⑤在典型抗精神病药物中，如氯丙嗪等低效价药物因肝酶活性的改变而引起血药浓度的改变。而氟哌啶醇和氟哌利多等高效价药物引起此类改变的能力则相对较弱。抗胆碱能特性可导致认知功能低下，对大多数移植受者，低效药不作为首选。⑥国外报道圣约翰草（St. John's Wort）是一种常用的直接售给顾客的抗抑郁草药。可诱导同工酶活性，加速免疫抑制剂代谢，与移植物失功密切相关。因此，移植受者应禁用此药。⑦氟伏沙明和萘法唑酮可引起西沙必利浓度升高，可能会导致致死性心律失常，故应引起重视。

（田普训）

yízhí bìnglǐxué

移植病理学（transplantation pathology）

将病理学的理论知识与方法应用于器官移植临床医疗及其相应基础研究的交叉学科。主要观察移植器官内各种病理学变化和研究其发病机制，并在此基础上与体格检查、血生化检查和影像学检查等各项临床检查密切结合，一方面在器官移植术前协助临床判断供者器官质量以确定是否适合移植；另一方面对移植术后出现的多种并发症予以明确地诊断和鉴别诊断以指导临床予以针对性的治疗，同时开展相关的基础研究。移植病理学的诊断和研究方法主要为活组织检查。移植病理学的基本内容包括明确受者的原发病、评估供者器官的质量、诊断移植术后的排斥反应等并发症、制订统一的病理学诊断标准和开展相应的基础研究五个方面。在受者原发性疾病的明确诊断方面，由于导致受者自身器官功能衰竭的疾病多种多样，在进行了病史回顾、临床体检、血生化检查以及相关的影像学等特殊检查以后，进行移植术前活检以及对切除的病变器官进行病理学检查，不仅可以明确导致器官功能衰竭的真正病因即明确诊断原发性疾病，明确受者是否具备器官移植的适应证，而且可以为移植术后诊断原发病复发或新发性疾病提供重要的参考。在供者器官质量的评估上，主要借助术前活检，包括移植物获取时活检和植入前活检，或移植术中活检即零点活检以观察供者器官的质量，协助临床综合判断其是否适合作为供移植的器官；在移植术后多种并发症的明确诊断方面，即借助对移植器官的活检予以病理组织学诊断，是移植病理学工作的主要内容，器官移植术后的并发症包括移植器官缺血再灌注损伤、排斥反应、免疫抑制剂毒性损伤、移植术后感染、复发性疾病或新发性疾病和移植术后肿瘤等，这些并发症的明确诊断均必须借助活检病理学诊断，才能在明确诊断后进行针对性的治疗，以保障移植器官和受者的长期存活；在积累病理学资料联合制订国际病理学诊断标准方面，通过科学的活检及其准确的病理学诊断，可以积累移植器官活检病理学资料以及活检诊断经验，并通过多中心的协作研究，建立各移植器官的活检病理学诊断标准，进一步规范与指导移植物活检的病理学诊断，提高诊断的准确性，并促进多中心之间就排斥反应诊断和治疗方面的协作与交流；在包括移植实验动物模型研究、免疫排斥反应机制研究、新型免疫抑制药物研究、新型器官保存液研究、免疫耐受研究、新的无创性诊断方法研究和异种移植研究等各项基础研究方面，移植病理学在印证实验结果方面是不可缺少的。

（郭　晖）

huótǐ zǔzhī jiǎnchá

活体组织检查（biopsy）　用局部切取、穿刺或摘取等手术方法从患者活体获取病变组织或细胞标本，经染色及相应处理后，借助显微镜等设备进行病理诊断的检查方法。简称活检。活检是临床诊断中一项非常重要的诊断方法，对绝大多数疾病都能做出明确的诊断，常被形象地称为临床诊断的金指标。活检的类型包括经皮穿刺活检、剖腹切口后的开放式活检和借助各种内镜或腹腔镜的活检，其中经皮穿刺活检是最常用的活检类型，其中又依据其活检器械不同分为粗针穿刺活检和细针抽吸活检。在器官移植中，活检常根据检查目的不同分为供者器官活检、移植术前活检、零点活检、指征性活检、程序性活检多种不同的类型。

不同的器官移植术后的活检适应证略有不同，总体来说主要的适应证包括移植术后2～3周内移植器官的功能仍未恢复；移植术后移植器官的功能出现了不明原因的减退，怀疑排斥反应、免疫抑制剂毒性损伤、移植术后感染、复发性疾病等并发症。其绝对禁忌证主要为临床上移植受者有明显的出血倾向并难以纠正者；相对禁忌证为精神异常、严重水肿、心力衰竭、周围循环衰竭、严重贫血、全身状况差或活动性感染等。

（郭　晖）

yízhíwù huójiǎn

移植物活检（graft biopsy）　对移植器官的组织或细胞成分进行的活体组织检查。可对移植器官的多种并发症进行明确诊断。在器官移植术后多种并发症的明确诊断中，移植物活检是最直接、最准确的诊断方法。同时也必须认识到，由于活检组织的局限性和移植器官多种并发症的病理形态学表现缺乏组织学诊断的特异性等因素，移植物活检病理学诊断必须在准确观察移植器官病理变化的基础上，需要与临床相关检查密切结合。移植器官活检有多种方法，其中应用最多的方法为经皮穿刺活检，如移植肾、移植肝经皮穿刺活检；而胰腺移植中的部分病例其胰腺外分泌导管与肠道吻合并在术后初期留置肠道造口，因此可以借助肠造口进行肠镜检查并取活检，部分病例其外分泌导管与膀胱吻合，可以借助膀胱镜活检获取吻合口周围的移植胰腺组织；移植心脏主要通过心内膜心肌活检；移植肺主要通过经纤维支气管镜肺活检；小肠移植术后初期通常需要移植肠道在腹壁造口，可以取造口处的移植肠黏膜活检或者后续恢复肠道连续性以后通过肠镜活检。因此，基本上所有的移植器官都可以通过活检进行相应并发症的病理学诊断，进而指导临床予以针对性的治疗，以保证移植器官和移植受者的长期存活。同时也必须注意，虽然移植物活检具有直接、准确等优点，但也具有创伤性、有可能引发活检并发症和费用较高等缺点。

（郭　晖）

zhǐzhēngxìng huójiǎn

指征性活检（indication biopsy）　在移植器官的功能减退或其功能指标出现异常时而实施的活体组织检查。其目的是尽快明确导致移植器官功能指标异常的准确原因，并指导临床采取针对性的治疗措施，以便及时纠正移植器官功能并保证移植器官和受者的长期存活。简单地说，就是一旦移植器官的功能指标出现异常，依据这一变化而进行活检及其病理学诊断以明确原因。指征性活检是各种器官移植术后最多见的活检类型，对于及时明确诊断移植器官的多种并发症具有其他诊断方法所不可替代的作用。

（郭　晖）

chéngxùxìng huójiǎn

程序性活检（protocol biopsy）

按照计划的、设定的活检时间点进行的活体组织检查。又称计划性活检。即在器官移植术后并不依据其功能指标是否出现异常或者是否具有活检的指征，而是按照计划好的，设定好的时间点进行的，连续多次的活检，即便是移植术后功能稳定的移植器官也按计划设定的时间点进行连续多次活检，以动态观察移植器官的病理形态学变化。程序性活检的时间设置通常为术后1，2，3，6，12个月和24个月（图1）。计划性活检主要应用于肾移植中，

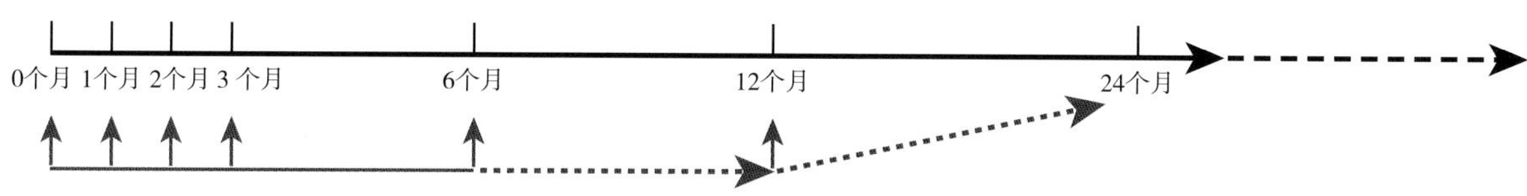

图1 移植器官程序性活检的时间表

在心脏移植和在肝移植术后也有应用。计划性活检的作用主要包括四个方面。①及时发现移植器官的亚临床排斥反应，并予以及时的治疗。②可以连续、动态地观察亚临床排斥反应的治疗效果、变化趋势，有利于其发病机制的研究。③及时发现移植器官早期的慢性排斥反应等慢性病变，并进行早期的干预治疗以促进移植器官和受者的长期存活。④可以帮助了解免疫抑制剂的使用是否合适，精确地指导免疫抑制剂的合理调整，制订个体化的免疫抑制剂用药方案。

（郭 晖）

jīngpí chuāncì huójiǎn

经皮穿刺活检（percutaneous puncture biopsy） 在影像学设备引导下使用穿刺枪或穿刺针等经皮肤穿刺，获取需要检查的组织材料供病理学诊断的活体组织检查。其主要适用于腹腔内脏器的活检检查。现代肾脏穿刺活检始于1944年由阿尔韦尔（Alwell）将肾穿刺活检应用于临床，随后1949年艾弗森（Iversen）和布伦（Brun）进行了系统的、大例数的肾穿刺活检的临床应用研究，并将其结果发表于1951年《美国医学杂志》，成为肾穿刺活检应用于肾病诊断的一个里程碑。随着肾活检技术的提高，活检设备的改进，尤其是自动活检枪以及现代影像学设备的应用，肾穿刺活检已经成为肾脏疾病诊断的最佳方法。随着肾移植的成功开展和移植术后并发症诊断的需要，穿刺活检诊断同样也成为移植肾并发症诊断的最佳方法，移植术后几乎所有的并发症均可以经活检及其后续的病理学观察明确诊断。对于活检取得的、合格的移植肾穿刺标本，其并发症诊断的敏感性和特异性分别达到了95%和90%以上，并且可以纠正约40%的临床诊断。经皮穿刺活检的基本要求是：①穿刺损伤小。②能取得足够量的肾组织标本。③预防和处理穿刺后的并发症。经皮穿刺活检的适应证，主要包括移植术后2~3周内移植器官的功能仍未恢复；移植术后移植器官的功能出现了不明原因的减退，怀疑排斥反应、免疫抑制剂毒性损、移植后感染、复发性疾病等并发症。其绝对禁忌证主要为临床上移植受者有明显的出血倾向并难以纠正者；相对禁忌证为精神异常、严重水肿、心力衰竭、周围循环衰竭、严重贫血、全身状况差、活动性感染如移植肾活动性肾盂肾炎、严重肾盂积水或肾周脓肿者；移植肝大量腹水等。

（郭 晖）

kāifàngshì huójiǎn

开放式活检（open biopsy） 借助外科手术方式如剖腹切口，显露出病变器官或病变部位后，直视下针对病变部位进行直接的手术切取、钳取或穿刺的活体组织检查。此活检方式可以直接观察到病变部位，活检取材直接和准确，但手术创伤较经皮穿刺活检大，只有在经皮穿刺活检等方法不适用的情况下才考虑采用，有时在剖腹探查或移植术中采用。应用较少。

（郭 晖）

cūzhēn chuāncì huójiǎn

粗针穿刺活检（core needle biopsy） 借助专用的具有一定直径的、针芯带有特定凹槽的活检穿刺针/穿刺枪，穿取较大组织标本供病理学诊断的活体组织检查。简称针穿刺活检。由于穿刺针具有较大的直径（1.2~2.1mm），可以取得长条形、长1~2cm、直径0.5~1mm、具有完整组织结构的组织标本（图1），可以观察组织细胞的固有结构及其病变以做出明确的病理学诊断。在器官移植中最常用于移植肾或移植肝的经皮穿刺活检中，非常有助于移植术后并发症的诊断。

（郭 晖）

xìzhēn chōuxī huójiǎn

细针抽吸活检（fine-needle aspiration biopsy，FNAB） 应用细胞穿刺针从病变部位抽取可疑组织液进行细胞学染色和诊断的活体组织检查。又称细针抽吸细胞学（fine-needle aspiration cytology，FNAC）。其针径较细（直径仅为0.6~0.9mm），无法取得结构完整的组织标本，仅能取得散在的少数组织细胞，因此不适

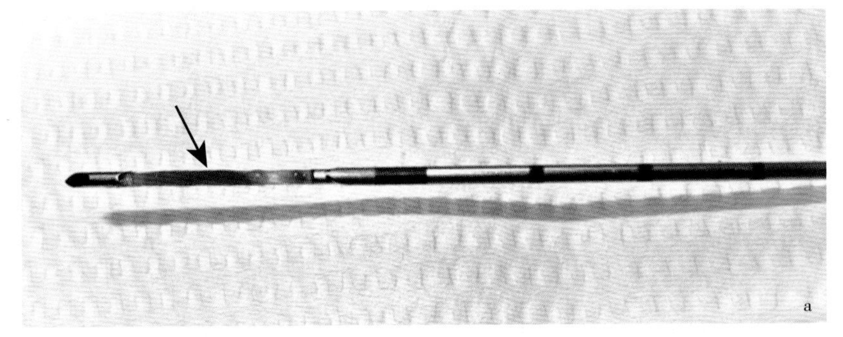

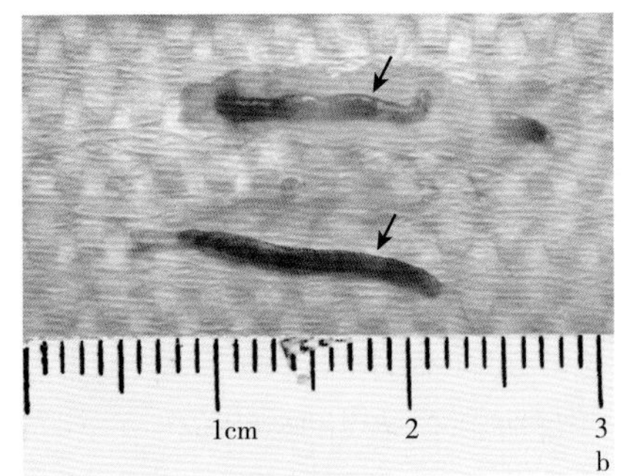

a. 穿刺活检枪针尖标本凹槽内的活检组织标本条（↑）；b. 活检组织条长度为 1~1.5cm。

图1　粗针穿刺活检标本肉眼观

于进行组织病理学诊断，仅适于细胞学诊断，其可以作为粗针穿刺活检及其组织病理学诊断的良好补充。其具有组织损伤小、安全、快速、费用低以及可以反复多次穿刺检查的优点，比较适用于移植器官急性排斥反应和移植术后感染的诊断，但不适于慢性病变，如慢性排斥反应等并发症的诊断。

（郭　晖）

gōngzhě qìguān bìnglǐxué pínggū

供者器官病理学评估（donor organ pathological evaluation）　对供者器官进行病理学检查作出判断。供者器官质量的评估是一项综合评估，包括供者器官获取前供者临床指标评估、获取时的肉眼评估、供者器官维护阶段机械灌注指标评估和病理学评估这样几个方面，而其中对供者器官活检的组织病理学评估是综合评估中的一项重要内容，是对综合评估的有效补充，尤其是对于扩大标准的供者器官是不可缺少的。供者器官的病理学评估主要集中在供肾和供肝的病理学评估。供者器官的病理学评估是通过对供者器官进行活检以观察供者器官的组织病理学形态，以帮助临床综合评定供者器官的质量。其是临床综合评估中的重要组成部分，是对临床评估的有效补充，同时由于供者器官病变的多样性和病理活检诊断的局限性，病理学评估不能作为判定供者器官取舍的唯一依据，必须与临床各项评估密切结合。供者器官的病理学评估的方法主要借助对供者器官进行活检。以供肾病理学评估为例，活检的时机可以选择供肾获取时活检、移植术前活检和移植术中零点活检三种类型。活检的方法主要包括穿刺活检、楔形活检和皮肤活检器活检三种，其中供肾活检可以采用穿刺活检也可以采用楔形活检和皮肤活检器活检，供肝的活检主要采用楔形活检。供者器官活检标本的病理学处理技术包括冷冻切片和快速石蜡切片两种。前者快速、省时，整个过程基本可以在 40 分钟左右完成，缺点是由于组织内冰晶形成或技术操作不当等因素使组织和细胞的形态欠佳甚至产生人为假象，不利于供肾组织和细胞结构的准确判断；后者是将活检标本经甲醛固定液固定后，借助现代化、自动化的组织标本处理机予以快速组织脱水及浸蜡制成石蜡包埋切片并进行染色，其组织和细胞形态保存完好，便于供肾肾小球、血管、肾小管和肾间质四个组织结构单位的准确和全面判断，但耗时较长，为 2~3 小时，延长了供肾的冷缺血时间。在供肾病理学评估中，这两种病理学技术方法的比较研究仍有限，班夫（Banff）移植肾活检诊断标准中推荐采用楔形活检和冷冻切片相结合，中国多数移植中心主要采用穿刺活检，少数采用楔形活检，然后结合冷冻切片和快速石蜡切片的技术组合模式。供肝活检采用楔形活检结合冷冻切片或快速石蜡切片的技术组合模式。对于器官大体的肉眼观察中发现的疑为质量不良的供者器官或肉眼观察中发现的疑为感染或肿瘤的病灶，必须进行活检后的病理学诊断判定病变性质以协助临床决定供者器官的取舍。对于确定具有大面积的严重病变，如肝脏严重的大泡性脂肪变、严重感染如结核病灶或真菌感染病灶和肿瘤病变的供者器官应弃用。在活体器官移植中，必要情况下也应在移植术前对活体供者器官进行病理学评估，这在亲属活体肝移植等活体器官移植中尤为必要。

（郭　晖）

gōngzhě qìguān huójiǎn

供者器官活检（donor organ biopsy）　对供者器官进行的活体组织检查。可明确病理学诊断。目的是评估供者器官的质量以协助临床判定其是否适合用于移植，既可以最大程度地利用宝贵的供者器官资源，又可以避免质量不佳的器官用于移植，同时保留供者器官的组织病理学资料以供移植后并发症的病理学诊断时作为参照。供者器官活检最常应用于供者肾脏和供者肝脏的病理学评估中。供者器官活检的时机包括供者器官获取时活检、器官植入前的移植术前活检和移植术中的所谓“零点活检”三个不同的时间点。供者器官活检的方法主要有穿刺活检和楔形活检两种方法，对供者肾脏主要采取穿刺活检，对供者肝脏可以进行穿刺活检或楔形切块活检，对供者胰腺、供者肺等器官常采取类似楔形活检的方法切取小块胰腺或肺活检组织，随后进行切片和病理学诊断。

（郭　晖）

huòqǔshí huójiǎn

获取时活检（procurement biopsy）　在供者器官如供肾或供肝的获取手术期间至灌注冷保存之前，对供肾或供肝进行的活体组织检查。其主要目的为及时明确地了解供肾质量、判断肉眼所见病变的性质以最终判断供肾或供肝是否适合移植；在获取手术过程中发现外观异常时，如供肾大小、颜色、质地异常或存在肿瘤病变者，必须进行获取时活检以明确病变性质。供者器官获取时活检的方法可以采用粗针穿刺活检或楔形活检。

（郭　晖）

yízhíshùqián huójiǎn

移植术前活检（biopsy before transplantation）　移植术前，在供者器官获取后，器官冷保存和运输过程中，低温机械灌注时所进行的活检。其主要目的不仅可以判断供者器官质量以及是否存在供者器官预存性病变，而且还可以判断供者器官的缺血损伤情况，以协助临床来综合判断供者器官是否适合移植。是依据形态学表现以判断供者器官质量进而决定取舍的重要指标之一。移植术前活检主要用于供肾和供肝的病理学评估中，对于供者年龄大于60岁或具有高血压、糖尿病等慢性疾病病史的所谓扩大标准供者，必须予以移植术前活检或者获取时活检及其病理学观察以明确供肾质量。

（郭　晖）

língdiǎn huójiǎn

零点活检（zero-time biopsy）

器官移植术中血管吻合完成后，在开放血流前或开放血流后对移植器官进行的活体组织检查。其主要目的为观察供者器官是否存在供者器官预存性病变即供者器官携带性病变、灌注保存、缺血再灌注损伤情况，同时也可以获得供肾的组织学背景资料为移植术后的活检提供对照参考。该活检有时是在动脉血管吻合完成及开放血流以后实施，因此又称再灌注后活检（post-reperfusion biopsy）。由于零点活检时已经完成了移植术中动脉血管的吻合，其结果已经无法指导供者器官的取舍，主要的作用是了解供者器官是否存在病变、缺血损伤情况和为移植术后并发症时的活检诊断提供器官的背景资料以供诊断时参考。

（郭　晖）

xiēxíng huójiǎn

楔形活检（wedge biopsy）　借助手术尖刀切取楔形的组织标本块以供病理学观察的活体组织检查。楔形切取的组织块大小为3～5mm的等边三角形，厚度为2～3mm。器官移植术中也经常采用，如对于供肝活检，楔形活检是非常有效的活检手段，能取得足够的供肝组织标本，可供观察的范围较大；对于供肾，其优点是取得的供肾中的肾小球数量较多，但为了避免出血，楔形活检部位略微表浅，取得的动脉血管数量较少，且该部位处于动脉血供的末梢，尤其是老年供者或扩大标准供者均存在不同程度的动脉血管硬化，因此容易高估肾小球硬化和动脉血管硬化的程度。

（郭　晖）

pífū huójiǎnqì huójiǎn

皮肤活检器活检（skin punch biopsy）　采用皮肤穿孔活检器在移植器官表面钻孔取材的活体组织检查。主要应用于供肾获取时活检或移植术前活检。方法是用直径3mm的皮肤穿孔活检器（图1）在移植肾表面钻孔取材。因皮肤钻孔活检器直径大于穿刺针/穿刺枪，同时对肾脏的损伤又明显小于楔形活检，既能弥补粗针穿刺活检取材组织量略少的情况，又能避免楔形活检所致的较大的组织损伤。

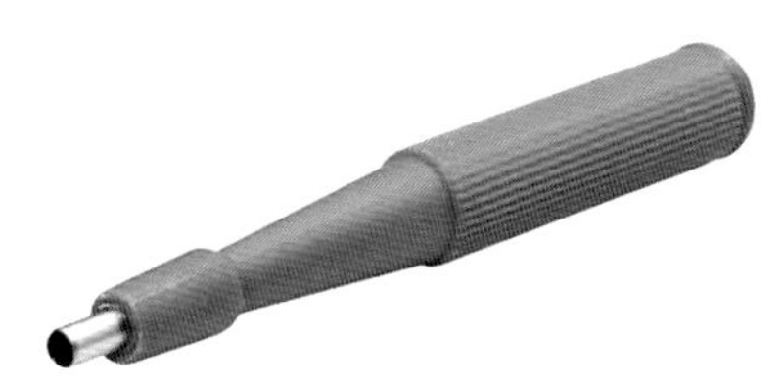

图1　皮肤穿孔活检器

（郭　晖）

huójiǎnqiāng

活检枪（biopsy gun）　为穿刺活检取材而设计和制造的专用医疗器械。具有操作方便、准确和高效率的特点，可保证临床活检穿刺中成功取得活检标本，提高穿刺活检的安全性和活检标本的质量，并减轻受检患者的检查痛苦，促进疾病明确诊断。其结构由内含的针座弹射系统和外壳构成（图1）。活检针有各种不同直径规格及长度的型号可供选择。非常适于在影像学设备（如超声、X线和CT等）的观察和引导下，对肝、肾、前列腺、乳腺、脾、淋巴结和各种软组织部位穿刺取得病变的组织标本用于病理学诊断，但不适于骨组织。在器官移植中，活检枪主要应用于移植肾和移植肝的穿刺活检病理学诊断。在应用时，操作者应熟悉活检检查的适应证、禁忌证、局限性病变的典型特征和穿刺活检可能出现的并发症，在准确获取病变标本的同时，避免穿刺活检的并发症。

（郭　晖）

yízhíwù fēi qīnrùxìng zhěnduàn

移植物非侵入性诊断（non-invasive diagnosis on graft）　相对于移植物活检等有创伤性的检查而言的一种检查途径。又称移植物无创性检查。以往主要包括血生化检查、影像学检查等，但这些检查均缺乏特异性，无法满足准确诊断的需要，而穿刺活检存在创伤性等缺点，因此非侵入性诊断逐渐成为移植物排斥反应、移植术后感染等并发症诊断研究的热点。随着分子生物学技术的迅速发展，多种分子生物学技术应用于移植物排斥反应的诊断中，以此为研究方向的非侵入性诊断将来有可能成为在很大程度上取代穿刺活检的诊断手段。非侵入性诊断具有安全、快速、经济以及可以反复多次进行的诸多优点，并且这些指标的变化较活检组织学变化出现早，有利于早期诊断。最新的非侵入性诊断方法，主要包括血液和尿液中多种免疫学指标如排斥反应中黏附分子以及效应分子的检测；流式细胞技术的检测和包括彩色多普勒超声、闪烁成像以及磁共振等在内的移植物影像学检查等。其中有望在血液、尿液或体液中发现和确定多种参与移植排斥反应的多种炎症因子、黏附分子等细胞因子及其基因转录水平的变化，以期作为移植术后急性排斥反应或感染等并发症的特异性的、敏感的诊断标志物。

（郭　晖）

yízhí shùqián sǔnshāng

移植术前损伤（injury before transplantation）　移植术前供者器官已经存在的所有病变的总称。包括供者器官预存性病变和供者器官缺血再灌注损伤两个方面的病变。其中供者器官的预存性病变/携带性病变是指供者在捐献器官之前因自身机体的一些系统性疾病，如高血压、糖尿病所导致的供者器官的慢性病变，此外还包括供者器官的感染和肿瘤。供者的全身系统性疾病，如长期高血压所致的供肾动脉硬化、肾小球硬化等，供者长期高血脂等因素所致的肝细胞大泡性脂肪变，或者供者慢性肝炎所致的供肝纤维化等病变。缺血再灌注损伤是指供者器官在获取、冷保存过程中血供中断所致的缺血缺氧损伤，以及移植术中通过血管吻合重建血供以后，血液再次灌注进入器官后各种氧自由基和炎症因子等所致的损伤。移植术前损伤病变可以通过在移植术前对供者器官的进行活检病理学诊断，以避免将具有严重的移植术前损伤病变的器官移植给受者。

（郭　晖）

gōngzhě qìguān yùcúnxìng bìngbiàn

供者器官预存性病变（pre-existing change of donated organ）　供者器官移植术前已经存在的病变。又称供者器官预存性疾病。这些病变包罗万象，主要涵盖了炎症和肿瘤两大方面，其中炎症性疾病占主要部分。这些疾病包括供者全身系统性疾病累及供者器官局部，或供者器官原位的病变，前者如高血压造成的供肾细小动脉血管硬化（图1），肾间质慢性纤维化和肾小管萎缩，肾小球硬化（图2）与废弃，糖

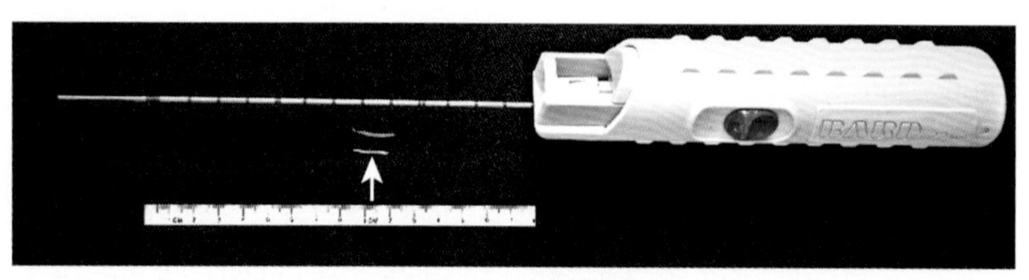

图1　1秒钟自动穿刺活检枪

注：穿刺活检枪及穿刺活检取得的移植肾组织标本条（↑）。

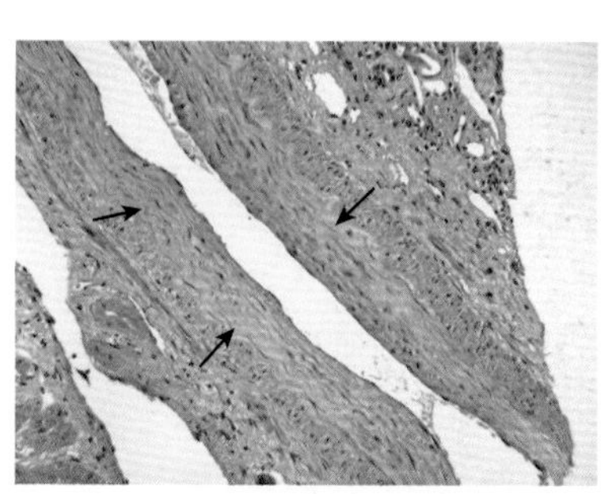

图1　供肾肾动脉硬化

注：移植前活检中见供肾小动脉内膜硬化及内膜增厚，管腔部分狭窄（↑）HE染色×200。

尿病肾病等；后者如供肾的各种类型的肾小球肾炎（图3），或供肝严重的大泡性脂肪变性（图4）等。部分预存性病变的供者器官在移植后，加之经历缺血与保存性损伤以及免疫抑制药物的毒性损伤等，可以造成术后移植器官功能延迟恢复甚至移植器官原发性无功能。供者器官预存性病变的明确诊断主要依靠术前供者器官质量的评估尤其是需要在移植术前对供者器官予以活检病理学诊断。由于供者器官的严重短缺，越来越多的边缘性供者器官即供者年龄>60岁，或者年龄<60岁但具有高血压和糖尿病等慢性系统性疾病的供者器官用于移植，这些供者器官是否存在严重的预存性病变以及是否适于移植，是在移植术前需要明确的一个重要问题；同时，虽然亲属活体器官移植是缓解器官短缺的一种有效途径，如亲属肾移植、亲属活体部分肝移植等，但在亲属捐献器官中，对于年龄较大的供者，也必须注意预存性病变的可能如供肝脂肪变等，也需要通过移植术前供者器官活检予以明确。对于供者器官的肿瘤，在供者捐献之前的影像学检查的基础上，必须对供者器官内的占位病变予以活检病理学诊断。对于供者器官的感染病灶，也必须在移植术前活检诊断，这些针对供者器官肿瘤和感染灶检查的目的，是为了避免肿瘤或严重的感染随供者器官进入受者危及受者生命或移植器官的存活。

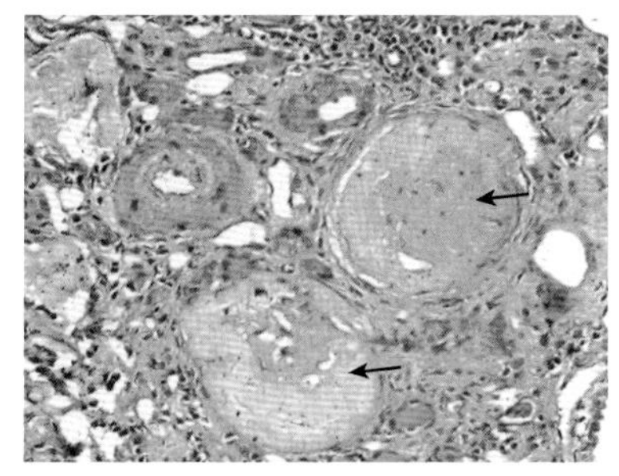

图2　供肾肾小球硬化

注：移植术前活检中见供肾2个肾小球呈全小球硬化和玻璃样变（↑）HE染色 ×200。

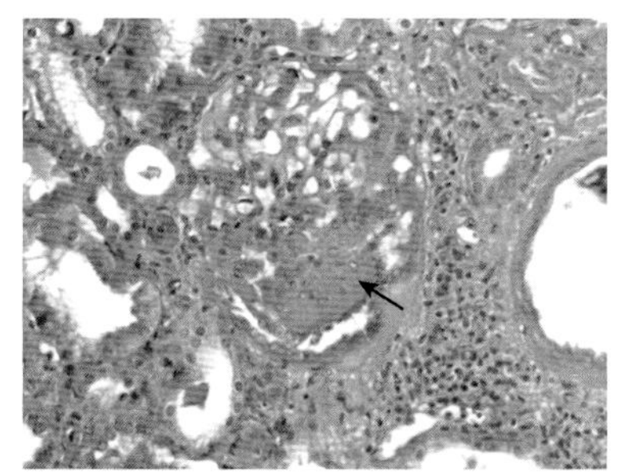

图3　供肾肾小球IgA肾病

注：供肾移植术前活检组织中可见肾小球局灶性硬化及分叶（↑）HE染色 ×200。

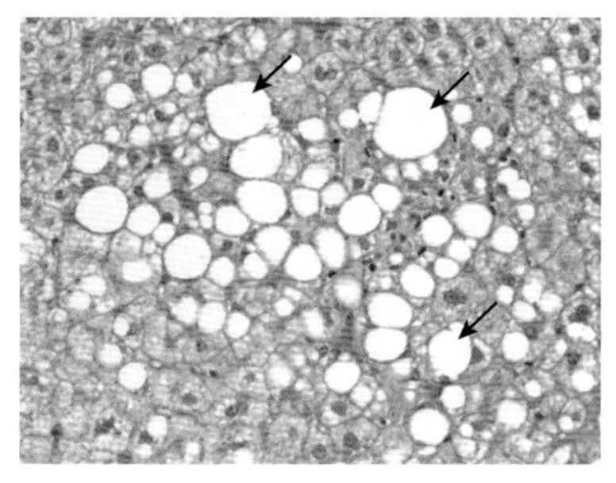

图4　供肝脂肪变

注：供肝移植术前活检组织中可见部分肝细胞呈大泡性脂肪变（↑）HE染色 ×400。

（郭　晖）

miǎnyìyìzhìjì dúxìng sǔnshāng

免疫抑制剂毒性损伤（immunosuppressant toxicity injury）主要为钙调磷酸酶抑制剂类药物如环孢素A（CsA）和他克莫司（Tac）的肾、肝毒性损伤。CsA毒性损伤分为急性和慢性毒性损伤。移植肾典型的急性毒性损伤在病理组织学上表现为肾小管上皮细胞胞质内细小的、不等数量的等大空泡变、巨线粒体等；慢性毒性损伤造成移植肾条带状间质纤维化，肾小球入球微动脉等细小动脉透明样变甚至管腔阻塞，肾小球缺血性硬化与失用。移植肝毒性损伤常仅表现为肝细胞弥漫性肿胀、肝细胞和/或毛细胆管内胆汁淤积。由于其病理组织学变化缺乏特异性，移植肾的免疫抑制剂毒性损伤的诊断除了进行活检病理学观察外，必须结合临床免疫抑制剂的剂量和受者的血药物浓度检测予以综合诊断。对于部分疑难病例，需要在经活检病理学诊断以明确排除急性排斥反应等因素后，降低免疫抑制剂的剂量予以诊断性的治疗，然后观察移植肾功能的改善最终明确诊断。

（郭　晖）

yízhí shùhòu xìxiǎodòngmài tòumíngyàng biàn

移植术后细小动脉透明样变（arteriolar hyalinosis after transplantation）　免疫抑制剂环孢素A（CsA）或他克莫司（Tac）所致的免疫抑制剂毒性损伤在微动脉和细小动脉的表现。移植肾穿刺活检组织内可见在微动脉或细小动脉管壁的局部有蛋白样物质的沉积，这种蛋白样物质常呈结节状或珍珠戒指样偏于小动脉一侧，常位于微动脉管壁外层（图1），

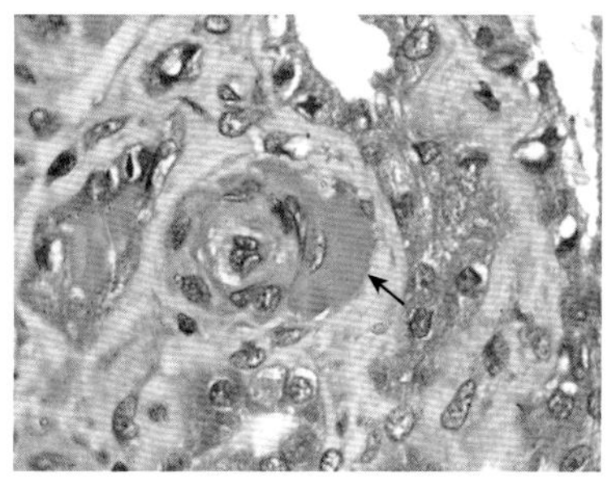

图1　移植肾细小动脉透明样变

注：移植肾活检组织内的细微动脉的管壁局部透明样变（↑），管腔狭窄 HE染色 ×400。

严重时导致微动脉尤其是肾小球入球微动脉管壁的全层透明样变甚至微动脉管腔狭窄或闭塞。电镜发现该蛋白样物质取代了坏死的平滑肌细胞；免疫荧光染色研究显示这些蛋白样物质可呈 IgM、C3、C1q、C5b-9 阳性。

（郭　晖）

yízhí shùhòu xuèshuānxìng wēixuèguǎnbìng

移植术后血栓性微血管病

（thrombotic microangiopathy after transplantation）由不同原因导致微血管血栓形成，引起以微血管病性溶血性贫血、血小板减少、微血管内血栓形成和脏器功能障碍为特征的临床病理综合征。临床分为两大类，溶血性尿毒症综合征（hemolytic uremic syndrome，HUS）和血栓性血小板减少性紫癜（thrombotic thrombocytopenic purpura，TTP）。肾移植术后的血栓性微血管病（TMA）主要是由环孢素 A（CsA）和他克莫司（Tac）等免疫抑制剂所致。

发病原因　①新发溶血性尿毒症综合征：具体发病机制仍不清楚。多种药物如钙调磷酸酶抑制剂 CsA 和 Tac、抗血小板药物氯吡格雷被认为与新发 HUS 有关。药物导致内皮细胞损伤是 HUS 发病的第一步，引起血小板激活因子（PAF）和 von-Willebrand 因子（vWF）释放，引起血管内血小板聚集。持续的内皮细胞损伤导致前列环素-血栓素平衡的变化：扩张血管和抑制血小板聚集的前列环素（PGI_2）和一氧化氮合成减少，收缩血管和促进血小板聚集的内皮素和血栓素释放增多，导致血管收缩和血小板聚集。感染（尤其是巨细胞病毒感染）和急性排斥反应是新发 HUS 的高危因素。②原发溶血性尿毒症综合征的复发：原发 HUS 分为两类，腹泻相关的 HUS（经典 HUS）和与腹泻无关的 HUS（非典型 HUS）。超过 80%的儿童 HUS 病例与产志贺毒素大肠杆菌感染有关，志贺毒素可引起内皮细胞损伤而诱发 TMA。HUS 占成人终末期肾病的 1%～3%，其原因很多，包括经典 HUS、HIV 感染、妊娠、分娩相关 HUS 以及药物导致的 HUS。在非典型 HUS 中，遗传因素是一个重要的原因，包括补体调节蛋白因子 H 缺乏或基因突变、vWF 裂解蛋白酶缺乏或存在抗 vWF 裂解蛋白酶自身抗体。因子 H 基因突变约占非典型 HUS 的 20%。

临床特点　①发病率和发病时间：美国肾脏数据系统（USRDS）15 870 例肾移植受者资料中，原发 HUS 术后复发率为 29.2%，术后 HUS 新发病率为 0.8%。术后 3 个月是 HUS 发病的高峰期。CsA 诱发的 HUS 好发于肾移植术后 2 周，其发病率为 3.3%。Tac 诱发的 HUS 发病时间较晚，在术后的 8 天～9 个月（6.4±4.1 个月），其发病率为 0.1%～4.7%。原发非典型 HUS 多数在移植术后 1 个月内复发。②临床表现：主要临床表现包括溶血性贫血（血红蛋白减少、外周血涂片出现裂红细胞和网织红细胞增多）、血小板减少、血清乳酸脱氢酶（LDH）升高和肾功能障碍。其他症状包括黄疸、高血压、血尿和神经系统症状。移植术后 HUS 症状不典型，肾功能障碍可能是唯一的表现。③肾移植术后 HUS 复发：经典 HUS 肾移植术后几乎不复发。遗传因素（因子 H 缺乏或基因突变、vWF 裂解蛋白酶缺乏）所致 HUS，肾移植术后很难避免复发且易导致移植肾失功。在非典型 HUS 患者，原肾双肾切除能减少移植肾 HUS 复发。在多次移植的非典型 HUS 患者，再次移植肾 HUS 是否复发与前一次移植肾 HUS 是否复发无关。非典型 HUS 患者不应该接受亲属活体肾移植。

病理特点　移植肾 HUS 的病理变化即血栓性微血管病，与肾脏原发 HUS 表现相同，包括肾小球毛细血管和小动脉的微血栓形成、肾小球毛细血管壁内皮下明显的沉积导致出现双轨样形式、增生性动脉内膜炎合并血栓形成。免疫荧光检查显示肾小球和小动脉纤维蛋白和纤维蛋白原沉积。移植肾的 TMA 分成两类，肾小球型和混合型（肾小球及血管病变），混合型的临床症状更为严重。

诊断与鉴别诊断　根据典型临床表现和病理特点一般不难诊断。原发 HUS 患者在肾移植术后可出现不典型复发，即仅有移植肾功能损害，没有血液学变化，提示 HUS 患者在移植肾功能障碍时，移植肾活检非常重要。主要鉴别诊断是肾移植术后溶血性贫血，后者主要发生在 ABO 相容但不相同的肾移植（多数为 O 型供肾）。表现为严重贫血、高胆红素血症、血清 LDH 升高和结合珠蛋白下降，但移植肾功能正常。其原因可能是移植肾中过客 B 细胞产生抗 A、B 抗体引起溶血性贫血。

治疗　①停用诱发药物和调整免疫抑制方案：怀疑 CsA/Tac 诱发 HUS 时，一般建议停用该药，继续使用吗替麦考酚酯（MMF）和激素行维持免疫抑制治疗。是否使用抗 CD3 单克隆抗体（OKT3）或抗胸腺细胞球蛋白（ATG）则没有统一意见。有免疫学高危因素的受者，也可继续使用低剂量钙调磷酸酶抑制剂（CNI）。也可将CsA改为Tac，或将Tac改为CsA，所取得的效果可能是由于CsA/Tac的血药浓度暂时性降低所致。对于新发HUS的治疗和预防，Tac的效果可能优于CsA，但对于原发HUS的复发，Tac则无效果。Tac对血管系统的毒性与CsA相似，都可以引起血管收缩、血栓素A_2和内皮素合成增多以及抑制一氧化氮合成酶的激活。与CsA不同的是，Tac并不降低前列环素水平。停用CNI后，可用西罗莫司（SRL）替代。怀疑抗血小板药物噻氯匹定和氯吡格雷诱发HUS时，停用以上药物后可由阿司匹林替代。②血浆置换和输注新鲜冰冻血浆：输注新鲜冰冻血浆（FFP）、冷沉淀和血浆置换（PE）治疗对术后复发或新发HUS均有治疗作用。可能的机制包括恢复正常血浆的抗氧化能力、清除血小板聚集因子如vWF、补充前列环素等；输注新鲜冰冻血浆可以补充因子H和vWF裂解蛋白酶；PE可以清除抗vWF裂解蛋白酶自身抗体而结束血小板的消耗。逆转血小板减少需要5~8次的PE治疗，而移植肾功能的恢复较迟，通常在停止PE的9~32天以后。大剂量静脉免疫球蛋白PE联合静脉注射大剂量免疫球蛋白（IVIG）对HUS的治疗有效，可能与IVIG能抑制自身抗体的产生有关。③抗凝治疗和抗血小板治疗：抗凝治疗通常采用肝素。由于抗血小板药物噻氯匹定和氯吡格雷可诱发HUS，对其应用存在疑问。④移植肾切除：对以上治疗无反应的受者，如出现血小板顽固性下降或出现中枢神经系统并发症，可行移植肾切除。⑤遗传性HUS的肾移植及术后复发的治疗：因子H基因突变可导致因子H缺乏或活性障碍，以致补体不可控制的激活。因子H缺乏或基因突变常导致终末期肾病，肾移植术后复发率接近100%，被认为是肾移植的禁忌证。理论上行肝肾联合移植可以纠正因子H的缺陷，彻底治疗因子H缺陷所致的HUS，临床上亦有肝肾联合移植成功治疗因子H缺陷的报道。对于vWF裂解蛋白酶缺乏的患者，术后HUS肯定复发，PE+FFP治疗能预防HUS复发、脑血管意外和移植肾失功。

预后 遗传因素所致的HUS患者，肾移植术后HUS很难避免复发且易导致移植肾失功。肾移植术后新发HUS患者预后较好，但由于病例数少，统计新发HUS对人/肾存活率的影响很困难。HUS发病后（包括复发和新发）肾移植受者3年人存活率仅为50%。移植肾功能预后不良的因素有：严重的高血压、少尿时间长或无尿、中枢神经系统并发症、肾脏活检示广泛的肾小球和/或小动脉病变。

（郭　晖）

Bānfū yízhí bìnglǐxué huìyì

班夫移植病理学会议（Banff Conference on allograft pathology） 班夫移植病理学会议（以下简称班夫会议）是国际上关于移植肾、肝、心脏、肺、胰腺、小肠和复合组织移植的病理学诊断、移植免疫和移植基础研究的专题研讨会，经其研讨、制订和定期发布各项移植器官活检的班夫移植病理学诊断标准已经成为国际公认的移植器官并发症的病理学诊断和分级标准，为促进移植器官并发症的明确诊断、治疗和相关的基础研究发挥了重要的作用。

班夫会议的主要发起人是加拿大艾伯塔（Alberta）大学医学院病理学系的金·索雷斯（Kim Solez）和美国约翰斯·霍普金斯（Johns Hopskins）大学医学院病理学系洛林·拉库森（Lorraine C. Racusen），并一直作为历届班夫会议的主持者与协调人。第一届班夫会议于1991年在加拿大艾伯塔（Alberta）的班夫国家公园召开并由此命名，当时仅有包括病理学家、肾脏病学家和移植医师等共12人参加，虽然参加人数非常少，但却第一次提出了移植肾活检排斥反应的病理学诊断框架，为1993年班夫移植肾活检诊断标准的发布以及后续的不断更新奠定了基础，也为其他移植器官活检病理学诊断标准的建立开创了良好局面。随着后续移植肝、心脏、肺、胰腺和小肠等病理学诊断标准的研讨和相应的基础研究逐渐纳入会议的议程，班夫会议逐渐成为以移植器官活检病理学诊断及其诊断标准的研讨为核心，涵盖了移植免疫学和基础研究的高水平的专题会议，在研讨移植病理学最新进展与提出最新诊断标准的同时，也成为移植病理学的一个高级论坛，随着班夫会议影响力和研讨内容的扩大，到2019年班夫会议有近1 000人参加。

班夫会议每2年举行1次，除主要在加拿大班夫国家公园举行以外，班夫会议也间或在加拿大以外的国家举行，如2003年在苏格兰、2007年和2017年在西班牙、2011年在法国和2019年在美国举行。班夫会议集中了全球器官移植中心的移植病理学家、肾脏病学家、免疫学家和基础医学家，通过定期的班夫会议讨论、会议后专家间个人交流、网络会诊病例讨论和多中心联合研究，在移植器官病理学变化及其诊断的研讨、制订与更新国际诊断标准、探索新的诊断手段、促进国际协作研究上发挥了积极作用。会议一般持续 5~7 天，会议议程包括专题报告、病例讨论、投稿论文口头报告、班夫工作组汇报和研讨、墙报展示和会议研讨的总结等基本内容。历届会议在召开之前会在网上建立会议主页，发布会议通告并接受投稿摘要。其会议议题、投稿摘要、部分报告幻灯以及会议期间的图片均直接在网页公布。班夫会议的作用主要体现在以下四个方面：①将国际范围内主要从事移植病理学研究的病理学家集中起来，定期就移植病理学的变化与进展举行专门讨论，加强了该领域的国际协作与交流。②在共同研讨的基础上，制订了各移植器官的病理学诊断标准，规范了活检病理学诊断的基本方法。③逐渐重视了移植学、免疫学以及病理学方面新的研究进展对移植病理学的影响，促进了这些新进展在移植病理学上的应用。④在应用共同的活检诊断标准的前提下，促进了国际多中心的联合研究，这些成果进一步促进了移植器官并发症的明确诊断的治疗，促进了移植器官和受者的长期存活，目前全球各器官移植中心均常规开展了移植器官的活检病理学诊断，并主要依照班夫移植病理学诊断标准对移植器官并发症予以明确诊断。中国约在 20 世纪 90 年代末逐渐开始在肾移植病理诊断中采用班夫移植肾活检诊断标准，2005 年以来逐渐有中国大陆学者投稿参加班夫会议，中国包括移植肾、肝、心脏、肺、胰腺和小肠等移植器官活检均主要参考班夫移植病理学诊断标准予以诊断。

（郭　晖）

bānfū yízhíbìnglǐxué zhěnduàn biāozhǔn

班夫移植病理学诊断标准（Banff schema and classification on allograft pathology）　用于器官移植活检后病理学诊断及其病变分级的诊断体系。随着活检技术、设备的改进和活检经验的成熟，所有的移植器官均可采用活检的方法对其排斥反应等并发症予以病理学诊断，由此也逐渐建立了包括移植肾、肝、心、肺、小肠、胰腺和复合组织移植物在内的、所有的移植器官的活检病理学诊断标准，借助这些活检病理学诊断标准可对移植器官出现的所有并发症予以明确诊断，进而指导临床予以针对性治疗，极大地促进了移植器官和受者的存活。移植心脏的活检病理学诊断标准是由国际心肺移植协会（ISHLT）在 1990 年最早提出的活检病理学诊断标准，经过 1991 年第一届班夫移植病理学会议研讨，于 1993 年发布了班夫移植肾活检病理学诊断标准，随后班夫移植病理学会议逐渐发布了移植肝活检病理学诊断标准、移植肺活检病理学诊断标准、移植胰腺活检病理学诊断标准和移植小肠活检病理学诊断标准和包括脸部移植和手移植等在内的复合组织移植的活检病理学诊断标准，而且这些活检病理学诊断标准经过历届班夫会议的研讨不断更新。

（郭　晖）

yízhíwù huójiǎn de rénwéi jiǎxiàng

移植物活检的人为假象（atrifacts in graft biopsy）　移植物活检过程中和/或在活检以后的标本处理过程中，由于人为因素造成的活检标本内组织或细胞的形态发生变化，干扰甚至误导了病理诊断的现象。包括在活检过程中人为对标本造成的拉扯、挤压和夹捏，也可以是在后续病理学制片过程中造成的切片过厚、刀痕、组织撕裂、皱褶以及染色不均等。

（郭　晖）

yízhí shùhòu fùfāxìng jíbìng

移植术后复发性疾病（recurrent disease after transplantation）　器官移植术后原有导致自身器官功能衰竭的疾病在移植器官上复发，再次导致移植器官功能减退甚至衰竭。移植器官复发性疾病的发病机制主要为受者机体内原有导致器官功能衰竭的全身致病因素仍存在，进而导致移植器官出现与自身器官相同的疾病。其明确诊断必须首先具有移植术前的原发性疾病的明确病理学诊断，其次再结合移植术后对移植器官的病理学诊断，两者结合才能确立移植器官复发性疾病的诊断。多种移植器官在术后均可能出现复发性疾病。以移植肾为例，移植肾复发性疾病中包括膜增生性肾小球肾炎（MPGN）、IgA 肾病、膜性肾病（MN）、局灶性节段性肾小球硬化症（FSGS）、新月体性肾小球肾炎、溶血性蛋白尿综合征（HUS）、高血压肾和糖尿病肾病等，其中最常见为 MPGN 和 IgA 肾病。对于原发病为 FSGS 者，移植术后复发率为 20%~100%，再次移植后的复发率则更高，抗基底膜肾病移植后复发率达 25%，但极少导致移植肾失功能。另外，多种全身系统性疾病所致的肾损伤也可在移植肾发生，包括紫癜性肾病、溶血性尿毒症综合征（HUS）、淀粉样变性、韦格纳肉芽肿病（Wegener granulomatosis）、冷球蛋白血症、单克隆免疫球蛋白病、狼疮肾炎和糖尿病等。除 HUS 以外，其中多数这些系统性疾病导致的复发性肾病的发生率为5%~30%，但导致移植肾失功能则相对罕见，而HUS复发后可导致40%~50%的移植肾失功能，其微血管病变非常类似于应用环孢素A（CsA）或抗淋巴细胞血清后改变、恶性高血压和严重的急性抗体介导性排斥反应病变；复发性非肾小球肾病则以草酸盐肾病、奥尔波特综合征（Alport syndrome）、进展性系统性硬化、镰状细胞肾病和法布里病（Fabry disease）为主。其中除草酸盐肾病的复发率高达90%~100%并迅速导致移植肾失功能以外，其他非肾小球肾病的复发率均极低。肝移植中既可以有病毒性肝炎和原发性肿瘤的复发，也可以有自身免疫性肝炎、原发性胆汁性肝硬化和原发性硬化性胆管炎等的复发；胰腺移植中复发性疾病主要为移植胰腺胰岛炎所致的糖尿病的复发。

（郭　晖）

yízhí shùhòu xīnfāxìng jíbìng

移植术后新发性疾病（de novo disease after transplantation）

器官移植术后，在移植器官上出现的与导致受者自身器官的功能衰竭疾病类型不同的、新的疾病。其也与复发性疾病的诊断原则一致，必须首先具有移植术前的原发性疾病的明确病理学诊断，其次再结合移植术后对移植器官的病理学诊断，两者结合才能明确移植器官新发性疾病的诊断。以肾移植为例，最常见的新发性疾病为膜性肾病、发生率为1%~2%，其次为抗基底膜肾病和急性免疫复合物性肾小球肾炎，较多见于应用了抗淋巴细胞生物制剂的受者中以及自体肾病为奥尔波特综合征的受者，少数受者出现新月体性肾小球肾炎和因应用激素出现新发性糖尿病。

（郭　晖）

附 录 一

世界卫生组织人体细胞、组织和器官移植指导原则[1]

序 言

1. 正如总干事在执委会第七十九届会议的报告中指出的那样[2]，人体器官移植始于20世纪初一系列实验性研究。该报告提请注意自1912年因为Alexis Carrel做出的开拓性工作而获得诺贝尔奖以来，这个领域取得的一些主要临床和科学进展。从死者以及活体捐献人身上获取器官，通过外科移植给病人或者生命垂危患者，是在第二次世界大战以后开始发展起来的。在过去50年里，人体器官、组织和细胞的移植已成为全球的做法，它延长了成千上万人的生命，并极大提高了其生活质量。医疗技术的不断改进，尤其是有关器官和组织排异方面，导致了器官和组织需求的增加。尽管近年来尸体器官捐献大幅度增加，同时也更多依赖活体捐献，但是需求总是超过供给。

2. 可用器官的短缺，不仅促使很多国家建立程序和体系来提高供给，同时也刺激了人体器官的商业买卖，尤其是与器官接受人无亲属关系的活体捐献器官。此类商业行为，加上相关人口贩运方面的证据，在最近几十年已越发明显。而且，国际通信和旅行的便捷，使很多患者到国外的医疗中心接受移植，这些中心利用广告宣传他们在器官移植上具备的能力，并一次性收取包含一切在内的费用，提供捐献器官。

3. WHA40.13号决议和WHA42.5号决议最先表达了卫生大会对器官商业交易的关切，以及制定全球移植标准的必要性。秘书处组织了一次协商程序，在此基础上，卫生大会随后以WHA44.25号决议批准了世卫组织人体器官移植指导原则。在过去的17年里，该指导原则对世界各地的专业规范和做法以及立法，带来了很大影响。鉴于有关器官和组织移植的做法和态度发生的变化，第五十七届卫生大会以其WHA57.18号决议特别要求总干事“继续审查和收集全球关于同种异基因性移植的做法、安全性、质量、有效性和流行性的数据，以及伦理问题的数据，包括活体捐献，以便更新人体器官移植指导原则。”

4. 下列指导原则意在为以治疗为目的的人体细胞、组织和器官的获得和移植，提供一个有序、符合伦理标准并且可接受的框架。每个司法管辖部门可决定其执行指导原则的方法。这些原则保留了1991年版本的要点，同时加入新的条款，以应对当前的移植趋势，尤其是活体捐献器官的移植，以及人体细胞和组织的日益广泛使用。指导原则不适用于以生殖为目的的配子、卵巢或者睾丸组织，或者胚胎移植；或者以输血为目的采集的血液或者血液成分。只有在符合下列指导原则的情况下，才可以以移植为目的，从死者或者活体身上摘取细胞、组织和器官。

指导原则 1

> 细胞、组织和器官可以从死亡或者活体身上摘取用于移植，如果：
> (a) 已得到符合法律规定的任何同意意见，以及
> (b) 没有理由相信死者生前反对这种摘取

对指导原则1的注解

获得同意是所有医学干预措施的伦理基石。国家当局负责定义根据国际伦理标准获得和记录细胞、组织和器官捐献的同意意见的程序、本国器官获得的组织方式，以及同意在防止滥用和违

[1] 2010年5月召开的第63届世界卫生大会第63.22号决议批准了这一指导原则。

反安全规定中的实际作用。

从死者身上获得器官和组织的同意意见是属于“明确的”还是“推测的”，取决于每个国家的社会、医学和文化传统，包括通常情况下对卫生保健做出决定时家庭成员的参与方式。在两种情况下，有任何迹象表明死者反对死后摘取其细胞、组织或者器官，就要防止这种摘取行动。

在要求获得明确同意意见的体制中（有时称为“选择加入”），只有死者在他或者她的生命存在阶段表达过同意摘取其细胞、组织或者器官的情况下，才可以从他们身上摘取；取决于各国本国法律，这种同意意见可以是口头表达的，或者记录在捐献卡、驾驶执照、身份证件上或者医疗记录或捐献者登记册中的。当死者对器官摘取既没有表示过同意意见，也没有清晰表示过反对的情况下，应征得法律规定特定代理人的同意，这通常为一位家庭成员。

而推测同意体系（称为“选择退出”）则允许从死者身上摘取材料用于移植，还有一些国家允许用于解剖学习或者研究，除非死者生前在某经过确认的办事处记录过他或者她的反对意见，或者一知情方报告说，死者曾明确表达过反对捐献。表示同意在伦理上极其重要，因此这种体系应保证人们充分了解这项政策，并有简单易行方法选择退出，即表示不同意捐献。

尽管在“选择退出”体系中，如果死者生前没有表达过反对意见，不要求在摘取其细胞、组织和器官前有明确表达的同意意见，但如果其亲属个人反对捐献，器官获得计划可能会难以进行；同样，在“选择加入”的体系中，即使死者生前同意，摘取计．通常还是要征得家属的同意。只有当公众对捐献细胞、组织和器官程序的理解和接受程度根深蒂固并且毫不含糊时，器官捐献计划才更能够依赖于死者表示的明确同意或者推测同意意见，而无须再征得家属的同意。即使不征得亲属的同意，捐献计划需要与了解他或者她的家庭成员审核死者的医疗和行为历史，因为掌握了准确的捐献人信息，会有助于提高移植的安全性。

关于人体组织的捐献，因其对时间紧迫性的要求相对不太大，建议总要征得最近亲属的同意。需要重点关注，尸体组织被摘取后，死者尸体外貌得以恢复的方式。

指导原则 2

> 确定潜在捐献人死亡的医生，不应直接参与从捐献人身上摘取细胞、组织或器官，或参与随后的移植步骤；这些医生也不应负责照料此捐献人的细胞、组织和器官的任何预期接受人。

对指导原则 2 的注解

制定本原则是为了避免如下情况可能引起的利益冲突，即确定潜在捐献人死亡的医生或医生们还负责照料其福利取决于从捐献人身上移植的细胞、组织和器官的其他病人。

国家当局将制定确定死亡发生的法律标准，并具体规定如何制定和实施确定死亡的标准和过程。

指导原则 3

> 死者的捐献应显现出其最大的治疗潜力，但成年活人可在国内法律允许的范围内捐献器官。活体捐献人一般应与接受人在基因、法律或情感上有关系。
>
> 活体捐献在以下情况下才可接受：捐献人知情并获得其自愿同意，已保证对捐献人的专业照料和完善组织后续步骤，并已审慎执行和监督捐献人选择标准。应以完整和可理解的方式告知活体捐献人，其捐献可能存在的危险、捐献的益处和后果；捐献人应在法律上有资格和能力权衡这些信息；捐献人应自愿行动，不受任何不正当的影响或强迫。

对指导原则 3 的注解

该原则强调尚没有制定死亡捐献人计划的地方在制定计划时采取法定的和符合逻辑的步骤的重要性，以及尽可能提高现有计划效率和效益的重要性。

在支持制定最为全面的、避免对活体捐献人造成内在风险的移植计划的同时，该原则也规定了活体捐献的基本条件。捐献人和接受人之间的遗传关系会更有利于治疗，并能保证捐献人是出于对接受人的真正关切而产生的捐献动机，而法定关系（如配偶间的捐献）也是这样。许多无私捐献也源于有感情关系的捐献人，尽管所声称关系的强度很难评估。不存在关系的捐献人的捐献一直是关切的一个问题，尽管其中一些情况是很常见的，比如在造血干细胞移植中（从治疗角度，最好有广大的捐献人库）或因捐献人与关联的接受人之间免疫学匹配状况不好而进行的肾脏交换。

关于活体捐献，特别是没有关系的捐献人，需要进行社会心理学评估来保护捐献人免受强迫或原则 5 所禁止的商业行为的影响。国家卫生当局应保证此评估由具备适当资格的、独立的一方执行。通过评估捐献人动机以及捐献人和接收者对效果的期望，此类评估还可帮助确认和防止受强迫的捐献或实际上的支付交易。

该原则强调了真实和充分知情抉择的必要性，这样的抉择需要全面、客观和与当地相关的信息，并把没有能力满足同意捐献的自愿和充分知情要求的弱者排除。自愿同意也意味着要有充分规定，直至对接受人实施的医疗干预已达到了如果不进行移植将使接受人陷入紧急危险的时间点之前，捐献人都可收回捐献意愿。在捐献人同意捐献时应传达此信息。

最后，该原则强调在选择、捐献和必要的后期保健过程中保护活体捐献人的重要性，这是为保证捐献的潜在不利后果不至于损害捐献人今后的生活。捐献人的保健应与接受人的保健相匹配，且卫生当局对两者的福利负有同等责任。

指导原则 4

除了在国家法律允许范围内的少变通例外情况，不可出于移植目的从未成年活人身上摘取任何细胞、组织或器官。应当具备保护未成年人的具体措施，在任何可能情况下都应在捐献前获得未成年人的同意。对未成年人适用的内容也同样适用于没有法定能力者。

对指导原则 4 的注解

该原则规定整体上禁止以移植为目的摘取法定未成年人的细胞、组织或器官。能许可的主要例外是家庭成员间捐献可再生细胞（在不能找到具有相同治疗效果的成人捐献人情况下）和同卵双胞胎之间的肾脏移植（当避免免疫遏抑可对接受人有足够的好处，而且没有可在未来对捐献人产生不利影响的遗传病时，方可作为例外）。

父母一方（双方）或法定监护人允许摘取器官，在通常情况下就够了，但如果他们负责预期接受人的福利则可能产生利益冲突。在此类情况下，应要求获得独立方如法院或其他主管当局的检查和许可。在任何情况下，未成年人对做捐献的反对将压倒其他任何一方的许可。出于评估并在需要时解决捐献决定中的任何压力的目的而为潜在的活体捐献人提供的专业咨询，对未成年人尤其重要。

指导原则 5

细胞、组织和器官应仅可自由捐献，不得伴有任何金钱支付或其他货币价值的报酬。购买或提出购买供移植的细胞、组织或器官，或者由活人或死者近亲出售，都应予以禁止。
禁止出售或购买细胞、组织和器官不排除补偿捐献人产生的合理和可证实的费用，包括收入损失，或支付获取、处理、保存和提供用于移植的人体细胞、组织或器官的费用。

对指导原则 5 的注解

为细胞、组织和器官付款很可能会不公平地利用最贫穷的和最脆弱的群体，破坏无私捐献，并导致牟取暴利和贩卖人口。此类付款表达的理念是有些人缺乏尊严，并只是被人利用的对象。

阻止人体材料交易的同时，该原则旨在肯定捐献人体材料以拯救和增强生命的特殊意义。尽管如此，该原则允许按惯例象征性地向捐献人表示感谢的情况，这种情况不能用货币价值衡量。国家法律应保证任何赠予或奖励均不是实际意义上对所捐献细胞、组织或器官变相的付款行为。可以转让给第三方且具有货币价值以“奖励”形式给予的激励，与货币支付并无不同。

虽然对活体器官捐献人造成的影响最恶劣，但当对死者近亲、卖主或中间人，或负责尸体的机构（如太平间）为细胞、组织和器官付款时，危险也会发生。对上述各方的金钱回报应予以禁止。

该原则允许补偿捐献费用（包括医疗支出和活体捐献人的收入损失），以免打击捐献的积极性。只要人体及其部件不成为财务收益的来源，支付获取供移植的人体细胞、组织产品和器官并保证其安全、质量和功效的合法费用也得到接受。

包含捐献人除此之外无法负担的基本项目如医疗保健或健康保险金的激励措施则引起关切。获得可达到的最高标准的健康是一项基本权利，而非通过提供身体部件来购买的。但是，与捐献相关的免费定期医疗评估和对捐献引起死亡或并发症的保险，都可合法地提供给活体捐献人。

卫生当局应鼓励以接受人的需要和社会公益为动力的捐献。任何鼓励捐献的措施应尊重捐献人的尊严并培养对无私捐献细胞、组织和器官的社会认可。在任何情况下，卫生当局应以透明的方式明确定义鼓励获取供移植的细胞、组织和器官的所有做法。

国家法律框架应符合本国的特殊情况，因为对捐献人和接受人的风险是不同的。各国的司法将决定该国所使用禁令的细节和方法，包括可能含有与区域内其他国家联合行动的制裁行为。禁止为细胞、组织和器官付款的禁令应适用于所有个人，包括通过前往未实施禁止商业化的地点而试图绕过国内法规的移植接受人。

指导原则 6

可依据国内法规，通过广告或公开呼吁的方法鼓励人体细胞、组织或器官的无私捐献。
应禁止登广告征求细胞、组织或器官并企图为捐献细胞、组织或器官的个人提供或寻求付款，或在个人死亡情况下，为其近亲提供或寻求付款。参与对此类个人或第三方付款的中间行为也应予以禁止。

对指导原则 6 的注解

在不破坏器官分配的法定系统的情况下，该原则不影响鼓励人体细胞、组织或器官无私捐献的一般广告或公开呼吁。相反，该原则旨在禁止对细胞、组织或器官的商业性征求，这种商业性征求包括为细胞、组织或器官向个人、死者近亲，或其他拥有者（如殡仪员）付款；该原则的对象既包括直接的购买者，也包括代理商和其他中间人。

指导原则 7

如果用于移植的细胞、组织或器官是通过剥削或强迫，或向捐献人或死者近亲付款获得的，医生和其他卫生专业人员应不履行移植程序，健康保险机构和其他支付者应不承担这一程序的费用。

对指导原则 7 的注解

只有在捐献是非付款的捐献并且真正自愿的情况下，卫生保健专业人员才应进行细胞、组织或器官的摘取、居间管理或植入过程。（在活体捐献人的情下，通常需要对捐献人进行指导原则 3 所规定的社会心理学评估）。不能保证表示同意作出捐献的人未接受付款、受强迫或剥削，是违反职业义务的，并应受相关专业组织和政府发证部门或管制当局制裁。

医生和卫生保健机构也不应将病人转至本国或其他国家中使用通过向捐献人、捐献人家庭或其他出售者或中间人付款获得细胞、组织或器官的移植机构；他们也不得为此寻求或接受付款。可给在此类机构中进行了移植的病人提供移植后保健，但拒绝提供此类保健的医生不应因此而受到专业制裁，前提是他们应将此类病人转至其他地方。

健康保险机构和其他支付者应加强坚持高水平的伦理标准，拒绝为违反指导原则的移植支付费用。

指导原则 8

应禁止所有参与细胞、组织或器官获取和移植程序的卫生保健机构和专业人员接受超过所提供服务的正当费用额度的任何额外款项。

对指导原则 8 的注解

该条款加强了指导原则 5 和 7 的规定，禁止在细胞、组织和器官的获取和移植中牟取利益。卫生当局应监测移植服务收取的费用以保证没有变相对细胞、组织或器官本身收费。所有参与的个人和机构应对移植服务的所有费用负责任。医疗或其他卫生保健执业医师在不确定某笔费用是否正当的情况下，应在提出或征收该笔费用前寻求有关发证部门或惩戒机关的意见。就类似服务收取的费用可用作参考。

指导原则 9

器官、细胞和组织的分配应在临床标准和伦理准则的指导下进行，而不是出于钱财或其他考虑。由适当人员组成的委员会规定分配原则，该原则应该公平、对外有正当理由并且透明。

对指导原则 9 的注解

在捐献率不能满足临床需求的地方，分配标准应在国家或次区域层面由包括相关医学专科专家、生物伦理学专家和公共卫生专家组成的委员会界定。这种多学科的组成方式十分重要，确保分配活动不仅考虑到了医疗因素，同时也顾及了社区价值和普遍伦理准则。分配细胞、组织和器官的标准应符合人权，特别是不应以接受人的性别、种族、宗教，或经济状况为基准。

该原则意味着，移植和后续费用，包括适用的免疫抑制治疗，应使所有的相关病人能够承受得起。也就是说，任何接受人都不会仅仅因为钱财原因被排除在外。

透明的概念不只针对分配过程，它在移植的所有方面都起中心作用（在以下的指导原则 11 注解中加以讨论）

指导原则 10

高质量、安全和功效好的操作程序对捐献人和接受人同样极为重要。对活体捐献人和接受人双方都应进行细胞、组织和器官捐献和移植的长期效果评估，以记录带来的好处和造成的伤害。
移植用人体细胞、组织和器官

属于具有特殊性质的卫生产品，其安全、功效和质量水平必须不断加以维护并做到最大化。这需要有高质量的系统加以实施，包括可追踪机制和防范机制，对不良事件和不良反应予以报告，这对国内和输出的人体产品都应如此。

对指导原则 10 的注解

要使细胞、组织和器官移植的效果达到最佳，需要具有一个以规则为基础的程序。该程序贯穿从捐献人选择到长期随访过程中的临床干预和间接体内法步骤。在国家卫生当局的监督下，移植规划应监测捐献人和接受人，以确保他们获得适宜的保健，包括监测负责其保健的移植队伍方面的信息。

评价长期风险和获益方面的信息，对于获得同意的过程和充分平衡捐献人以及接受人的利益都极为重要。对捐献人和接受人带来的益处一定要大于捐献和移植引起的相关风险。在临床上没有治疗希望的情况下，不可允许捐献人进行捐献。

鼓励捐献和移植规划参与国家和/或国际移植登记。任何捐献或移植的不利后果以及所有偏离可接受程序从而可能导致接受人或捐献人面临更高风险的状况均应向相关卫生当局做出报告，并由后者做出分析。

不涉及维护治疗的人体材料移植可能不需要主动的长期后续行动，但应在捐献人和接受人的可预期寿命期间保证他们可追踪。确认在移植中使用的组织和细胞的国际统一编码方法对全面追踪非常重要。

指导原则 11

组织和实施捐献和移植活动以及捐献和移植的临床后果，必须透明并可随时接受调查，同时保证始终保护捐献人和接受人的匿名身份及隐私。

对指导原则 11 的注解

透明可以概括为维持公众获得关于过程的定期更新的综合数据，特别是关于分配、移植活动以及接受人和活体捐献人结果的数据，也包括关于组织、预算和资金供应的数据。遵守指导原则 10 所确立的可追踪性的同时防止公众获得可确认捐献个体或接受人身份的信息，这与本原则所规定的透明并不冲突。此系统的目标是，不仅要把学术研究和政府监督的数据可获得性最大化，也要确认风险并促进对其进行纠正，以便尽量减少对捐献人或接受人带来的伤害。

附　录　二

中华人民共和国国务院令

第491号

《人体器官移植条例》已经2007年3月21日国务院第171次常务会议通过，现予公布，自2007年5月1日起施行。

总　理　温家宝

二〇〇七年三月三十一日

人体器官移植条例

第一章　总　　则

第一条　为了规范人体器官移植，保证医疗质量，保障人体健康，维护公民的合法权益，制定本条例。

第二条　在中华人民共和国境内从事人体器官移植，适用本条例；从事人体细胞和角膜、骨髓等人体组织移植，不适用本条例。

本条例所称人体器官移植，是指摘取人体器官捐献人具有特定功能的心脏、肺脏、肝脏、肾脏或者胰腺等器官的全部或者部分，将其植入接受人身体以代替其病损器官的过程。

第三条　任何组织或者个人不得以任何形式买卖人体器官，不得从事与买卖人体器官有关的活动。

第四条　国务院卫生主管部门负责全国人体器官移植的监督管理工作。县级以上地方人民政府卫生主管部门负责本行政区域人体器官移植的监督管理工作。

各级红十字会依法参与人体器官捐献的宣传等工作。

第五条　任何组织或者个人对违反本条例规定的行为，有权向卫生主管部门和其他有关部门举报；对卫生主管部门和其他有关部门未依法履行监督管理职责的行为，有权向本级人民政府、上级人民政府有关部门举报。接到举报的人民政府、卫生主管部门和其他有关部门对举报应当及时核实、处理，并将处理结果向举报人通报。

第六条　国家通过建立人体器官移植工作体系，开展人体器官捐献的宣传、推动工作，确定人体器官移植预约者名单，组织协调人体器官的使用。

第二章　人体器官的捐献

第七条　人体器官捐献应当遵循自愿、无偿的原则。

公民享有捐献或者不捐献其人体器官的权利；任何组织或者个人不得强迫、欺骗或者利诱他人捐献人体器官。

第八条　捐献人体器官的公民应当具有完全民事行为能力。公民捐献其人体器官应当有书面形式的捐献意愿，对已经表示捐献其人体器官的意愿，有权予以撤销。

公民生前表示不同意捐献其人体器官的，任何组织或者个人不得捐献、摘取该公民的人体器官；公民生前未表示不同意捐献其人体器官的，该公民死亡后，其配偶、成年子女、父母可以以书面形式共同表示同意捐献该公民人体器官的意愿。

第九条　任何组织或者个人不得摘取未满18周岁公民的活体器官用于移植。

第十条　活体器官的接受人限于活体器官捐献人的配偶、直系血亲或者三代以内旁系血亲，或者有证据证明与活体器官捐献人存在因帮扶等形成亲情关系的人员。

第三章 人体器官的移植

第十一条 医疗机构从事人体器官移植，应当依照《医疗机构管理条例》的规定，向所在地省、自治区、直辖市人民政府卫生主管部门申请办理人体器官移植诊疗科目登记。

医疗机构从事人体器官移植，应当具备下列条件：

（一）有与从事人体器官移植相适应的执业医师和其他医务人员；

（二）有满足人体器官移植所需要的设备、设施；

（三）有由医学、法学、伦理学等方面专家组成的人体器官移植技术临床应用与伦理委员会，该委员会中从事人体器官移植的医学专家不超过委员人数的1/4；

（四）有完善的人体器官移植质量监控等管理制度。

第十二条 省、自治区、直辖市人民政府卫生主管部门进行人体器官移植诊疗科目登记，除依据本条例第十一条规定的条件外，还应当考虑本行政区域人体器官移植的医疗需求和合法的人体器官来源情况。

省、自治区、直辖市人民政府卫生主管部门应当及时公布已经办理人体器官移植诊疗科目登记的医疗机构名单。

第十三条 已经办理人体器官移植诊疗科目登记的医疗机构不再具备本条例第十一条规定条件的，应当停止从事人体器官移植，并向原登记部门报告。原登记部门应当自收到报告之日起2日内注销该医疗机构的人体器官移植诊疗科目登记，并予以公布。

第十四条 省级以上人民政府卫生主管部门应当定期组织专家根据人体器官移植手术成功率、植入的人体器官和术后患者的长期存活率，对医疗机构的人体器官移植临床应用能力进行评估，并及时公布评估结果；对评估不合格的，由原登记部门撤销人体器官移植诊疗科目登记。具体办法由国务院卫生主管部门制订。

第十五条 医疗机构及其医务人员从事人体器官移植，应当遵守伦理原则和人体器官移植技术管理规范。

第十六条 实施人体器官移植手术的医疗机构及其医务人员应当对人体器官捐献人进行医学检查，对接受人因人体器官移植感染疾病的风险进行评估，并采取措施，降低风险。

第十七条 在摘取活体器官前或者尸体器官捐献人死亡前，负责人体器官移植的执业医师应当向所在医疗机构的人体器官移植技术临床应用与伦理委员会提出摘取人体器官审查申请。

人体器官移植技术临床应用与伦理委员会不同意摘取人体器官的，医疗机构不得做出摘取人体器官的决定，医务人员不得摘取人体器官。

第十八条 人体器官移植技术临床应用与伦理委员会收到摘取人体器官审查申请后，应当对下列事项进行审查，并出具同意或者不同意的书面意见：

（一）人体器官捐献人的捐献意愿是否真实；

（二）有无买卖或者变相买卖人体器官的情形；

（三）人体器官的配型和接受人的适应证是否符合伦理原则和人体器官移植技术管理规范。

经2/3以上委员同意，人体器官移植技术临床应用与伦理委员会方可出具同意摘取人体器官的书面意见。

第十九条 从事人体器官移植的医疗机构及其医务人员摘取活体器官前，应当履行下列义务：

（一）向活体器官捐献人说明器官摘取手术的风险、术后注意事项、可能发生的并发症及其预防措施等，并与活体器官捐献人签署知情同意书；

（二）查验活体器官捐献人同意捐献其器官的书面意愿、活体器官捐献人与接受人存在本条例第十条规定关系的证明材料；

（三）确认除摘取器官产生的直接后果外不会损害活体器官捐献人其他正常的生理功能。

从事人体器官移植的医疗机构应当保存活体器官捐献人的医学资料，并进行随访。

第二十条 摘取尸体器官，应当在依法判定尸体器官捐献人死亡后进行。从事人体器官移植的医务人员不得参与捐献人的死亡判定。

从事人体器官移植的医疗机构及其医务人员应当尊重死者的尊严；对摘取器官完毕的尸体，应当进行符合伦理原则的医学处理，除用于移植的器官以外，应当恢复尸体原貌。

第二十一条 从事人体器官移植的医疗机构实施人体器官移植手术，除向接受人收取下列费用外，不得收取或者变相收取所移植人体器官的费用：

（一）摘取和植入人体器官的手术费；

（二）保存和运送人体器官的费用；

（三）摘取、植入人体器官所发生的药费、检验费、医用耗材费。

前款规定费用的收取标准，依照有关法律、行政法规的规定确定并予以公布。

第二十二条 申请人体器官移植手术患者的排序，应当符合医疗需要，遵循公平、公正和公开的原则。具体办法由国务院卫生主管部门制订。

第二十三条 从事人体器官移植的医务人员应当对人体器官捐献人、接受人和申请人体器官移植手术的患者的个人资料保密。

第二十四条 从事人体器官移植的医疗机构应当定期将实施人体器官移植的情况向所在地省、自治区、直辖市人民政府卫生主管部门报告。具体办法由国务院卫生主管部门制订。

第四章 法律责任

第二十五条 违反本条例规定，有下列情形之一，构成犯罪的，依法追究刑事责任：

（一）未经公民本人同意摘取其活体器官的；

（二）公民生前表示不同意捐献其人体器官而摘取其尸体器官的；

（三）摘取未满18周岁公民的活体器官的。

第二十六条 违反本条例规定，买卖人体器官或者从事与买卖人体器官有关活动的，由设区的市级以上地方人民政府卫生主管部门依照职责分工没收违法所得，并处交易额8倍以上10倍以下的罚款；医疗机构参与上述活动的，还应当对负有责任的主管人员和其他直接责任人员依法给予处分，并由原登记部门撤销该医疗机构人体器官移植诊疗科目登记，该医疗机构3年内不得再申请人体器官移植诊疗科目登记；医务人员参与上述活动的，由原发证部门吊销其执业证书。

国家工作人员参与买卖人体器官或者从事与买卖人体器官有关活动的，由有关国家机关依据职权依法给予撤职、开除的处分。

第二十七条 医疗机构未办理人体器官移植诊疗科目登记，擅自从事人体器官移植的，依照《医疗机构管理条例》的规定予以处罚。

实施人体器官移植手术的医疗机构及其医务人员违反本条例规定，未对人体器官捐献人进行医学检查或者未采取措施，导致接受人因人体器官移植手术感染疾病的，依照《医疗事故处理条例》的规定予以处罚。

从事人体器官移植的医务人员违反本条例规定，泄露人体器官捐献人、接受人或者申请人体器官移植手术患者个人资料的，依照《执业医师法》或者国家有关护士管理的规定予以处罚。

违反本条例规定，给他人造成损害的，应当依法承担民事责任。

违反本条例第二十一条规定收取费用的，依照价格管理的法律、行政法规的规定予以处罚。

第二十八条 医务人员有下列情形之一的，依法给予处分；情节严重的，由县级以上地方人民政府卫生主管部门依照职责分工暂停其6个月以上1年以下执业活动；情节特别严重的，由原发证部门吊销其执业证书：

（一）未经人体器官移植技术临床应用与伦理委员会审查同意摘取人体器官的；

（二）摘取活体器官前未依照本条例第十九条的规定履行说明、查验、确认义务的；

（三）对摘取器官完毕的尸体未进行符合伦理原则的医学处理，恢复尸体原貌的。

第二十九条 医疗机构有下列情形之一的，对负有责任的主管人员和其他直接责任人员依法给予处分；情节严重的，由原登记部门撤销该医疗机构人体器官移植诊疗科目登记，该医疗机构3年内不得再申请人体器官移植诊疗科目登记：

（一）不再具备本条例第十一条规定条件，仍从事人体器官移植的；

（二）未经人体器官移植技术临床应用与伦理委员会审查同意，做出摘取人体器官的决定，或者胁迫医务人员违反本条例规定摘取人体器官的；

（三）有本条例第二十八条第（二）项、第（三）项列举的情形的。

医疗机构未定期将实施人体器官移植的情况向所在地省、自治区、直辖市人民政府卫生主管部门报告的，由所在地省、自治区、直辖市人民政府卫生主管部门责令限期改正；逾期不改正的，对负有责任的主管人员和其他直接责任人员依法给予处分。

第三十条 从事人体器官移植的医务人员参与尸体器官捐献人的死亡判定的，由县级以上地方人民政府卫生主管部门依照职责分工暂停其6个月以上1年以下执业活动；情节严重的，由原发证部门吊销其执业证书。

第三十一条 国家机关工作人员在人体器官移植监督管理工作中滥用职权、玩忽职守、徇私舞弊，构成犯罪的，依法追究刑事责任；尚不构成犯罪的，依法给予处分。

第五章 附 则

第三十二条 本条例自2007年5月1日起施行。

索　引

条目标题汉字笔画索引

说　明

一、本索引供读者按条目标题的汉字笔画查检条目。

二、条目标题按第一字的笔画由少到多的顺序排列，按画数和起笔笔形横（一）、竖（丨）、撇（丿）、点（、）、折（乛，包括亅乚く等）的顺序排列。笔画数和起笔笔形相同的字，按字形结构排列，先左右形字，再上下形字，后整体字。第一字相同的，依次按后面各字的笔画数和起笔笔形顺序排列。

三、以拉丁字母、希腊字母和阿拉伯数字、罗马数字开头的条目标题，依次排在汉字条目标题的后面。

一　画

二　画

三　画

四　画

五 画

六 画

七 画

八 画

九 画

十 画

十一 画

十二　画

十三　画

十四　画

十五 画

十六 画

二十二 画

拉丁字母

希腊字母

阿拉伯数字

条 目 外 文 标 题 索 引

A

B

C

D

E

F

G

H

I

K

L

T

U

V

W

X

Z

阿拉伯数字

内 容 索 引

说 明

一、本索引是本卷条目和条目内容的主题分析索引。索引款目按汉语拼音字母顺序并辅以汉字笔画、起笔笔形顺序排列。同音时，按汉字笔画由少到多的顺序排列，笔画数相同的按起笔笔形横（一）、竖（丨）、撇（丿）、点（、）、折（乛，包括亅乚く等）的顺序排列。第一字相同时，按第二字，余类推。索引标目中夹有拉丁字母、希腊字母、阿拉伯数字和罗马数字的，依次排在相应的汉字索引款目之后。标点符号不作为排序单元。

二、设有条目的款目用黑体字，未设条目的款目用宋体字。

三、不同概念（含人物）具有同一标目名称时，分别设置索引款目；未设条目的同名索引标目后括注简单说明或所属类别，以利检索。

四、索引标目之后的阿拉伯数字是标目内容所在的页码，数字之后的小写拉丁字母表示索引内容所在的版面区域。本书正文的版面区域划分如右图。

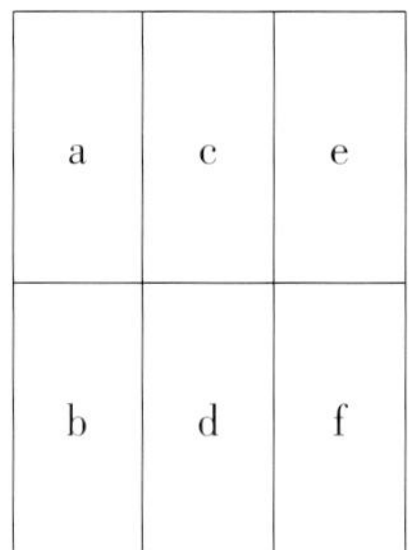

a	c	e
b	d	f

A

阿布索隆（Absolon） 168b

阿德勒（Adler） 402c

阿蒂亚（Atria） 198a

阿尔韦尔（Alwell） 449b

阿里亚斯（syndrome） 160f

阿里亚斯综合征（Arias syndrome） 160f

阿仑单抗（alemtuzumab） 91c

埃德蒙顿（Edmonton）方案 342e

埃利奥特（Elliott） 348f

埃利恩（Elion） 216a

艾迪生病（Addison disease） 381d

艾尔茜·尤吉（Elsie M. Eugui） 75d

艾弗森（Iversen） 449b

艾克达（Ikeda） 148c

爱德华·卡尔文·肯德尔（Edward Calvin Kendall） 77c

爱德华·唐纳尔·托马斯（Edward Donnall Thomas） 51d

爱泼斯坦（Epstein） 431d

安东尼·艾利森（Anthony Allison） 75d

安格莱（Hinglais） 217e

奥迪括约肌 206b

奥尔波特综合征（Allport syndrome） 242a，278a

奥利尔（Ollier） 391d

奥马哈（Omaha）术式 360c

奥佩茨（Opelz） 436d

奥斯卡·明科夫斯基（Oskar Minkowski） 344b

奥塔（Ota） 29f

B

巴蒂斯塔（Batista） 100d

巴蒂斯塔（Batista）手术 100d

巴尔（Barr） 431e

巴克伦德（Bucklund） 404d

巴利昔单抗（basiliximab） 91b

巴鲁赫·贝纳塞拉夫（Baruj Benacerraf） 51d

巴纳德（Barnard） 2b，111e

巴特克（Bartke） 402c

白细胞减少症 269b

白种人抗原 59d

班夫移植病理学会议（Banff conference on allograft pathology） 455d

班夫移植病理学诊断标准（Banff schema and classification on allograft pathology） 456c

班夫移植肝病理学诊断标准（Banff schema and classification on hepatic allograft pathology） 201d

班夫移植肾病理学诊断标准（Banff schema and classification on renal allograft patology） 263c

班夫移植胰病理学诊断标准（Banff Schema and classification on pancreatic allograft pathology） 341c

板层角膜瓣下后板层角膜移植（posterior lamellar keratoplasty，PLK） 396e

板层角膜移植（lamellar keratoplasty，LKP） 395e

C

D

G

H

J

K

N

R

S

T

W

X

Y

希腊字母

阿拉伯数字

本卷主要编辑、出版人员

执行总编　谢　阳

编　　审　陈　懿

责任编辑　于　岚

索引编辑　赵　健

名词术语编辑　陈丽丽

汉语拼音编辑　崔　莉

外文编辑　顾　颖

参见编辑　杨　冲

责任校对　张　麓

责任印制　卢运霞

装帧设计　雅昌设计中心·北京